营养流行病学
数据统计分析方法与应用

主　编　何宇纳　王惠君

副主编　王志宏　郑钜圣　苏　畅　张继国

主　审　丁钢强

编　者（按姓氏汉语拼音顺序）

白　晶　邓　魁　杜文雯　房玥晖　苟望龙　关方旭

郝丽鑫　何宇纳　黄绯绯　贾小芳　姜红如　李　丽

李方园　李惟怡　连怡遥　苗泽蕾　欧阳一非

苏　畅　王惠君　王柳森　王志宏　魏艳丽　武力勇

夏　娟　徐成东　张继国　张晓帆　郑钜圣

人民卫生出版社
·北京·

版权所有，侵权必究！

图书在版编目（CIP）数据

营养流行病学数据统计分析方法与应用 / 何宇纳，王惠君主编 . -- 北京：人民卫生出版社，2024. 8.
ISBN 978-7-117-36705-9

I. R181. 3

中国国家版本馆 CIP 数据核字第 2024GF0814 号

人卫智网	www.ipmph.com	医学教育、学术、考试、健康，购书智慧智能综合服务平台
人卫官网	www.pmph.com	人卫官方资讯发布平台

营养流行病学数据统计分析方法与应用

Yingyang Liuxingbingxue Shuju Tongji Fenxi Fangfa yu Yingyong

主　　编：何宇纳　王惠君
出版发行：人民卫生出版社（中继线 010-59780011）
地　　址：北京市朝阳区潘家园南里 19 号
邮　　编：100021
E - mail：pmph @ pmph.com
购书热线：010-59787592　010-59787584　010-65264830
印　　刷：天津画中画印刷有限公司
经　　销：新华书店
开　　本：787×1092　1/16　　印张：29
字　　数：706 千字
版　　次：2024 年 8 月第 1 版
印　　次：2024 年 11 月第 1 次印刷
标准书号：ISBN 978-7-117-36705-9
定　　价：98.00 元

打击盗版举报电话：010-59787491　E-mail：WQ @ pmph.com
质量问题联系电话：010-59787234　E-mail：zhiliang @ pmph.com
数字融合服务电话：4001118166　E-mail：zengzhi @ pmph.com

前　言

营养流行病学是营养学与流行病学融合的一门学科。营养学是研究食物中的营养素及其他生物活性物质对人体健康的生理作用和有益影响的科学;流行病学是研究特定人群中疾病、健康状况的分布及其决定因素,并研究防治疾病及促进健康的策略和措施的科学。营养流行病学是应用流行病学的方法分析膳食和营养因素与某些疾病或健康关系的科学。虽然作为一门正式学科,营养流行病学相对年轻,但早在 200 年前,基本的流行病学方法就应用于多种必需营养素研究中,如 Lind 设计临床对照试验研究,发现柠檬和橘子摄入可以治疗维生素 C 缺乏症。营养流行病学的特点在于其暴露因素涵盖了膳食的各个方面,如各类或各种食物、各种营养素或非营养成分、膳食模式等,膳食暴露因素的评估及其与生活方式、社会和环境等因素的关联性更为复杂。近几十年来,在全球范围内,随着营养相关疾病患病率的快速增长,营养流行病学的研究方法加速发展,在遵循流行病学原理和方法的基础上,高度结合了营养学科的专业理论知识和特殊科研实践。营养流行病学相关研究成果可为人们提供科学、合理的膳食指导,为制定与预防疾病发生相关的公共卫生政策提供科学依据。

我国营养流行病学研究的发展可以追溯到 20 世纪 50 年代。1959 年我国开展第一次全国营养调查工作,之后在 1982 年、1992 年、2002 年、2012—2013 年、2015—2018 年和 2022—2023 年均开展了具有全国代表性的人群营养调查工作。我国学者利用流行病学方法于 1964 年确定糙皮病是一种营养素缺乏性疾病,1973 年证实脚气病由硫胺素缺乏所致,1987 年证实硒缺乏是我国中部克山病高发的主要原因。此外,还开展了其他与膳食营养相关的特定人群横断面研究、前瞻性队列研究、营养干预研究和病例对照研究等研究,为我国不同时期营养相关政策、膳食指南、营养标准等指导性文件的制定提供了重要的科学证据。

本书由长期从事营养流行病学研究的专家和年轻学者共同编写,他们在营养与健康调查数据分析方面具有丰富的理论知识和实操经验。本书编写的指导思想是从应用的角度介绍营养流行病学的主要研究方法。针对营养与健康相关研究的特点,从基本概念、评价指标和实例分析等方面系统地介绍膳食摄入、营养状况、生活方式、肠道微生态和代谢组学、营养经济学、认知功能、心理压力等调查数据的研究方法,并纳入循证营养学的部分内容。为加强读者对营养流行病学方法的理解,提高其实际运用能力,本书通过实例分析,对采用的统计方法、相关统计软件实操步骤以及统计分析结果的解释均进行了详细阐述。本书可作为营养相关学科专业学生的教材,科研人员和卫生工作者的科研参考书。

由于营养流行病学发展较快,受篇幅所限,本书只选取了当前研究领域中常用的研究内容。此外,虽然经过反复修改审校,仍难免有错误与不妥之处,敬请广大读者予以指正!

何宇纳　王惠君
2024 年 6 月于北京

目　录

第一章　营养流行病学概述

营养流行病学(nutritional epidemiology)是在营养学基础上发展起来的一门古老而又年轻的学科,其思想萌发于18世纪,但学科的形成不足百年。营养流行病学的形成和发展与人们对膳食营养和疾病关系的认识密切相关,是将现代流行病学及统计学的原理和方法引入解决营养学问题的过程中产生的一门新兴流行病学分支学科。随着学科的不断发展和完善,营养流行病学逐渐形成了自己的学科特征,其主要核心内容包括膳食营养调查设计、膳食测量、营养评价等。营养流行病学相关研究方法已被广泛应用于营养学研究中。

第一节　营养流行病学概念

一、营养流行病学概念与特征

(一)营养流行病学概念

"营养流行病学"一词来源于营养学和流行病学。国内外专家对营养流行病学的定义及内涵有不同的理解,学者 K.Thornton 和 E.Villamor 认为,营养流行病学是应用流行病学方法研究居民膳食营养与其健康和疾病关系的一门方法学。通过流行病学调查收集大量的人群数据,探索发掘营养暴露与健康及疾病发生发展的关系,再运用统计分析方法进一步估计关联强度的大小。也有学者认为,营养流行病学是研究营养在疾病病因中的作用,监测人群的营养状况,开发实现和维持人群健康饮食模式的干预措施,研究健康和疾病状态下营养与生活方式之间的关系及协同作用的学科。上述学者的观点均影响着我国营养流行病学工作者的认识,以流行病学背景为主的学者认为,营养流行病学是流行病学的一个分支学科,是应用流行病学的原理和方法科学地观察和解释营养在健康和疾病中的作用,以及支持营养决策的方法学科;而以营养学背景为主的学者则认为,营养流行病学是营养学与流行病学和生物统计学方法相结合、相交叉的一门新兴学科,是营养学的基础学科,该学科可深化对营养在健康和疾病发生、发展及转归中作用的认知,提高全民健康水平。

营养流行病学是一个不断发展的学科。随着科学技术和研究方法的进步,以及人们对营养与健康关系的兴趣日益增加,营养流行病学的发展也在不断推进。目前,营养流行病学通常被认为是在营养科学研究中,以膳食营养为研究因素,应用现代流行病学及统计学的原理和方法,观察、分析和解释膳食习惯和营养状况及其在影响人类健康和疾病状况发生发展方面所起的作用,减少或预防营养相关疾病的发生和死亡风险,为食品法规、膳食指南、营养决策及公共卫生政策制定提供科学依据的一门学科。其核心内容是膳食营养调查(dietary nutritional survey)、膳食测量(dietary measurement)、营养评价(nutritional assessment)等。

（二）营养流行病学特征

1. 膳食因素的复杂性　膳食不是单一的变量,而是由多种食物、营养素组合形成的复合暴露。我们可以研究某种特定食物或营养素与疾病之间的关系,也可以研究某类食物组或某种膳食模式对健康的影响,抑或是研究膳食中的某种非化学物质等。与当代流行病学研究的许多暴露相比,很少有膳食因素可以被确切地划定为"有"或"无"(二分类变量),且几乎所有的膳食变量皆是连续性变量,很少有受试者完全不吃任何所研究的食物。因此对于要研究的膳食因素,仅通过询问是否食用,或仅研究吃与不吃是否对健康存在影响是不够的,发掘其中的剂量-反应关系才是至关重要的内容,对许多必需营养素而言,摄入量过高或过低往往都是有害的。

2. 交互性特征　由于个体膳食中营养成分之间的交互关系,营养流行病学研究内容复杂,具体表现在食物的组成、饮食行为模式、总能量摄入的差异等方面。例如:高蛋白食物中硒的含量通常也较高;体格健壮且活动量大的人通常各类食物的摄入量也较常人多;常吃蔬菜的人其日常生活方式可能也相对更为健康等。

3. 群体性特征　无论是针对单一营养素缺乏疾病的研究(如维生素C缺乏导致坏血病、硫胺素缺乏引起脚气病、硒缺乏导致克山病等),还是大规模代表性人群的营养调查[如中国居民营养与健康调查、美国国家健康与营养调查(NHANES)等],最终的目标是相同的,即减少和预防营养相关疾病发生或死亡的风险,重点是在人群中预防或降低风险,而不是对个体的研究。

4. 社会学特征　影响居民健康的因素十分复杂,不仅包括个体的生物遗传因素,还涉及其膳食、生活环境、社会行为、卫生服务等诸多方面。因此,在开展营养流行病学研究,分析膳食对居民健康和疾病发生发展的影响时,必须要建立公共卫生的宏观观念,在收集膳食信息的同时,还应考察研究对象的社会学特征,收集其社会行为、生活环境、卫生服务等方面的信息。

作为近代一门发展迅速且应用广泛的新兴学科,营养流行病学通过科学的营养调查设计、膳食测量及评估等研究方法,探讨膳食在健康和疾病发生发展中的作用。营养流行病学专家应参与研究设计、数据收集、统计分析以及流行病学证据的解释和传播等全部环节。营养流行病学研究将为膳食在疾病病因学中可能发挥的作用提供新的视野,有助于为循证医学和营养政策制定提供信息,从而实现在人群中有效控制和预防疾病的目标。

二、营养流行病学与其他学科的关系

（一）与营养学的关系

营养学为膳食营养问题寻找答案,并且以当前能够获得的最佳证据指导营养卫生决策。除了膳食营养因素外,人们的健康还受到社会、环境、心理、经济等多方面因素的影响,因此,营养学家在研究过程中必须借助科学的方法来正确评价和应用最新的研究成果,才能有效地解决复杂的营养问题。从营养流行病学的定义也可以看出营养流行病学与营养学的密切关系,因此,营养学者除了要掌握营养学的相关基础知识外,还须将营养流行病学作为一门基础课进行学习,并科学地应用于营养科学研究中。

营养流行病学研究方法迅速发展,日益成熟,已成为营养学研究的重要方法之一,得到了大力推广与应用。营养流行病学知识应用于营养相关研究,主要是为了解决与营养相关疾病的防治问题,如预防慢性病的发生、改善患者的预后生存质量等。因此,学习和掌握营养流行病学的知识和方法对营养相关专业人员从事临床营养工作、开展人群营养健康研究工作等都具有十分重要的作用。

（二）与流行病学的关系

营养流行病学的原理和方法来源于现代流行病学。流行病学是一门研究特定人群中健康相关状况或疾病事件的分布及其决定因素,并应用此研究结果去解决健康问题的学科。营养流行病学则是营养学者应用流行病学的原理与方法,研究特定人群的"膳食"因素及其结构,并应用这些具有群体特征的研究结果作出科学的防治决策,以改善人们的健康问题,并为群体的健康和疾病预防提供膳食建议的学科。

营养流行病学来源于"营养"和"流行病学"两大学科,营养学科的知识可以解决膳食营养问题,并用最佳证据指导公共卫生营养决策;流行病学则为营养问题的解决提供基于流行病学学科特征的研究方法。随着营养专业人员对流行病学研究方法在营养学研究中重要地位的认识,营养流行病学得以快速发展;同时,随着营养流行病学的发展及其在营养研究领域的应用,流行病学的方法学也得到了相应的发展和完善,这种相互融合和促进必将有利于学科的发展和进步。

（三）与循证营养学的关系

循证营养学是系统收集现有的最佳证据,结合专业知识将收集到的证据应用于制定营养政策与营养实践的学科。循证营养学为各国膳食指南和国家政策的制定提供了有力的证据支持,并指导营养科研的发展方向,同时也为营养科普宣传等提供了素材。循证营养学的快速发展离不开营养流行病学研究方法的支持,营养流行病学是循证营养学产生和发展的基础,为开展循证营养学提供了高质量的证据源;而循证营养学的推行和发展又加速和提升了营养流行病学在营养健康研究中的应用,两者相辅相成。

第二节　营养流行病学的研究目的、内容和方法

一、研究目的和内容

营养流行病学主要描述个体营养行为的分布和变化,并将这种行为与健康结果联系起来。营养流行病学方法可应用于多个领域,其核心目标在于研究营养因素在不同健康结局中的作用,并探索暴露与结局之间的关联。营养暴露是一个通用术语,用于描述与膳食和营养行为相关的各个方面,涵盖了食物摄入、饮食习惯、对食物的认知和态度、生物化学标志物、身体成分、与营养问题相关的临床表征等多个方面。结局可以以许多不同的方式定义,包括健康指标,或一种疾病,或中间疾病标志物,还可以是营养状况的指标。

营养流行病学方法可应用于人群研究,以评估个体的营养缺乏或营养过剩风险,或描述相应人群中存在的营养缺乏或营养过剩问题的人口学特征。营养流行病学的人群研究为确立公共卫生行动和制定减少与营养相关问题的政策提供了支持和基础。

1. **人群营养与健康状况评价**　采用营养流行病学方法对不同人群的营养与健康状况进行全国性普查或地区性抽样调查,对人群的食物消费、营养素摄入、人群营养健康状况及变化趋势等内容进行监测。

2. **研究膳食与疾病的关系**　膳食因素在人群健康和疾病的发生和发展中具有非常重

要的作用,通过营养流行病学方法可对特定人群疾病的膳食危险因素进行研究,确定膳食相关结局的自然史和原因,制定人群营养的干预措施以促进健康、预防相关疾病的发生和发展。如早期应用流行病学的基本方法,观察到新鲜水果和蔬菜对坏血病的治疗作用,并最终发现维生素 C 缺乏是导致坏血病的原因。此外,大量流行病学研究结果显示,80%~90% 癌症由环境因素引起,其中约 35% 与膳食因素有关,合理的膳食有可能使人类癌症减少 1/3。

3. 膳食指南的制定及修订 各国膳食指南的制定多基于营养流行病学研究得到的科学证据,为公众提供关于健康饮食的指导原则和建议。如《中国居民膳食指南(2022)》平衡膳食准则之准则三:"多吃蔬果、奶类、全谷、大豆",其制定就是根据大量营养流行病学的证据,即富含蔬果、奶类、全谷物等的膳食对于维持身体健康,降低糖尿病、高血压等慢性病风险具有重要作用。随着营养流行病学证据的更新,膳食指南内容也随之修订更新。

4. 研究与营养相关疾病的病因分布 采用营养流行病学研究方法,可以研究营养相关疾病的分布、探索可能的膳食影响因素,确定膳食营养在营养相关疾病发生发展中的作用,尤其是在慢性病中的作用,并将研究成果转变成面向公众的膳食建议,进而促进健康、降低营养相关慢性病的发生风险。

5. 人群营养干预措施效果评价 对人群进行营养干预可改善人群的营养和健康状况,预防疾病的发生,如我国实施的食盐加碘政策,目的是改善人群碘营养状况,预防碘缺乏病。营养流行病学研究可对所采取的营养干预措施及该营养干预措施对人群健康状况的影响进行评价。

二、研究方法

(一)描述性研究

描述性研究是从人群、地点和时间方面评估食物消费、营养状况以及疾病在人群中的数量和分布的研究,获得不同特征人群食物消费和疾病患病特点、时间变化趋势,以及膳食摄入不足 / 过量比例等,描述性研究不以确定疾病的原因为研究目的。

(二)生态学研究

生态学研究也称相关性研究,是研究膳食与疾病关系的流行病学调查中常用的研究方法之一。此研究方法使用宏观数据分析人群食物摄入和疾病发生的相关性,即通过观察和分析不同地区、不同群体的膳食模式和疾病发生情况之间的关联,以揭示膳食因素与特定疾病的相关性。生态学研究中的食物消费数据多为宏观数据,例如,由全国生产和进口食物量减去出口、动物饲料用量及其他非人类所消费的食物量作为食物消费数据。

生态学研究的优势在于可以探索广泛的人群和地区之间的差异,考虑到环境因素和文化因素对膳食习惯和健康的影响。然而,此研究方法也存在一些问题:首先,由于存在众多膳食以外的因素与疾病相关,这些混杂因素可能会使数据呈现虚假关联;其次,宏观膳食数据具有不精准性。生态学研究通常只能提供关联性的结果,而不能确定因果关系。此外,该研究方法往往不可重复,因为宏观数据整体上是不变的。基于此类资料得到许多显著性相关,虽然研究证据等级不高,但仍具有重要的提示价值。

(三)特殊暴露群组研究

由于宗教信仰、生活环境等差异,部分人群某种食物摄入量可能极高或极低,对这类具有特殊膳食特征的群组进行研究,可为膳食因素与疾病关系研究提供新的契机。然而,与生态学研究类似,特殊暴露群组研究方法也无法区分膳食和非膳食因素的影响。例如,观察到素食人群中结肠癌患病率和死亡率很低,但很难判断其患病率和死亡率低是酒精摄入量较低还是蔬菜摄入量较高导致的。

(四)病例对照研究和队列研究

生态学研究中的许多局限可以在病例对照研究或队列研究中得到解决,例如混杂因素可通过研究设计(如匹配)或分析(如多因素分析校正)来校正。病例对照研究通过比较病例与对照人群的既往膳食等各因素的差异获得信息;队列研究从未患病的人群中收集膳食信息,并根据膳食特征进行分组,随访一段时间后比较不同膳食特征组人群的发病情况。

二者相比,病例对照研究通常能够在短时间内提供较多信息,而队列研究的数据收集通常需要较长时间,但前者往往存在诸多回忆偏倚。病例对照研究并不是营养流行病学的首选研究设计。前瞻性队列研究能够在很大程度上规避病例对照研究中存在的一些偏倚,但疾病风险队列研究的分析需要有足够数量的所研究疾病的新病例,在队列研究中,尤其是研究人群较少和/或疾病罕见的情况下,可能需要几十年才能积累所需的新病例数量;加之队列研究长期随访的可行性限制,往往较难获得高质量的数据。因此,队列研究设计虽是观察性营养流行病学的首选研究设计,但病例对照研究设计在营养流行病研究中仍起着重要作用。

(五)试验研究

验证膳食与疾病关联假说的金标准是随机双盲试验。通过随机分组,使混杂因素在各组之间均衡,从而最大限度降低混杂因素的影响。然而,只有在充分收集数据、保证干预措施安全有益的前提下,才能在人群中开展试验。对于所关注的膳食成分可较容易加入片剂或胶囊中的相关研究,试验研究尤为适用。但在多数情况下,出于伦理学和可行性原则,试验研究无法在人群中开展(如吸烟对疾病的影响)。

(六)干预研究

营养补充剂或改变饮食习惯的干预研究来源于经典的实验研究设计,也是评价预防措施效果的研究类型。只有来自此类研究的干预与降低疾病风险之间存在显著关联的有效证据,才能在人群中开展大规模干预。例如,我国的食盐加碘、"营养包"等干预研究均属于此类研究。

(七)移民研究和长期趋势研究

移民研究在进一步证实生态学研究中观察到的相关性是否由遗传因素引起方面尤为有用。如果具有原居住地区癌症发病特征的人群移居到另一个地区后,其癌症发病模式逐渐具有新居住地区的特征,就可排除遗传因素是导致不同国家或不同地区癌症患病率差异显著的主要原因。

长期趋势研究着眼于人群中趋势的变化,能够为因果关系的解读提供更多证据。若同一群体中某种疾病的患病率在一段时间内发生明显变化,则可为非遗传因素在该病的病因上起重要作用提供依据。例如,美国冠心病的发病率在20世纪上半叶迅速上升,随后又大幅下降,此变化趋势表明,尽管遗传因素有一定的影响,但环境因素(包括饮食)是冠心病的主要病因。

(八)二次研究

二次研究是相对于原始研究而言,即对一系列原始研究结果进行再次研究、综合和创新。目前常用的二次研究方法包括系统综述和荟萃分析,且二者已被公认为客观评价和综合针对某一特定问题的研究证据的最佳手段。通过系统综述和荟萃分析研究,可为膳食指南和营养政策制定、营养科研方向、营养科普等提供有力证据支持。在过去10年间,二次研究在营养学研究领域得到了广泛应用,是营养流行病学的主要研究方法之一。

第三节 营养流行病学面临的挑战

一、精确评估膳食暴露

营养流行病学的最大挑战是膳食测量的信度与效度。个体的膳食受地域、时间、经济水平等多种因素影响,且几乎所有研究对象都暴露于假设的研究因素,如膳食中的脂肪、维生素、膳食纤维等,很少有人完全不暴露于所研究的因素,其复杂性使精确评估膳食暴露面临众多挑战,因此,提升膳食测量的信度与效度,开发准确且成本低廉的膳食调查方法是营养流行病学的重要研究方向之一。

营养流行病学研究通常采用24小时膳食回顾法采集调查对象的食物摄入量信息,而24小时膳食回顾法主要依靠调查对象的主观判断,获得的调查对象膳食暴露信息可能存在偏差和不准确。为了提高膳食暴露评估的准确性,近年来,国内外学者在具有各种传感方式的自动膳食评估设备和系统上进行了大量研究,包括声学传感方法、惯性传感方法和生理测量方法。例如通过佩戴可穿戴式耳传感器捕获食物咀嚼的空气传导振动、监测手腕运动估计进食时长或使用声门电图设备捕获吞咽过程中喉部电阻抗变化,对食物摄入量进行客观和自动检测。还有学者提出了多种基于图像视觉的膳食评估技术,分为图像辅助方法和基于图像方法。前者通过手动图像分析来获取膳食摄入信息,从而对传统膳食评估进行补充;而后者则完全依赖算法实现全自动膳食暴露评估。目前图像识别方法在食物识别方面取得了一系列进展,但受限于现有的体积估计技术,膳食摄入量估计方面仍然存在巨大的挑战。

为了提高膳食暴露评估的精度,有学者对摄入体内的膳食营养素标志物进行了研究。通过引入膳食生物标志物,研究遗传 - 代谢 - 膳食相互作用如何影响生物标志物水平,进而估计个体膳食暴露水平。生物标志物可作为膳食成分摄入或代谢以及营养状况的评价指标,通常在尿液、血浆或血清中测量可以反映数小时(或数天)的摄入量;在红细胞或脂肪组织中测量反映数周(或数月)的摄入量;在头发、指甲或牙齿中测量反映数月(或数年)的摄入量。

二、适宜于膳食营养数据的统计分析方法

目前对膳食营养数据的分析仍多基于传统的统计分析方法,这些方法对数据的分布结构有一定约束条件,如进行影响因素分析常采用的一般线性回归、logistic 回归模型等,多对连续型自变量有独立、正态的要求,然而膳食营养数据之间多存在高度相关,且膳食摄入量很少满足正态分布的条件。对于此类数据如仍然采用传统的统计分析方法进行分析,结果是否可靠有待商榷。因此,发掘适宜膳食营养数据的统计分析方法也是营养流行病学面临的重要挑战之一。

三、营养评估技术的发展对分析方法的挑战

在营养流行病学中,目前常用的评估膳食摄入量的方法都有其自身的局限性。客观的

生物标志物(如血液中的脂肪酸和类胡萝卜素水平)和数字技术(如食物和膳食的手机图像)有可能提高膳食评估的准确性,这是营养流行病学研究的热门领域。采集研究对象高维基因、蛋白质和代谢物表达谱,利用血液和尿液标本,以及来自各种成像技术的高维数据,形成了研究数据的多样性。这些数据类型通常针对研究对象整个生命周期内变化的数量,对于评估平台在测量和分析数据的技术能力方面可能是一个新的挑战。

营养评估技术的发展对数据分析方法提出了一些挑战。随着科学技术的进步,对个体饮食习惯和营养摄入量评估更加准确,这使得对营养与健康关系的研究变得更加精细和复杂。然而,这也给数据分析方法带来了一些新的挑战和问题。

1. **数据特征提取与融合**　新型营养评估技术中,从传感器数据或图像数据中提取与营养评估相关的特征是关键的一步。这可能涉及信号处理、图像分析和特征工程等技术,以从原始数据中提取有意义的特征。此外,还包括多种数据源和数据类型的融合,对不同数据源进行校准和对齐,以及解决不同数据类型之间的异构性和不一致性问题。

2. **数据复杂性**　现代营养评估技术收集了大量的数据,包括膳食调查、生化指标、生物标志物测量结果等。处理和分析这些大规模数据需要高效、准确和可靠的统计方法,以揭示其中的模式和关联。这可能需要探索新的机器学习算法、深度学习模型或其他建模方法,以实现准确的膳食评估。

3. **模型可解释性**　新型营养评估技术所构建的模型往往是复杂的黑盒模型,对模型的解释和可解释性提出了挑战。如何解释模型的决策过程和结果,以便用户能够理解和信任这些评估结果,是一个重要的问题。

新型营养评估技术为进一步准确评估膳食摄入提供了可能,然而我们在享受便利的同时也必须重视数据隐私和安全性保护。近几十年来,多种研究方法结合营养流行病学研究,为饮食对人类健康的重要影响提供了许多新知识,这些知识已转化为延长寿命和提高生存质量的指导方针和政策,随着新型营养评估技术的发展和推进,进一步通过改善营养状况来提高健康的潜力仍然巨大。

(何宇纳　夏　娟　连怡遥)

参考文献

[1] VIRANI S S,ALONSO A,APARICIO H J,et al.Heart disease and stroke statistics-2021 update:a report from the American Heart Association [J].Circulation,2021,143(8):e254-e743.

[2] AMFT O.A wearable earpad sensor for chewing monitoring [J].IEEE Sensors,2010(2010):222-227.

[3] DONG Y,SCISCO J,WILSON M,et al.Detecting periods of eating during free-living by tracking wrist motion [J].IEEE J Biomed Health Inform,2014,18(4):1253-1260.

[4] FAROOQ M,FONTANA J M,SAZONOV E.A novel approach for food intake detection using electroglottography [J].Physiol Meas,2014,35(5):739-751.

[5] LO FPW,SUN Y,QIU J,et al.Image-based food classification and volume estimation for dietary assessment:a review [J].IEEE J Biomed Health Inform,2020,24(7):1926-1939.

第二章 营养流行病学研究的主要方法

营养流行病学的形成和发展与人类对膳食和疾病关系的认识密切相关。18世纪中叶，基本的流行病学方法就已经开始应用于多种必需营养素的研究。目前，慢性非传染性疾病已成为威胁人类健康的主要疾病，虽然营养学家应用传统的研究方法，如基础医学研究方法、动物实验和人体代谢研究等方法取得了一定研究成果，但这些方法无法直接阐明膳食与慢性病之间的关系。营养流行病学以人群为研究对象，其研究结果对于评估疾病风险，制定营养素参考摄入量和膳食指南具有重要的指导意义。营养流行病学是研究膳食因素与健康和疾病关系的重要手段。

营养流行病学研究方法随着流行病学方法的发展而逐渐完善。近年来，统计学方法在营养流行病学研究中得到了进一步的重视和应用，如通径分析、孟德尔随机化、中介效应分析等的应用，使营养流行病学分析更加完善。利用营养流行病学研究方法监测公众营养状况、研究人群营养和健康及疾病状况的关系，为制定膳食指南、营养相关政策和法规等提供了重要依据。

营养流行病学的研究方法可分为三类：描述性研究、分析性研究和实验性研究。描述性研究和分析性研究也称观察性研究，包括横断面调查、生态学研究、病例对照研究和队列研究，可以用于产生假设和验证假设，阐述膳食以及营养与健康和疾病之间的关系。实验性研究则是通过实验方法验证特定的假设，以确定对健康或某种疾病发生有影响的膳食因素。

在进行营养流行病学调查时，最主要的膳食数据收集方法包括24小时膳食回顾法、记账法和食物频率问卷法。研究人员可以通过邮寄问卷、面对面调查、电话/微信调查或网络调查等多种方式收集相关数据。其他数据收集方法还包括对调查对象进行体格测量和生物样品采集，以及膳食内暴露的生物标志物测量等。

第一节　横断面研究

横断面研究(cross-sectional study)也称现况研究(prevalence study)，指在特定人群中收集特定时间内人群营养、健康、疾病状况及其相关因素的资料，从而描述营养相关疾病的分布及其与相关因素的关系。在开展膳食暴露与病因分析时，只能对病因提出初步探索，不能得到有关病因因果关系的结论。横断面研究可提供某个特定时期有关人群营养的描述性流行病学数据，以确定特定人群的营养需求，为健康促进及疾病预防提供基础。横断面研究根据调查的目的和所具备的条件可选用普查或抽样调查，同时确定样本量大小和膳食暴露的测定方法,在估计样本量时需要考虑患病率、容许的误差和控制容许误差的概率。

一、全国营养调查

全国营养调查(监测)主要目的是建立全国代表性居民营养与健康状况信息数据库,动态掌握我国居民食物与营养素摄入、体格发育及营养相关慢性病流行状况,分析我国居民营养和健康状况及相关危险因素,为政府有针对性制定合理营养政策和慢性病防治措施提供重要参考依据。截至目前,我国已经在1959年、1982年、1992年、2002年、2010—2013年、2015—2017年和2022年开展并完成了七次全国性的营养调查工作。从2002年进行的第四次调查开始,纳入高血压、糖尿病、肥胖等多项慢性病流行病学调查使其成为一项国家级综合调查项目,即"中国居民营养与健康状况调查"。

以2015—2017年中国居民营养与健康状况监测项目为例,2015年调查对象为全国31个省(自治区、直辖市)的298个监测点和4个新疆生产建设兵团监测点,采用分层多阶段整群随机抽样方法抽样。每个监测点调查户数至少为270户,18岁及以上常住居民调查人数不少于612人。此外,每个监测点的县级妇幼保健机构开展至少30例孕妇调查。2016—2017年调查对象是全国31个省(自治区、直辖市)的275个监测点抽取的0~17岁儿童青少年,并调查所抽中2岁以下儿童的母亲。调查内容包括询问调查、医学体检、膳食调查和实验室检测四个部分。通过询问调查收集家庭和个人基本信息,包括调查对象的家庭基本情况、个人健康情况、身体活动情况等。医学体检包括身高、体重、腰围和血压等。膳食调查通过抽取其中一定数量的调查户进行连续3天24小时膳食询问和家庭调味品称重,并对家庭成员进行食物频率问卷调查。实验室检测包括血糖、血脂等相关生化指标。

全国营养调查从过去的每隔10年开展一次到2010年后每3~5年开展一次,已成为一项常规性营养监测工作。作为营养与健康综合性调查,整合了营养、高血压、糖尿病等专项调查,不仅避免调查指标和内容重复,而且结合社会经济发展状况,增加了新的指标和内容,便于统一组织、设计和实施,节约了人力和物力资源。

二、中国慢性病及其危险因素监测

中国慢性病及其危险因素监测(Chinese Chronic Disease and Risk Factors Surveillance,CCDRFS)由中国疾病预防控制中心慢性非传染性疾病预防控中心负责组织实施。主要目的是建立国家慢性病及其危险因素监测数据库,掌握我国成年居民主要慢性病及其危险因素的流行情况和动态变化趋势,为科学制定慢性病预防控制策略和评价策略实施效果提供科学依据。

中国疾病预防控制中心慢性非传染性疾病预防控制中心2004年建立监测系统,在全国疾病监测点系统开展工作,每3年开展1次现场调查,监测范围不断扩大,监测点数量逐渐增加。2004年、2007年和2010年开展了3次针对我国常住居民的慢性病及其危险因素监测。2012年开展了针对流动人口的慢性病及其危险因素流行情况专题调查,样本量包括近5万流动人口。2013年第四次慢性病监测共设置302个监测点,监测对象包括近18万常住居民。2010年卫生部决定在一个监测周期内完成营养与慢性病监测,并以监测数据为依据形成营养与健康的发展报告。因此,通过整合营养与监测内容,在2015—2017年、2018年,我国又分别开展了两次中国居民慢性病与营养监测。

慢性病监测的调查对象为 18 岁及以上,且在监测点地区居住 6 个月以上的居民,排除居住在功能区中的居民,如工棚、军队、学生宿舍、养老院等。采用多阶段分层整群抽样方法,在每个监测点内,按照与人口规模成比例的整群抽样方法,随机抽取 4 个乡镇 / 街道。在每个抽中的乡镇 / 街道内,随机抽取 3 个行政村(居)委会。在每个抽中的行政村(居)委会内,按照整群随机抽样方法,抽取 1 个居民小组(每组至少包括 50 户居民),每个抽中的居民小组随机抽取不少于 50 户居民作为调查户。在抽中的调查户内,随机抽取 1 名 18 岁或以上常住居民。监测内容包括询问调查、身体测量、实验室检测三个部分。询问调查包括家庭问卷和个人问卷,家庭问卷内容包括家庭成员基本信息、家庭经济状况、饮食情况等。个人问卷内容包括个人基本信息、生活方式(吸烟、饮酒、饮食、身体活动情况等)、慢性病患病情况等。身体测量包括身高、体重、腰围和血压。2004 年和 2007 年,监测收集了包括基本情况、生活方式、自报健康状况、慢性病患病和控制情况以及身体测量信息。2010 年以后,在问卷调查、身体测量等内容基础上增加了血糖、血脂、糖化血红蛋白等实验室检测指标。

CCDRFS 系统具有全国、城乡、东 / 中 / 西部代表性以及省级代表性。定期开展的以人群为基础的慢性病及其相关危险因素监测,为建立覆盖生命全程的慢性病及危险因素监测系统,全面掌握我国居民主要慢性病患病及相关影响因素的现况和变化趋势,为政府制定和调整慢性病防控相关政策,实现慢性病预防控制的“关口前移”,评价防控工作效果提供科学依据。

三、美国国家健康营养调查

美国国家健康营养调查(National Health and Nutrition Examination Study,NHANES)由美国疾病预防控制中心下属的国家卫生统计中心(National Center for Health Statistic,NCHS)负责,旨在了解和评估美国人的营养健康状况。

NHANES 项目始于 1971 年,开展过三次具有全国代表性的大规模营养调查。从 1999 年开始,该调查成为连续项目,调查重点也转向各种健康和营养指标的测量,并且每两年公布一次报告。每年采用分层多阶段抽样方法,选取来自美国 15 个地区的常住居民,包括非裔、亚裔和西班牙裔美国人。在每个研究地点选择的样本量为 300~600 人,样本量平均约为450 人,涵盖各个年龄段。最终选择有代表性的约 5 000 名调查对象。调查内容包括问卷调查和体格检查。问卷调查通常在调查对象家中进行,包括人口学、社会经济学、膳食、健康状况、生活方式和生殖健康等内容。体格检查在特别设计的移动体检车内进行,包括常规医学检查和口腔检查。NHANES 采用电子化数据收集和处理系统,采用带有电子笔的笔记本电脑完成问卷访问,体格检查使用数码体重秤和测距仪将数据自动上传到数据库,提高了信息收集的准确性和效率。

NHANES 项目收集的调查数据不仅用于确定重要疾病的流行状况及其危险因素,还用于评估人们的营养状况及与疾病之间的关系。同时,调查结果也用来制定身高、体重和血压等标准,为美国国立卫生研究院、疾病预防控制中心、食品药品监督管理局等机构提供了研究项目开展和评价的重要信息,并取得了许多重要成果。

第二节　生态学研究

生态学研究(ecological study)又相关性研究(correlational study),是以群体而非个体为观察和分析单位的一种研究方法。通过描述群体中某种因素的暴露水平与疾病的频率,分析该暴露因素与疾病之间的关系,为研究者提供关联的初始印象,为进一步探讨病因提供线索。传统的生态学研究分为两类:生态比较研究和生态趋势研究。

生态比较研究是通过比较不同人群或地区疾病和某些因素的分布,为病因研究提供线索。在没有暴露资料的情况下,可通过比较不同人群或地区疾病分布情况,提出病因假设。如分析死因监测数据发现北方地区心脑血管疾病的死亡率高于南方;分析营养监测数据发现北方地区食盐摄入量高于南方,提出北方的高盐饮食习惯可能是心脑血管疾病的危险因素。最常用的生态比较研究方法是比较不同暴露水平下的人群某种疾病发病或死亡情况的差别,探讨危险因素与疾病之间的关系。如在膳食高盐摄入地区,居民心脑血管疾病的死亡率高于低盐摄入地区,从而提示心脑血管疾病可能与高盐饮食有关。

生态趋势研究是指连续观察人群中某暴露因素的变化与某疾病发病或死亡情况变化的关系,通过比较暴露水平改变前后疾病发病或死亡情况的变化情况,来探讨因素与疾病的联系。如日本的限盐政策效果显示,实施限盐政策的 20 年期间,人们每日平均摄盐量下降了 2.0g,脑卒中死亡率下降了 43.5%,从而提示脑卒中可能与高盐摄入有关。

生态学研究可以提供病因线索,产生病因假设,评估人群干预措施的效果。但生态学谬误是此类研究最主要的缺点,而且混杂因素往往难以控制,也无法确定两变量之间的因果关系。因此,在营养领域主要应用于三个方面:①比较不同生态学群体的膳食因素与疾病或健康之间的关系;②从群体的角度提供膳食因素作为病因的线索;③评价营养干预对群体疾病或健康状况的影响。

第三节 病例对照研究和队列研究

病例对照研究(case-control study)和队列研究(cohort study)都属于分析流行病学研究方法,均可以用来探索疾病的病因或危险因素,检验病因假设。与队列研究相比,病例对照研究具有省时、省力和出结果快的优点。但病例对照研究不能观察到由因到果的发展过程,故因果关联的论证强度不及队列研究。病例对照研究的研究步骤包括:①病例和对照的选择;②样本量的估计;③资料的收集;④数据的整理和分析。在样本量估计时需要考虑人群中所研究因素的估计暴露率、病例组暴露率、显著水平和把握度。

队列研究按人群是否暴露于所研究因素及其暴露程度分为不同组,随访观察一定的时间,比较不同组之间某种疾病的结局,从而判断暴露因素与结局之间有无因果关联及关联大小。因此,队列研究在时间上是前瞻性的,在性质上是描述性的,可以是若干次现况研究结果的分析。队列研究的最大特点是能观察到各变量(因和果)的时间动态变化,能展现暴露和结局之间的时间先后顺序。在样本量估计时需要考虑未暴露人群中所研究疾病的发病率、暴露组与未暴露组人群发病率差异、显著性水平和把握度。队列研究中,从暴露于致病因素到疾病的临床诊断可能会历时几年,且多次随访需要大量的人力和经费投入,因此开展此类研究的数量比横断面调查和病例对照研究要少。

巢式病例对照研究(nested case-control study)是一种将队列研究和病例对照研究结合起来的设计形式。在队列研究基础上,随访一定时间内,将发生在该队列内所有要研究疾病的全部新发病例作为病例组;队列未发病者中,按一定匹配条件随机选择对照作为对照组。

因为巢式病例对照研究的病例和对照来自同一队列,所以减少了选择偏倚,病例组和对照组可比性强。另外,暴露资料是在队列研究开始时或随访过程中获得的,即在疾病诊断前。病例是在队列随访过程中发生的,因此避免了回忆偏倚,符合因果推断的时间顺序,论证强度更强。总之,巢式病例对照研究兼有病例对照研究和队列研究的优点,统计效率和检验效率更高。

一、中国健康与营养调查

中国健康与营养调查(China Health and Nutrition Survey,CHNS),是中国疾病预防控制中心营养与健康所与美国北卡罗来纳大学人口中心合作开展的自然人群前瞻性队列研究项目。主要目的是建立中国居民膳食结构和营养状况长期变迁的基础数据库,追踪中国居民膳食和营养素摄入状况的变化趋势,研究中国社会和经济转型对居民营养和健康状况的影响,为政府制定政策及干预措施提供科学依据。

该队列研究始于 1989 年,在辽宁、山东、江苏、河南、湖北、湖南、广西及贵州 8 个省(自治区)共约 4 500 个调查户中,对 1.5 万余人开展追踪调查。1997 年黑龙江省加入该队列。2011 年在北京、上海和重庆 3 个直辖市中增加了队列人群。2015 年陕西、云南和浙江的加入使 CHNS 队列研究项目覆盖范围扩大至 15 个省(自治区、直辖市)。该队列已经于 1989 年、1991 年、1993 年、1997 年、2000 年、2004 年、2006 年、2009 年、2011 年、2015 年和 2018 年共开展了 11 轮追访。

CHNS 项目采用分层多阶段整群随机抽样方法,各省(自治区、直辖市)抽取 2 个城市调查点(包括大城市和中小城市各 1 个)和 4 个农村调查点(包括 2 个中等经济水平的县、1 个高经济水平的县和 1 个低经济水平的县)。在城市调查点抽取 2 个居委会辖区和 2 个郊区村。在农村调查点抽取 1 个县城居委会和 3 个自然村。每个村(居)委会随机选取 20 个调查户,调查户内的所有家庭成员均为调查对象。随访内容包括住户调查、个人调查、体格测量和膳食调查 4 部分,从社区、家庭和个人三个层面收集人口特征、社区、教育、就业、收入、卫生医疗保健、营养和饮食状况等方面信息。2009 年后还逐渐增加了老年人群生活质量评估、食物购买环境以及购买行为变化、食物频率法膳食调查、生物样本采集和体成分检测等新内容,涵盖了反映我国居民社会生活和国家社会经济的诸多方面内容。膳食调查采用连续 3 天 24 小时回顾法,同时结合家庭称重法收集调查户 3 天食用油和调味品消费量数据。2015 年开始将计算机辅助面访技术应用于现场数据收集,实现数据采集和数据检查核对同步进行,提高了数据收集效率和质量。

CHNS 项目 30 余年的队列追访为研究居民膳食结构和营养状况长期变迁提供了基础性数据库,为中国食物与营养发展纲要、中国居民膳食指南、中国居民膳食营养素参考摄入量(DRIs)的制定和修订,超重和肥胖 BMI 切点等相关标准的制定提供科学依据。由于长期的追踪调查覆盖了我国经济快速增长和居民膳食结构发生变化的时期,因此,CHNS 不仅为我国研究人群膳食与营养状况变化对健康的影响,也为世界其他国家学者研究经济发展及社会转型对居民营养与健康的影响提供了有价值的数据资料。

二、中国慢性病前瞻性研究项目

中国慢性病前瞻性研究项目(China Kadoorie Biobank,CKB)是北京大学、中国医学科学院与英国牛津大学合作开展的自然人群前瞻性队列研究。主要目的是基于血液样本建立基础健康数据库,从遗传、环境和生活方式等多个环节深入研究危害中国人群健康的各类重大慢性病的致病因素、发病机制及流行规律和趋势,为制定有效的慢性病预防和控制对策,开发新的治疗和干预手段提供科学依据。

CKB 项目根据地方疾病谱、暴露于特定危险因素、人群稳定性、地方死亡与疾病登记质量、地方机构的配合和能力选取了 10 个地区,包含 5 个城市项目点(黑龙江省哈尔滨市、山东省青岛市、江苏省苏州市、广西壮族自治区柳州市和海南省海口市),以及 5 个农村项目点(甘肃省天水市、四川省彭州市、湖南省浏阳市、河南省辉县市、浙江省桐乡市)。2004—2008年共完成 51 万余名 30~79 岁成年人基线调查。基线调查主要包括问卷调查、体格检查、采血检测三部分。基线调查结束后,项目开始对队列人群中发生的死亡、主要慢性病发病及住院事件、迁移失访等内容进行长期随访监测,并匹配全民医疗保险数据库,全面收集长期发生的各种结局事件。此外,每隔 5 年还对 5% 的队列人群进行重复调查,以了解行为生活方式、饮食、多种环境暴露等因素以及健康状况变化情况。对于基线调查和各次重复调查时采集的生物样本,长期冷冻保存,用于临床生化、基因组学、代谢组学和表观遗传学等方面的研究。

CKB 项目建立了世界领先的成年人健康数据库和生物样本库,为处于转型期的社会人群的健康状况的发展和变化、疾病谱的改变及影响因素研究提供了宝贵的人群现场,对提供我国人群慢性病病因或危险因素的科学证据,进而制定符合国情的慢性病防控对策、指导我国的慢性病防治具有重要的理论与实践意义。

三、英国出生队列研究

英国出生队列研究(British Birth Cohort Study)是全球第一个全国性大型追踪研究,也是全球追踪时间最长的出生队列和最大规模的儿童追踪研究。该出生队列开始于 1946 年,是英国健康调查和发展医学研究委员会支持的国家性健康和发展纵向研究,获得国家生日信托基金和皇家妇产科学院等多部门资金支持。研究目的是了解英国长期的社会发展变化,关注儿童的健康和发展,研究童年时期的经历对全生命周期健康产生的影响及家庭、教育、财富等因素和健康之间的联系和相互作用,为国家政策出台及改革提供指导。

该出生队列研究包括四个前瞻性出生队列,即 1946 年、1958 年、1970 年及 2000 年出生队列,至今已经追踪了五代,超过 7 万名儿童。1946 年出生队列正式名称为国家健康与发展调查(National Survey of Health and Development,NSHD),开始于第二次世界大战结束后,研究人员对分娩不到一周的 1.3 万名产妇进行问卷调查,随后对这些产妇的新生儿进行长期追踪研究。1958 年与 1970 年出生队列的正式名称分别为国家儿童发展研究(National Child Development Study,NCDS)及 1970 年英国出生队列(1970 British Birth Cohort,BCS70),样本量约为 1.7 万人,至今分别进行了 10 次和 11 次随访。2000 年千禧队列(Millennium Cohort Study,MCS)是开展不久的出生队列,队列人数 1.9 万人,已完成 7 次随访。调查对象为儿童,计划追踪其出生、童年、青春期、成年,直到退休的生命历程。

NSHD、NCDS 和 BCS70 采用普查方法,收集某一周内出生在英格兰、苏格兰和威尔士的婴儿信息,其中 NCDS 收集了 17 415 名新生儿信息,占英国当周所有新生儿的 98%。与前三个出生队列不同,MCS 收集 17 个月内(2000 年 9 月—2002 年 1 月)出生婴儿的信息。

13

MCS 在设计中考虑了区域、出生率、种族及经济发展水平等多种因素,先将英国分为英格兰、威尔士、苏格兰和北爱尔兰四大部分。按照收入水平和种族人口比例从各个部分进行选区阶层分类(可合并小的选区,要求年出生人口不少于 24 人),除英格兰分为 3 类外,其余均分为 2 类。采用系统抽样方法抽取 398 个选区,对抽中的选区进行整群抽样。最初的资料通过问卷调查从母亲或助产士处获取,并利用医院病例记录补充完善。之后在不同时期进行随访,收集儿童和成人健康的客观指标,包括关于健康、生长发育、教育和社会发展以及经济环境等因素的信息。儿童时期进行的体检测量了身高、体重、视力、听力、语言和运动协调能力,并记录健康状况信息。成年期的生物医学扫描测量了视力、听力、血压、身高、体重、腰围和臀围以及肺功能等。取得研究对象同意后采集非空腹血液样本,提取并存储 DNA。

英国出生队列历时 70 多年的追踪数据,被广泛应用于包括流行病学在内的许多领域,如临床医学、社会学、心理学、医疗管理及医疗政策等,产生了许多非常有价值的成果,对英国的医疗、教育以及社会福利等各相关领域的政策改革有重要指导意义。迄今累计发表了 6 000 多篇论文,出版了 40 余本学术书籍。特别是 1946 年和 1958 年出生队列,为当今老龄化研究提供了宝贵资源。

四、美国护士健康研究

美国护士健康研究(Nurses' Health Study,NHS)是由哈佛大学医学院、公共卫生学院以及布列根妇女医院(Brigham and Women's Hospital)共同发起的首个以护士健康调查为重点的健康队列研究,研究经费由美国国立卫生研究院(National Institute of Health,NIH)提供。主要目的是建立护士职业健康数据库,了解护士群体中饮食和生活方式及主要慢性病的发病情况,研究女性主要慢性病危险因素。选择注册护士作为研究人群,相对容易被追踪,并且有动力参与长期研究。研究人员通过联系州护理委员会,获得护士的性别、出生日期或年龄信息等资料。NHS Ⅰ、NHS Ⅱ、NHS Ⅲ三轮研究均通过注册护士名录进行抽样,通过邮寄和网络方式,分别向 30~55 岁、25~42 岁、19~46 岁的注册护士发送调查问卷。

第 1 轮研究(NHS Ⅰ)始于 1976 年,随后在 1989 年和 2010 年启动了第 2 轮(NHS Ⅱ)和第 3 轮(NHS Ⅲ)研究。NHS Ⅰ以发出信件形式进行,研究者共发出信件 17.2 万封,共12.1 万名护士加入研究。NHS Ⅱ向 51.7 万名女护士邮寄问卷,最终有 11.6 万名护士加入研究。NHS Ⅲ首次完全基于网络平台的形式进行调查,计划招募 10 万名 20~46 岁的女性和男性护士。NHS 项目的随访间隔为两年。每两年,队列成员就会收到一份关于疾病和健康相关问题的随访问卷。在大多数问卷随访周期中,回复率至少达到 85%。40 余年来共计超过 28 万人参与研究。

NHS Ⅰ的调查内容包括吸烟、激素使用、妊娠情况、月经状态以及健康和疾病情况。NHS Ⅱ的调查内容包括使用避孕药品牌和类型、使用时间、使用期限,青春期和成年早期的身体活动、饮酒、饮食、健康及慢性病情况等。NHS Ⅲ的调查内容主要是饮食模式、生活方式及环境对健康的影响,特别增加了职业暴露对护士健康的影响。

NHS 是目前全球最大规模和持续时间最久的关于女性健康影响因素的研究之一。NHS 自开展以来,通过对护士的定期随访以及对健康和生活方式因素的反复评估,获得大量研究数据,取得诸多研究成果,已经在国际各类知名医学杂志发表了千余篇关于生活和行为方式对健康影响的文章。此外,NHS 的研究结果还为美国制定国家膳食指南提供了科学依据。因此,NHS 为帮助提高人群健康水平提供了宝贵建议,为科学问题和公共卫生事业的发展作出了重要贡献。

第四节 实验性研究

在人群中开展实验性研究,对实验条件的控制不可能像实验室和动物研究那么严格,因此把它称为试验,而不是实验。试验研究是指研究者根据研究目的,按照预先确定的研究方案将研究对象随机分为试验组与对照组,将某种干预措施施予试验组,对照措施施予对照组,然后随访观察并比较两组的结果,以判断干预措施的效果。研究步骤包括明确研究问题、选择研究现场、确定研究人群、估计样本量、随机化分组、盲法的应用、评价效果指标等。在估计样本含量时需要考虑试验组和对照组的发病率、所容许的误差和把握度。根据研究目的和研究对象不同,通常分为三类:临床试验、现场试验和社区试验。

我国儿童营养包干预研究采用试验研究方法。营养包又称辅食营养补充品,是一种以豆基或奶基为主,添加多种微量营养素的营养粉,提供能量并在婴幼儿辅食添加中补充辅食喂养期间的微量营养素,从而改善婴幼儿营养不良问题的婴幼儿食品。

营养包干预研究最早于 2001—2003 年在甘肃省的天祝、静宁、定西、清水、景泰 5 个贫困县开展,每个县选取 200 名 4~12 月龄儿童为干预组,在自然、经济条件等相似的其他村选择 100 名 4~12 月龄儿童为对照组,每个村的婴幼儿都给予同一配方的营养补充物,两组配方差别为:干预组含微量营养素;对照组与干预组能量含量相等,不含微量营养素。项目开展前首先进行基线调查,基线共调查 1 478 名儿童,其中干预组 978 名,对照组 500 名。基线调查中儿童性别比例、低出生体重率、4 月龄以内纯母乳喂养率、母亲文化程度、家庭安全饮用水等两组之间差异均没有显著性,两组儿童不同月龄组的分布在基线调查和随访调查中保持一致,两组具有可比性。项目实施后,为两组婴幼儿提供相应配方营养包,将营养包加入婴幼儿食物中混合后或单独食用,两组儿童均每 6 个月补充一次大剂量维生素 A(1×10^5~2×10^5U),每名儿童观察到 2 岁为止。补充期间,每 3 个月进行一次体格测量。项目干预结束后,对儿童进行身长、体重、血红蛋白测量,并抽取其中 30% 的婴幼儿进行智力和发育观察。项目结论认为,儿童身长、体重 Z 评分、贫血、智力和发育的变化值在干预组和对照组之间有显著意义($p<0.05$),即营养包可以促进婴幼儿的体格发育、改善婴幼儿贫血及智力和发育。甘肃营养包效果研究是我国第一个"营养包"效果研究,证明了营养包的干预效果,并与随后多个干预项目一同证实了营养包在贫困地区儿童营养改善工作中具有推广意义。

2012 年,由卫生部和全国妇联联合设立的贫困地区儿童营养改善项目便是在此前多项营养包干预效果观察项目基础上推行的,2012 年政府首次免费为 10 个中西部省份的 100 个集中连片贫困县 6~23 月龄婴幼儿发放营养包,覆盖约 27 万名婴幼儿。至 2019 年,贫困地区儿童营养改善项目纳入基本公共卫生服务项目,营养包实现 832 个贫困县全覆盖。

(王惠君 欧阳一非 魏艳丽)

参考文献

[1] 常继乐,王宇.中国居民营养与健康状况监测2010—2013年综合报告[M].北京:北京大学医学出版社,2016.

［2］王丽敏,张梅,李镒冲,等.2013年中国慢性病及其危险因素监测总体方案[J].中华预防医学杂志, 2018,52(2):191-194.

［3］赵振平,王丽敏,李镒冲,等.2013年中国慢性病及其危险因素监测系统省级代表性评价[J].中华预防 医学杂志,2018,52(2):165-169.

［4］王临虹.慢性非传染性疾病预防与控制[M].北京:人民卫生出版社,2018.

［5］NHANES.About the National Health and Nutrition Examination Survey［EB/OL］.［2022-08-23］.https:// www.cdc.gov/nchs/nhanes/about_nhanes.htm.

［6］詹思延.流行病学[M].8版.北京:人民卫生出版社,2017.

［7］杨月欣,葛可佑.中国营养科学全书[M].2版.北京:人民卫生出版社,2019.

［8］中国健康与营养调查项目组.1989—2009年中国九省区居民膳食营养素摄入状况及变化趋势(一)健 康与营养调查项目总体方案[J].营养学报,2011,33(3):234-236.

［9］Medical Research Council.National survey of health and development 1946 to 2011-UKRI［EB/OL］. ［2022-08-23］.https://www.ukri.org/publications/national-survey-of-health-and-development-1946-to-2011.

［10］Institute of Education.Centre for Longitudinal Studies［EB/OL］.［2022-08-24］.https://cls.ucl.ac.uk.

［11］Center for Longitudinal Studies.CLS Millennium Cohort Study［EB/OL］.［2022-08-24］.https://cls.ucl. ac.uk/cls-studies/millennium-cohort-study.

［12］Brigham and Women's Hospital,Harvard Medical School,Harvard T.H.Chan School of Public Health communication.Nurses' Health Study［EB/OL］.［2022-08-21］.https://nurseshealthstudy.org.

［13］王玉英,陈春明,王福珍,等.营养强化辅助食品补充物对甘肃贫困农村婴幼儿体格生长的影响[J]. 卫生研究,2007,36(1):78-81.

［14］徐娇.婴幼儿营养包干预效果、量效关系及模型构建研究[D].北京:中国疾病预防控制中心,2019.

［15］霍军生,孙静,常素英,等.营养包改善贫困地区婴幼儿贫血状况的成本效益[J].卫生研究,2018,47 (5):733-740.

第三章　营养流行病学常用抽样方法

由于资源条件等的限制,对研究总体中的每个个体均进行营养调查评估通常难以实现。为了评估全国或地区居民的营养状况,就需要从评估的人群总体中抽取一部分观察单位组成样本,通过对样本的观察和分析推断总体特征,即为抽样调查研究。本章将对营养调查研究中常用的抽样方法、样本量估计方法及相应的软件实现进行介绍。

第一节　常用抽样方法

随机化是保证所抽取的样本对总体有代表性的重要原则。按照抽样过程是否应用了随机化技术,抽样方法可分为概率抽样和非概率抽样两种。若在抽样过程中保证总体中的每个观察单位都有一个已知的或可计算的非零概率被抽到样本中,称为概率抽样(probability sampling),否则称为非概率抽样(non-probability sampling)。

概率抽样以概率论和数理统计为基础,可计算抽样误差,能客观评价调查结果的精度,在抽样设计时还可对调查误差加以控制。非概率抽样尽管不能按照常规理论来计算抽样误差和推断总体,但在特定条件下也有一定的应用价值。本节对常用的概率抽样和非概率抽样方法进行介绍。

一、概率抽样方法

(一)简单随机抽样

1. **定义**　简单随机抽样(simple random sampling),又称单纯随机抽样,指在总体中以单纯随机的方法抽取一部分观察单位组成样本,即总体中所有研究的基本单位(个体)有同等的机会被抽取到样本中,是最基本的概率抽样方法。一般抽样步骤为先将总体的全部基本单位进行编号,形成抽样框,然后用抽签、随机数字、计算机抽取等方法从抽样框中随机抽取一部分个体组成样本。

2. **实现方法**

【例3-1】某班60名学生,欲随机抽取6名学生进行膳食调查。可用抽签法、随机数字表法或计算机实现。

(1)随机数字表法:先将60名学生编号为1~60号或按学号排序,然后用随机数字表,从任意一个数字开始,从上下左右任选一个方向依次读取6个数字(每个都是两位数,遇到相同的数字或大于60的数字跳过)。如从第六行第一列开始,向下依次读取6个数字,分别是93(跳过)、22、53、64(跳过)、39、07、10、63(跳过)、76(跳过)、35,于是编号为22、53、39、07、10、35的学生被抽中。

（2）SPSS 软件实现：用 SPSS 软件打开数据文件（含学生学号和／或姓名变量），依次单击 Data → Select Cases → Random sample of cases → Sample... → Exactly →左框输入 6、右框输入 60（如图 3-1 所示）→ Continue → OK，读取抽样结果。

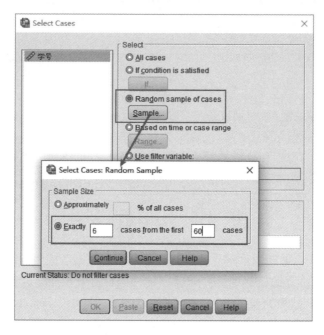

图 3-1　SPSS 软件选择个案对话框

3. **优缺点**　简单随机抽样是其他抽样方法的基础，其优点是均数（或率）及标准误的计算简便。缺点是仅适用于研究数量不大的有限总体情况，当总体数量较大或为无限总体时，难以对总体中的个体逐一编号，因此无法抽取到相应的个体；且在个体差异大、抽样比例低、样本量小时，所得样本的代表性较差。

（二）系统抽样

1. **定义**　系统抽样（systematic sampling），又称机械抽样，是按照某种顺序为总体中的观察单位进行编号，然后按照确定的某种规则，每隔一定数量的单位抽取一个单位。最简单也最常用的系统抽样是等距抽样，即先将全部观察单位按与研究对象无关的特征排序编号，根据需要的样本量大小，机械地依次每隔若干号码抽取一个观察单位进而组成样本。

2. **实现方法**　首先确定抽样间隔 r，$r=$ 总体观察单位数／样本量；然后将总体的全部观察单位排序，在前 r 个观察单位内，随机抽取一个单位作为起点，依次每隔 r 个单位抽取一个单位。如随机抽取的编号为 k，则抽取编号依次为 k、$k+r$、$k+2\times r$、$k+3\times r$、…。

【例 3-2】在 600 名学生中抽取 60 人作样本，其抽样间隔为 600/60=10。首先对学生编号，然后在 1~10 号间单纯随机抽取一个正数，确定第一号的个体，然后按照编号先后次序等间隔抽取其他对象。如随机抽取的第一个号为 5，则抽取的个体号依次是 5、15、25、35、45、55、…、595。

SPSS 软件实现：用 SPSS 软件打开数据文件（含序号变量），依次按 Analyze → Complex Samples → Select a Sample → Design a Sample（图 3-2a，在弹出选框内选择文件保存路径，方

便下次使用）→ Next （因是简单随机抽样，此步不做任何选择）→ Next ，出现 Sampling Method 窗口（图 3-2b），在 Method Type 选择 Simple Systematic （简单系统抽样）→ Next ，出现 Sample Size 样本量设置对话框（图 3-2c），选择 Counts 计数 Value 中填入需要抽取的样本量（本案例为 60）→ Next ，出现 Output Variables 输出变量设置对话框（图 3-2d），勾选需要输出的变量→点击 Finish ，读取抽样结果。

a. 向导对话框

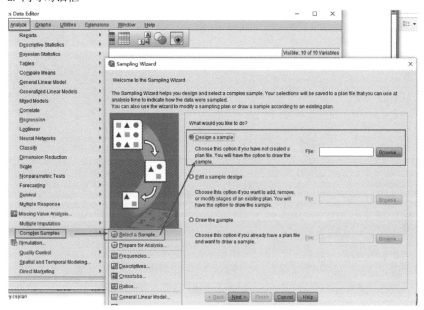

b. 抽样方法设计对话框

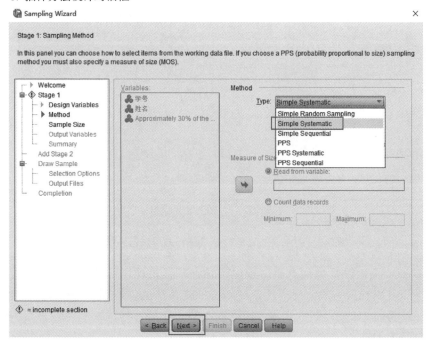

c. 样本量设置对话框

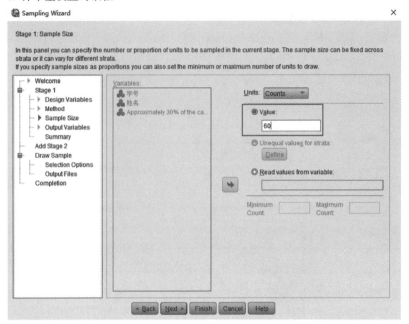

d. 输出变量设置对话框

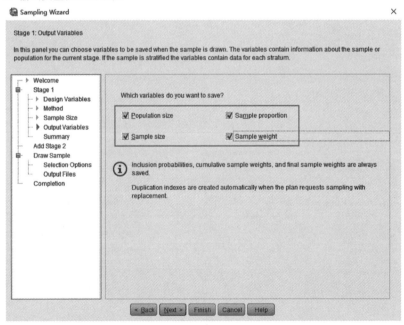

图 3-2 使用 SPSS 软件复杂抽样向导进行系统抽样

3. **优缺点** 系统抽样的优点是易于理解,简便易行,现场可操作性强;样本在总体中的分布均匀,代表性较好,一般情况下比单纯随机抽样方法的抽样误差小。缺点是当观察单位间存在某种趋势时(如呈周期性变化),如果抽取的间隔恰好与这种周期性分布一致,则抽取到的样本会产生偏性。

（三）分层随机抽样

1. **定义** 分层随机抽样（stratified random sampling）也称类型抽样，是先将总体中全部个体按某种特征（如年龄、性别、地域等）分成若干层，再从各层内随机抽取一定数量的个体合起来组成样本。分层抽样的层内个体差异越小越好，而层间差异则越大越好。根据各层抽取数量的不同，可分为按比例分层（proportional allocation）和最优分层（optimum allocation）。按比例分层法是指各层中抽取的比例与该层在总体中的比例相同，即大层多抽，小层少抽。最优分层法是指各层样本含量既与该层的单位数成正比，又与该层内变异度的大小成正比，即大层多抽，变异度大也多抽。

2. **实现方法**

【例 3-3】在 600 名学生中抽取 60 人作样本，某班 60 人（男生 20 人，女生 40 人）欲抽取 6 人参加，为保证性别比例和具有代表性，决定采用分层抽样方法进行抽取。因为样本量与总体的个数的比为 1：10，所以在男生和女生抽取的人数分别为 20/10、40/10，即在男生和女生中采用单纯随机方法分别抽取 2 人和 4 人。

SPSS 软件实现：用 SPSS 软件打开数据文件，依次点击 Analyze → Complex Samples → Select a Sample → Design a Sample → Next →将分层变量选入 Stratify by 框内（图 3-3a）→ Next，出现 Sampling Method 窗口，在 Method Type 选择 Simple Random Sampling（简单随机抽样，不放回）→ Next →出现 Sample Size 样本量设置对话框，选择 Proportions 比例 Value 为 0.1，即按 10% 的等比例进行抽样（图 3-3b）→ Next →在 Output Variables 对话框中勾选需要输出的变量（同图 3-2d）→点击 Finish，读取抽样结果。

a. 抽样变量设计对话框

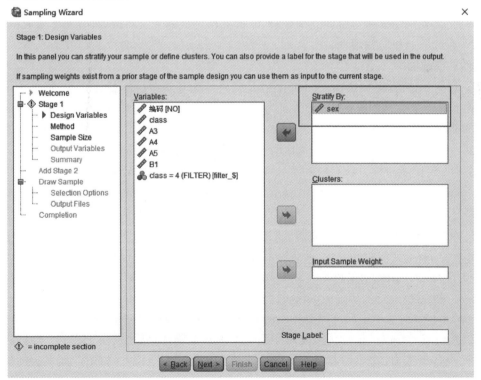

b. 样本量设置对话框

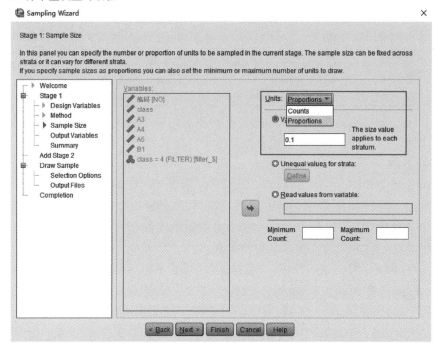

图 3-3　使用 SPSS 软件复杂抽样向导进行分层随机抽样

3. **优缺点**　分层随机抽样的优点是抽样误差小,样本的代表性较好;既能估计总体,又能估计每个层内的情况,既可进行层间比较,也可以分别对不同层独立进行分析。缺点是分层抽样时,需要对总体进行重新组织整理,掌握抽样对象的分层特征,抽样工作量大;分层较多时,调查和分析相对较烦琐。

（四）整群抽样

1. **定义**　整群抽样(cluster sampling)是以群体为基本单位的抽样方法,将总体中的个体归并成若干个互不相容的集合,称之为"群";随机抽取其中若干个"群"组成样本。对小"群"的抽取可采用简单随机抽样、系统抽样或分层抽样方法。如调查某地区儿童的营养不良状况,可按乡镇分群体,再随机抽取几个乡镇,对抽取到乡镇的全部儿童进行调查。"群"的大小有一定的相对性,可以是村、镇、区等自然区划,也可以是人为划分的一定人群。划分群时,每群的单位数可以相等,也可以不等,但一般不能相差太大。"群"间差异小、抽取的"群"多,则样本的代表性好。

2. **SPSS 软件实现**　打开数据文件,依次点击 Analyze → Complex Samples → Select a Sample → Design a Sample → Next →将群变量选入 Clusters 框内(图 3-4)→ Next →在 Method Type 选择 Simple Random Sampling(简单随机抽样,不放回)→ Next,出现 Sample Size 样本量设置对话框,选择 Counts 计数 Value 中填入需要抽取的"群"数量→ Next →在 Output Variables 对话框中勾选需要输出的变量(同图 3-2d)→点击 Finish,读取抽样结果。

3. **优缺点**　整群抽样的优点是易于组织实施和控制调查质量,由于在同一地区进行调查工作,可节省人力、物力和财力。缺点是不同群之间的差异较大时,由此而引起的抽样误差大于单纯随机抽样。

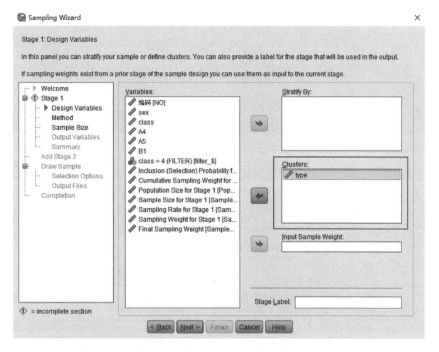

图 3-4　使用 SPSS 软件复杂抽样向导进行整群抽样群组变量设置对话框

（五）多阶段抽样

1. **定义**　多阶段抽样（multi-stage sampling）又称多级抽样，是将整个抽样过程分为若干阶段进行抽样的方法，不同的阶段可采用上述方法中相同或不同的抽样方法。具体过程：第一阶段，将总体划分成若干个一级抽样单元，用某种抽样方法抽取部分一级抽样单元入样；第二阶段，将抽到的每个一级单元划分成若干个二级抽样单元，用某种抽样方法从抽到的各一级单元中再分别抽取部分二级单元；依此类推，直到获得最终样本。

2. **实现方法**

【例 3-4】欲调查某地区居民的营养状况，拟从该地区 3 个不同地理位置辖区内的共 20 个区县中随机抽取 8 个区县，再从抽中的 8 个区县中随机抽取 20% 的小区，对被抽中的小区居民全部进行调查，此即为两阶段抽样。

SPSS 软件实现：用 SPSS 软件打开数据文件，依次点击 Analyze → Complex Samples → Select a Sample → Design a Sample → Next → Stratify by 中选入分层变量，Clusters 框内选入群组变量（图 3-5a）→ Next →在 Method Type 选择 Simple Random Sampling（简单随机抽样，不放回）→ Next，出现 Sample Size 样本量设置对话框，选择 Proportions 比例 Value 中填入抽样比例（本例为 8/20=40%，即输入 0.4）→ Next →在 Output Variables 对话框中勾选需要输出的变量（同图 3-2d）→ Next → Yes, add stage 2 now（图 3-5b）→ Next，进入复杂抽样的第二阶段设计，第二阶段的设计步骤大致同第一阶段 Design Variables（本例第二阶段不用再设置分层和整群变量，直接点击 Next）→ Simple Random Sampling（简单随机抽样，不放回）→ Next → Proportions 比例 Value 中填入抽样比例（本例为 20% 的小区，即输入 0.2）→ Next →在 Output Variables 对话框中勾选需要输出的变量→ Next → No, do not add another stage now（图 3-5c）→ Next → Draw Sample 抽取样本，设定抽样种子（图 3-5d）→

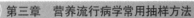

Next → Output files 文件输出对话框,选择 New dataset:(将抽到的样本重新生成一个新的数据文件并命名)→ Next → Save the design to a plan file and draw the sample(将抽样设计方案进行保存,并开始抽样)→点击 Finish,完成复杂抽样设计,读取抽样结果。

a. 变量设置对话框

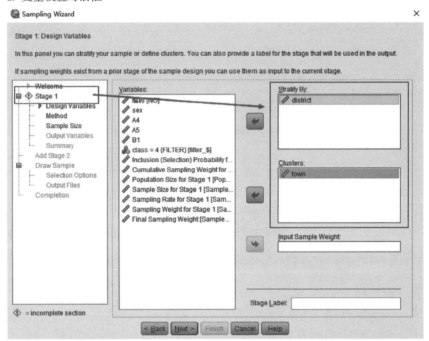

b. 添加第二阶段抽样设计对话框

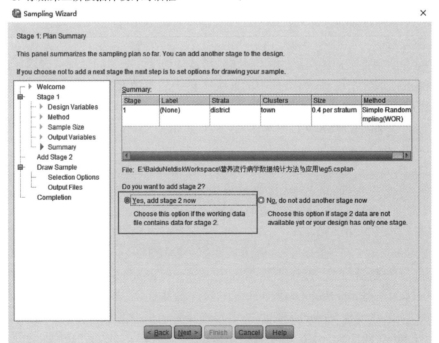

c. 抽样计划摘要对话框

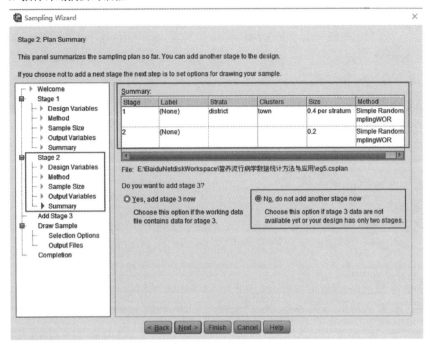

d. 抽取样本选择项对话框

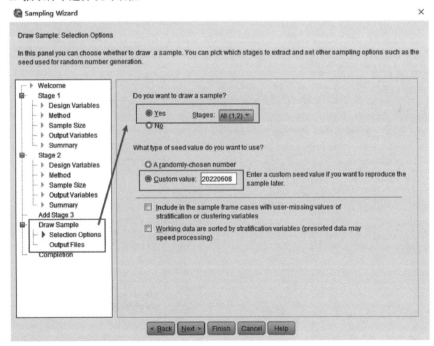

图 3-5 使用 SPSS 软件复杂抽样向导进行多阶段抽样

3. 优缺点 多阶段抽样多用于大规模调查研究,以降低调查费用,优点是由于实行了再抽样,故可在更广的范围内获得调查单位;缺点是由于每级抽样都会产生误差,经多阶段抽样产生的样本误差也相应增大,对总体的估计也会变得更加复杂。

(六)人口比例概率抽样

1. **定义** 在进行大型人群抽样调查时,为了改善抽样的代表性,会采用多种方式使用辅助信息改善抽样的代表性。由于对样本代表性影响最大的抽样单元通常是整体中占比最大的,因此确保其抽中的概率高于占比较小的抽样单元,才可以提高样本的代表性,这就形成了根据抽样单元大小成比例的抽样概率,其中每个抽样单元在任何抽样框下都根据其大小有不同的概率,该方法即人口比例概率抽样(probability proportional to size sampling, PPS sampling)。国内外许多具有代表性的大型人群抽样调查均采用该方法进行抽样,例如中国居民营养与健康状况监测、中国居民慢性病及危险因素监测、美国国家健康营养调查(National Health and Nutrition Examination Study, NHANES)等。

2. **实现方法**

【例 3-5】欲调查某市学龄前儿童的营养状况,拟采用分层多阶段人口比例概率整群随机抽样,第一和第二阶段根据儿童数采用按概率比例抽样,从该市 16 个区县中抽取 3 个区县,再从抽中的 3 个区县中各抽取 2 个街道或行政村;第三阶段采用整群随机抽样,从抽中的街道中随机抽取 2 所幼儿园,抽中的幼儿园每个年级随机抽取 1 个班,抽中班级的全部儿童参与调查。为充分反映 PPS 抽样过程,本例截取第二阶段抽样详述 SPSS 软件实现过程。

SPSS 软件实现:用 SPSS 软件打开数据文件,依次点击 Analyze → Complex Samples → Select a Sample → Design a Sample → Next → Stratify by 中选入分层变量(本例为区,图 3-6a), Clusters 框内选入群组变量(本例为街道,图 3-6a)→ Next → 在 Method Type 选择 PPS → 在 Measure of Size 中选择调整概率的变量(本例为儿童数,图 3-6b)→ Next → 进入抽样单元设置。

a. 设置分层变量界面

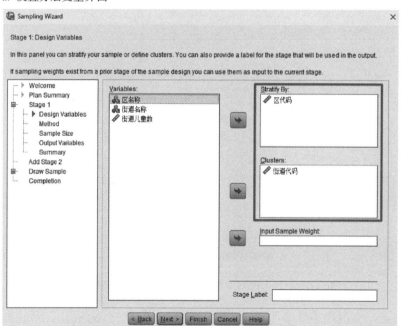

b. 设置调整概率变量界面

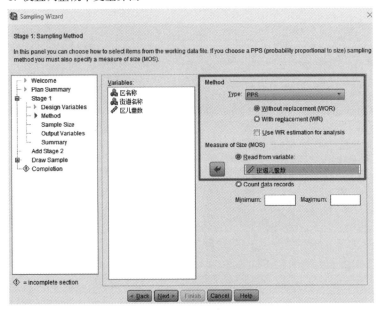

图 3-6　PPS 抽样界面

出现 Sampling Wizard 抽样单元样本量设置对话框(图 3-7a),选择 Counts 数量,在 Value 中填入抽取的单元数量(本例为 2 个街道)→ Next →在 Output Variables 对话框中勾选需要输出的变量(图 3-7b)→ Next →进入复杂抽样的第二阶段设计(图 3-7c)。由于按概率比例抽样通常抽中的数据具有代表性,需要通过抽样权重来计算样本权重,因此在选择输出变量时,通常要尽可能多地保留抽样过程,以确保进行数据分析时可以获得准确的抽样权重。

a. 样本量设置对话框

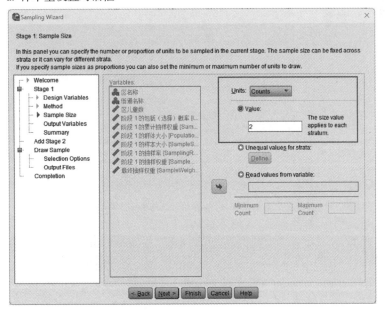

b. 输出变量界面

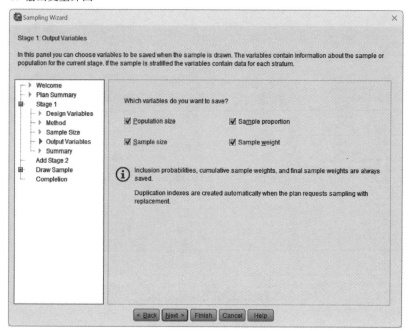

c. 阶段总结界面

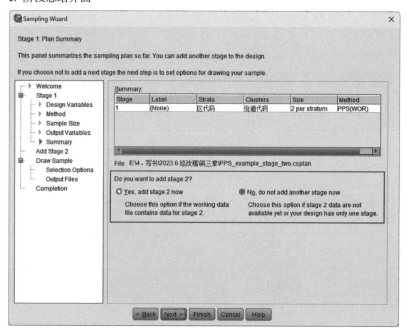

图 3-7 使用 SPSS 软件进行 PPS 第一阶段抽样

如暂时不进行下一步抽样,则点击 Next →进入 Selection Options 对话框,在 Custom value 中输入种子数(图 3-8)→ Next →进入 Output files 文件输出对话框,选择 New dataset:(将抽到的样本重新生成一个新的数据文件并命名)→ Next → Save the design to a plan file and draw the sample（将抽样设计方案进行保存，并开始抽样）→点击 Finish，完成 PPS 抽样设计，读取抽样结果。随后，采取整群抽样和简单随机抽样，完成儿童的抽样过程。

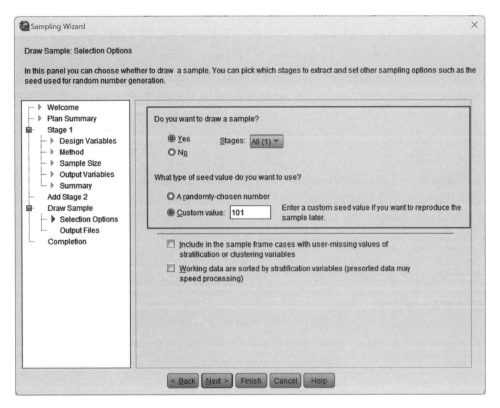

图 3-8　种子数设置界面

【例 3-5】PPS 抽样过程数据库可扫描下方二维码获得。

3. **优缺点**　按人口比例概率抽样的特点是总体中含量大的部分被抽中的概率也大，可以提高样本的代表性。该方法在抽样过程中使用了辅助信息，减少了抽样误差，但同时对辅助信息的准确度要求较高，为使得抽样更加准确，多阶段的按概率比例抽样可能需要按阶段收集人口信息，也需要分阶段逐步完成抽样过程，因此抽样过程中需耗费更大的人力物力，在计算中权重的估计和方差的估计也较复杂。

二、非概率抽样方法

1. **方便抽样**　又称偶遇抽样（accidental sampling）或便利抽样（convenience sampling），是指研究者根据现实情况，为方便开展调查，选择偶然遇到的人作为调查对象，或选择那些距离最近、最容易找到的人作为调查对象。例如在超市门口对来往行人进行营养标签知晓率调查等。使用方便抽样调查得到的结论通常无法推论到总体，只能作为决策者的参考。

2. **判断抽样**　又称立意抽样(purposive sampling),指调查人员根据研究的目标和自己的主观经验来选择和确定研究对象的抽样方法。当调查者对调查总体比较了解时采用此抽样方法,有可能获得具有代表性的样本。此抽样方法多用于总体小而内部差异大的情况,或在总体边界无法确定时采用。

3. **配额抽样**　也称定额抽样(quota sampling),指研究者将调查总体按一定特征(如性别、年龄、职业等)分类或分层,确定各类/层单位的样本数额,在配额内任意抽选样本的抽样方式。配额抽样与分层抽样相似,也是按调查对象的某种特征将总体分成若干类/层,但不同的是分层抽样中各层的子样本是随机抽取的,而配额抽样中各层的子样本是主观判断选择、非随机抽取的。

4. **推荐抽样**　又称裙带抽样或滚雪球抽样(snowball sampling),当研究对象为稀疏群体时,从总体中少数具有所需特征的成员入手,然后依靠他们提供认识的合格调查对象,再由这些人提供第三批符合条件的人,依此类推,样本如同滚雪球一样由小变大,找到越来越多具有相似性质的成员,直到达到所需的样本量。

三、抽样设计应注意的问题

(一) 抽样人群置换

在开展全国调查时,不可避免地会发生抽中的家庭或个人由于种种原因无法参与调查的情况,此时可以选择在同一村或同一社区家庭结构或个人基本情况相近的家庭或个人进行置换。例如,由于拆迁、无人居住、住户改变(搬家)、不符合调查条件(如年龄不符)、患病(认知或语言障碍等)等原因,需要进行置换。但若调查对象临时外出或拒绝调查,首先应与该家庭或个人联系,并尽量说服调查对象配合调查,若调查对象始终不予配合,也可对该家庭或个人进行置换,但需控制总置换率,最高不超过 30%。

(二) 抽样的质量控制

抽样调查是一个系统工程,特别是全国代表性抽样调查,需要消耗大量的人力、物力、财力,一次调查需要抽样框、抽样方法、抽样操作和现场调查的配合和组织。质量控制旨在尽量避免和减少由于人为因素带来的误差,从而使调查结果可以真实地反映人群的实际情况。在抽样阶段,抽样人员需要对抽样框进行仔细复核,以确保每个阶段的抽样均采用真实和准确的基础信息,对调查对象的置换也需要经过严格审核,不可随意更换。因此,抽样调查的过程,应对全部参与抽样的人员开展细致统一的培训,确保每名参与抽样工作的人员都能熟练应用抽样软件、理解抽样目的、准确完成抽样操作,避免不规范的抽样行为,以免造成资源浪费。

第二节　样本含量估计

一、概述

(一) 样本含量估计的意义及影响因素

1. **样本含量估计的意义**　样本含量(sample size),又称样本容量、样本例数,是指在实验和调查研究中,每个样本所包含的观察对象的数量。样本含量的估计是在保证研究结论具有一定可靠性的条件下,确定最少的调查单位或实验单位数。总的来说,大样本得到的结论要比小样本得到的结论更为精确和可靠,但大样本意味着研究者要付出更多的人力、物力和财力,可能导致浪费;样本例数太少,容易把偶然性或巧合的现象当作必然的规律性现象,所得指标不够稳定,抽样误差大,结论的可靠性差,用于推断总体的精度差,检验效能低,导致总体中存在的差异未能检验出来,出现假阴性(false negative)结果。因此,在调查研究、临床观察或实验研究中,首先要考虑样本含量的问题。

2. 样本含量估计的影响因素　通常在估算样本含量前,须先确定以下几方面因素。

(1) Ⅰ型错误概率 α:α 越小,置信度 $(1-\alpha)$ 越大,置信区间估计的可靠性越好,但相应所需的样本含量就越大,可根据研究问题的性质和研究目的决定Ⅰ型错误的概率值,通常取 $\alpha=0.05$,α 可取单侧或双侧。

(2) Ⅱ型错误的概率 β:β 越小,检验效能 $(1-\beta)$ 越大,所需样本量也越大,一般要求检验效能不低于 0.80。β 一般只取单侧。在参数估计的样本量估计中不涉及 β,在假设检验的样本量估计中涉及 β。

(3) 容许误差或差值 δ:即预计样本统计量($\bar{x}$ 或 p)与相应总体参数(μ 或 π)的最大相差控制在什么范围,既可以用绝对误差来表示($|\bar{x}-\mu|$,$|p-\pi|$),也可以用相对误差来表示($\frac{|\bar{x}-\mu|}{\mu}$,$\frac{|p-\pi|}{\pi}$),容许误差值越小,所需样本量越大。

(4) 总体标准差 σ 或总体率 π:常根据预试验以及既往研究资料或统计理论进行估计,对总体均数进行估计,需估计总体标准差 σ,其值越大,所需的样本含量也越大;对总体率 π 进行估计,若无可参考资料,可设 $\pi=0.5$ 进行样本含量估计。

在医学科研设计中,需根据设计类型、结果变量的性质、研究目的等,选择适当的公式进行样本含量估计。研究设计类型及抽样方法等不同,估计样本含量的方法也不同。简单随机抽样的样本含量粗估值相对整群抽样来说,一般偏低;而相对系统抽样或分层抽样来说,一般偏高。估算出样本量后,在确定实际样本量时通常还需要考虑失访、退出和数据缺失等情况,因此在计算结果上可额外补充 10%~20% 的样本量。受篇幅限制,本节仅介绍常用的几种样本含量估算及软件实现方法。

(二) PASS 软件简介

PASS(Power Analysis and Sample Size)是用于效能分析和样本量估计的统计软件包,可以对数十种统计学检验条件下的检验效能和样本量进行估计,包括区间估计、均数比较、率的比较、相关与回归分析和病例随访资料分析等(图 3-9)。该软件界面友好,操作简便。用户只要确定医学研究设计方案,并提供相关信息,即可通过简单的菜单操作,估计检验效能和样本含量。当然,除 PASS 软件外,SAS 软件中的 POWER 和 GLMPOWER 过程、Stata 软件中的 sampsi 命令等均可用于样本含量的计算。不同软件使用的样本含量算法不同,计算出的结果也不完全相同,但通常差别不大。本节采用 PASS 2021 版本进行样本含量估计的操作介绍。

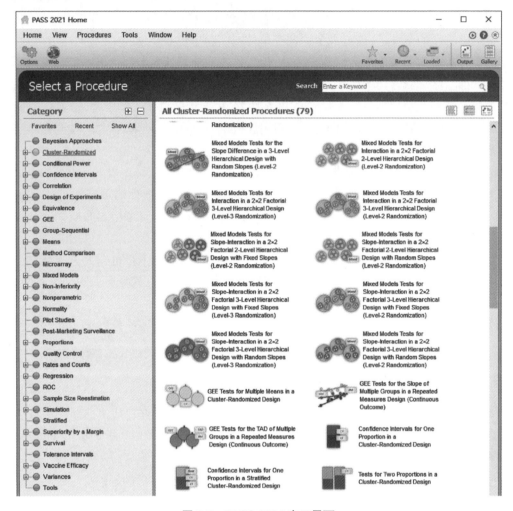

图 3-9　PASS 2021 窗口界面

二、参数估计中样本量的估计

（一）简单随机抽样样本量的估计

1. **估计总体率所需样本含量**　无限总体抽样可按基于正态分布原理推导的式 3-1 求 n；有限总体抽样将算得的 n 代入式 3-2 进行校正，求 n_c。若 n/N 很小，比如小于 0.05，则可直接用 n 代替 n_c。

$$n = \frac{u_{\alpha/2}^2 \pi (1-\pi)}{\delta^2} \qquad （式 3-1）$$

$$n_c = \frac{n}{1 + n/N} \qquad （式 3-2）$$

其中，n 为简单随机抽样方法对总体率估计时所需的样本含量，$u_{\alpha/2}$ 为检验水准 α 所对应的双侧 u 界值，α 一般取值为 0.05，π 为总体率，δ 为总体率的估计值与实际总体率之间的允许误差，N 为有限总体包含的单位数。

【例 3-6】欲调查某城市居民的高血压患病率,既往资料显示高血压患病率约为 27.9%,若容许误差定为 0.01,α 取 0.05,试采用简单随机抽样估计所需样本含量。

PASS 软件实现:打开 PASS 软件,点击 Proportions(+ 号展开)→ One Proportion(+ 号展开)→ Confidence Intervals → Confidence Intervals for One Proportion(图 3-10a),分别对"置信度""允许误差""率的估计值"等进行输入和设置(图 3-10b),点击 calculate,读取计算结果(图 3-10c),即本例采用简单随机抽样,在不考虑失访的情况下,需要调查 7 728 人。

a. PASS 软件 one proportion 对话框

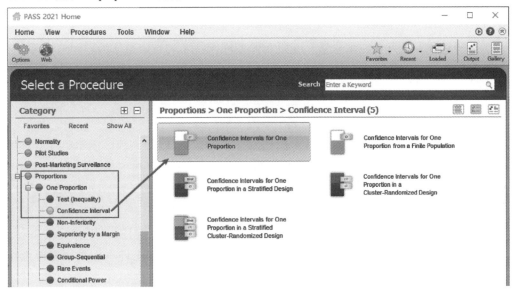

b. PASS 软件估计总体率所需样本量的参数设置对话框

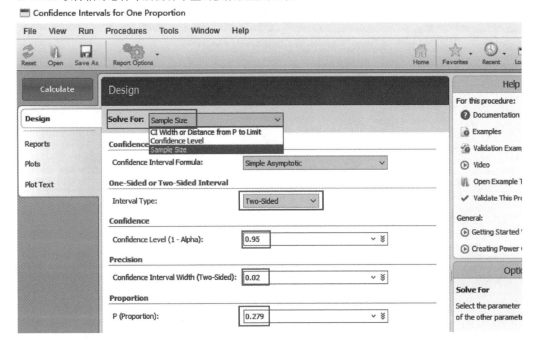

c. 结果窗口

PASS 2021, v21.0.3   2022/6/24 23:31:37   1

Confidence Intervals for One Proportion

Numeric Results for Two-Sided Confidence Intervals for One Proportion ——————
Confidence Interval Formula: Simple Asymptotic

Confidence Level	Sample Size (N)	Target Width	Actual Width	Proportion (P)	Lower Limit	Upper Limit	Width if P = 0.5
0.95	7728	0.02	0.02	0.279	0.269	0.289	0.0223

图 3-10 使用 PASS 计算简单随机抽样估计总体率所需样本量

2. 估计总体均数所需样本含量 无限总体抽样用式 3-3,有限总体抽样同样将算得的 n 代入式 3-2 进行校正。

$$n = \left(\frac{u_{\alpha/2}\sigma}{\delta} \right)^2 \qquad (式\ 3\text{-}3)$$

【例 3-7】欲调查某地区成年男性身高的总体平均水平,已知该地区成年男性身高的标准差是 6.03cm,若规定误差 δ 不超过 0.5cm,取 α=0.05,试采用简单随机抽样估计需要调查人数。

PASS 软件实现:点击 Means (＋号展开)→ One Mean (＋号展开)→ Confidence Intervals → Confidence Intervals for One Mean (图 3-11a),分别对"置信度""允许误差""标准差"等进行输入和设置 (图 3-11b),点击 calculate,读取计算结果 (图 3-11c),即本例采用简单随机抽样,在不考虑失访的情况下,需要调查 562 人。

a. PASS 软件 one mean 对话框

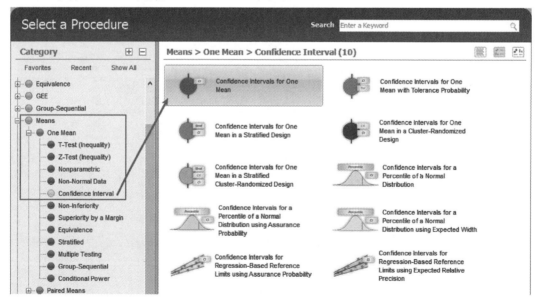

b. 估计总体均数所需样本量的参数设置对话框

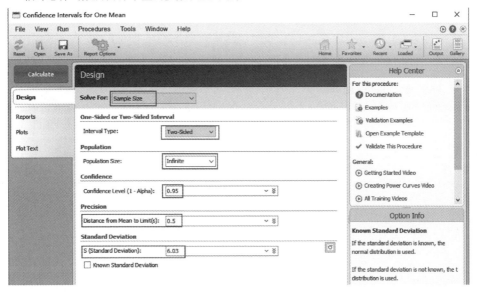

c. 结果窗口

Confidence Intervals for One Mean

Numeric Results for Two-Sided Confidence Intervals with Unknown Standard Deviation ————

Confidence Level	Sample Size (N)	Target Distance from Mean to Limits	Actual Distance from Mean to Limits	Standard Deviation (S)
0.95	562	0.5	0.49961	6.03

图 3-11　使用 PASS 计算简单随机抽样估计总体均数所需样本量

（二）分层随机抽样样本量的估计

1. **估计总体率所需样本含量**　总样本含量按式 3-4 估计,各层样本含量按式 3-5 进行估算。其中 $W_i=N_i/N$,N_i、p_i 及 q_i 分别为第 i 层的例数、阳性率及阴性率;N 为总例数,V 为估计总体率的方差,一般 $V=(\delta/u_{\alpha/2})^2$。

$$n = \frac{\left(\sum W_i \sqrt{p_i q_i}\right)^2}{V + \sum \dfrac{W_i p_i q_i}{N}}$$
（式 3-4）

$$n_i = nw_i = \frac{nN_i \sqrt{p_i q_i}}{\sum N_i \sqrt{p_i q_i}}$$
（式 3-5）

【例 3-8】欲了解某地居民高血压患病率情况,将居民分为四个年龄组,其人口规模分别为 14 000 人、18 000 人、6 000 人和 10 000 人。既往资料表明,四个年龄组的患病率分别约为 25%、20%、15% 和 10%,若设置精度为 0.01,α 取 0.05,根据按比例分配分层抽样,试算各层分别应抽取多少人。

PASS 软件实现:点击 Stratified → Confidence Intervals for One Proportion in a Stratified

Design（图 3-12a），分别对"置信度""精确度""样本分配方式""各层样本规模"等信息进行输入和设置（图 3-12b），点击 calculate，读取计算结果（图 3-12c），即本例采用按比例分配分层随机抽样方法，在不考虑失访的情况下，总共需要调查 5 126 人，四个年龄组分别抽取 1 495 人、1 922 人、641 人和 1 068 人。

a. PASS 软件 Stratified 对话框

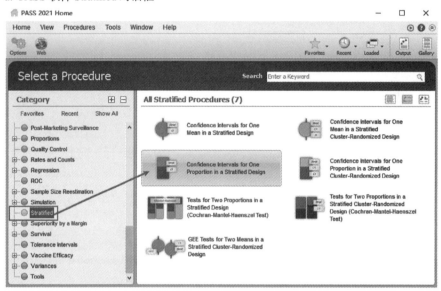

b. PASS 软件分层随机抽样估计总体率所需样本量的参数设置对话框

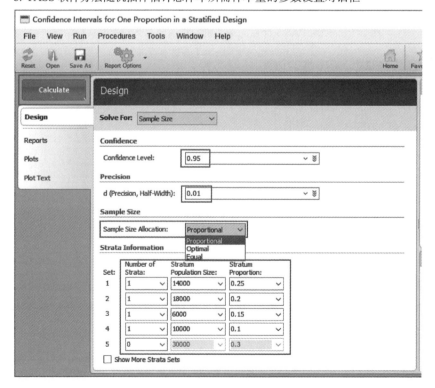

c. 结果窗口

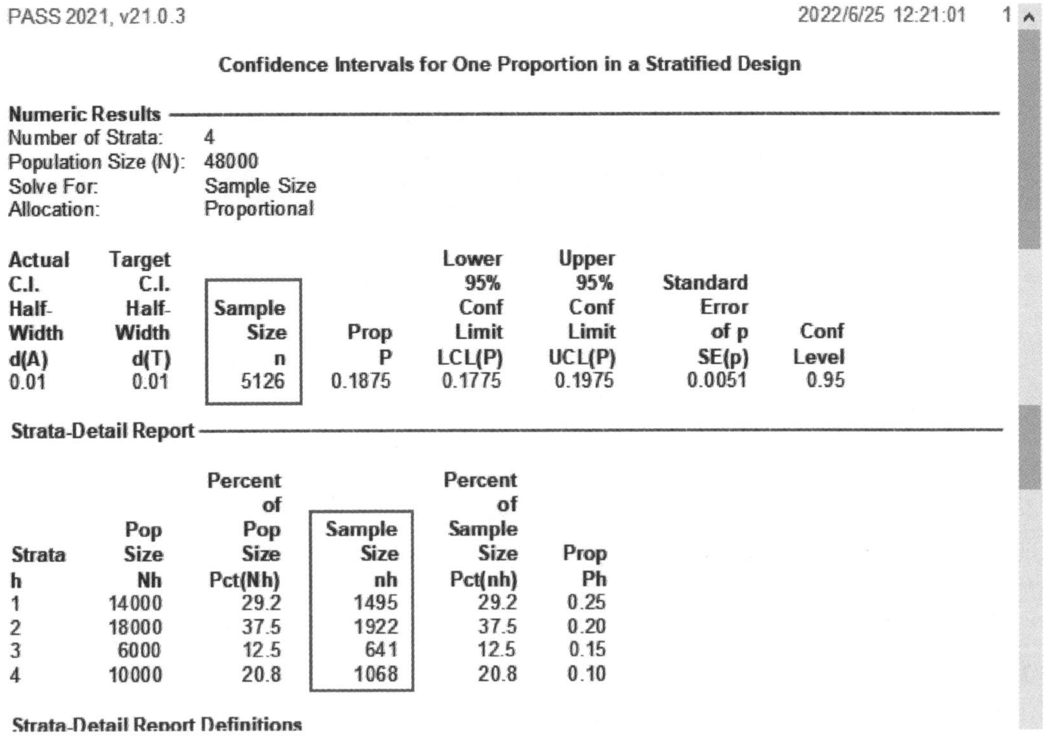

Confidence Intervals for One Proportion in a Stratified Design

Numeric Results
Number of Strata:　4
Population Size (N):　48000
Solve For:　Sample Size
Allocation:　Proportional

Actual C.I. Half-Width d(A)	Target C.I. Half-Width d(T)	Sample Size n	Prop P	Lower 95% Conf Limit LCL(P)	Upper 95% Conf Limit UCL(P)	Standard Error of p SE(p)	Conf Level
0.01	0.01	5126	0.1875	0.1775	0.1975	0.0051	0.95

Strata-Detail Report

Strata h	Pop Size Nh	Percent of Pop Size Pct(Nh)	Sample Size nh	Percent of Sample Size Pct(nh)	Prop Ph
1	14000	29.2	1495	29.2	0.25
2	18000	37.5	1922	37.5	0.20
3	6000	12.5	641	12.5	0.15
4	10000	20.8	1068	20.8	0.10

Strata-Detail Report Definitions

图 3-12　使用 PASS 计算分层随机抽样估计总体率所需样本量

2. 估计总体均数所需样本含量　总样本量按式 3-6 进行估计,各层样本含量按式 3-7 进行估算。其中 $W_i=N_i/N$, $w_i=N_iS_i/\sum N_iS_i$, N_i 和 S_i^2 分别为第 i 层的单位个数和方差; N 为总例数, V 为估计总体均数的方差,一般 $V=(\delta/u_{\alpha/2})^2$。

$$n = \frac{\sum W_i^2 S_i^2 / w_i}{V + \sum W_i S_i^2 / N}　　　　　　　　　　　　（式 3-6）$$

$$n_i = nw_i = \frac{nN_iS_i}{\sum N_iS_i}　　　　　　　　　　　　（式 3-7）$$

【例 3-9】欲了解某地居民膳食质量,将居民按不同年龄分为四个组,四个年龄组的人口规模分别为 14 000 人、18 000 人、10 000 人和 6 000 人。既往资料表明,四个年龄组的健康膳食指数评分的标准差分别约为 11.64、11.48、12.66 和 12.37,若设置允许误差为 1, α 取 0.05,按比例分配分层抽样,试算各层分别应抽取多少人。

PASS 软件实现:点击 Stratified → Confidence Intervals for One Mean in a Stratified Design →按图 3-13a 进行信息输入和设置,点击 calculate(图 3-13a),读取计算结果,即本例采用按比例分配分层随机抽样方法,在不考虑失访的情况下,总共需要调查 538 人,四个年龄组分别抽取 157 人、202 人、112 人和 67 人(图 3-13b)。

a. PASS 软件分层随机抽样估计总体均数所需样本量的参数设置对话框

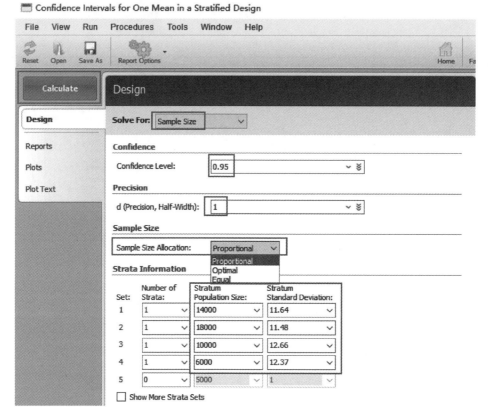

b. 结果窗口

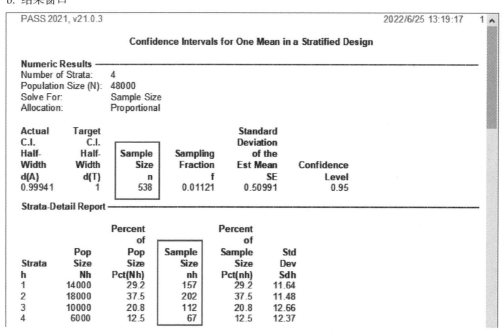

图 3-13 使用 PASS 计算分层随机抽样估计总体均数所需样本量

（三）整群抽样样本量的估计

1. 估计总体率所需样本含量 无限总体抽样可按式 3-8 进行估算；有限总体抽样将算得的群数代入式 3-9 进行校正。

$$k_0 = u_{\alpha/2}^2 \sum \frac{m_i^2 (p_i - p)^2}{(k_y - 1) \overline{m}^2 \delta^2}$$ （式 3-8）

$$k_1 = k_0 \left(1 - \frac{k_0}{K}\right)$$ （式 3-9）

其中，k_0 为无限总体应调查的群数，k_y 为预调查的群数，m_i 和 p_i 分别为预调查的群体中第 i 群调查人数和某事件的发生频率；$\overline{m}$ 和 p 分别为 k_y 群的平均调查人数和平均发生频率；δ 为允许误差，K 为所有群数。

【例 3-10】欲了解某市 45 岁以上居民某病患病率，拟对该市 66 个社区采用整群抽样调查，调查组随机预调查了 2 个社区，社区的平均人口数约为 5 802 人，患病率约为 26.96%，若设不同社区的人口变异系数为 0.3，各社区间的群内相关性为 0.01，δ 为 0.1，α 取 0.05，试算各层分别应抽取多少个社区。

PASS 软件实现：点击 Proportions（+ 号展开）→ One Proportion（+ 号展开）→ Confidence Intervals → Confidence Intervals for One Proportion in a Cluster-Randomized Design（图 3-14a），分别对"置信度""允许误差""群大小"等进行输入和设置（图 3-14b），点击 calculate，读取计算结果（图 3-14c），即本例需要抽样的群数为 4 个。

2. 估计总体均数所需样本含量 无限总体抽样用式 3-10 进行估算，有限总体抽样同样用式 3-9 进行校正。

$$k_0 = u_{\alpha/2}^2 \sum \frac{m_i^2 (\overline{X_i} - \overline{X})^2}{(k_y - 1) \overline{m}^2 \delta^2}$$ （式 3-10）

a. PASS 软件整群抽样估计总体率对话框

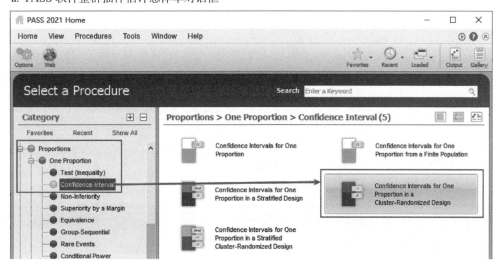

b. PASS 软件整群抽样估计总体率所需样本量的参数设置对话框

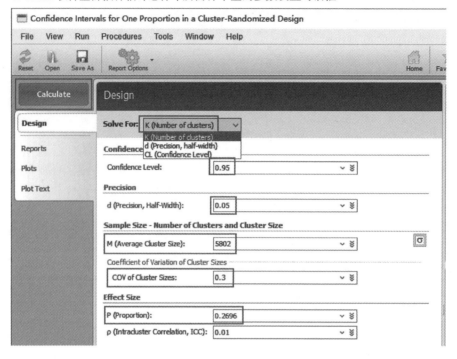

c. 结果窗口

Confidence Intervals for One Proportion in a Cluster-Randomized Design

Numeric Results ──────────
Solve for:　K (number of clusters)

C.I. Half-Width d	Number of Clusters K	Average Cluster Size M	COV of Cluster Sizes COV	Total Sample Size N	Prop P	Intra-cluster Corr Coef ρ, ICC	Conf Level CL
0.05	4	5802	0.3	23208	0.2696	0.01	0.95

图 3-14　使用 PASS 计算整群抽样估计总体率所需样本量

【例 3-11】欲了解某市居民食盐的摄入量情况,拟对该市 166 个社区采用整群抽样调查,调查组随机预调查了 2 个社区,社区的平均人口数约为 2 802 人,食盐的平均摄入量为 (10.2 ± 1.8)g。若设不同社区的人口变异系数为 0.3,各社区间的群内相关性为 0.01,δ 为 1, α 取 0.05,试算各层分别应抽取多少个社区。

PASS 软件实现:点击 Means（+ 号展开）→ One Mean（+ 号展开）→ Confidence Intervals → Confidence Intervals for One Mean in a Cluster-Randomized Design,按图 3-15a 进行信息输入和设置,点击 calculate,读取计算结果(图 3-15b),即本例需要抽样的群数为 57 个。

（四）病例对照研究样本量的估计

成组资料比较且人数相等时的样本含量估计　不配对但病例组与对照组人数相等时的样本含量,按式 3-11 进行估算。

a. PASS 软件整群抽样估计总体均数所需样本量的参数设置对话框

b. 结果窗口

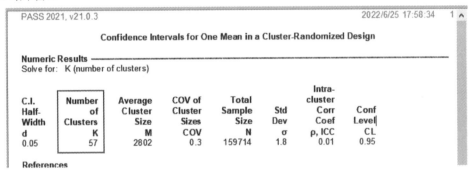

图 3-15 使用 PASS 计算整群抽样估计总体均数所需样本量

$$n = \frac{\left(u_{\alpha/2}\sqrt{2pq} + u_\beta\sqrt{p_0 q_0 + p_1 q_1}\right)^2}{\left(p_1 - p_0\right)^2} \qquad (\text{式 3-11})$$

式中,n 为病例组和对照组人数,p_0 和 p_1 分别为对照组与病例组估计的某因素暴露的比例,$q_0=1-p_0$,$q_1=1-p_1$,$p=(p_1+p_0)/2$,$q=1-p$,若无 p_1 的估计值,但有 OR 的估计值,则可用式 3-12 计算 p_1。OR 应取可能取值中的最小值。

$$p_1 = \frac{OR \times p_0}{1 + p_0(OR - 1)} \qquad (\text{式 3-12})$$

【例 3-12】在一项吸烟与肺癌关系的研究中,已知一般人群即对照人群(p_0)中,有吸烟史者所占比例为30%，*OR*=3，设 α=0.05（双侧），β=0.1，试估计病例组与对照组例数。

PASS 软件实现：点击 Proportions（+ 号展开）→ Two Independent Proportions（+ 号展开）→ Test（Inequality）→ Test for Two Proportions，按图 3-16a 进行信息输入和设置，点击 calculate，读取计算结果（图 3-16b），即本例在不考虑失访的情况下，病例组和对照组各需73 人。

a. PASS 软件估计病例对照研究所需样本量的参数设置对话框

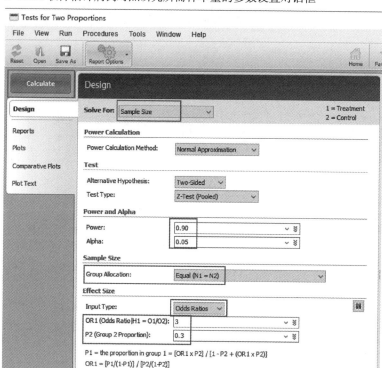

b. 结果窗口

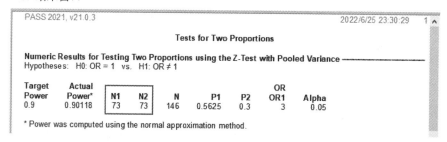

图 3-16 使用 PASS 计算病例对照研究所需样本量

（五）队列研究样本量的估计

队列研究样本含量仍可按式 3-11 进行估算，但式中的 p_1 和 p_0 分别为暴露组和非暴露组的发病率，其他同病例对照研究。

【例 3-13】某研究拟采用队列研究探讨膳食模式与心血管疾病的关系，其他研究显示非西方膳食模式人群的心血管疾病发病率约为 2.82%，估计西方膳食模式的 *RR* 为 2.21，设

α=0.05,β=0.1,试估计该研究所需的样本量。

PASS 软件实现:点击 Proportions(+号展开)→ Two Independent Proportions(+号展开)→ Test(Inequality)→ Test for Two Proportions,按图 3-17a 进行信息输入和设置(注:Input type 下拉框里选择 Ratios),点击 calculate,读取计算结果(图 3-17b),即本例在不考虑失访的情况下,暴露组和非暴露组各需 1 069 人。

a. PASS 软件估计队列研究所需样本量的参数设置对话框

b. 结果窗口

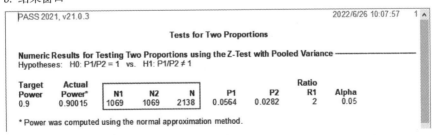

图 3-17 使用 PASS 计算队列研究样本量

(房玥晖 夏 娟)

参考文献

[1] 颜艳,王彤.医学统计学[M].5 版.北京:人民卫生出版社,2020.

[2] PAUL S L,STANLEY L.Sampling of Populations:Methods and Applications[M].4th ed.Hoboken:John Wiley & Sons,Inc.,2013.

第四章　数据清理与数据库构建

数据挖掘和统计分析前,需要先对原始数据库进行清理,构建标准数据库,否则可能导致错误的结论。本章针对实际研究中常见的需要进行数据清理的情况,包括重复数据、缺失数据及离群值,分别介绍其识别、处理方法及软件实现;以营养流行病学调查数据为例,介绍数据计算、数据合并、数据转换及正态转化等实际应用中常见的数据库构建方法及软件实现。

第一节　数据清理

一、重复数据

(一)重复数据的定义

重复数据包括重复项和重复值。若数据集中某一列本应为唯一字段的数据发生重复,则认为是重复值问题。如:身份证号、ID 号或其他数据中的唯一值字段等。若数据集中某一行存在描述相同的数据,称为重复项问题,包括数据值完全相同的多条数据记录、数据主体相同但匹配到的唯一属性值不同。

(二)重复数据的处理

重复数据的处理通常采用去重的方法,即从数据集中删除重复的数据项或记录,只保留唯一的数据记录。某些情况下,重复数据可能包含有用信息,如不同调查员对同一个人调查的记录,这种情况下将重复数据合并为一条记录,以整合信息并消除冗余。

以下情况的重复数据不宜直接去重。

1. **重复的记录用于分析演变规律**　通过重复的记录可以知道数据的演变情况,直接去重可能导致信息的丢失,无法准确捕捉到数据的变化和演变趋势。这种情况下,需要采取其他方式处理重复数据,以便能够保留重复记录的信息并分析演变规律。

2. **重复的记录用于样本不均衡处理**　在样本不均衡的分类问题中,可能会采用随机采样方法简单复制少数类别样本,使得少数类别的样本数量与多数类别接近,此时就会导致少数类别样本的重复记录。

3. **重复的记录用于检验数据质量**　重复数据可以用于检验调查数据的质量,重复数据多,意味着调查数据的质量可能差,需要对数据进行认真清理审核。

(三)重复数据的识别和删除

【例 4-1】以膳食调查数据为例(表 4-1),10 个变量 familycode、personid、type、sex、age、 milk、grain、height、weight、waist 依次代表家庭编码、个人编码、城市类型、性别、年龄、奶类摄入量、谷类摄入量、身高、体重、腰围。识别其中的重复数据,可通过如下操作实现。

表 4-1 膳食调查数据

familycode	personid	type	sex	age	milk	grain	height	weight	waist
1001	1	1	1	79.2	344.44	291.3	160.1	83.6	110.2
1002	1	1	1	23.8	83.33	241.04	176.2	73.4	72.6
⋮	⋮	⋮	⋮	⋮	⋮	⋮	⋮	⋮	⋮
2084	1	2	2	55.9	0	256.49	152.2	44.4	64.0
2085	1	2	1	35.5	0	240.44	178.7	81.8	92.45
2086	1	2	2	65.9	0	91.79	152.0	62.4	86.85
2087	1	2	2	60.1	0	128.73	146.0	47.8	74.65

1. SPSS 软件实现

(1) 导入或者打开【例 4-1】示例数据。

(2) 选择查重变量:选择 Data 菜单下的 Identify Duplicate Cases,在弹出的对话框中,选择用于识别重复个案的一个或多个变量至 Define matching cases by: 中,其余选项默认,单击 OK 即可(图 4-1)。

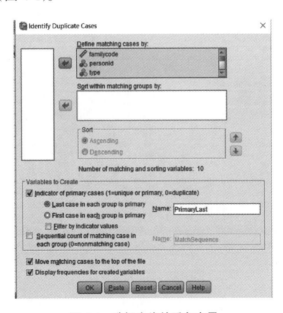

图 4-1 选择查找的重复变量

(3) 标记重复数据:完成上述操作后,数据库最后一列会生成列名为 "PrimaryLast" 的新变量,0 代表重复值,1 代表唯一值,鼠标置于变量名 "PrimaryLast" 处,右击选择 Sort Ascending,重复数据在数据库前几行(图 4-2)。

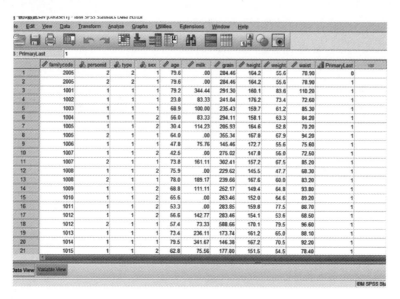

图 4-2　产生新变量查看重复数据

（4）删除重复数据：将"PrimaryLast"为 0 的个案选中，右击选择 Clear 可以删除重复个案（图 4-3）。

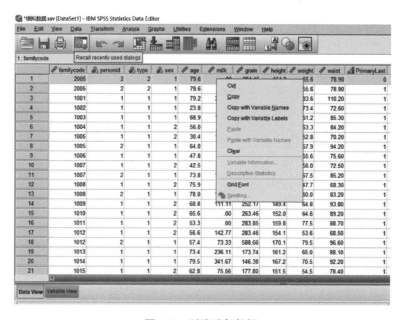

图 4-3　删除重复数据

2. SAS 软件实现

```
/* 对 data 数据删除重复值，输出新数据集 newdata*/
proc sort data=data out=newdata nodup;
by familycode personid;/* 删除变量 familycode 和 personid 均重复的观测 */
run;
```

3. R 软件实现

```
# 加载程序包
library(readxl)
library(magrittr)
library(dplyr)


data <-read_excel("C:/……/data.xlsx")# 导入数据
duplicated(data)# 要查找 data 中重复元素的位置
distinct(data,familycode,personid)# 删除变量 familycode 和 personid 均重复的个案,自动保留第一行
distinct(data)# 删除所有变量均重复的个案
```

二、缺失数据

缺失值(missing value)是人群调查中无法完全避免的情况,常常由于调查中漏填或因数据明显异常在数据处理时被标记为缺失值。缺失值按照分布类型主要包括:完全随机缺失、随机缺失和非随机缺失。完全随机缺失的情况在实际工作中较少遇到,对结论的影响相对较小。随机缺失的发生与数据集中其他无缺失的变量有关,这种情况较为常见,对分析结论的影响也较为严重。举例来说,调查人群的身高有缺失,且多以高龄老人为主,即高龄老人由于直立困难,无法现场测量身高而造成数据缺失。非随机缺失不仅和其他变量有关,同时也和自身取值有关,分析模型对此类缺失只能粗略估计。例如在体重测量时,体重较重的女性可能由于心理原因不愿意接受现场测量,从而造成数据缺失。

(一)案例

为理解缺失数据在实际案例中的处理方法,本节以模拟案例【例 4-2】进行说明。

【例 4-2】为了解城乡居民体格情况,研究人员在某城市和某农村各随机抽取 100 名成年居民进行调查,调查对象年龄为 18 岁及以上,调查内容包括一般人口学资料和体格状况。表 4-2 列出了研究中的 8 个变量,详细数据库可扫描本章末二维码获得。

表 4-2 城乡居民体格状况研究变量说明

变量名	类型	说明
familycode	数值	家庭编号
personid	数值	个人编号
type	二分类	地区:1= 城市,2= 农村
sex	二分类	性别:1= 男性,2= 女性
age	数值	年龄
height	数值	身高
weight	数值	体重
waist	数值	腰围

（二）处理方法及 SPSS 实现

1. **删除行和变量** 数据处理分析时,大多数统计方法会将缺失值删除后再进行分析,当缺失数量较少时,可以采用此类处理方法。但当缺失值较多时,直接删除对结论影响较大,应谨慎对待。

SPSS 软件实现:通常删除缺失值可在相应分析方法中的 Missing Value Analysis 子对话框中进行设置。打开数据文件(以例 4-2 数据库中 height 变量为例),依次单击 Analyze → Missing Value Analysis →系统弹出 Missing 对话框,将统计缺失值的变量 "height" 选入 "Quantitative Variables" → OK ,即可在结果窗口出现对应缺失值的数量及位置(图 4-4,表 4-3,表 4-4)。

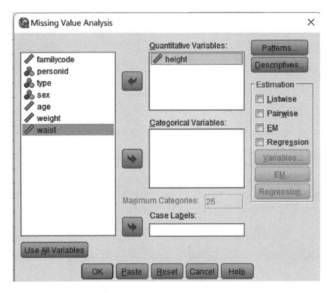

图 4-4 统计缺失值

表 4-3 Univariate Statistics

	N	Mean	Std.Deviation	Missing		No.of Extremes [a]	
				Count	Percent	Low	High
height	198	160.939	8.518 2	2	1.0	0	3

Note:a. Number of cases outside the range $(Q1-1.5 \times IQR, Q3+1.5 \times IQR)$.

表 4-4 Missing patterns(cases with missing values)

Case	#Missing	%Missing	Extreme value Patterns [a]
			Height
118	1	100.0	S
121	1	100.0	S

Note:"−" indicates an extreme low value,while "+" indicates an extreme high value.The range used is $(Q1-1.5 \times IQR, Q3+1.5 \times IQR)$.

a. Cases and variables are sorted on missing patterns.

2. **成对删除** 假设存在 A、B、C、D、E 五个变量,C 有缺失值,其他均为完整数据。当对 A、B、D、E 进行分析时,可以用完整数据进行分析。而当要纳入 C 时,则应删除相应的缺失值。即不同分析情况涉及的变量也不同,研究的有效样本量也会不同。相比删除行和变量,最大限度地保留了数据集中的可用信息。

3. **简单插补(使用均数、中位数、众数、固定值、邻近值)** 一般在进行数据分析的过程中,可将带有缺失值的数据剔除后再进行分析。但在进行时间序列分析时,则不能直接将缺失值剔除,应对数据进行进一步加工处理。均值仅用于完全随机缺失,并且均值对异常值敏感,并非一个好的选择。中位数值仅用于完全随机缺失,类似于均值,但对异常值更稳定。众数值仅用于完全随机缺失,要注意多众数分布。固定值和邻近值适用于缺失数据较少,且具有一定相关性或趋势的插补。但需要注意的是,简单插补方法可能带来一定程度的偏差,因此在进行简单插补时需要谨慎考虑缺失原因及数据特点。

SPSS 软件实现:打开数据文件(例 4-2),依次单击 Transform → Replace Missing Values 系统弹出 "Replace Missing Values" 对话框,将要插补的变量选入 "New Variable(s)" →单击 "Method" 下拉菜单,可以选择不同的方法("Series mean" 指总体平均数、"Mean of nearby points" 指相近点的平均数、"Median of nearby points" 指相近点的中位数、"Linear interpolation" 指线性插值、"Linear trend at point" 指线性趋势)→在 "Name" 中设置新变量的名字→ Change → OK (图 4-5),即可生成新数据集。

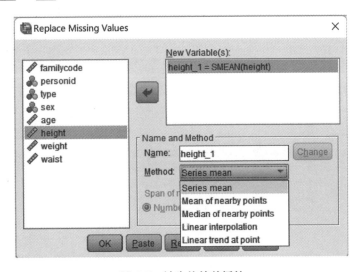

图 4-5 缺失值简单插补

4. **回归插补** 处理随机缺失(MAR)的有效方案,回归插补应用其他已知信息预测缺失值,保留了大量数据,并且避免了显著改变标准差或分布形状。此种方法考虑了其他变量的记录值,因此可以使用这些变量缺失值和非缺失值的不同信息来预测缺失值。

SPSS 软件实现:打开数据文件,依次单击 Analyze → Missing Value Analysis 系统弹出 Missing Value Analysis 对话框,将要插补的变量依次选入 Quantitative Variables、Categorical Variables →勾选 Regression →点击 Regression (图 4-6)→系统弹出 Missing Value Analysis: Regression 对话框,勾选 Save completed data,在 Dataset name 设置新数据集的名字→ OK (图 4-7),新数据集就生成了。

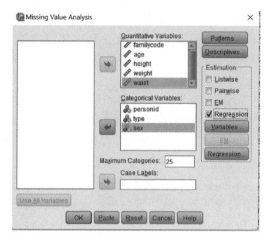

图 4-6　缺失值回归插补

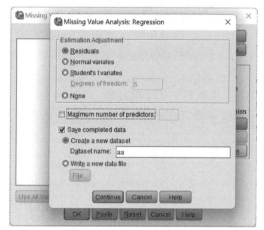

图 4-7　创建插补后的新数据集

5. 多重插补　适用于随机缺失(MAR)和完全随机缺失(MCAR)。多重插补法是最好的处理缺失值的方法。其原理大致是用一个模型多次估算缺失值,综合得出一个更加准确的估计值。在多重插补中,多个估算数据的方式考虑了估算的不确定性,并产生了更准确的标准差,所以优于其他简单的插补方法。

SPSS 软件实现:通常删除缺失值可在相应分析方法中的 Missing Value Analysis 子对话框中进行设置。打开数据文件(以【例 4-2】数据库中 height/waist 变量为例),依次点击 Analyze → Multiple Imputation → Impute Missing Data Values 系统弹出 Impute Missing Data Values 对话框,将要插补的变量 "height" "waist" 选入 Variables in Model →在 Dataset name 设置新数据集的名字→ OK (图 4-8),新数据集就生成了。

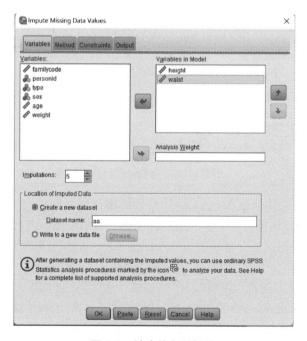

图 4-8　缺失值多重插补

三、数据离群值的识别与处理

（一）离群值的定义

在数据预处理时往往会出现个别数据离群较远，这些数据称为离群值（outlier）。在离群值产生原因不明之前，尤其是当测量数据较少时，离群值的取舍可能会对分析结果产生很大影响，必须慎重对待。

（二）离群值的识别

1. 图示法

（1）用软件描述数据的直方图、箱式图：落在直方图两端并远离均数的个体值，或个体值距箱体底线（第 25 百分位线）或顶线（第 75 百分位线）的距离超过箱体高度的 3 倍时可被视为离群值。

（2）SPSS 软件实现：打开数据文件（以【例 4-1】中 grain 变量为例），依次点击 Graphs → Legacy Dialogs → Boxplot →系统弹出 Boxplot 对话框，若分性别对变量 grain 绘制箱式图，选择 simple → Summaries for groups of cases → Define →系统弹出 Define simple boxplot 对话框，将要绘制的变量选入右侧对话框（图 4-9）→ OK，即可在结果窗口中出现该变量的箱式图，可见 sex=1 中第 122 行和 123 行、sex=2 中第 156 行观测记录的 grain 变量值为异常值（图 4-10）。

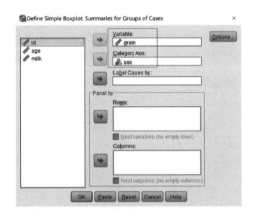

图 4-9　简单箱式图定义对话框

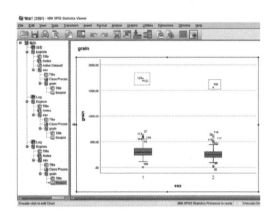

图 4-10　变量 grain 箱式图

2. 拉依达准则

（1）如果数据的总体 X 服从正态分布，则 $P(|X-\mu|>3\sigma)<0.003$，式中 μ 和 σ 分别表示正态总体的均数和标准差。根据上式，大于（$\mu+3\sigma$）或小于（$\mu-3\sigma$）的数据应作为离群值，予以剔除，这种判别离群值的原则被称为拉依达准则。在实际应用中（$\mu+3\sigma$）、（$\mu-3\sigma$）分别用（$\bar{X}+3S$）、（$\bar{X}-3S$）代替。

（2）SPSS 软件实现：打开数据文件（以例 4-1 数据库中 grain 变量为例），依次点击 Analyze → Descriptive Statistics → Descriptives →系统弹出 Descriptives 对话框，将要分析的变量（如 grain）选入 Variable(s) 对话框，勾选 Save standardized values as variables（图 4-11）→ OK，即可在数据视图窗口看到新生成的标准化后的数据（变量名"Zgrain"），此时可通过观察"Zgrain"变量中，哪些数字<-3 或>3，可判断为离群值，结果同上。

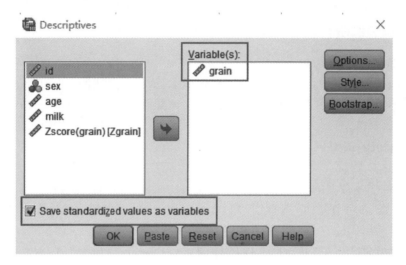

图 4-11 描述性统计对话框

通过 SPSS 的 Explore 探索路径亦可实现，即打开数据文件，依次点击 Analyze → Descriptive Statistics → Explore →系统弹出 Explore 探索对话框，将要分析的变量（如 grain）选入 Dependent List 对话框，若分组查看可将分组变量（如 sex）选入 Factor List 对话框→ Statistics，勾选 Outliers（图 4-12）。

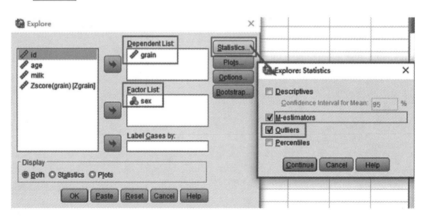

图 4-12 描述探索窗口界面

3. 经验判定法

（1）筛选异常值：依据相关专业知识或经验，判断数据是否超过了理论范围值，最常用的统计量是数据的最大值和最小值。例如男性一般能量摄入量为 500~4 000kcal/d，若调查数据中某观测记录的能量摄入量为 210kcal/d，显然不符合实际情况，此时可通过自定义数据清洗规则筛选出这类异常值。

（2）SPSS 软件实现：通过排序（Data → Sort Cases）查看最大值、最小值，或通过选择个案实现，即 Data → Select Cases →系统弹出选择个案对话框，在 select 窗口中选择 If condition is satisfied → If，在弹出的 select cases：if 窗口输入设置选择条件（图 4-13）→ Continue → OK，即可在数据视图窗口中查看数据筛选情况。

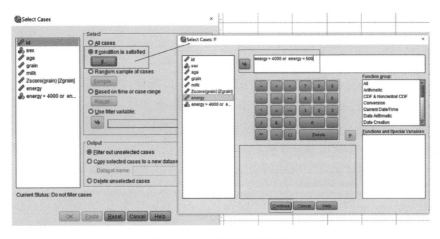

图 4-13　个案选择设置窗口

4. 马氏距离法

（1）马氏距离（Mahalanobis distance）法：是判别多变量离群值的一种常用方法，其是多维空间的一种距离测度方法，可通过 SPSS、SAS 软件等计算。马氏距离的评价可用 χ^2 分布来确定，若某个个体的马氏距离大于给定检验水准 α 及自由度 ν（变量个数 -1）下对应的临界值 $\chi^2_{\alpha,\nu}$，则在该检验水准下可认为该个体为离群值，应删除，否则应保留。

（2）SPSS 软件实现：Analyze → Regression → Linear →弹出的线性回归对话框中，将因变量选入 Dependent 对话框，其他变量放入 Independent(s) 对话框→点击 paste，弹出语法编辑窗口，在窗口中删除原语法中最后一行的标点"."，然后换行输入语句"/RESIDUALS=OUTLIERS（MAHAL）."→点击 Run 即可输出各样本的马氏距离（图 4-14）。

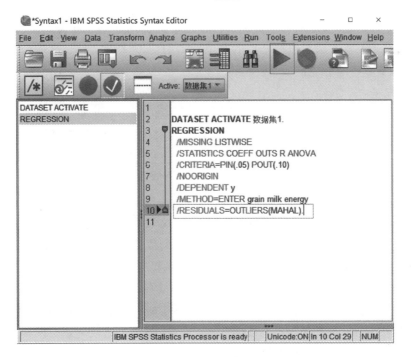

图 4-14　语法编辑窗口

（三）离群值的处理

离群值的判断没有固定标准,常有一定的主观性,是否需要处理,应由分析人员根据统计分析计划进行判断。常用的处理方法主要有以下几种。

1. 删除　若数据有逻辑错误,又无法纠正,可直接将该数据记录删除。此方法最简单易行,但在样本量小的情况下,易造成样本量不足或影响原变量的分布,进而导致统计模型不稳定。

2. 填补　利用填补缺失值的方法来处理,如用平均值修正、回归插补、多重插补等方式进行填补,此方法的好处是能够利用现有变量的信息来填补异常值。需要注意的是,将该异常值作为缺失值处理,需要根据该异常值(缺失值)是完全随机缺失、随机缺失还是非随机缺失进行不同处理。

3. 盖帽法　整行替换数据框里 99% 以上和 1% 以下的点,即将 99% 以上的点值替换为 99% 的点值,1% 以下的点值替换为 1% 的点值。

4. 不处理　一些异常值也可能同时包含有用的信息,根据该异常值的性质特点,选用更加稳健的模型来修饰,然后直接在该数据集上进行数据挖掘。

第二节　数据整理

一、数据合并

大型调查研究通常包含多个模块内容,若各模块分别建立数据库存档,则需要先将各数据文件汇总整合,以便进行后续统计分析。数据文件的合并可分为纵向合并和横向合并。

（一）纵向合并

1. 定义　纵向合并,即从外部数据文件中增加观测对象到当前数据文件中,也称为添加记录(add cases),合并后新数据文件的观测对象数为两文件之和。这种合并通常要求相互合并的数据文件中有相同的变量。

2. 实现方法

【例 4-3】某项研究在城市和农村同时进行了调查,建立了城市和农村两个数据库,数据文件的名称分别为 urban 和 rural,对两个数据库进行纵向合并,可通过如下操作实现。

（1）SPSS 软件实现:打开数据文件【例 4-3】数据库,依次点击 Data → Merge Files → Add Cases →系统弹出打开数据文件对话框 Add Cases to urban.sav,选中需要添加的【例 4-3】数据文件 "rural" → Continue →系统弹出 Add Cases 对话框(图 4-15)。

左侧 Unparied Variables 下矩形框中列出在两个数据文件中不匹配的变量名,"*"表示当前数据文件中的变量,"+"则表示可添加到当前数据文件中的变量;右侧 Variables in New Active Dataset 下矩形框中显示的是已经匹配的变量名。

在不匹配的变量中 "sex" 与 "xingbie" 都表示 "性别",只是变量名不同,属性相同,有可能配对。可以用 Rename 按钮对不匹配的变量改名再纳入,或者同时选择两个变量(Ctrl 键),单击 Pair 按钮,此时两个变量以 "sex&xingbie" 的形式加入右侧,单击 OK。

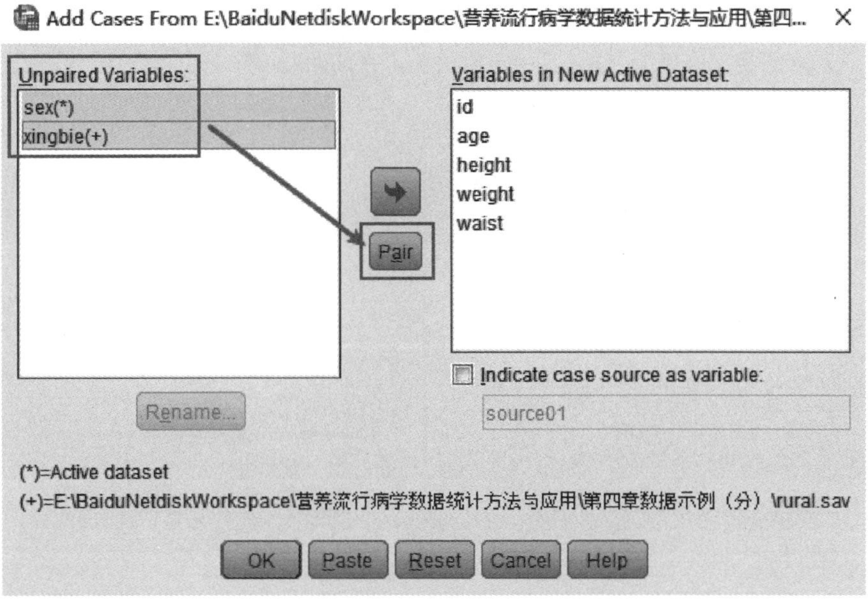

图 4-15　添加个案对话框

（2）SAS 软件实现

```
data newdataset;   /*newdataset 为合并后的数据集名称 */
set urban rural;   /*set 后为需要进行纵向合并的两个数据集名称 */
run;
```

（二）横向合并

1. 定义　横向合并,即从外部数据文件增加变量到当前数据文件,也称为添加变量（add variables）。横向合并通常要求两个数据文件具有唯一标识变量,默认按照相同记录号进行合并,如果使用一个关键变量进行匹配合并,则应先对数据文件按关键变量作升序或降序排序;如果关键变量无法一一对应,则无法进行横向匹配;如果记录数不等则会根据选择丢弃一部分观测对象。

2. 实现方法

【例 4-4】将某研究人群的体检数据"exam"和膳食数据"diet"进行匹配合并,可通过如下操作实现。

（1）SPSS 软件实现:首先将两个数据文件分别按"id"升序进行排序保存,打开排序后的数据文件（如 diet 数据库）,依次点击 Data → Merge Files → Add Variables →系统弹出打开数据文件对话框,Add Variables to diet.sav,选中需要添加的【例 4-4】数据文件"exam"→ Continue →系统弹出 Add Variables 对话框（图 4-16,不同 SPSS 版本此界面会有所不同,此处以 SPSS 26.0 版本为例）。

Merge Method 下方有三个合并方法单选框,默认选中 One-to-one merge based on key values,即基于关键变量一对一合并。如果选第一种 One-to-one merge based on file order,即基于数据文件顺序的一对一合并;如果选第三种 One-to-many merge based on key values,即基于关键变量的一对多合并。

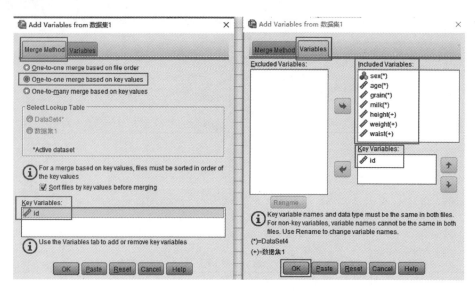

图 4-16　添加变量对话框

$\boxed{\text{Variables}}$ 对话框右侧 $\boxed{\text{Included Variables}}$ 下方矩形框中显示的是被纳入合并后新数据文件的变量列表，同样，"*"表示当前数据文件中的变量，"+"则代表外部数据文件中的变量。$\boxed{\text{Key Variables}}$ 下方矩形框中显示的变量为关键变量，是两个数据文件中重复的同名变量，只有这样的变量才可以作为关键变量。左侧 $\boxed{\text{Excluded Variables}}$ 下方矩形框中显示未被纳入的变量。

（2）SAS 软件实现

```
/* 分别对要进行合并的数据集按唯一标识变量 (本例为 id) 进行排序 */

proc sort data=exam;

by id;

run;

proc sort data=diet;

by id;

run;

/* 若两数据集观测为一一对应 */

data newdataset;

merge exam diet;

by id;/* 以 id 为索引进行合并 */

run;

/* 若两数据集观测为部分包含 */

data newdataset;

merge exam(in=fro)    diet(in=tro);/* 产生表示两个数据集的临时变量 fro 和 tro*/

by id;

if fro and tro;/* 保留两个数据集都有的观测生成新数据集 */

run;
```

二、数据计算和转换

进行数据分析前,一次调查通常需要收集多种指标,每个指标的性质、数量级、单位等特征均可能存在差异,导致无法直接用其分析研究对象的特征和规律,需要借助中间值生成新变量或对数据进行转换。数据转换是指将数据按一定规律或比例进行整理和变换,便于不同单位或量级的指标能够进行比较,或使之适应数学模型或算法。数据转换的内容包括标准化、平滑、聚合、泛化等。

数据标准化,又称归一化,是将变量值缩放至特定范围,如[0,1]或[−1,1],化为无量纲形式。常用的数据标准化方法包括最小最大标准化、标准差标准化、log 函数标准化、反正切函数标准化、极大极小标准化等。当各指标间的差异很大时,如果直接按指标的原始值进行分析,数值较高的指标在综合分析中的作用会被放大,但数值水平较低的指标的作用则会被削弱。

【例 4-5】不同地区的人均生产总值、人均受教育年限等指标(表 4-5),数量级有较大差异,在评价地区发展水平时,人均生产总值的特征就会起到主导作用,从而遮盖其他特征。因此,为了保证结果的可靠性,需要对三个指标中差异较大的一项、两项或全部原始指标数据进行变换处理,使这些具有不同特征的数据具有相同的标准。

表 4-5　示例数据

调查点编码	受教育年限 / 年	生育率 /%	人均生产总值 / 元	奶类摄入量达标率 /%
1	12.45	4.45	200 920.08	81.58
2	12.65	5.17	297 506.23	69.74
3	12.19	11.80	97 291.84	69.89
⋮	⋮	⋮	⋮	⋮
28	10.44	22.94	66 184.44	23.93
29	9.00	41.35	58 376.84	44.88
30	11.99	51.54	68 467.99	34.45

(一)生成新变量

收集到的原始数据需要进行处理和分析,利用两个或多个现有变量进行计算、判定或重新编码出一个新的变量称为生成新变量。如:利用体格测量收集的身高体重信息,计算生成新变量 bmi,根据生成的新变量 bmi,判定调查对象体格发育情况。生成新变量的软件实现过程如下。

1. SPSS 软件实现

(1)计算生成新变量:打开数据库,在菜单栏点击 Transform → Compute Variable;在 Compute Variable 界面中输入目标变量名和计算公式,点击 OK 在新数据库中输出新变量(图 4-17)。

(2)判定生成新变量:打开数据库,在菜单栏点击 Transform → Recode into Different Variables;在 Output Variable 下输入新变量名"bmi1",点击 Change 完成新旧变量名输入(图 4-18);点击 Old and New Values 进入新旧变量转换界面,勾选 Output variables are strings 设置输出变量为字符型变量,通过旧值和新值设置点击 Add 将新旧变量对应值一一输入到 Old → New 框中。这里需要注意的是,SPSS 中旧值向新值转化先输入的值会被包含到定义区间内,所以 bmi 转化时从高到低依次对"肥胖""超重""体重正常"和"体重过低"组进行设置(图 4-19)。点击 Continue 回到新旧变量名设置界面,点击 OK 完成操作。

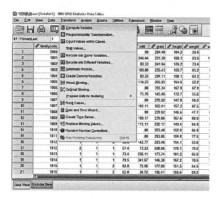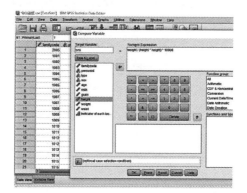

图 4-17　计算生成新变量 bmi

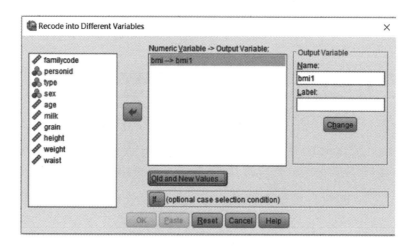

图 4-18　生成新变量编码设置界面

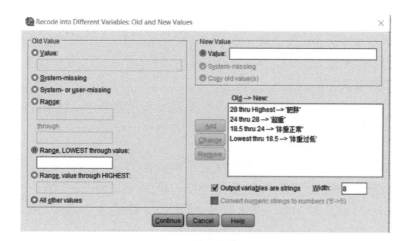

图 4-19　生成新变量重新编码设置界面

2. SAS 软件实现

```
/* 根据 BMI 生成新变量 bmi_group*/
if bmi<18.5 then bmi_group=" 体重过低 ";
else if 18.5<=bmi<24 then bmi_group=" 体重正常 ";
else if 24<=bmi<28 then bmi_group=" 超重 ";
else if bmi>=28 then bmi_group=" 肥胖 ";
```

3. R 软件实现

```
# 加载程序包
library(readxl)
library(magrittr)
library(dplyr)


# 导入数据
data <-read_excel("C:/data.xlsx")%>%
mutate(weight = as.numeric(weight))%>%# 将字符型变量转化为数值型变量
mutate( 数据来源 = "营养调查数据")%>%#  赋值生成新的变量数据来源
mutate(bmi = weight/(height*height)*10000)%>%#  计算生成新的变量 bmi
mutate(BMI = case_when(bmi<18.5 ~" 体重过低 ",
                bmi>=18.5 & bmi<24 ~" 体重正常 ",
                bmi>=24 & bmi<28 ~" 超重 ",
                bmi>=28 ~" 肥胖 "))# 判定生成新的变量 bmi
```

（二）最小最大标准化

1. 定义 最小最大标准化（min-max normalization）也称离差标准化，是对原始数据进行线性变换，使结果落到$[x_{new\_min}, x_{new\_max}]$区间，转换公式如下（式 4-1）。

$$x' = \frac{x - x_{min}}{x_{max} - x_{min}}\left(x_{new\_max} - x_{new\_min}\right) + x_{new\_min} \qquad （式 4-1）$$

其中，x_{max}为样本数据的最大值，x_{min}为样本数据的最小值，x_{new_min}是定义区间的最小值，x_{new_max}是定义区间的最大值。当$x_{new\_min}=0$，$x_{new\_max}=1$时，结果落到$[0,1]$区间，式(4-1)简化为式 4-2。

$$x' = \frac{x - x_{min}}{x_{max} - x_{min}} \qquad （式 4-2）$$

该方法保留了原始数据值之间的关系，但如果有新数据加入，则需要重新定义样本数据的最大值和最小值，并重新计算。

2. SPSS 软件实现 用 SPSS 软件打开【例 4-5】数据文件，依次点击 Transform → Compute Variable →在 Target Variable 中输入新变量名→在 Numeric Expression 中输入公式→ OK（图 4-20）。

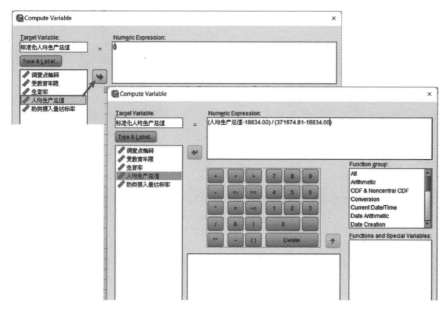

图 4-20　SPSS 软件数据转换对话框

（三）标准差标准化

1. **定义**　标准差标准化（zero-mean normalization）也称 z-score 标准化，经过处理的数据符合标准正态分布，即均值为 0，标准差为 1，有约一半观察值的数值小于 0，另一半观察值的数值大于 0，转换公式如下（式 4-3）。

$$x' = \frac{x - \mu}{\sigma} \qquad\qquad （式 4\text{-}3）$$

其中，μ 为所有样本数据的均值；σ 为所有样本数据的标准差，也可以是 x 的均值绝对偏差 S，与标准差相比，均值绝对偏差受离群点的影响很小，标准差标准化稳健性更强。

2. **SPSS 软件实现**　用 SPSS 软件打开【例 4-5】数据文件，依次点击 $\boxed{\text{Analyze}}$ → $\boxed{\text{Descriptive Statistics}}$ → $\boxed{\text{Descriptives}}$ →将需要标准化的变量 x 选入 Variable(s) 框中→勾选 $\boxed{\text{Save standardized values as variables}}$（图 4-21）→ $\boxed{\text{OK}}$，变量列表中生成一列新变量 Zx，即经过标准差标准化后生成的新变量。

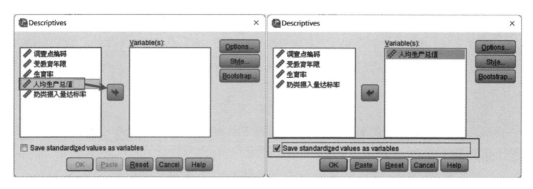

图 4-21　SPSS 软件数据标准差标准化对话框

3. SAS 软件实现

/* 对 county 数据进行均值为 0 标准差为 1 的标准化过程，输出新数据集 newdata*/

proc standard data= standard out=newdata mean=0 std=1;

var gdp education fertility;/* 对 gdp、education 和 fertility 变量进行标准化 */

run;

（四）log 函数标准化

log 函数标准化是通过以 10 为底的 log 函数转换对原始数据进行变换，转换公式如下（式 4-4）。

$$x' = \frac{\log_{10}(x)}{\log_{10}(x_{max})} \qquad （式 4-4）$$

其中，x_{max} 为样本数据最大值，该方法要求所有数据均大于等于 1。具体操作详见上述最小最大标准化的处理。

（五）反正切函数标准化

反正切函数（arctan）标准化采用反正切函数实现数据的归一化，使数据落到［-1,1］区间，转换公式如下（式 4-5）。

$$x' = \frac{\tan^{-1}(x) \times 2}{\pi} \qquad （式 4-5）$$

如果想将数据落到［0,1］区间，则数据均应大于等于 0，小于 0 的数据将落到［-1,0］区间。具体操作详见上述最小最大标准化的处理。

（六）分箱

分箱指将连续型的数据分成几个数据段，即离散化，包括可视分箱、最优分箱等。

1. 可视分箱

（1）定义：可视分箱指根据连续变量创建一个分类变量，如根据人均 GDP 将不同地区分成低、中、高 3 个经济发展水平；也可将多个有序分类的变量合并成少数的分类变量。

（2）SPSS 软件实现：用 SPSS 软件打开【例 4-5】数据文件，依次点击 Tansform → Visual Binning →将需要分箱的一个或多个变量选择到 Variables to Bin 框中。Limit number of cases scanned to 选项可以限定扫描的个案数量，大容量的文件如果填写此项可以节省时间，但可能会影响数值分布，需要结合实际情况谨慎选择。

点击 Continue →打开可视分箱的主对话框→在 Binned Variable 中输入新变量名→在 Label 中输入新变量标签→ 在 Grid 中定义每组的上限及值标签（图 4-22）→在 Upper Endpoints 中选择 Grid 中的上限是否包含上限数值→ OK ，变量列表中生成新变量。

如果根据相同宽度进行分组，在可视分箱的主对话框中点击 Make Cutpoints →选择 Equal Width Intervals →在 First Cutpoint Location 中输入最小分组的上限值→ 在 Number of Cutpoints 中输入分割点数量→在 Width 中会自动计算宽度，此处也可以自行设定（图 4-23）→ Apply →在可视分箱主对话框中显示分箱结果→标签等设置→ OK ，变量列表中生成新变量。

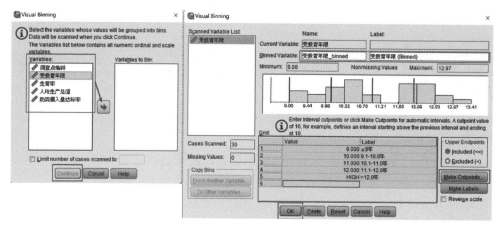

图 4-22 可视分箱主对话框

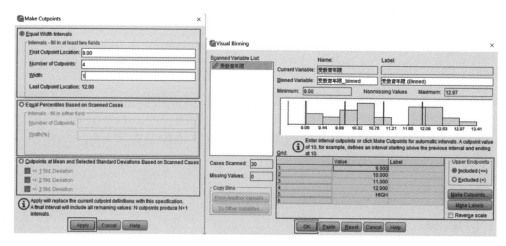

图 4-23 根据相同宽度分箱示意图

如果根据相同比例进行分组,在 Make Cutpoints 框中选择 Equal Percentiles Based on Scanned Cases →在 Number of Cutpoints 中输入分割点数量或在 Width(%)中输入每组例数占总数的比例→ Apply →在可视分箱主对话框中显示分箱结果→标签等设置→ OK ,变量列表中生成新变量。

如果根据标准进行分组,在 Make Cutpoints 框中选择 Cutpoints at Mean and Selected Standard Deviations Based on Scanned Cases → 选 择 +/−1 Std.Deviation 和 / 或 +/−2 Std. Deviation 和 / 或 +/−3 Std.Deviation 为分割点→ Apply →在可视分箱主对话框中显示分箱结果→标签等设置→ OK ,变量列表中生成新变量。如果选择 1 个标准差作为分割点,则会生成 4 组;如果选择全部 3 个标准差分割点,则会根据 6 个标准差生成 8 组。

2. 最优分箱

(1) 定义:最优分箱指根据参照变量(分类变量),将现有的一个或多个连续变量按照分类变量间差异最大化的原则离散化为分类变量。

(2) SPSS 软件实现:用 SPSS 软件打开【例 4-5】数据文件,依次点击 Tansform → Optimal

Binning →将需要分箱的 1 个或多个变量选入 Variables to Bin 框中→将参照变量选入 Optimize Bins with Respect To 框中(图 4-24)。

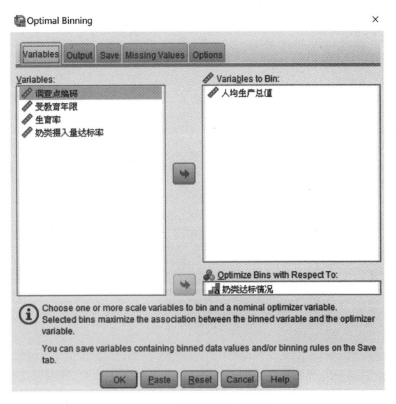

图 4-24 最优分箱主对话框

Output 选项卡(图 4-25),选择 Endpoints for bins 输出分箱的上限和下限;选择 Descriptive statistics for variables that are binned 输出分箱变量的描述性分析(如总例数、最大值、最小值、分箱数等);选择 Model entropy for variables that are binned 输出分箱变量的模型熵,模型熵越小表示参照变量上的分箱变量预测准确性越高。

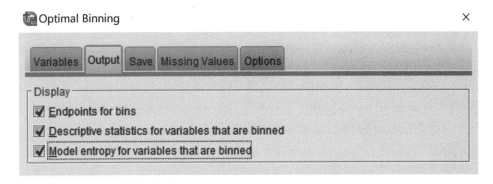

图 4-25 最优分箱 Output 选项卡

(3) 单击 OK,得到结果(表 4-6、表 4-7、表 4-8)。

表 4-6　统计描述（Descriptive Statistics）

	N	Minimum	Maximum	Number of Distinct Values	Number of Bins
人均生产总值	30	18 834.00	371 674.81	30	3

表 4-7　模型熵（Model Entropy）

	Model Entropy
人均生产总值	.909

Smaller model entropy indicates higher predictive accuracy of the binned variable on guide variable 奶类达标情况 .

表 4-8　分箱结果 - 人均生产总值

Bin	End Point		Number of Cases by Level of 奶类达标情况				
	Lower	Upper	40%~59%	40% 以下	60%~74%	75% 及以上	Total
1	a	54 784.27	0	7	0	0	7
2	54 784.27	97 291.84	7	3	0	0	10
3	97 291.84	a	2	0	7	4	13
Total			9	10	7	4	30

Each bin is computed as Lower≤人均生产总值<Upper.

Note：a. Unbounded.

以上结果显示,根据参照变量"奶类达标情况",将目标变量"人均生产总值"分箱为 3 个区间,合计 30 例进行了分箱。第一个区间为<54 784.27 元,包含 7 例奶类达标情况为 40% 以下;第二个区间为 54 784.27~<97 291.84 元,包含 3 例奶类达标情况 40% 以下和 7 例奶类达标情况 40%~59%;第三个区间为≥97 291.84 元,奶类达标情况 40%~59%、60%~74% 和 75% 及以上分别包含 2 例、7 例和 4 例。

（七）秩变换

1. **定义**　秩变换是一种在统计分析前,根据分组和秩次对数据进行转换或过滤的方法。对于非正态分布的数据,使用秩变换代替原始变量值,是最简单的变换方式,使得新生成的变量近似正态分布。秩变换也可以对数据进行过滤,例如选择不同地区能量摄入量最高的 10 个个体进行干预,这种过滤可以通过秩变换完成。

2. **SPSS 软件实现**　用 SPSS 软件打开【例 4-6】数据文件,依次点击 Tansform → Rank Cases →将需要排秩次的变量选入 Variable（s）框中→将分组变量选入 By 框中（图 4-26）→选择 Assign Rank 1 to 选项（Smallest value 表示最小值赋值为 1,按递增方式编秩;Largest value 表示最大值赋值为 1,按递减方式编秩）→ OK ,变量列表中生成秩次变量。

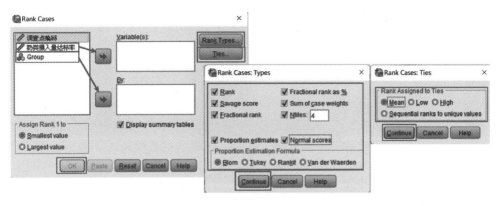

图 4-26 秩变换主对话框

$\boxed{\text{Rank Types}}$ 中可以勾选多个编秩方法,每种方法将创建 1 个独立的编秩变量。$\boxed{\text{Ties}}$ 中可以选择原始变量中相同数值的编秩方法,表 4-9 展示了不同方法的编秩结果。$\boxed{\text{Rank}}$ 为简单编秩方法,新变量值为秩次;$\boxed{\text{Savage score}}$ 新变量包含基于指数分布的 Savage 得分;$\boxed{\text{Fractional rank}}$ 新变量值为秩次除以非缺失值观测的加权总和;$\boxed{\text{Fractional rank as\%}}$ 新变量值为每个秩次除以有效例数并乘以 100;$\boxed{\text{Ntiles}}$ 为 N 份编秩,即根据百分位数的分组进行编秩,每组的例数大致相等,图 4-26 中,$\boxed{\text{4 Ntiles}}$ 即把 P_{25} 以下的观测编为秩次 1,$P_{25}\sim P_{50}$ 间的观测编为秩次 2,$P_{50}\sim P_{75}$ 之间的观测编为秩次 3,P_{75} 以上的观测编为秩次 4。$\boxed{\text{Proportion estimates}}$ 表示估计与特定秩次对应分布的累积比例。$\boxed{\text{Normal scores}}$ 表示估计累积比例对应的 Z 值。$\boxed{\text{Proportion Estimation Formula}}$ 中可以选择不同的公式进行上述估计。

表 4-9 不同方法的编秩结果

序号	膳食得分	Mean	Low	High	Sequential ranks to unique values
1	81	5	5	5	4
2	72	3.5	3	4	3
3	68	2	2	2	2
4	66	1	1	1	1
5	72	3.5	3	4	3

完成编秩新生成的变量信息见表 4-10,秩变换后的新数据集示例见表 4-11。

表 4-10 创建的变量(Created Variables[a])

Source Variable	Function	New Variable	Label
奶类摄入量 达标率[b]	Proportion Estimate	P 奶类	Proportion Estimate of using Blom's Formula by Group 奶类摄入量达标率
	Normal Score	N 奶类	Normal Score of using Blom's Formula by Group 奶类摄入量达标率
	Rank	R 奶类	Rank of by Group 奶类摄入量达标率

续表

Source Variable	Function	New Variable	Label
奶类摄入量 达标率[b]	Savage Score	S奶类	Savage Score of by Group 奶类摄入量达标率
	Percentile Group[c]	NTI001	Percentile Group of by Group 奶类摄入量达标率
	Fractional Rank	RFR001	Fractional Rank of by Group 奶类摄入量达标率
	Fractional Rank Percent	PER001	Fractional Rank Percent of by Group 奶类摄入量达标率
	Sum of Case Weights	N001	Sum of Case Weights of by Group 奶类摄入量达标率

Note：a. Mean rank of tied values is used for ties.

b. Ranks are in ascending order.

c. 4 groups are generated.

表 4-11　秩变换结果示例

调查点 编码	奶类摄入 量达标率	Group	P奶类	N奶类	R奶类	S奶类	NTI001	RFR001	PER001	N001
14	16.08	1	0.041	−1.739 4	1	−0.933 3	1	0.066 7	6.67	15
18	17.8	1	0.106 6	−1.245	2	−0.861 9	1	0.133 3	13.33	15
⋮	⋮	⋮	⋮	⋮	⋮	⋮	⋮	⋮	⋮	⋮
6	76.7	1	0.893 4	1.245	14	1.318 2	4	0.933 3	93.33	15
13	81.85	1	0.959	1.739 4	15	2.318 2	4	1	100	15
17	13.39	2	0.041	−1.739 4	1	−0.933 3	1	0.066 7	6.67	15
21	35.39	2	0.106 6	−1.245	2	−0.861 9	1	0.133 3	13.33	15
⋮	⋮	⋮	⋮	⋮	⋮	⋮	⋮	⋮	⋮	⋮
8	79.75	2	0.893 4	1.245	14	1.318 2	4	0.933 3	93.33	15
1	81.58	2	0.959	1.739 4	15	2.318 2	4	1	100	15

三、正态转化

（一）正态性检验

1. **定义**　利用观测数据判断总体是否服从正态分布的检验称为正态性检验,是一种特殊的拟合优度假设检验。常用的正态性检验方法有:计算综合统计量,如 Shapiro-Wilk 法（W 检验）、动差法、D'Agostino 法（D 检验）等;正态分布的拟合优度检验,如 χ^2 检验、对数似然比检验、Kolmogorov-Smirov 检验；图示法，如分位数图、百分位数、稳定化概率图等。

2. SPSS 软件实现　用 SPSS 打开【例 4-1】数据文件，进行正态性检验。依次点击 Analyze → Nonparametric Tests → 1-Sample K-S，出现如下界面（图 4-27）。

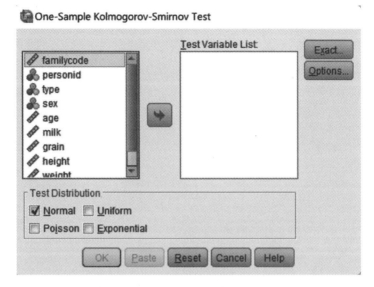

图 4-27　正态性检验数据库导入对话框

将检验变量"age"送入检验变量列表 test variable list，选中 Test Distribution 框中 Normal，然后点击 Options，进入 One-Sample K-S：Options 对话框（图 4-28）。

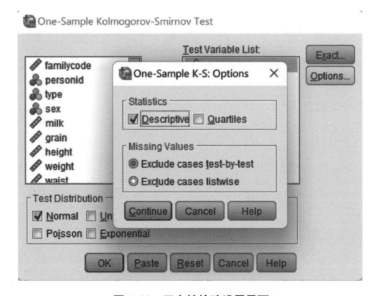

图 4-28　正态性检验设置界面

在图 4-28 对话框，选中 Descriptive，点击 Continue → OK，输出结果（表 4-12 和表 4-13）。

表 4-12　正态性检验描述性结果（Descriptive Statistics）

	N	Mean	Std.Deviation	Minimum	Maximum
Age	203	54.200	14.323 8	18.3	81.9

表 4-13　正态性检验统计参数结果（One-Sample Kolmogorov-Smirnov Test）

N		Age
		203
Normal Parameters[a, b]	Mean	54.200
	Std.Deviation	14.323 8
Most extreme Differences	Absolute	0.102
	Positive	0.037
	Negative	−0.102
Test statistic		0.102
Asymp.Sig.（2-tailed）		0.000[c]

Note：a. Test distribution is Normal；b. Calculated from data；c. Lilliefors Significance Correction.

以上结果中，表 4-12 是一般性描述，不做详细解释。表 4-13 上半部为一般性描述，下半部为正态性检验结果，包括检验统计值和双侧检验 P 值。本例中，检验统计值为 0.102，P 值大于 0.05，故接受资料为正态分布之假设，提示该资料是正态或近似正态分布。

（二）正态性转化的原因

当获得的资料不符合正态分布时，不能用参数检验进行分析，需要用非参数检验。与参数检验相比，非参数检验的检验效能较低。一般情况下，先考虑正态性转化。所谓正态性转化，就是将原始数据进行某种函数变换，使资料转换为服从正态分布，同时各组达到方差齐性的要求，以满足 t 检验和方差分析的应用条件。

（三）正态性转化的方法

1. **对数变换**（logarithm transformation）　对数变换常用于：①不服从正态分布的资料，对数变换可使其满足正态分布的条件。②使资料达到方差齐性的要求，特别是各样本的标准差与均数之比（CV 值）比较接近时。③用于回归拟合，使对数曲线直线化。对数变换公式如下。

$$x'=\lg(x) \tag{式 4-6}$$

当原始数据中有负值或零时，也可取

$$x'=\lg(x+k) \tag{式 4-7}$$

或

$$x'=\lg(k-x) \tag{式 4-8}$$

2. **平方根变换**（square root transformation）　平方根变换常用于：①使服从 Poisson 分布的分类资料或轻度偏态资料正态化。例如，放射性物质的计数一般服从 Poisson 分布，可经平方根变换后正态化。②当各样本的方差和均数成正相关关系时,即均数大,方差也大,平方根变换可使资料达到方差齐性的要求。平方根变换公式如下。

$$x'=\sqrt{x} \tag{式 4-9}$$

当原始数据中有负值或零时,也可取

$$x'=\sqrt{x+k} \tag{式 4-10}$$

3. 平方根反正弦变换(arcsine transformation)　平方根反正弦变换常用于二项分布的率或百分比资料。一般认为,样本率服从二项分布,当总体率较小(如 30%)或较大(如 70%)时,偏离正态较明显,通过样本率的平方根反正弦变换,资料可接近正态分布,从而达到方差齐性的要求。平方根反正弦变换公式如下。

$$x'=arcsin\sqrt{x} \tag{式 4-11}$$

4. Box-Cox 变换　Box-Cox 变换是统计建模中常用的一种数据变换,用于连续的响应变量不满足正态分布的情况。Box-Cox 变换之后,可以在一定程度上减小不可观测的误差和预测变量的相关性。Box-Cox 变换的主要特点是通过求变换参数 lambda 来确定变换形式,并且该过程完全基于数据本身而无需任何先验信息,相对于其他变换方式更加客观、精确。但经 Box-Cox 变换后的数据是否同时满足线性模型的基本假定仍需要考察验证。

(四)案例介绍及 SPSS 实现

1. 案例介绍

【例 4-7】为了解城乡居民体格情况,研究人员在某城市和某农村各随机抽取了 100 名成年居民进行调查,调查对象年龄为 18 岁及以上,调查内容包括一般人口学资料和体格状况。表 4-14 列出了研究中的 9 个变量及类型说明。

表 4-14　例 4-7 研究变量的类型及说明

变量名	类型	说明
familycode	数值	家庭编号
personid	数值	个人编号
type	二分类	地区:1= 城市,2= 农村
sex	二分类	性别:1= 男性,2= 女性
age	数值	年龄
milk	数值	牛奶
height	数值	身高
weight	数值	体重
waist	数值	腰围

2. SPSS 软件实现　用 SPSS 打开数据文件,进行正态性转换。拟采用对数变换方法,以变量"waist"为例:依次点击 Transform → Compute Variable 出现如下界面(图 4-29)。

在 Target Variable 框中输入一个新的变量名称,作为数据转换后的变量名,此处设定为

"Nwaist"。在 Function group 中选择 Arithmetic，在 Functions and Special Variables 中双击 Lg10，随后在变量列表中双击"waist"，点击 OK 完成操作（图 4-29）。数据表中会生成一列新变量，"Nwaist"为转换后的正态化结果。

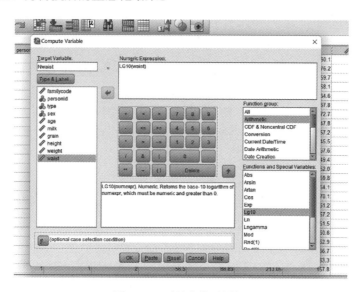

图 4-29 对数变换对话框

平方根转换操作过程如图 4-30 所示，在 Function and Special Variable 对话框双击 sqrt，随后在变量列表中双击"waist"，点击 OK 完成操作。数据表中会生成一列新变量，"Nwaist"为转换后的正态化结果。

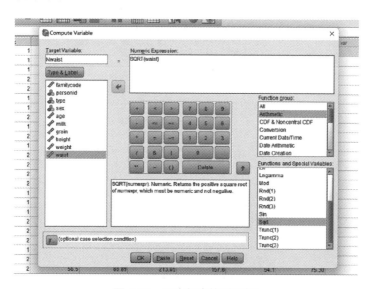

图 4-30 平方根变换对话框

平方根反正弦变换操作过程如图 4-31 所示，在 Functions and Special Variables 对话框双击 Arsin，随后在变量列表中双击"waist"，点击 OK 完成操作。数据表会中生成一列新变量，"Nwaist"为转换后的正态化结果。

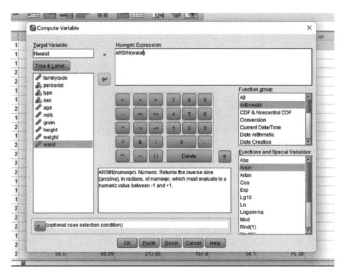

图 4-31 平方根反正弦变换对话框

除了常规的正态转换方式外,正态得分法也可以在 SPSS 中应用。依次点击 Transform → Rank cases,将需要正态化的变量 "waist" 送入变量列表 variable list,点击 rank type,选中 normal scores,点击 continue → OK (图 4-32)。数据表中会生成两列新变量,其中 "Nwaist" 为转换后的正态化结果。

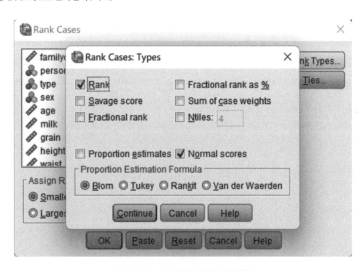

图 4-32 正态得分法对话框

本章案例数据库文件可扫描下方二维码获得。

（杜文雯 房玥晖 连怡遥 夏 娟 吕美茹）

第五章 统计分析及结果表述

第一节 基 本 概 念

一、总体与样本

（一）总体

根据研究目的而确定的同质的所有观察单位某种观察值的集合称为总体（population）。观察单位可以是一个人、一只动物，也可以是特定范围的一群人，如一个家庭、一个学校、一个社区等。例如，调查某省 2022 年 65 岁以上老年人的奶类摄入量，则观察对象是该省 2022 年全体 65 岁以上老年人，观察单位是每个符合条件的老年人，观察值（变量值）是调查获得的奶类摄入量，该省 2022 年所有 65 岁以上老年人的奶类摄入量就构成一个总体。其同质基础是同一省、同一年份、特定年龄范围的老年人群，此处明确规定了时间、空间、人群范围内有限个观察单位，称为有限总体（finite population）。若总体的概念是设想的或抽象的，如研究膳食模式与高血压患者脑卒中发生风险的关系，总体的同质基础是高血压患者，没有时间和空间范围的限制，其观察单位的全体数仅是理论上存在的，因而可视为"无限"，称为无限总体（infinite population）。

（二）样本

从总体中抽取部分观察单位，其实测值的集合称为样本（sample）。这种从总体中抽取样本的过程称为抽样（sampling），具体抽样类型及实现方法详见第三章。样本中所包含的观察单位数称为该样本的样本含量（sample size）。如上例，调查某省 2022 年 65 岁以上老年人的奶类摄入量，若采用概率抽样方法从该省抽取部分 65 岁以上老年人，调查其奶类摄入量，然后利用统计学方法估计该省所有 65 岁以上老年人的奶类摄入量，则抽取的人群奶类摄入量就是样本。获取样本只是手段，通过样本信息推断总体特征才是研究的目的。

二、变量与资料

变量（variable）是描述研究对象某种特征的指标，变量的测量值构成资料（data），即观察或测量得到的具体数据。如对 3 000 名老年人的蔬菜、水果、红肉等食物的摄入量进行评估，则蔬菜、水果、红肉等摄入量为变量，这些变量的测量值构成资料。不同类型的资料应采用不同的统计方法分析，因此识别资料的类型非常重要。

（一）定量资料

1. 定义 定量资料（quantitative data），又称计量资料（measurement data）或数值变量

（numerical variable）资料,指观测每个观察单位某项观察指标的大小而获得的资料;其变量值是定量的,表现为数值大小,一般有度量衡单位。

2. **类型**　根据观测值取值是否连续,可分为连续变量（continuous variable）和离散变量（discrete variable）两类。

（1）连续变量:即在数轴上任意不同两点之间可取值是无限的,如身高、体重、能量摄入量等。

（2）离散变量:即在数轴上任意不同两点之间可取值是有限的,只取整数值,如家庭的人口数、过去一年吃水果的次数、饮酒次数等。

（二）定性资料

1. **定义**　定性资料（qualitative data）,又称计数资料（enumeration data）或无序分类变量（unordered categorical variable）资料,指将观察单位按某种属性或类别分组计数,再汇总各组观察单位数后而得到的资料;其变量值是定性的,表现为互不相容的属性或类别,一般无固有度量衡单位。

2. **类型**　根据属性或类别取值的不同,定性资料可分为二分类资料和多分类资料。

（1）二分类资料:如调查某大学学生性别构成或身体活动情况,以每个学生为观察单位,性别结果可归纳为男性与女性、身体活动水平可归纳为达标与未达标相互对立的两类。

（2）多分类资料:如观察某人群的血型和民族分布,以人为单位,血型可分为 A 型、B 型、AB 型与 O 型互不相容的四个类别;民族可分为汉族、满族、彝族等互不相容的多个类别。

（三）等级资料

等级资料（ranked data）,又称半定量资料（semi-quantitative data）或有序分类变量（ordinal categorical variable）资料,指将观察单位按某种属性（类别）的等级顺序分组计数,分类汇总各组观察单位数后而得到的资料;其变量值具有半定量性质,表现为等级大小或属性程度。如评估居民某种营养素的摄入量,结果可归纳为摄入不足、适宜、过量。

三、误差

误差（error）泛指实测值与真值之差,按其产生原因和性质一般可分为随机误差（random error）和系统误差（systematic error）两类。对误差大小进行测量,并评估其对研究结果的影响,具有重要意义。

1. **随机误差**　随机误差是一类不恒定的、随机变化的误差,通常由多种尚无法控制的因素引起。例如,在进行膳食调查时,源于一天食物摄入量的测量误差,即随机测量误差（random error of measurement）,以及个体每天膳食摄入量的变化,即在抽样过程中由于抽样的偶然性而出现的抽样误差（sampling error）。随机误差是不可避免的,若随机误差呈正态分布,则可用正态分布的理论和方法进行分析,使研究结果尽量与不存在误差情况下的实际观察值更为接近。统计分析主要是针对抽样误差而言的。

2. **系统误差**　系统误差是指在调查研究或测量时,由于某种确切的原因（如仪器不准、调查员凭主观倾向询问等）而造成的确定性误差,其值或恒定不变、或遵循一定的变化规律。例如,某个调查员对食物量的估计不准,由其进行调查收集的数据普遍高估或低估;又如调味品称重时,由于食物秤测量偏差,致使所有用该食物秤称重的量普遍高 5g 等。系统误差不受样本含量的影响,即使增加样本量,也不能减少系统误差。因此,在研究开始前应尽可能预见到各种系统误差的具体来源,力求通过严谨周密的研究设计和严格的培训等措施加以消除或控制。

四、统计描述与统计推断

统计分析包括统计描述(statistical description)和统计推断(statistical inference)。统计描述是选用恰当的统计指标(即统计量,statistics)、统计表与统计图,对数据的数量特征及其分布规律进行总结和描述,其目的是使实验或观察得到的数据表达清楚并便于分析。

统计推断是指在一定的置信程度(也称可信度)下由样本信息(即样本统计量)对其代表的总体特征(即总体参数)进行推测和判断,包括参数估计(parameter estimation)和假设检验(hypothesis test)两部分。其中,参数估计是指由样本统计指标(统计量)推断总体相应指标(即参数,parameter),如通过抽样调查获得的某人群每日人均水果摄入量推断我国居民整体每日人均水果摄入量水平;假设检验则是由样本差异推断总体之间是否可能存在差异。

第二节　统　计　描　述

一、计量资料的统计描述

(一)频数与频数分布

在流行病学调查中,样本量往往较大,可将变量的观测值及其相应的频数编制成频数分布表(frequency table),初步探究数据的分布规律。了解数据的分布是进一步选择统计方法的基础。

1. 编制频数分布表的步骤

(1) 求全距(range,R):观测值中最大值和最小值的差即为全距,又称极差。

(2) 确定组段数、组距:组段数是指将数据分为几组,根据样本量的多少选择,一般取8~15组。组段数太多会导致某些组段频数过少甚至为0,组段数太少会无法呈现出数据分布的规律。组距是指相邻两组之间的距离,为相邻两组段下限值之差。各组段的组距可以相等,也可以不等,通常为相等组距。相等组距 ≈ 全距 / 组段数,若为小数,可酌情取整,也可取相近的一个较为简单的数值。

(3) 确定组段的上、下限:各组段的起点即下限,终点即上限。第一组段必须包括最小值,最后一个组段必须包括最大值。各组段的数值连续,但不重叠。除了最后一个组段必须写明下限和上限外,其余每个组段只写下限,不写上限,表述方式为"下限~",即下限为闭区间,上限为开区间。

(4) 列表:根据每个组段的上限、下限分别计数。

2. SPSS 软件实现

【例5-1】编制1 000名18岁及以上人群年龄频数分布表,前10条数据如图5-1所示(详细数据库可扫描本章末二维码),年龄为非整数。编制频数分布表时,需要首先确定最大值、最小值、组距和组段。年龄的上、下限可通过以下方法确定：①右键单击年龄变量名"age"，选择 $\boxed{\text{Sort Ascending}}$ 或 $\boxed{\text{Sort Descending}}$（图 5-2），之后数据框界面第一行显示的即最小观测值或最大观测值；②也可点击菜单栏 $\boxed{\text{Analyze}}$ → $\boxed{\text{Descriptives Statistics}}$ → $\boxed{\text{Frequencies}}$，取消勾选 $\boxed{\text{Display frequency tables}}$，将变量"age"选中，单击箭头按钮将"age"选入 Variable（s）框中后，单击 $\boxed{\text{Statistics}}$，选中 $\boxed{\text{Minimum}}$、$\boxed{\text{Maximum}}$ 和 $\boxed{\text{Range}}$，单击 $\boxed{\text{Continue}}$ → $\boxed{\text{OK}}$（图 5-3）。结果如表 5-1 所示，调查对象共 1 000 人，年龄最小值为 18.24 岁，最大值为 94.91 岁，全距为 76.67 岁；③通过菜单栏 $\boxed{\text{Analyze}}$ → $\boxed{\text{Descriptives Statistics}}$ → $\boxed{\text{Descriptives}}$，将变量"age"选中，单击箭头按钮将"age"选入 Variable（s）框中后，单击 $\boxed{\text{Options}}$，选中 $\boxed{\text{Minimum}}$、$\boxed{\text{Maximum}}$ 和 $\boxed{\text{Range}}$，单击 $\boxed{\text{Continue}}$ → $\boxed{\text{OK}}$（图 5-4），结果如表 5-2 所示。

	age
1	82.13
2	55.07
3	86.87
4	81.54
5	54.64
6	60.99
7	80.99
8	76.58
9	63.72
10	64.81

图 5-1　18 岁及以上调查对象年龄数据前 10 条　　图 5-2　变量 age 排序操作方法

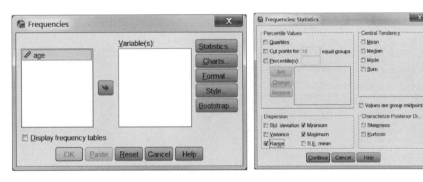

图 5-3　求最大值、最小值和全距的操作方法之一

表 5-1　年龄最大值、最小值和全距

N	Valid	1 000
	Missing	0
Range		76.67
Minimum		18.24
Maximum		94.91

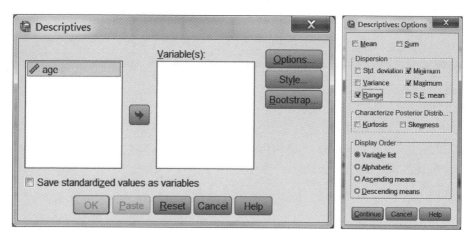

图 5-4 求最大值、最小值和全距的操作方法之二

表 5-2 年龄最大值、最小值和全距

	N	Range	Minimum	Maximum
age	1 000	76.67	18.24	94.91
Valid N（listwise）	1 000			

组距 ≈76.67/10=7.667，取整数 8，即每 8 岁分为一组，通过菜单栏 Transform → Recode into Different Variables → Old and New Values，产生一个新的变量"组段"，如用变量"group"表示（图 5-5）。然后通过菜单栏 Analyze → Descriptives Statistics → Frequencies，选中变量"group"，勾选 Display frequency tables，即可得到频数分布表（表 5-3）。

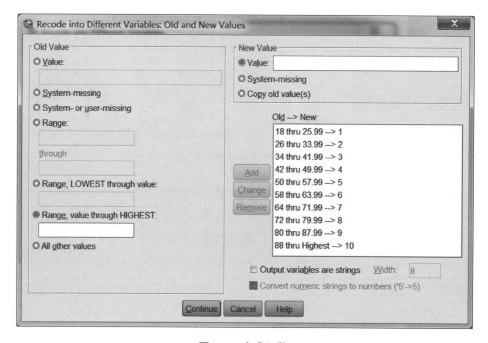

图 5-5 生成组段

表 5-3　年龄频数分布表

		group			
		Frequency	Percent	Valid Percent	Cumulative Percent
Valid	1.00	48	4.8	4.8	4.8
	2.00	56	5.6	5.6	10.4
	3.00	170	17.0	17.0	27.4
	4.00	181	18.1	18.1	45.5
	5.00	155	15.5	15.5	61.0
	6.00	149	14.9	14.9	75.9
	7.00	133	13.3	13.3	89.2
	8.00	64	6.4	6.4	95.6
	9.00	39	3.9	3.9	99.5
	10.00	5	0.5	0.5	100.0
	Total	1 000	100.0	100.0	

（二）计量资料的描述指标

计量资料通常描述其集中趋势和离散趋势,集中趋势描述数据向中心位置靠拢的趋势,离散趋势描述数据的变异程度。

1. **集中趋势**　描述集中趋势的常用指标有算术均数(arithmetic mean)、几何均数(geometric mean,G)、中位数(median)和百分位数(percentile)等。

2. **离散趋势**　描述离散趋势的常用指标有全距(range,R)、四分位数间距(interquartile range,IQR)、方差(variance)、标准差(standard deviation,S)和变异系数(coefficient of variation,CV)等。

3. **SPSS 软件实现**

【例 5-2】计算 18 岁及以上调查人群年龄的集中趋势和离散趋势指标,数据库与【例 5-1】相同。SPSS 软件计算集中趋势与离散趋势的方法有 4 种,不同方法能够获得的指标略有不同。

(1) 通过菜单栏 Analyze → Descriptive Statistics → Frequencies 命令,单击 Statistics 选项,在对话框中选中需要计算的指标,如图 5-6(a)所示。其中 Quartiles、Cut points for 4 equal groups 和 Percentile(s)都能得到四分位数,选择其一即可。

(2) 通过菜单栏 Analyze → Descriptive Statistics → Descriptives 命令,单击 Options 选项,在对话框中选中需要计算的指标,如图 5-6(b)所示,该方法无法获得百分位数,但可通过 Save standardized values as variables 对变量进行 Z 变换,即生成均值为 0、标准差为 1 的新变量,如图 5-7 所示。

(3) 右键单击 "age" 变量,下拉框中选择 Descriptive Statistics,如图 5-6(c)所示,该方法

也无法获得百分位数。

（4）通过菜单栏 Analyze → Compare Means → Means 命令，单击 Options 选项，在对话框中选中需要计算的指标，如图 5-6（d）所示。

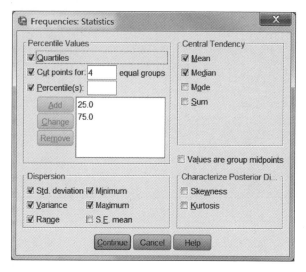

（a）计算集中趋势与离散趋势的方法之一

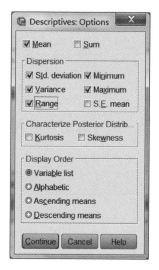

（b）计算集中趋势与离散趋势的方法之二

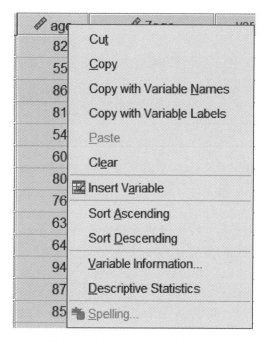

（c）计算集中趋势与离散趋势的方法之三

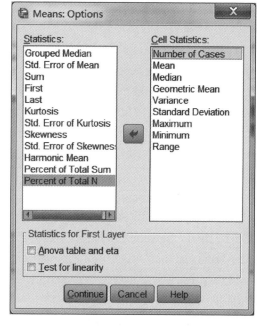

（d）计算集中趋势与离散趋势的方法之四

图 5-6　SPSS 集中趋势、离散趋势指标获得方法

4 种方法的结果分别见表 5-4 至表 5-7，无论哪种方法，均不能直接得到变异系数，须利用计算出的均数和标准差手动计算（注意：只有第 4 种方法能够得到几何均数）。

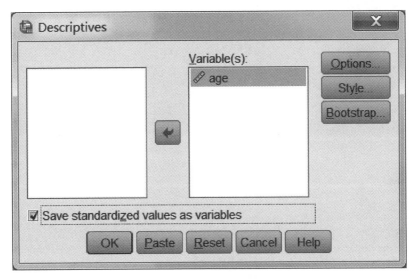

图 5-7 *Z* 变换方法

表 5-4 集中趋势、离散趋势结果之一

N		Valid	1 000
		Missing	0
Mean			52.555 4
Median			51.460 0
Std.Deviation			15.663 26
Variance			245.338
Range			76.67
Minimum			18.24
Maximum			94.91
Percentiles		25	40.342 5
		50	51.460 0
		75	63.730 0

表 5-5 集中趋势与离散趋势结果之二

	N	Range	Minimum	Maximum	Mean	Std. Deviation	Variance
age	1 000	76.67	18.24	94.91	52.555 4	15.663 26	245.338
Valid N(listwise)	1 000						

表 5-6　集中趋势与离散趋势的结果之三

N	Valid	1 000
	Missing	0
Mean		52.555 4
Median		51.460 0
Std.Deviation		15.663 26
Range		76.67
Minimum		18.24
Maximum		94.91

表 5-7　计算集中趋势与离散趋势的结果之四

Mean	N	Std. Deviation	Median	Geometric Mean	Variance	Minimum	Maximum	Range
52.555 4	1 000	15.663 26	51.460 0	49.991 3	245.338	18.24	94.91	76.67

二、计数资料的统计描述

（一）频数分布表

【例 5-3】表 5-8 为某调查中 18 岁及以上调查人群中心性肥胖的患病情况。其中年龄为分类变量,样本量和中心性肥胖人数均为频数,属于绝对数,构成了分类变量的频数分布表,简称分类变量的频数表。中心性肥胖构成比、中心性肥胖率、中心性肥胖率之比均为两个有联系的数据之比,属于相对数(relative number)。绝对数不方便进行比较,因此分类变量需用相对数进行描述。

表 5-8　18 岁及以上人群中心性肥胖患病情况

年龄 / 岁	样本量	中心性肥胖人数 / 人	中心性肥胖者构成比 /%	中心性肥胖率 /%	中心性肥胖率之比
18~	289	78	13.2	27.0	1.0
45~	588	244	41.3	41.5	1.5
65~100	534	269	45.5	50.4	1.9
合计	1 411	591	100.0	41.9	—

注:中心性肥胖率之比以 18 岁 ~ 组作为参考。

（二）常用相对数

1. **比例**　比例(proportion)是指某事物内部各组成部分的观测数与所有组成部分的总

观测数之比,取值范围在 0~1 之间,可分为频率指标和构成比指标两类。

(1) 频率指标:表示某现象发生的频率,计算公式见式 5-1。

$$频率 = \frac{发生了某现象的观测数}{可能发生某现象的观测数} \times K \qquad (式5-1)$$

其中 K 为比例基数,可为 100%、1 000‰、10 000/ 万、100 000/10 万等,根据实际应用习惯选择,结果一般保留一到两位整数。分母应包括分子,当分母足够大时,频率近似等于概率,可反映出某现象发生的机会大小。如表 5-8 中的中心性肥胖率,为各年龄段中心性肥胖人数 ÷ 该年龄段样本量 ×100% 所得,反映了不同年龄段人群患中心性肥胖的可能性。

(2) 构成比指标:表示某事物内部各组成部分所占的比重,通常用百分数表示,计算公式见式 5-2。

$$构成比 = \frac{某事物内部某一组成成分的观测数}{该事物内部所有组成成分的总观测数} \times 100\% \qquad (式5-2)$$

如表 5-8 中的中心性肥胖者构成比,为各年龄段中心性肥胖人数 ÷ 总中心性肥胖人数 ×100%,表示在全部 591 名中心性肥胖者中,有 13.2% 的人为 18~44 岁,41.3% 的人为45~64 岁,其余 45.5% 的人为 65~100 岁。

2. 比　比(ratio),又称相对比,表示两个相关指标的商,计算公式见式 5-3。

$$比 = \frac{指标\ A\ 的观测值}{指标\ B\ 的观测值} \qquad (式5-3)$$

其中,指标 A 和指标 B 可以是性质相同的指标,如男性人口数和女性人口数相除得到的性别比,表 5-8 中的中心性肥胖率之比;也可以是性质不同的指标,如体质指数(BMI)= 体重(kg)÷ [身高(m)]^2。

3. 率　率(rate),又称速率,用于表示某一时间段内某现象或事件发生的频率,与比例的不同之处是分母包含了时间量纲,多用于队列研究。计算公式见式 5-4。

$$率 = \frac{某事件发生的观察单位数}{\sum 可能发生某事件的观察单位数 \times 观察时间} \qquad (式5-4)$$

其中,分母一般为观察人时(年)数,如流行病学中常用的人时(年)发病率即发病密度、人时(年)死亡率等。

$$发病密度 = 人年发病率 = \frac{观察期间内某疾病新发病例数}{\sum(每个调查对象 \times 观察年数)} \qquad (式5-5)$$

三、动态数列及其分析指标

动态数列(dynamic series)是将统计指标按时间先后顺序排列,描述统计指标随时间变化的规律和发展趋势,也称时间数列。时间数列一般以年或月为常见单位,也有其他时间单位。

以对 2016—2020 年我国医院数发展动态的分析为例(表 5-9),介绍动态数列分析相关知识。

表 5-9 2016—2020 年我国医院数

年份	医院数	绝对增长量 / 个		发展速度 /%		增长速度 /%	
		累计	逐年	定基	环比	定基	环比
2016	29 140	—	—	100.0	100.0	—	—
2017	31 056	1 916	1 916	106.6	106.6	6.6	6.6
2018	33 009	3 869	1 953	113.3	106.3	13.3	6.3
2019	34 354	5 214	1 345	117.9	104.1	17.9	4.1
2020	35 394	6 254	1 040	121.5	103.0	21.5	3.0

资料来源:国家统计局,中国统计年鉴 2021.http://www.stats.gov.cn/tjsj/ndsj/2021/indexch.htm.

（一）绝对增长量

1. **累计变化量** 各年数值或各月数值与初始年或初始月数值之差,说明该指标在一定时期内的绝对变化量。如表 5-9 中 2020 年累计变化量为 35 394－29 140=6 254。

2. **逐年变化量、逐月变化量** 各年数值或各月数值与去年或上月数值之差,说明相邻两年或相邻两月的绝对变化量。如表 5-9 中 2020 年逐年变化量为 35 394－34 354=1 040。

（二）发展速度

1. **定基发展速度** 各年数值或各月数值与初始年或初始月数值之比(或 ×100%),说明该指标是基线水平的多少倍(或百分之多少)。如表 5-9 中 2020 年医院数是 2016 年医院数的 121.5%,即 1.215 倍。

2. **环比发展速度** 各年数值或各月数值与去年或上月数值之比(或 ×100%),说明该指标是去年或上月水平的多少倍(或百分之多少)。如表 5-9 中 2020 年医院数是 2019 年医院数的 103.0%,即 1.030 倍。

（三）变化速度

1. **定基变化速度** 各年或各月数值与初始年或初始月数值相比,增加或减少了多少。定基变化速度 = 定基发展速度 －1(使用倍数计算),或定基变化速度 = 定基发展速度 －100%(使用百分比计算)。如表 5-9 中 2020 年医院数的定基变化速度为 121.5%－100%=21.5%,表明 2020 年医院数比 2016 年医院数增加了 21.5%。

2. **环比变化速度** 各年或各月数值与去年或上月数值相比,增加或减少了多少。环比变化速度 = 环比发展速度 －1(使用倍数计算),或环比变化速度 = 环比发展速度 －100%(使用百分比计算)。如表 5-9 中 2020 年医院数的环比变化速度为 103.0%－100%=3.0%,表明 2020 年医院数比 2019 年医院数增加了 3.0%。

（四）平均发展速度和平均变化速度

1. **平均发展速度** 为各环比发展速度的几何均数,描述某指标在一个较长时期中的平均变化速度,计算公式见式 5-6。

$$\text{平均发展速度} = \sqrt[n]{\frac{\text{第 } n \text{ 年或第 } n \text{ 月指标}}{\text{初始年或初始月指标}}} \times 100\% \qquad (\text{式 5-6})$$

如表 5-9 中我国 2016—2020 年期间医院数的四年平均发展速度 $= \sqrt[4]{\dfrac{35\,394}{29\,140}} \times 100\% = 1.050 = 105.0\%$。

2. 平均变化速度 平均变化速度 = 平均发展速度 −1。如表 5-9 中我国 2016—2020 年期间医院数的四年平均变化速度为 1.050−1=0.050=5.0%。

利用平均变化速度,可以对指标进行预测。如 2026 年我国医院预测数 $=1.050^{10} \times 29\,140 = 47\,466$（个）。

四、统计图表

（一）统计表

统计表是将原始数据进行一定分析后,将分析结果以表格形式展示。统计表由标题、标目、线条和数字组成,必要时还可添加备注。

（二）统计图

统计图是利用点的位置、线段的升降、直条的长短和面积的大小等,直观地将研究对象的特点展示出来。常用的统计图有直条图（条图）、直方图、百分条图、饼图、线图、散点图、箱式图等。统计图应包含标题和序号,标题位于图的正下方。

SPSS 绘图功能在新菜单对话框 Chart Builder 的基础上保留了传统的旧对话框 Legacy Dialogs。新对话框较旧对话框的交互性更强,本部分将按照不同类型统计图介绍新对话框的操作方法。

1. 直条图（条图） 直条图是最常用的显示分组数据的统计图,用等宽直条的长短或高低来表示相互独立的各指标的大小。可分为单式直条图、复式直条图、堆积直条图等。

（1）绘制要点

1）直条图的纵轴应从 0 开始且连续,中间不能折断,否则无法反映出不同指标间的实际比例。

2）不同直条的宽度应相等,直条间需有间隔,以和直方图区分,且间隔也应相等,一般以直条的宽度或直条宽度的一半为宜。在复式直条图中,同一指标的多个直条间无间隔。

3）复式直条图中,不同分组的直条图应以不同颜色区分,若为黑白图,应以不同图案进行区分。

（2）SPSS 软件实现:图 5-8 为某调查 18 岁及以上调查对象能量及宏量营养素供能比数据库前 10 条数据。其中,变量"kcal"代表调查对象平均每日能量摄入;变量"calpcpro""calpcfat""calpccar"分别为蛋白质、脂肪和碳水化合物的供能比;变量"gender"代表性别,1 为男性,2 为女性;变量"agegroup"为年龄分组,取值为 0~2,0 代表 18~39 岁,1 代表 40~59 岁,2 代表 60 岁及以上。

1）单式直条图——单个变量,多分组

【例 5-4】绘制不同性别 18 岁及以上调查对象平均每日能量摄入（单位:kcal/d）的直条图。

	kcal	calpcpro	calpcfat	calpccar	gender	agegroup
1	1271.20	13.48	31.40	55.05	2	2
2	1408.27	15.46	40.92	43.59	2	1
3	2249.53	12.04	31.90	56.01	1	2
4	1725.97	12.35	31.90	55.69	2	2
5	2207.29	12.84	25.94	61.13	2	1
6	1916.84	15.19	40.61	44.68	1	2
7	1119.15	16.99	43.71	39.24	2	2
8	1675.78	14.98	25.84	59.15	2	2
9	2151.63	14.23	22.68	63.51	1	2
10	1926.28	11.57	22.26	66.15	1	2

图 5-8 绘制直条图数据库前 10 条记录

点击菜单栏 Graphs → Chart Builder，界面如图 5-9 所示，在 Chart Builder 对话框中双击下方虚线框中的直条图，或者将其拖到上方虚线框中，选中变量"kcal"移至 Y-Axis? 虚线框中，选中变量"gender"移至 X-Axis? 虚线框中，在右侧 Statistics → Statistic 下拉框中选择 Mean，单击 OK 即可。

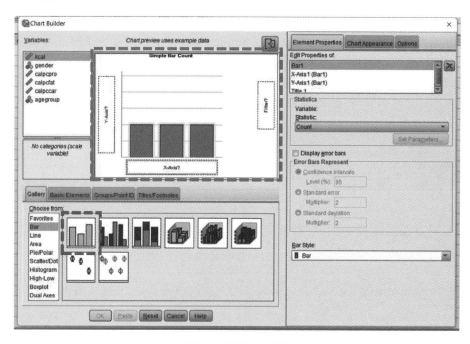

图 5-9 图表构建器

2）单式直条图——多个变量，不分组

【例 5-5】绘制 18 岁及以上调查对象三大宏量营养素供能比的直条图，数据库与【例5-4】相同。

点击菜单栏 Graphs → Chart Builder，在图 5-9 的 Chart Builder 对话框中双击下方虚线框中的直条图，或者将其拖到上方虚线框中。同时选中变量"calpcpro""calpcfat""calpccar"，将其移至 Y-axis? 虚线框中，SPSS 弹出图 5-10 的 Create Summary Group 对话框，提示三个变量将被视为三组分别统计,单击 $\boxed{OK}$ 后,右侧 $\boxed{Statistics}$ → $\boxed{Statistic}$ 下拉框可以为每个变量选择统计量,默认均为 $\boxed{Mean}$,无须修改直接单击 $\boxed{OK}$ 即可。

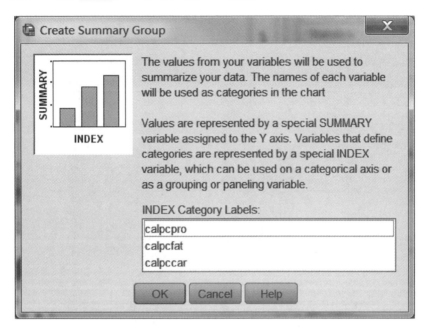

图 5-10　Create Summary Group 对话框

3)复式直条图

【例 5-6】绘制不同性别 18 岁及以上调查对象三大宏量营养素供能比的直条图,数据库与【例 5-4】相同。

点击菜单栏 $\boxed{Graphs}$ → $\boxed{Chart\ Builder}$,在图 5-9 的 Chart Builder 对话框中双击下方虚线框中的直条图,或者将其拖到上方虚线框中。选中变量"gender"移至 $\boxed{X\text{-}Axis\ ?}$ 虚线框中,再同时选中变量"calpcpro""calpcfat"和"calpccar"移至 $\boxed{Y\text{-}axis\ ?}$ 虚线框中,在弹出的 Create Summary Group 对话框(图 5-10)中单击 $\boxed{OK}$ 后,再单击 $\boxed{OK}$ 即可,绘图结果如图 5-11 所示。需要注意的是,在此例中,必须先设置好 X 轴变量,再设置 Y 轴变量。若先设置了 Y 轴,设置 X 轴后仍需重新设置 Y 轴。

4)堆积直条图:堆积直条图与单式直条图、复式直条图的区别是将不同分组的直条在 Y 轴方向上堆积起来,总高度代表总值的大小,方便比较总值大小。

【例 5-7】绘制不同性别各年龄段人数的堆积直条图,数据库与【例 5-4】相同。

点击菜单栏 $\boxed{Graphs}$ → $\boxed{Chart\ Builder}$,在 Chart Builder 对话框中双击 ▉,或将其拖到作图区。选中变量"gender"移至 $\boxed{X\text{-}Axis\ ?}$ 虚线框中,选中变量"agegroup",将其移至 $\boxed{Stack\ set}$ $\boxed{color}$ 虚线框中,右侧 $\boxed{Statistics\text{-}Statistic}$ 下拉框默认选择 $\boxed{Count}$,单击 $\boxed{OK}$ 。绘图结果如图 5-12 所示,可以直观地看到不同性别 3 个年龄段的人数分布,且能够发现女性(2 代表女性)总人数比男性多。

5)统计图修饰:SPSS 原始图不够美观,可以双击统计图进入 Chart Editor 窗口进行编辑,对直条的宽度、颜色、大小、间隔、坐标轴等进行个性化修改。

　　6）特别说明：在直条图选项卡中，点击 Options ，弹出的对话框中可以对缺失值进行定义，如图 5-13 所示。

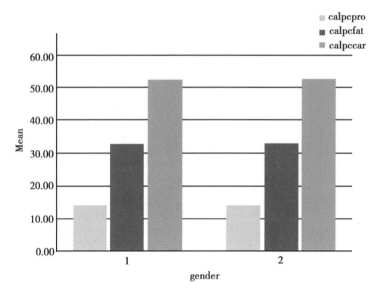

图 5-11　不同性别调查对象三大宏量营养素供能比直条图

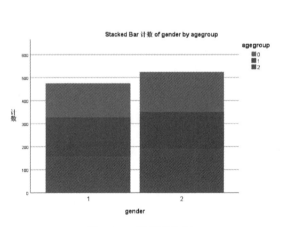

图 5-12　堆积直条图

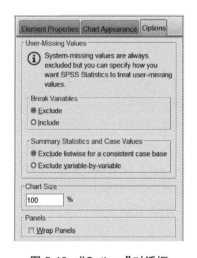

图 5-13　"Options"对话框

　　2. **直方图**　直方图用来描述某个连续变量的分布特点。很多统计方法对分析变量有正态分布的要求，因此分析前可通过直方图大致了解变量的分布形态。

　　（1）绘制要点

　　1）直方图的横轴为连续变量，各组距应相等，即各长条的宽度相等，且各长条间不留空隙。

　　2）直方图的纵轴为频数或频率，从 0 开始。

　　（2）SPSS 软件实现：

　　【例 5-8】绘制调查对象年龄直方图，数据库与【例 5-1】相同。

　　变量 "age" 为连续变量，表示调查对象的年龄。点击菜单栏 Graphs → Chart Builder ，在

Chart Builder 对话框中 Choose from 单击 Histogram，双击右侧的 ▥，或将其拖至绘图区。选中变量 "age" 将其移至 X-Axis ? 虚线框中，右侧勾选 Display normal curve，单击 OK，结果如图 5-14 所示。由于调查对象为 18 岁及以上成人，因此直方图呈现左侧截断的形状。右上角自动给出算术均值、标准差及样本量。

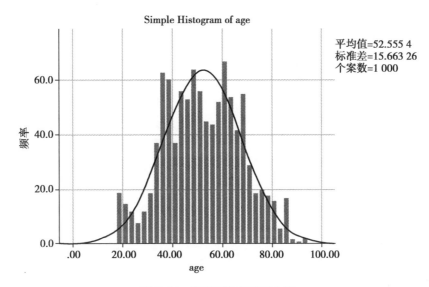

图 5-14　调查对象年龄直方图

3. **饼图**　也称圆图，适用于构成比资料。以圆形代表总体，即 100%，每个扇形代表构成总体的各个部分，扇形的面积代表各部分的构成比。

（1）绘制要点

1）360° 代表 100%，3.6° 代表 1%，根据百分数计算扇形的度数。

2）饼图的第一个构成部分应从相当于时钟 12 点或 9 点的位置开始，顺时针绘制；无论从哪个位置开始，在一篇文章或论著中应统一。

3）各个构成部分应以不同颜色区分，黑白饼图各部分则以不同图案区分。

4）饼图的每个构成部分需要在对应扇形外周注明名称和百分比，也可以在图例中注明各部分的名称和相应百分比。

（2）SPSS 软件实现

1）以绘制 BMI 状况饼图为例

【例 5-9】图 5-15 为某调查中 18 岁及以上调查对象超重肥胖状况的前 10 条数据，变量 "gender" 代表性别，1 为男性，2 为女性。变量 "obesity" 取值范围为 0~3，其中 0 代表 BMI 不足 18.5kg/m^2，即 "低体重"；"1" 代表 18.5kg/m$^2 \leqslant$ BMI$<$24.0kg/m^2，即 "体重正常"；"2" 代表 24.0kg/m$^2 \leqslant$ BMI$<$28.0kg/m^2，即 "超重"，"3" 代表 BMI$\geqslant$28.0 kg/m^2，即 "肥胖"。

点击菜单栏 Graphs → Chart Builder，在 Chart Builder 对话框中 Choose from 选择 Pie/Polar，双击 ◕ 或者将其拖至绘图区。选中变量 "obesity" 移至 Slice by ? 虚线框中，右侧 Statistics → Statistic 下拉框中选择 Percentage，单击 OK。SPSS 饼图默认从相当于时钟 12 点方向开始绘制。

	👥 gender	👥 obesity
1	2	3
2	1	3
3	1	3
4	1	2
5	2	2
6	2	2
7	2	1
8	2	1
9	2	1
10	2	0

图 5-15　某调查 18 岁及以上调查对象
超重肥胖状况前 10 条记录

　　需要注意的是,SPSS 饼图默认不显示每个构成部分的百分数,需要双击饼图,进入 Chart Editor 界面,手动让其显示。单击图 5-16 中的菜单栏 Elements → Show Data Labels,此时在每个构成部分的扇形中显示了相应的百分数。单击饼图中任意一个百分数,在同时弹出的"Properties"窗口(图 5-17)中,单击"Data Value Labels"选项卡,在 Not Displayed 框中选中变量"obesity",单击 ⤴,将其从 Not Displayed 框中移至 Displayed 框中,单击 Apply,结果如图 5-18 所示,每个构成部分的名称与百分数同时显示在扇形中。拖动名称与百分数的框,可以改变其显示位置。

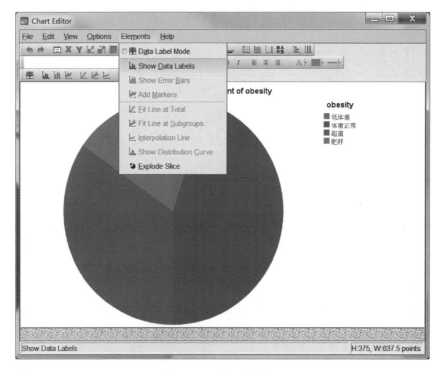

图 5-16　饼图菜单栏

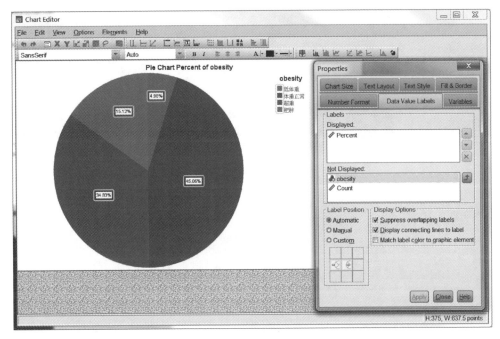

图 5-17　饼图图形编辑器

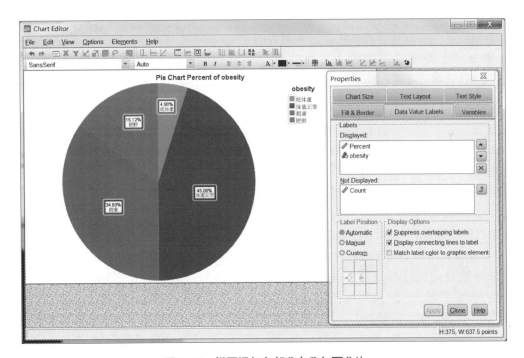

图 5-18　饼图添加各部分名称与百分比

　　若需要分组绘制饼图,如绘制不同性别成人 BMI 状况饼图,在 Chart Builder 窗口,单击"Groups/Point ID"选项卡,勾选 Rows panel variable 或者 Columns panel variable,将变量"gender"拖至 Panel ? 的虚线框中,如图 5-19 所示,单击 OK。

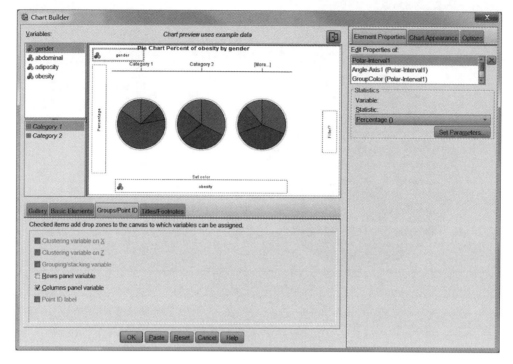

图 5-19　绘制分组饼图

2）以绘制三大宏量营养素供能比饼图为例

【例 5-10】需要绘制的饼图各构成部分不是一个变量而是多个变量，如蛋白质供能比、脂肪供能比和碳水化合物供能比 3 个变量，数据库与【例 5-4】相同。点击菜单栏 Graphs → Chart Builder，在 Chart Builder 对话框中 Choose from 选择 Pie/Polar，双击 或者将其拖至绘图区。同时选中变量"calpcpro""calpcfat"和"calpccar"，将其移至 Angle Variable ? 虚线框中，SPSS 弹出 Create Summary Group 对话框，提示三个变量将被视为三组分别统计，单击 OK 后，右侧 Element Properties 选项卡中"Edit Properties of"框中的"Angle-Axis1（Polar-Interval1）"可以选择第一个扇形起始的位置，如时钟 12 点或 9 点位置等，也可以选择顺时针或逆时针绘图。单击右侧 Element Properties 选项卡中的"Edit Properties of"框中的"GroupColor（Polar-Interval 1）"，可以在 Order 框中改变三个变量的顺序。需要注意的是：单击"Element Properties"选项卡中"Edit Properties of"框中的"Polar-Interval 1"可以发现，3 个变量的统计量只能选择 Sum，如图 5-20 的黑线框所示，也就是对 3 个变量分别求和后，绘制 3 个求和的构成比图。只有在 3 个变量的样本量相同时，绘制的饼图与 3 个变量的算术均值的饼图构成比一致。若有的变量存在缺失值，并且 Options 选项卡中 User-Missing Values 选择了 Exclude variable-by-variable，会造成 3 个变量的样本量不一致，此时算术均值的构成比与和的构成比不同，不能用此方法绘制。

与上例相同，若需要分组绘制饼图，如绘制不同性别、不同年龄段成人三大宏量营养素供能比饼图，在图 5-20 的基础上，单击 Groups/Point ID 选项卡勾选 Rows panel variable 和 Columns panel variable，将变量"gender"和"agegroup"分别拖至绘图区 Panel ? 的虚线框中，单击 OK，结果如图 5-21 所示。

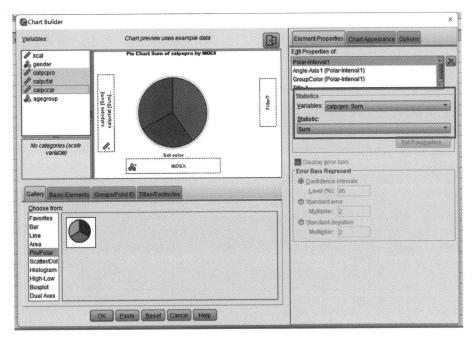

图 5-20 各构成部分为多个变量的饼图绘制对话框

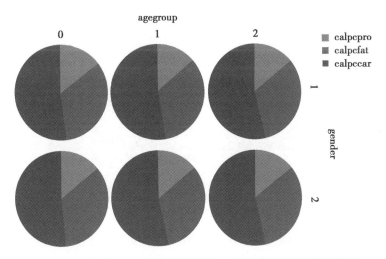

图 5-21 不同性别、不同年龄段成人三大宏量营养素供能比饼图

4. **百分条图** 百分条图是条图的一种,属于堆栈式条图。与饼图相同,百分条图也适用于构成比资料,以一个直条表示总体,总面积为 100%,其中各个条段的面积百分数代表各构成部分的构成比。与饼图相比,百分条图更适用于多组间的构成比较。

(1) 绘制要点

1) 设置标尺,刻度从 0 至 100%,起点、终点与百分条图一致。

2) 当绘制多组百分条图时,每组的构成顺序应保持一致。

(2) SPSS 软件实现:【例 5-11】绘制不同性别 18 岁及以上成人超重、肥胖构成百分条图,数据库与【例 5-9】相同。

点击菜单栏 Graphs → Chart Builder，在 Chart Builder 对话框中双击 ，或者将其拖至绘图区，选中变量 "obesity" 移至 Stack:set color 虚线框中，选中变量 "gender" 移至 X-Axis？虚线框中，在右侧 Statistics → Variable Statistic 下拉框中选择 Percentage，单击 Set Parameters，在弹框的 Denominator for Computing Percentage 下拉框中选择 Total for Each X-Axis Category，如图 5-22 所示，单击 Continue → OK。结果如图 5-23 所示，若想显示每个构成部分的百分比，双击该结果图，单击 Chart Editor 对话框的菜单栏 Elements → Show Data Labels。单击菜单栏的 Options → Transpose Chart，可以将百分条图转置。

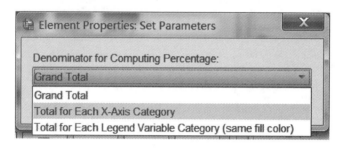

图 5-22　元素属性:集合参数

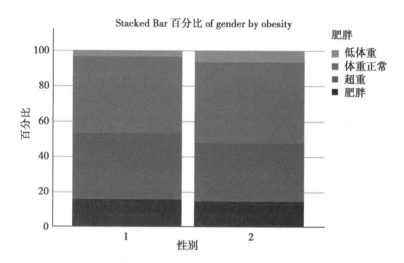

图 5-23　不同性别 18 岁及以上成人超重、肥胖构成百分条图

5. **线图**　又称折线图,反映某连续变量随时间的动态变化规律。根据纵坐标的尺度类型,可分为普通线图和半对数线图。此处仅介绍普通线图。

普通线图(line chart)横轴为时间变量,可以不从 0 开始。相邻的点用线段相连,不可用平滑的曲线相连。

【例 5-12】绘制 2000—2018 年我国不同性别 18~64 岁成人膳食质量变化趋势。

数据库前 10 条数据如图 5-24 所示,变量 "wave" 代表调查年份;变量 "CDGI" 为中国居民膳食指南指数,用于评价膳食质量;变量 "gender" 为性别,其中 1 代表男性,2 代表女性。

点击菜单栏 Graphs → Chart Builder，在 Chart Builder 对话框中 Choose from 单击 Line，

双击右侧的 图（若不分组，则选择图），或将其拖至绘图区。将变量"wave"移至 X-Axis ?
虚线框中，将变量"CDGI"移至 Histogram 虚线框中，将变量"gender"移至 Set color 虚线
框中，右侧 Statistics → Variable Statistic 下拉框选中 Mean，单击 OK。结果如图 5-25 所示，
此时 X 轴按照时间顺序等距离分布。若需要对 X 轴进行编辑，如修改年份显示的间隔，可
以在绘制折线图时，在图 5-26 对话框右侧 Element Properties → Edit Properties of 框中选中
X-Axis 1（Line 1），修改 Scale Range；也可以双击折线图，弹出 Chart Editor 对话框，双击横坐
标，弹出 Properties 对话框，如图 5-27 所示，将 Major Increment 默认的 5 改为 1，单击 Apply，
可将横坐标的间隔改为 1 年。

	wave	CDGI	gender
1	2000	78.4	1
2	2000	60.7	2
3	2000	43.6	1
4	2000	47.9	1
5	2000	37.9	2
6	2000	59.5	2
7	2000	30.2	2
8	2000	75.7	2
9	2000	64.5	2
10	2000	88.1	2

图 5-24　2000—2018 年我国不同性别 18~64 岁成人膳食质量前 10 条记录

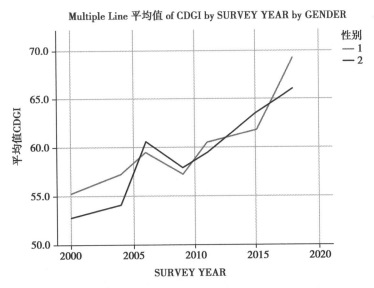

图 5-25　2000—2018 年我国 18~64 岁不同性别成人膳食质量变化趋势

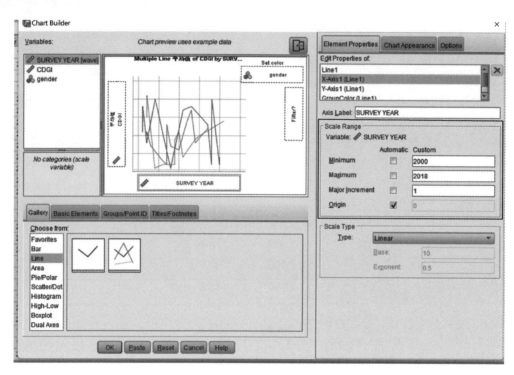

图 5-26　线图图表构建器对话框

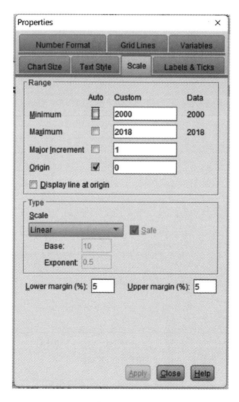

图 5-27　修改线图 X 轴样式

6. **箱式图** 又称箱图、盒形图，可以显示数据的分布状况。箱子的底为下四分位数，箱子的顶为上四分位数，箱子内部加粗的横线称中间线，为中位数。箱子向上延伸的线段为除异常值外的最大值，向下延伸的线段为除异常值外的最小值。异常值以〇标识离群值，以 ★ 标识极值。

【例 5-13】绘制不同性别年龄箱式图。

数据库包含年龄 "age" 和性别 "gender" 两个变量，其中 "1" 代表男性，"2" 代表女性。点击菜单栏 Graphs → Chart Builder，在 Chart Builder 对话框中 Choose from 单击 Boxplot，双击右侧的🔲，或将其拖至绘图区。选中变量 "gender" 将其移至 X-Axis ? 虚线框中，选中变量 "age" 将其移至 Y-Axis ? 虚线框中，单击 OK。若想改变 X 轴男性、女性的位置，可以单击 Chart Builder 对话框右侧 Element Properties → Edit Properties of 框中的 X-Axis 1(Box 1)，在 Sort by 下拉框中选择 Custom，在 Order 框中修改分组的排列顺序，如图 5-28 所示。结果如图 5-29 所示，〇和 ★ 旁边的数字为该异常值的位置，如第 21 个调查对象为极值，第 28 个调查对象为离群值。若不分组，双击🔲，或将其拖至绘图区即可。

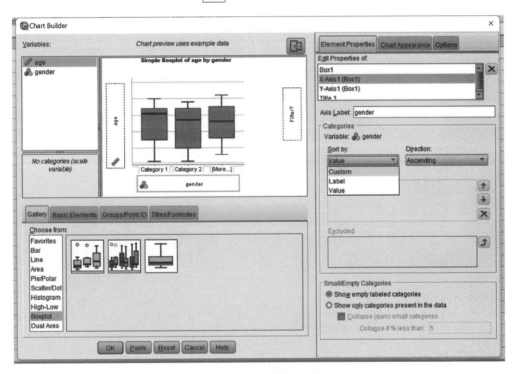

图 5-28　绘制箱式图对话框

7. **散点图** 散点图是用点的分布反映 2 个及以上连续变量的相关关系。对于坐标轴的起点没有限制。

【例 5-14】绘制不同性别儿童青少年年龄 - 身高散点图。

点击菜单栏 Graphs → Chart Builder，在 Chart Builder 对话框中 Choose from 单击 Scatter/Dot，双击右侧的🔗，或将其拖至绘图区。选中变量 "age" 将其移至 X-Axis ? 虚线框中，选中变量 "height" 将其移至 Y-Axis ? 虚线框中，将变量 "gender" 移至 Set color 虚线

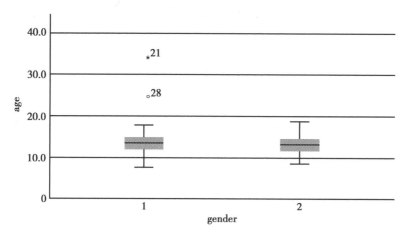

图 5-29　箱式图结果

框中,单击 $\boxed{OK}$。可以在 Chart Builder 对话框右侧 Chart Appearance → Edit Appearance 选中 $\boxed{\text{Use custom color, border, and grid line settings}}$,修改每个分组的颜色等(图 5-30)。双击散点图,弹出 Chart Editor 窗口,再双击散点,弹窗 Properties 窗口,可以进一步对图形进行修改,如改变散点的形状等,如图 5-31 所示。

若不分组绘制简单散点图,则在 Chart Builder 对话框中 Choose from 单击 $\boxed{\text{Scatter/Dot}}$,选择 功能。

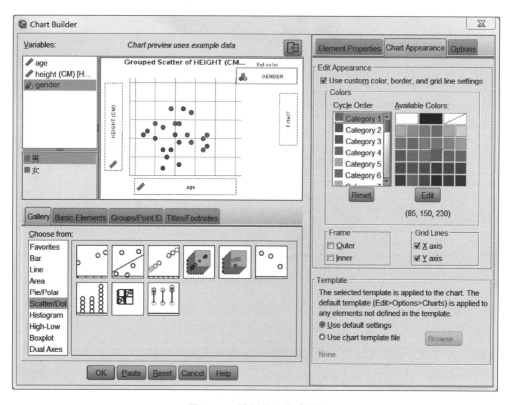

图 5-30　绘制分组散点图

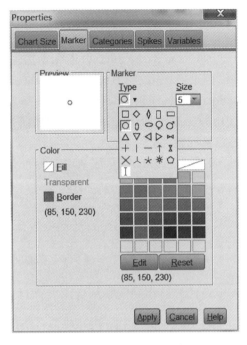

图 5-31　个性化定制散点图

第三节　参 数 估 计

用样本（sample）信息推论总体（population）的特征称为统计推断（statistical inference），包括参数估计（parameter estimation）和假设检验（hypothesis testing）两方面内容。参数估计旨在利用统计学原理，通过样本的统计指标对总体的参数进行估计。假设检验，又称显著性检验，旨在利用统计学原理，通过判断样本间是否存在差异推断样本来自的总体间是否存在差异。

参数估计包括点估计和区间估计两种方式，可以对连续变量的均值进行估计，也可以对率进行估计。

一、总体均数的估计

（一）点估计

总体均数的点估计值即样本的均值。如为了解中国 80 岁及以上老年人平均每日能量摄入，某抽样调查显示样本的能量摄入为 1 675.6kcal/d，则推断总体的能量摄入的点估计值也是 1 675.6kcal/d。

点估计的缺点是没有考虑均数的抽样误差。抽样误差是指由于个体间差异及抽样造成的样本统计量与总体参数之间的差异，均数的抽样误差即样本均数与总体均数的差异 $\overline{X} - \mu$。抽样误差不可避免，但由于总体均数 μ 一般无法得到，使用均数标准误代替 $\overline{X} - \mu$ 衡量抽样误差的大小。均数标准误（standard error of mean，SEM），简称标准误（standard error，SE），是样本均数的标准差。

(二)区间估计

区间估计是在点估计的基础上,按照某概率值$(1-\alpha)$构建的包含总体均值在内的数值范围。该数值范围称为置信区间(confidence interval,CI),该数值范围的下限和上限称为置信下限(lower confidence limit,LCL)和置信上限(upper confidence limit,UCL),该概率值$(1-\alpha)$称为置信度或置信水平(confidence level),表示总体均值有$(1-\alpha)$的概率落在此置信区间内。通常情况下α取0.05或0.01,即一般统计学上计算总体均值的95%或99%置信区间。α取值越小,置信度越高,则置信区间越大。

根据中心极限定理(central limit theorem),从服从正态分布$N(\mu,\sigma^2)$的总体中随机抽取样本量为n的样本,样本均数$\overline{X}$服从$N(\mu,\dfrac{\sigma^2}{n})$的正态分布,即$\overline{X}\sim N(\mu,\dfrac{\sigma^2}{n})$,对其进行变换后,则$\dfrac{\overline{X}-\mu}{\sigma_{\overline{X}}}\sim N(0,1)$,$Z=\dfrac{\overline{X}-\mu}{\sigma_{\overline{X}}}$,服从标准正态分布;从均值为$\mu$、标准差为$\sigma$的偏态总体中随机抽取样本量为$n$且$n$不太小(如$n\geqslant30$)的样本,样本均数$\overline{X}$也近似服从$N(\mu,\sigma^2/n)$的正态分布。由于$\sigma$通常未知,用$S$代替后,$\dfrac{\overline{X}-\mu}{S_{\overline{X}}}$服从自由度为$(n-1)$的$t$分布,即$t=\dfrac{\overline{X}-\mu}{S_{\overline{X}}}$,$\upsilon=n-1$。其中$\upsilon$为自由度(degree of freedom,df),指计算某一统计量时取值不受限制的变量个数。

因此,常用的总体均数置信区间的计算方法有两种,一是t分布法,二是Z分布法。如图5-32所示,t分布为一簇曲线,形状与标准正态分布类似,由自由度决定。

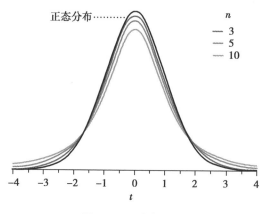

图5-32　t分布图形

1. **t分布法**　若$\overline{X}$服从正态分布(或根据中心极限定理判断$\overline{X}$近似服从正态分布),总体标准差σ未知,则总体均值的双侧$(1-\alpha)$置信区间为$(\overline{X}-t_{\alpha/2,\upsilon}S_{\overline{X}},\overline{X}+t_{\alpha/2,\upsilon}S_{\overline{X}})$。$t_{\alpha/2,\upsilon}$可通过查看$t$界值表得到,也可通过SPSS软件的反分布函数(inverse distribution function,IDF)计算。单击菜单栏 Transform → Compute Variable ,在Target Variable框中填入计算结果的变量名,在Function group框中选中 Inverse DF ,在Functions and Special Variables框中选中 Idf.T 后单击 ⬆ ,或直接双击 Idf.T ,该函数IDF.T(prob,df)自动填充至Numeric Expression框中。若$\alpha=0.05$、$df=50$,则双侧面积为5%,在 prob 处填写0.975, df 处填写50,如图5-33所示,单击 OK 后,可在SPSS数据库界面看到新生成的变量,其值为2.008 559 112 100 42。

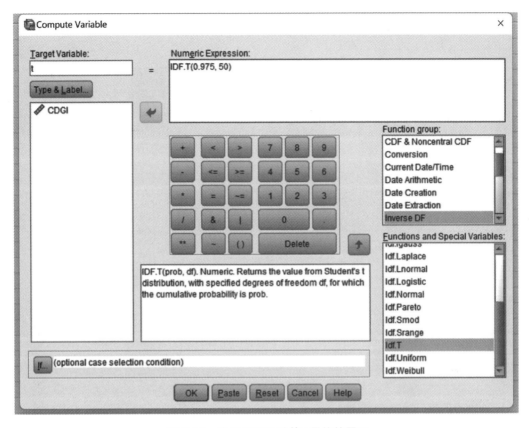

图 5-33 使用 SPSS 计算 t 界值的界面

2. Z 分布法 若总体标准差 σ 已知,则总体均值的双侧 $(1-\alpha)$ 置信区间为 $(\overline{X}-Z_{\alpha/2}\sigma_{\overline{X}},$ $\overline{X}+Z_{\alpha/2}\sigma_{\overline{X}})$。$Z_{\alpha/2}$ 可通过查看标准正态分布 Z 值表得到,最常用的计算 95% 置信区间的 $Z_{0.05/2}$ 为 1.96,计算 99% 置信区间的 $Z_{0.01/2}$ 为 2.58。Z 界值也可通过 SPSS 软件的 IDF 计算。单击菜单栏 Transform → Compute Variable,在 Target Variable 框中填入计算结果的变量名,在 Function group 框中选中 Inverse DF,在 Functions and Special Variables 框中选中 Idf. Normal 后单击 ⬆️,或直接双击 Idf.Normal,该函数 IDF.NORMAL(prob,mean,stddev) 自动填充至 Numeric Expression 框中。若 $\alpha=0.05$,在 prob 处填写 0.975,mean 处填写 0,stddev 处填写 1,如图 5-34 所示,单击 OK 后,可在 SPSS 数据库界面看到新生成的变量,其值为 1.959 963 984 540 05。

自由度 ν 越大,t 分布形状与 Z 分布形状越接近。当自由度 ν 无限大时,t 分布形状与 Z 分布相同。因此,若总体标准差 σ 未知,但样本量大,则可用 $Z_{\alpha/2}$ 代替 $t_{\alpha/2,\nu}$,总体均值的双侧 $(1-\alpha)$ 置信区间为 $(\overline{X}-Z_{\alpha/2}S_{\overline{X}},\overline{X}+Z_{\alpha/2}S_{\overline{X}})$。根据 t 界值表可以看出,当自由度 $\nu=500$ 时,$t_{0.05/2}=1.965$(SPSS 计算结果为 1.964 719 837 466 86),$t_{0.01/2}=2.586$(SPSS 计算结果为 2.585 697 835 141 93),非常接近相应置信度的 Z 值(1.959 963 984 540 05 和 2.575 829 303 548 9)。

（三）实例分析

【例 5-15】从我国某地区抽取了 51 名 10 岁儿童,其身高均值为 146.16cm,标准差为 9.010cm。取 $\alpha=0.05$,查看 t 界值表 $t_{0.05/2,50}=2.009$,根据公式 $(\overline{X}-t_{\alpha/2,\nu}S_{\overline{X}},\overline{X}+t_{\alpha/2,\nu}S_{\overline{X}})$ 计算 95%

置信区间为 $\left(146.16 - 2.009 \times \dfrac{9.010}{\sqrt{51}}, 146.16 + 2.009 \times \dfrac{9.010}{\sqrt{51}}\right)$，即 $(143.6, 148.7)$。

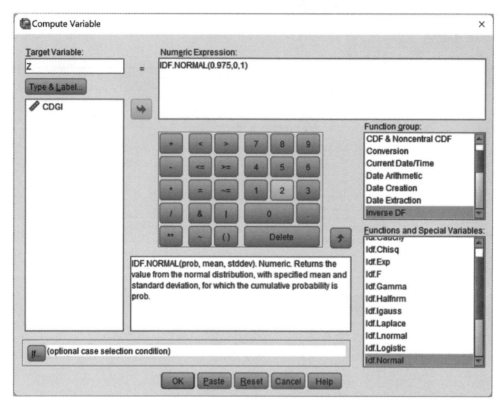

图 5-34　使用 SPSS 计算 Z 界值的界面

用 SPSS 计算 95% 置信区间：单击菜单栏 Analyze → Descriptives Statistics → Explore，将变量"height"选至 Dependent List 框中后，单击 Statistics，默认勾选 Descriptives 且置信区间为 95%，单击 Continue → OK，结果如表 5-10 所示，95% 置信区间为 $(143.62, 148.69)$。

表 5-10　SPSS 区间估计结果

			Statistic	Std.Error
height	Mean		146.16	1.262
	95%Confidence Interval for Mean	Lower Bound	143.62	
		Upper Bound	148.69	
	5%Trimmed Mean		145.98	
	Median		146.00	
	Variance		81.186	
	Std.Deviation		9.010	

续表

		Statistic	Std.Error
height	Minimum	126	
	Maximum	170	
	Range	44	
	Interquartile Range	12	
	Skewness	0.373	0.333
	Kurtosis	0.825	0.656

注意：SPSS 的 Explore 命令使用 t 分布函数，而不是标准正态分布函数计算置信区间，因此 SPSS 计算结果与公式 $(\overline{X}-t_{\alpha/2,v}S_{\overline{X}},\overline{X}+t_{\alpha/2,v}S_{\overline{X}})$ 计算结果一致，与公式 $(\overline{X}-Z_{\alpha/2}S_{\overline{X}},\overline{X}+Z_{\alpha/2}S_{\overline{X}})$ 计算结果稍有差异。

二、总体率的估计

当研究的指标为二分类结局变量，如发病与未发病，其中发病概率为 π，未发病概率则为 $1-\pi$，那么在样本量为 n 的人群中，发病个体数 X 服从二项分布，记作 $X\sim B(n,\pi)$。

（一）点估计

总体率的点估计值即样本率。如全国抽样调查显示成年人超重肥胖率为 50.7%，则推测全国成年人超重肥胖率为 50.7%。

（二）区间估计

X 的总体均数、总体方差和总体标准差分别用 μ_X、σ_X^2 和 σ_X 表示，其中 $\mu_X=n\pi$，$\sigma_X^2=n\pi(1-\pi)$，$\sigma_X=\sqrt{n\pi(1-\pi)}$。发病频率 $p=X/n$ 的总体均数、总体方差和总体标准差分别用 μ_p、σ_p^2 和 σ_p 表示，其中 $\mu_p=\pi$，$\sigma_p^2=\pi(1-\pi)/n$，$\sigma_p=\sqrt{\pi(1-\pi)}/n$。由于总体的发病概率 π 通常无法获得，使用样本标准差 S_p 来估计 σ_p，$S_p=\sqrt{p(1-p)}/n$。

若 np 和 $n(1-p)$ 均大于 5，则可认为总体率 μ_p 的估计值 $\hat{\mu}_p$ 近似服从正态分布，即 $\hat{\mu}_p\sim N(p,S_p)$。因此总体率的 $(1-\alpha)$ 置信区间为 $(p-u_\alpha S_p,p+u_\alpha S_p)$。若不满足正态分布的条件，则可使用精确概率法计算。

（三）实例分析

1. 正态近似法

【例 5-16】估计某地 18 岁及以上人群中心性肥胖的患病率及其 95% 置信区间。随机抽取 1 412 名调查对象，其中，中心性肥胖患者 592 人，非中心性肥胖者 820 人。

使用 SPSS 分析的数据可以是原始数据，如图 5-35 所示原始数据库的前 10 条记录，也可以是整理后的数据，如图 5-36 所示。其中 abdominal=1 表示中心性肥胖，abdominal=0 表示非中心性肥胖，group=1 表示样本不分组，是使用 SPSS 进行区间估计必要的辅助变量。整理后的数据比原始数据多了一个变量"freq"，为人数。

	abdominal	group
1	1	1
2	0	1
3	1	1
4	0	1
5	1	1
6	1	1
7	1	1
8	1	1
9	1	1
10	0	1

	abdominal	freq	group
1	1	592	1
2	0	820	1

图 5-35　原始数据前 10 条记录　　　　　　图 5-36　整理后数据

若使用整理后的数据,需要首先进行加权。单击 SPSS 菜单栏的 Data → Weight Cases,选中 Weight cases by 后,将变量"freq"选中至 Frequency Variable 框中,单击 OK。该步骤表示数据分析时要以"freq"为权重。若使用原始数据,则忽略此步骤。

单击菜单栏 Analyze → Descriptive Statistics → Ratio,选中"abdominal"至 Numerator 框中,选中"group"至 Denominator 框中,单击 Statistics,在对话框中勾选 Mean 和 Confidence intervals 选项,如图 5-37 和图 5-38 所示。结果见表 5-11,某地 18 岁及以上人群中心性肥胖率为 41.9%,其 95% 置信区间为 [39.3%, 44.5%]。

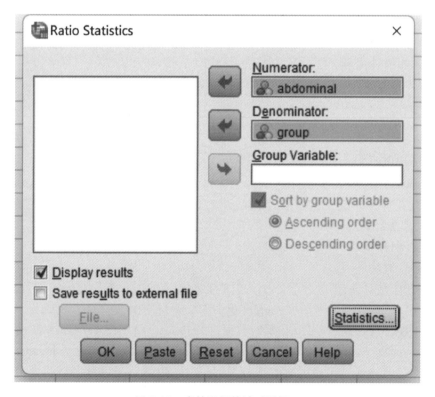

图 5-37　率的区间估计对话框 1

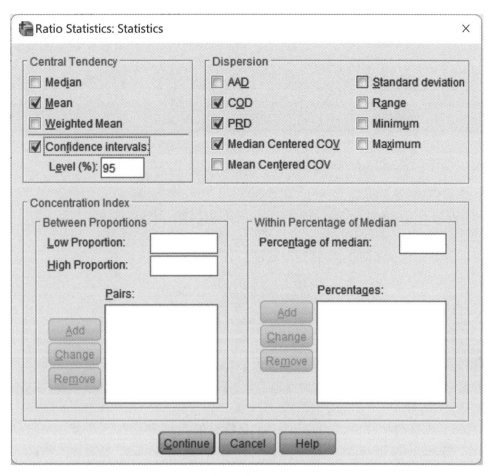

图 5-38 率的区间估计对话框 2

表 5-11 率的区间估计结果

95%Confidence Interval for Mean			Price Related Differential	Coefficient of Dispersion	Coefficient of Variation Median Centered
Mean	Lower Bound	Upper Bound			
0.419	0.393	0.445	1.000		

Note：The confidence intervals are constructed by assuming a Normal distribution for the ratios.

2. **精确概率法** 单击菜单栏 Analyze → Nonparametric Tests → One Sample，在 Objective 页面的 What is your objective？框中选中 Customize analysis；在 Fields 页面将 "abdominal" 选中至 Test Fields 框中；在 Settings 页面选中 Customize tests，并勾选 Compare observed binary probability to hypothesized（Binomial test），然后单击 Options，勾选 Confidence Interval 框中的 Clopper-Pearson（exact）。结果见表 5-12，国内 18 岁及以上人群中心性肥胖率为 41.9%，其 95% 置信区间为［39.3%，44.6%］。

表 5-12　精确概率法区间计算结果

Confidence Interval Type	Parameter	Estimate	95.0%Confidence Interval	
			Lower	Upper
One-Sample Binomial Success Rate（Clopper-Pearson）	Probability（abdominal=1）	0.419	0.393	0.446

三、两个率的差以及率差的估计

（一）点估计

两个率的差的点估计即 p_1-p_2，p_1 和 p_2 分别是两个样本率的点估计值。

（二）区间估计

率差的 95% 置信区间公式如式 5-7 所示。

$$\left(p_1 - p_2\right) \pm 1.96\sqrt{\frac{p_1 q_1}{n_1} + \frac{p_2 q_2}{n_2}} \tag{式 5-7}$$

其中 $q_1=1-p_1$，$q_2=1-p_2$。

（三）实例分析

【例 5-17】分析某地不同性别 18 岁及以上人群中心性肥胖率的差异。

数据库在【例 5-16】基础上增加性别变量 "gender"，其中 gender=1 代表男性，gender=2 代表女性。

SPSS 无法自动计算率差的置信区间，只能计算出 p_1 和 p_2 代入公式。单击菜单栏 Analyze → Descriptive Statistics → Crosstabs，将 "gender" 和 "abdominal" 分别选中至 Row(s) 和 Column(s) 框中，单击 Cells，在对话框中勾选 Percentages 框中的 Row。也可调换位置，将 "gender" 和 "abdominal" 分别选中至 Column(s) 和 Row(s) 框中，Cells 对话框中需要勾选 Percentages 框中的 Column。

结果如表 5-13 所示，p_1=40.7%，p_2=42.8%，n_1=58.2%，n_2=830%，代入式 5-7，计算国内 18 岁及以上人群男性与女性中心性肥胖率差值的 95% 置信区间为 [−7.321%，3.121%]。

表 5-13　18 岁及以上人群男性与女性中心性肥胖率四格表

			abdominal		Total
			0	1	
gender	1	Count	345	237	582
		% within gender	59.3%	40.7%	100.0%
	2	Count	475	355	830
		% within gender	57.2%	42.8%	100.0%
Total		Count	820	592	1 412
		% within gender	58.1%	41.9%	100.0%

四、OR 值和 RR 值的估计

（一）比值比

在病例对照研究中,病例组中暴露人数与非暴露人数的比值除以对照组中暴露人数与非暴露人数的比值称为比值比(odds ratio,OR),又称优势比、比数比。比值(odds)是指结局发生的可能性与不发生的可能性之比。OR>1,表示暴露的因素是结局发生的危险因素,OR<1,表示暴露的因素是结局发生的保护因素。

1. **点估计** 资料整理好后(表 5-14),病例组的暴露与非暴露的比值计算见式 5-8。

表 5-14 病例对照研究资料整理表

暴露因素	病例组	对照组	合计
有	a	b	a+b
无	c	d	c+d
合计	a+c	b+d	a+b+c+d

$$\frac{a/(a+c)}{c/(a+c)}=a/c \qquad (式 5-8)$$

对照组的暴露与非暴露的比值计算见式 5-9。

$$\frac{b/(b+d)}{d/(b+d)}=b/d \qquad (式 5-9)$$

OR 的计算公式为 $OR=\dfrac{a/c}{b/d}=ad/bc$。利用 χ^2 检验可以检验病例组与对照组的暴露率有无统计学显著差异。χ^2 计算公式见式 5-10。

$$\chi^2=\frac{(ad-bc)^2 n}{(a+b)(c+d)(a+c)(b+d)} \qquad (式 5-10)$$

2. **区间估计** 一般计算 OR 值的 95% 置信区间,可使用 Woolf 自然对数转换法或 Miettnen 氏卡方值法,后者较常用,其计算公式为 $OR\ 95\%CI=OR^{\left(1\pm\frac{1.96}{\sqrt{\chi^2}}\right)}$。

3. **实例分析**

【例 5-18】以吸烟和肺癌的病例对照研究为例,假设调查了 1 000 人,其中 500 人为肺癌患者,500 人为非肺癌患者。肺癌患者中 400 人吸烟,100 人不吸烟;非肺癌患者中 200 人吸烟,300 人不吸烟。

使用 SPSS 分析的数据可以是原始数据,图 5-39 所示为原始数据库的前 10 条记录,也可以是统计后的四格表数据,如图 5-40 所示。其中 cancer=1 代表肺癌患者,为病例组;cancer=0 代表非肺癌患者,为对照;smoke=1 代表吸烟,为暴露组;smoke=0 代表不吸烟,为非暴露组。四格表数据比原始数据多了一个变量"freq",代表人数。

	smoke	cancer
1	0	1
2	0	1
3	0	1
4	0	0
5	0	0
6	1	1
7	1	1
8	1	1
9	1	1
10	1	1

图 5-39　吸烟与肺癌病例对照研究原始数据库前 10 条记录

	smoke	cancer	freq
1	0	1	100
2	1	1	400
3	0	0	300
4	1	0	200

图 5-40　吸烟与肺癌病例对照研究四格表数据

单击 SPSS 菜单栏 Data → Weight Cases，选中 Weight cases by 后，将变量"freq"选中至 Frequency Variable 框中，单击 OK。该步骤表示数据分析时要以"freq"为权重，若使用原始数据库，则省略此步骤。

单击菜单栏 Analyze → Descriptive Statistics → Crosstabs，将变量"smoke"选中至 Row(s)框中，将变量"cancer"选中至 Column(s)框中后，单击 Statistics，勾选 Risk 后单击 Continue → OK。结果见表 5-15，可以看到 OR=6.000，其 95% CI 为［4.522，7.962］。

表 5-15　OR 值计算结果

	Value	95% Confidence Interval	
		Lower	Upper
Odds Ratio for smoke（0/1）	6.000	4.522	7.962
For cohort cancer = 0	2.250	1.983	2.553
For cohort cancer = 1	.375	.314	.448
N of Valid Cases	1 000		

仍然以上述吸烟与肺癌病例对照研究为例，若需要调整协变量，则只能使用原始数据库，协变量可以是连续变量，也可以是分类变量。数据库前 10 条数据如图 5-41 所示，年龄变量"age"为连续协变量；"wine"为是否饮酒的多分类变量，其中 wine=0 代表从不饮酒，wine=1 代表曾经饮酒，wine=2 代表目前饮酒。

	smoke	cancer	age	wine
1	0	1	57.06	0
2	0	1	42.19	2
3	0	1	53.33	2
4	0	0	51.10	1
5	0	0	45.89	1
6	1	1	31.42	2
7	1	1	35.52	2
8	1	1	31.14	2
9	1	1	35.24	1
10	1	1	47.20	1

图 5-41　带协变量的吸烟与肺癌病例对照研究原始数据库前 10 条记录

单击菜单栏 Analyze → Regression → Binary Logistic,将结局变量"cancer"选至 Dependent 框中,将暴露变量及协变量选至 Covariates 框中,如图 5-42 所示。单击 Categorical,将分类变量选至 Categorical Covariates 框中,对于每一个分类变量,都需要将 Reference Category 勾选 First,并单击 Change,表示以第 1 组为参照组,如图 5-43 所示。单击 Continue 确认并返回至图 5-42 的界面后,单击 Options,勾选 CI for exp(B),单击 Continue → OK,结果如表 5-16 所示,OR 值为 6.372,95% CI 为[4.768,8.515]。

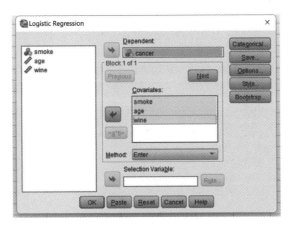

图 5-42　logistic 回归

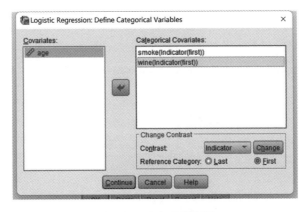

图 5-43　定义分类变量

表 5-16　logistic 回归结果

		B	S.E.	Wald	df	Sig.	Exp(B)	95% CI for EXP(B) Lower	Upper
Step 1[a]	smoke(1)	1.852	0.148	156.661	1	0.000	6.372	4.768	8.515
	age	0.010	0.006	2.611	1	0.106	1.010	0.998	1.022
	wine			9.448	2	0.009			
	wine(1)	−0.570	0.200	8.141	1	0.004	0.565	0.382	0.836
	wine(2)	−0.509	0.186	7.511	1	0.006	0.601	0.418	0.865
	Constant	−1.152	0.323	12.681	1	0.000	0.316		

Note: a. Variable(s)entered on step 1: smoke, age, wine.

（二）相对危险度

相对危险度（relative risk, RR）又称危险度比（risk ratio, RR），指暴露组的危险度与非暴露组的危险度之比。暴露组与非暴露组的发病密度之比称为率比（rate ratio, RR）。当结局发生率<5% 时，OR 是 RR 极好的近似值。

1. 点估计　整理好资料后（表 5-17），RR 计算公式见式 5-11。

表 5-17　队列研究资料整理表

暴露因素	结局指标 发生	未发生	合计
有	a	b	a+b
无	c	d	c+d
合计	a+c	b+d	a+b+c+d

$$RR = \frac{I_e}{I_0} = \frac{a/(a+b)}{c/(c+d)} \qquad （式 5-11）$$

其中 I_e 为暴露组的发生率，I_0 为非暴露组的发生率，RR 表示暴露组结局发生的危险是非暴露组结局发生危险的倍数。当 $RR>3$ 时，表明暴露因素与结局发生为强关联。

2. 区间估计　常用的计算 RR 95% 置信区间的方法有 Woolf 法和 Miettinen 法，Woolf 法计算公式见式 5-12 和式 5-13。

$$Var(\ln RR) = \frac{1}{a} + \frac{1}{b} + \frac{1}{c} + \frac{1}{d} \qquad （式 5-12）$$

$$RR\ 95\%\ CI = e^{\ln RR \pm 1.96\sqrt{Var(\ln RR)}} \qquad （式 5-13）$$

3. 实例分析

【例 5-19】以吸烟和肺癌研究为例，假设调查了 1 000 人，其中 600 人吸烟，400 人不吸烟，观察十年后，吸烟者中 400 人患肺癌，不吸烟者中 100 人患肺癌，整理四格表（表 5-18）。

表 5-18　吸烟与肺癌队列研究四格表

暴露因素	结局指标		合计
	肺癌	非肺癌	
吸烟	400	200	600
不吸烟	100	300	400
合计	500	500	1 000

$$RR=\frac{I_e}{I_0}=\frac{a/(a+b)}{c/(c+d)}=\frac{400/600}{100/400}=2.67$$

$$Var(\ln RR)=\frac{1}{a}+\frac{1}{b}+\frac{1}{c}+\frac{1}{d}=\frac{1}{400}+\frac{1}{200}+\frac{1}{100}+\frac{1}{300}=0.02$$

$$RR\ 95\%CI=e^{\ln RR\pm1.96\sqrt{Var(\ln RR)}}=e^{\ln 2.67\pm1.96\sqrt{0.02}}$$

计算得出 RR 的 95% 置信区间为 (2.01,3.54)。

SPSS 操作与计算 OR 值的步骤一样，只是数据录入和看结果时不同。以加权数据为例，smoke=1 代表吸烟，smoke=2 代表不吸烟，cancer=1 代表肺癌，cancer=2 代表非肺癌，freq 代表人数，如图 5-44 所示。

smoke	cancer	freq
1	1	400
1	2	200
2	1	100
2	2	300

图 5-44　计算 RR 数据库

单击 SPSS 菜单栏 Data → Weight Cases，选中 Weight cases by 后，将变量 "freq" 选中至 Frequency Variable 框中，单击 OK。再单击菜单栏的 Analyze → Descriptive Statistics → Crosstabs，将变量 "smoke" 选中至 Row(s) 框中，将变量 "cancer" 选中至 Column(s) 框中后，单击 Statistics，勾选 Risk 后单击 Continue → OK。SPSS 结果的四格表与表 5-18 的结构一致（表 5-19），RR 值及其 95% 置信区间见表 5-20。

表 5-19　计算 RR 值结果：四格表部分

		cancer		Total
		1	2	
smoke	1	400	200	600
	2	100	300	400
Total		500	500	1 000

表 5-20　计算 RR 值结果：95% CI 部分

	Value	95% Confidence Interval	
		Lower	Upper
Odds Ratio for smoke(1/2)	6.000	4.522	7.962
For cohort cancer=1	2.667	2.230	3.189
For cohort cancer=2	0.444	0.392	0.504
N of Valid Cases	1 000		

注意:计算 *RR* 值时,变量"smoke"代表不吸烟的赋值必须大于吸烟的赋值,非肺癌的赋值必须大于肺癌的赋值。若吸烟和肺癌赋值为1,则不吸烟和非肺癌赋值必须是大于1的数值。因为 SPSS 是按照数字从小到大排序,这样编码才能保证四格表的四个格子的数值是正确的。若 smoke=1 代表吸烟,smoke=0 代表不吸烟,cancer=1 代表肺癌,cancer=0 代表非肺癌,则 SPSS 整理的四格表会如表 5-21 所示,计算的结果(表 5-22)也是错误的。

表 5-21 SPSS 错误的四格表

		cancer		Total
		0	1	
smoke	0	300	100	400
	1	200	400	600
Total		500	500	1 000

表 5-22 SPSS 计算错误的 *RR* 值及其 95% 置信区间

		95% Confidence Interval	
	Value	Lower	Upper
Odds Ratio for smoke(0/1)	6.000	4.522	7.962
For cohort cancer = 0	2.250	1.983	2.553
For cohort cancer = 1	0.375	0.314	0.448
N of Valid Cases	1 000		

五、归因危险度

归因危险度(attributable risk,*AR*)是重要的公共卫生指标,又称特异危险度、危险度差、超额危险度等,是暴露组发病率与对照组发病率之差的绝对值,表示危险特异地归因于暴露因素的程度。计算公式见式 5-14。

$$AR=I_e-I_0 \tag{式 5-14}$$

归因危险度百分比(*AR*%)指在暴露人群中,由该暴露因素引起的结局发生占全部结局发生的比例。计算公式见式 5-15。

$$AR\%=\frac{I_e-I_0}{I_e}\times100\%=\frac{RR-1}{RR}\approx\frac{OR-1}{OR}\times100\% \tag{式 5-15}$$

其中 I_e 为暴露组结局发生率,I_0 为非暴露组结局发生率。若是病例对照研究,不能获得结局的发生率,可使用 *OR* 值近似计算。

AR% 反映了若消除暴露因素,暴露组结局发生降低的比例。

SPSS 无法自动计算 *AR*%,需利用公式手动计算。如吸烟与肺癌的病例对照研究案例中,

$$AR\% \approx \frac{OR-1}{OR} \approx \frac{6-1}{6} = 83.33\%;吸烟与肺癌的队列研究案例中,AR\% = \frac{400/600 - 100/400}{400/600} = 62.5\%。$$

六、人群归因危险度

人群归因危险度(population attributable risk,PAR)也是重要的公共卫生指标,是指总人群发病率中归因于暴露的部分,公式见式5-16。

$$PAR = I_p - I_0 \tag{式 5-16}$$

人群归因危险度百分比($PAR\%$)指在总人群中,由该暴露因素引起的结局发生占全部结局发生的比例,公式见式5-17。

$$PAR\% = \frac{I_p - I_0}{I_p} \approx \frac{P_e \times (OR-1)}{1 + P_e \times (OR-1)} \tag{式 5-17}$$

其中I_p为总人群结局发生率,I_0为非暴露组结局发生率。若是病例对照研究,不能获得结局的发生率,可使用P_e和OR值近似计算,其中P_e为人群的暴露率。

$PAR\%$反映了暴露对人群结局发生的影响,若消除该暴露因素,人群中结局发生降低的比例。

SPSS无法自动计算$PAR\%$,需利用公式手动计算。如吸烟与肺癌的病例对照研究案例中,

人群的吸烟率P_e以对照组的暴露率代替,为200/500=0.4,则$PAR\% \approx \frac{0.4 \times (6-1)}{1 + 0.4 \times (6-1)} = 66.7\%$;

吸烟与肺癌的队列研究案例中,$PAR\% = \frac{I_p - I_0}{I_p} = \frac{500/1\,000 - 100/400}{500/1\,000} = 50.0\%$。

第四节　营养流行病学常用统计分析方法

一、单因素分析方法

(一)t检验

1. **单样本t检验**　单样本t检验(one sample t test)是未知样本均数与已知总体均数的比较。应用条件:样本数据资料类型为数值型,总体分布为正态分布,总体方差未知。

【例5-20】某省开展的营养调查显示,本省居民平均禽肉摄入量为17.5g/标准人日。研究者一年后在该省随机抽取了15个区县调查点,对辖区内居民平均禽肉摄入量进行调查,结果(单位:g/标准人日)分别为18.1、17.7、19.7、24.3、20.9、15.6、15.4、14.1、17.0、17.2、16.6、19.0、16.9、19.4、19.3。假定居民禽肉摄入量近似服从正态分布,能否根据调查结果判断该省居民禽肉摄入量无显著变化?

SPSS软件实现:执行 $\boxed{\text{Analyze}}$ → $\boxed{\text{Compare Means}}$ → $\boxed{\text{One-Sample T Test}}$ 菜单命令,出现单样本t检验界面。

将变量"禽肉摄入量"添加到 $\boxed{\text{Test Variables}}$ 列表框;将常数17.5输入 $\boxed{\text{Test Value}}$ 文本框,其他采用默认设置,单击 $\boxed{\text{OK}}$,如图5-45所示。

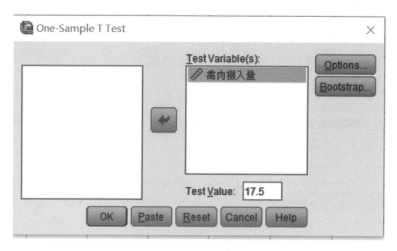

图 5-45　单样本 t 检验界面

结果与分析:由表 5-23 可以看出,15 个调查点居民禽肉摄入量均数为 18.080g/ 标准人日,标准差为 2.509 8g/ 标准人日。

表 5-23　单样本统计量表

	N	Mean	Std.Deviation	Std.Error Mean
禽肉摄入量	15	18.080	2.509 8	0.648 0

由表 5-24 可以看出,单样本 t 检验中,统计量 t 值为 0.895,其伴随概率 P 值为 0.386,远大于检验水准 0.05;而总体均数差值的 95% 置信区间为 $(-0.810,1.970)$,总体均值差的置信区间包括 0,说明一年后居民每日平均禽肉摄入量的总体均值与 17.5g/ 标准人日差异无统计学意义,因此,从调查结果看该省居民禽肉摄入量无显著变化。

表 5-24　单样本 t 检验结果

			Test Value = 17.5			
					95% Confidence Interval of the Difference	
	t	df	Sig.(2-tailed)	Mean Difference	Lower	Upper
禽肉摄入量	0.895	14	0.386	0.580 0	−0.810	1.970

2. 配对 t 检验　配对样本均数 t 检验(paired t test)是单样本 t 检验的特例。配对 t 检验有多种情况:①异源配对,相近的两个同质的研究对象分别接受两种不同的处理;②同源配对,同一研究对象或同一样本接受两种不同的处理、同一对象的两个部位随机接受两种不同的处理;③自身配对,同一研究对象干预前后的结果进行比较。

应用条件:①两个样本数据资料类型为数值型,且两个样本所在总体服从正态分布;②两个样本所在总体的方差未知;③两个样本为配对样本。

【例 5-21】调查 9 所学校学生工作日(周一至周五)与周末(周六日)早餐豆类食

物平均摄入量,结果如表 5-25 所示。分析学生工作日与周末早餐豆类食物摄入是否有差异。

表 5-25　调查的 9 所学校学生早餐豆类食物平均摄入量　　　　　　单位:g

	早餐摄入时间	
	工作日	周末
学校 1	14.7	10.6
学校 2	18.9	15.1
学校 3	17.2	16.2
学校 4	15.4	11.2
学校 5	15.3	12.0
学校 6	13.9	14.7
学校 7	20.0	18.1
学校 8	16.2	13.8
学校 9	15.3	10.9

SPSS 软件实现:执行 Analyze → Compare Means → Paired-Samples T Test 菜单命令,出现配对样本 t 检验界面。

将配对变量"工作日早餐豆类食物摄入量"和"周末早餐豆类食物摄入量"添加到 Paired Variables 列表框的 Variable1 和 Variable2,其他采用默认设置,单击 OK,界面如图 5-46 所示。

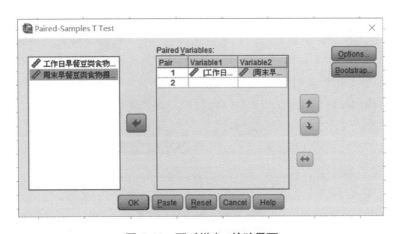

图 5-46　配对样本 t 检验界面

结果与分析:由表 5-26 配对样本统计量表可以看出,"工作日早餐豆类食物摄入量"的样本均数大于"周末早餐豆类食物摄入量"的样本均数。

表 5-26 配对样本统计量表

	Mean	N	Std.Deviation	Std.Error Mean
工作日	16.32	9	2.012	0.671
周末	13.62	9	2.625	0.875

表 5-27 显示,两组样本相关系数为 0.745,P 值为 0.021,小于检验水准 0.05,说明相关性有统计学意义,且相关程度较高,适合进行配对检验。

表 5-27 配对样本相关性检验表

	N	Correlation	Sig.
工作日 & 周末	9	0.745	0.021

表 5-28 给出检验结果,统计量值 t=4.625,其伴随概率值 P=0.002,远小于检验水准 0.05;同时,总体差值的 95% 置信区间为(1.354,4.046),置信区间不包含 0 值,说明两组差异有统计学意义。因此可以认为,学生工作日与周末早餐豆类食物平均摄入量有差异。

表 5-28 配对样本检验结果

	Paired Differences					t	df	Sig. (2-tailed)
	Mean	Std. Deviation	Std. Error Mean	95% Confidence Interval of the Difference				
				Lower	Upper			
工作日 - 周末	2.700	1.751	0.584	1.354	4.046	4.625	8	0.002

3. **两独立样本 t 检验** 两独立样本 t 检验旨在通过两个独立样本数据检验两总体均数之间的差异是否具有统计学意义。应用条件:①两个样本数据资料类型为数值型且所在的总体服从正态分布;②两个样本所在总体的方差未知;③两个样本为独立样本。

【例 5-22】为了比较农村地区与城市地区居民超重率的差异,某地区随机抽取 7 个农村调查点、10 个城市调查点,调查 18 岁以上居民的超重率。7 个农村调查点的超重率分别为 32%、32%、29%、17%、25%、18%、20%,城市调查点 18 岁以上居民的超重率分别为 33%、37%、33%、23%、24%、22%、18%、9%、16%、39%,城市地区和农村地区 18 岁以上成年居民的超重情况是否存在差异?

SPSS 软件实现:执行 Analyze → Compare Means → Independent-samples T Test 菜单命令,出现独立样本 t 检验界面。将检验变量"超重率"添加到 Test Variables 列表框;将分组变量"地区"添加到 Grouping Variable 列表框,并单击 Define Groups,在 Group1 和 Goup2 文本框中分别输入分组变量的两个取值 0 和 1,其他采用默认设置,单击 Continue → OK,界面如图 5-47 所示。

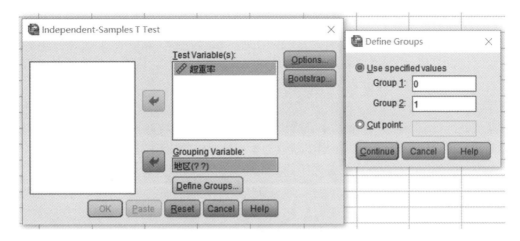

图 5-47　独立样本 *t* 检验界面

结果与分析：由表 5-29 可以看出，农村地区超重率较城市地区低，但该差异是否具有统计学意义，需要查看 *t* 检验结果。

表 5-29　独立样本统计量表

	地区	*N*	Mean	Std.Deviation	Std.Error Mean
超重率	农村	7	24.71	6.473	2.447
	城市	10	25.40	9.812	3.103

表 5-30 包括两种检验结果：①两总体方差齐性的 Levene 检验，本例检验统计量值 $F=1.647$，其伴随概率值 $P=0.219$，P 值远大于检验水准 0.05，说明两总体方差是齐性的；②两总体均值是否相等的 *t* 检验，分为"方差相等"和"方差不等"两行数据结果，这两行数据的选择要依据 Levene 检验结果。

表 5-30　独立样本 *t* 检验表

		Levene's Test for Equality of Variances		*t*-test for the Equality of Means						
									95%Confidence Interval of the Difference	
		F	Sig.	*t*	df	Sig. (2-tailed)	Mean Difference	Std.Error Difference	Lower	Upper
超重率	Equal variances assumed	1.647	0.219	−0.161	15	0.874	−0.686	4.254	−9.753	8.382
	Equal variances not assumed			−0.174	14.983	0.865	−0.686	3.951	−9.109	7.737

本例经检验是方差齐性的,所以应选择"采用相等变异数"行的结果,即检验统计量值 $t=-0.161$,$P=0.874$,P 值远大于检验水准 0.05;同时,差值的 95% 置信区间为 $(-9.753,8.382)$,置信区间包含 0 值,说明两者差异无统计学意义。因此,尚不能认为农村地区和城市地区 18 岁以上成年居民总体超重率有差异。

（二）方差分析

方差分析（analysis of variance,ANOVA）又称变异分析,是英国统计学家 R.A.Fisher 于 1923 年提出的一种用于多组间（两组以上）样本均数比较的统计方法,故也称 F 检验。这种分析方法要求各样本在服从正态分布的前提下相互独立,并且方差相同。

单因素方差分析 单因素方差分析用来研究一个控制变量的不同水平是否对观测变量产生了显著影响,仅研究单个因素对观测变量的影响。单因素方差分析适用于完全随机的两组或多组间样本（多个独立样本）的总体均数比较。

应用条件:①各组样本随机独立;②各组样本来自正态总体;③相互比较的各组样本总体方差相等。

【例 5-23】研究糖尿病膳食指导的效果,以统一的标准选择了 34 名 2 型糖尿病患者,按完全随机设计方案将患者分为三组,进行试验。其中,提供糖尿病膳食餐组（简称膳食组）12 人、糖尿病膳食宣传教育组（简称宣教组）12 人、对照组 10 人。对照组不进行膳食指导或干预,干预 4 周后测得其餐后 2 小时血糖的下降值（mmo/L）,结果如表 5-31 所示。试问 4 周后,三组人群餐后 2 小时血糖下降值的总体平均水平是否不同?

表 5-31 不同组别干预 4 周后血糖下降值　　　　　　　　　　单位:mmol/L

膳食组	宣教组	对照组
5.6	0.6	2.4
9.5	5.7	0.9
6.0	12.8	7.0
8.7	4.1	3.9
9.2	1.8	1.6
5.0	0.1	6.4
16.3	2.0	2.7
11.8	5.6	6.9
14.6	7.0	1.5
4.9	7.9	3.8
8.1	4.3	
3.8	6.4	

SPSS 软件实现：执行 Analyze → Compare Means → One-Way ANOVA 菜单命令，出现单因素分析界面。将因变量"血糖下降值"添加到 Dependent List 列表框中，将分组变量"组别"添加到 Factor 列表框，界面如图 5-48 所示。

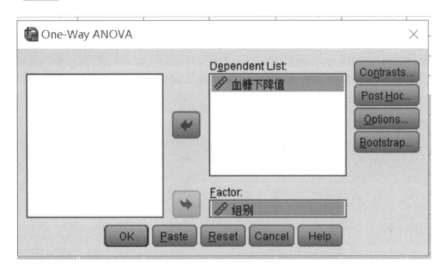

图 5-48　单因素方差分析主界面

单击 Options，打开 One-Way ANOVA：Options 对话框，选中 Homogeneity of variance test 选项，单击 Continue。单击 Post Hoc 打开两两比较对话框。本例中关注前两组与对照组的比较，故选中 Dunnett 选项，并在其下 Control Category 区域选择 Last，单击 Continue（图 5-49）。若需要三组间两两比较，也可以选中 LSD 选项或 S-N-K 选项，单击 Continue 回到主对话框，单击 OK。

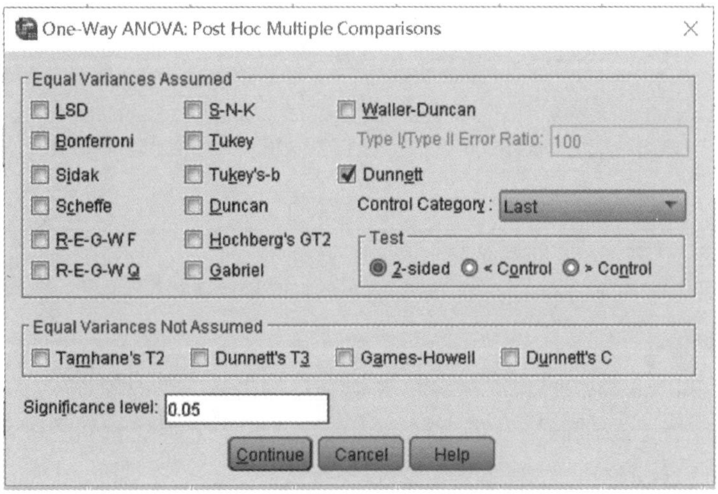

图 5-49　单因素方差分析选项界面

结果分析：方差齐性检验结果显示统计量值为 0.959，P 值为 0.394>0.05，差异无统计学意义，表明三组总体方差满足齐性条件（表 5-32）。

表 5-32　血糖下降值方差齐性检验

Levene 统计	df1	df2	Sig.
0.959	2	31	0.394

单因素方差分析结果显示,三组间总体均数比较的 F 检验统计量为 6.452,$P<0.05$,说明三组总体均数差异有统计学意义,可以认为三组总体均数不全相等(表 5-33)。若需要了解两个干预组与对照组间是否均有差异,尚需进行两两比较。

表 5-33　血糖下降值单因素方差分析

	Sum of Squares	df	Mean Square	F	Sig.
Between Groups	150.004	2	75.002	6.452	0.005
Within Groups	360.381	31	11.625		
Total	510.385	33			

膳食组和对照组总体均数检验的 $P=0.004<0.05$,两者间差异有统计学意义,且膳食组与对照组的均值差为 4.915 00,可认为膳食组血糖下降值高于对照组;宣教组和对照组总体均数检验的 $P=0.644>0.05$,两者间差异无统计学意义,尚不能认为宣教组与对照组血糖下降值有差异(表 5-34)。

表 5-34　两个干预组与对照组间两两比较

Dependent Variable:血糖下降值

Dunnett t(2-sided)[a]

(I)组别	(J)组别	Mean Difference(I-J)	Std.Error	Sig.	95% Confidence Interval	
					Lower	Upper
膳食组	对照组	4.915 00[*]	1.459 89	0.004	1.541 8	8.288 2
宣教组	对照组	1.148 33	1.459 89	0.644	−2.224 9	4.521 6

Note:*:The mean difference is significant at the 0.05 level.

a:Dunnett t-test treat one group as a control, and compare all other groups against it.

(三)卡方检验

卡方检验(chi-square test)是一种分析分类变量的用途广泛的假设检验方法。卡方检验属于非参数检验,主要比较两个及以上样本构成比或两个分类变量间的关联性分析。其检验假设 H_0 为:观察频数与期望频数没有显著性差异。

1. 2×2 卡方检验

【例 5-24】某项研究调查经常在外就餐与高血压的相关性,观察到 78 名调查对象中 26人经常在外就餐,其中 8 人为高血压;不在外就餐的 52 人中有 6 人为高血压。分析经常在外就餐与不在外就餐是否和高血压相关。

SPSS 软件实现：从菜单选择 Data → Weight Cases，打开 Weight Cases 对话框，选择 Weight cases by，将"频数"选入 Frequency Variable 栏，单击 OK（图 5-50）。

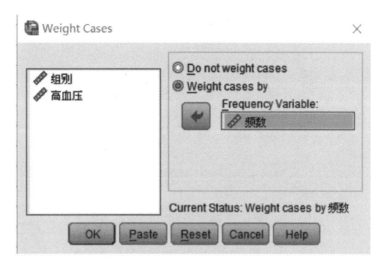

图 5-50 Weight Cases 对话框

执行 Analyze → Descriptive Statistics → Crosstabs，打开 Crosstabs 对话框，将行变量"组别"选入 Row(s)栏，将列变量"高血压"选入 Column(s)栏（图 5-51）。

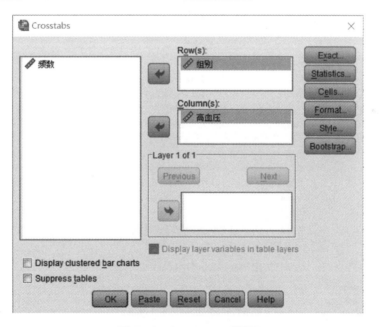

图 5-51 Crosstabs 对话框

单击 Statistics，打开 Statistics 对话框（图 5-52），选择 Chi-square。单击 Continue 返回。

单击 Cells，打开 Cell Display 对话框，选择显示行百分数"Row"，"Counts"中选择 Observed，"Percentages"中选择 Row，单击 Continue → OK（图 5-53）。

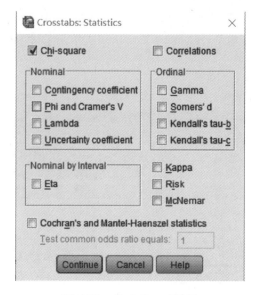

图 5-52 Statistics 对话框

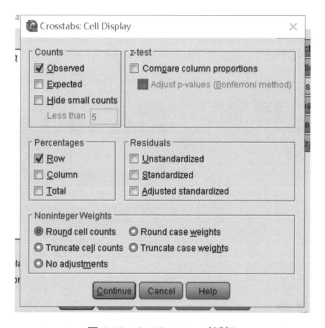

图 5-53 Cell Display 对话框

结果分析:本例 $n=78$,但有一个格子的理论频数为 4.67,需用四格表资料 χ^2 检验的连续性校正(continuity correction)。

χ^2 检验结果见表 5-35:经常在外就餐与不在外就餐之间高血压患病率的差异无统计学意义($\chi^2=3.145$,$P=0.076$)。本资料若不校正,$\chi^2=4.35$,$P=0.037$,结论与之相反。在实际工作中,对于四格表资料,通常规定为:①当频数 $n \geq 40$ 且所有的理论频数 $T \geq 5$ 时,用 Pearson Chi-Square(由基本公式算出的 χ^2 值);②当 $n \geq 40$ 但有理论频数 $1 \leq T < 5$ 时,用 Continuity Correction(由校正公式算出的 χ^2 值);③当 $n < 40$,或理论频数 $T < 1$ 时,用 Fisher's Exact Test。

表 5-35 卡方检验结果表

	Value	df	Asymp.Sig. (2-sided)	Exact Sig. (2-sided)	Exact Sig. (1-sided)
Pearson Chi-Square	4.353[a]	1	0.037	0.058	0.041
Continuity Correction[b]	3.145	1	0.076		
Likelihood Ratio Fisher's Exact Test	4.126	1	0.042		
Linear-by-Linear Association	4.297	1	0.038		
N of Valid Cases	78				

Note:a. 1 cells(25.0%)have expected count less than 5.The minimum expected count is 4.67.

b:Computed only for a 2×2 table.

2. 配对 2×2 卡方检验

【例 5-25】某项研究观察戒烟干预的效果,招募了 58 名研究对象,其中吸烟者 23 人,不吸烟者 35 人,吸烟率为 39.66%。所有研究对象均观看戒烟教育宣传片,并且参加戒烟教育培训,一个月后调查研究对象吸烟状态,其中吸烟者 13 人,不吸烟者 45 人,吸烟率为22.41%(表 5-36)。分析吸烟率的下降是否有统计学意义。

表 5-36 干预前后吸烟结果 单位:人

干预前	干预后		合计
	吸烟	不吸烟	
吸烟	11	12	23
不吸烟	2	33	35
合计	13	45	58

SPSS 软件实现:点击 Data → Weight Cases,将变量"频数"添加到 Frequency Variable 列表框,单击 OK;单击 Analyze → Descriptive → Statistics Crosstabs,在 Crosstabs 对话框将行变量选入 Row(s)栏,将列变量选入 Column(s)栏;单击 Statistics,在 Statistics 对话框选择 McNemar,单击 Continue → OK(图 5-54)。

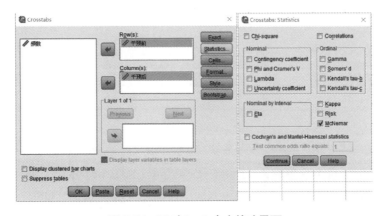

图 5-54 配对 2×2 卡方检验界面

结果分析:配对四格表资料(表 5-37)的 χ^2 检验(McNemar)结果显示,干预前后研究对象的吸烟率不同($P=0.013$),干预后的吸烟率(13/58)低于干预前的吸烟率(23/58)(表 5-38)。

表 5-37　配对四格表资料列联表

		干预后		Total
		吸烟	不吸烟	
干预前	吸烟	11	12	23
	不吸烟	2	33	35
total		13	45	58

表 5-38　配对四格表资料 χ^2 检验结果

	Value	Exact Sig. (2-sided)
McNemar Test		0.013[a]
N of Valid Cases	58	

Note:a. Binomial distribution used.

3. R×C 卡方检验

【例 5-26】为研究居民学历和外出就餐频率的关系,随机调查了当地 300 名居民学历和外出就餐频率,学历分为小学及以下、初中、高中、大学及以上 4 组,外出就餐频率分为从不、几乎不、偶尔、经常、总是、每天 6 组,数据见表 5-39。经检验符合卡方检验数据要求。

表 5-39　学历与外出就餐人数　　　　　　单位:人

学历	不同外出就餐频率						总计
	从不	几乎不	偶尔	经常	总是	每天	
小学及以下	45	16	8	7	2	2	80
初中	13	14	10	14	8	2	61
高中	12	18	17	19	23	23	112
大学及以上	8	6	2	6	6	19	47
合计	78	54	37	46	39	46	300

SPSS 软件实现:点击菜单栏 Analyze → Descriptive Statistics → Crosstabs →填入研究变量→ Statistics →选择"Chi-square"与"Correlations",点击 Continue → OK,界面如图 5-55 和图 5-56。

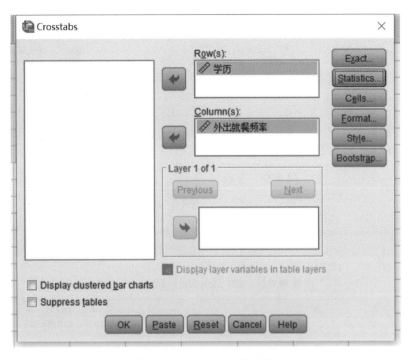

图 5-55 R×C卡方检验界面

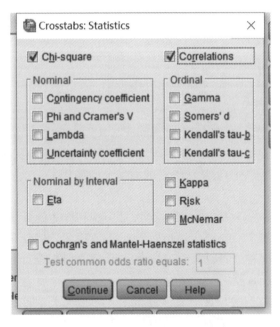

图 5-56 R×C卡方检验选项界面

卡方分析结果中的"线性关联",即卡方趋势性检验结果(表 5-40)。Pearson 相关系数结果反映线性相关的强度和方向。相关系数取值范围为(−1~+1),负值代表负相关,正值代表正相关,0 则代表不存在相关关系。两变量间相关的强弱没有规定数值。相关系数越接近 0,相关关系越弱;越接近 −1 或 +1,相关关系越强。输出结果见表 5-41。

表 5-40　R×C 卡方检验结果表

	Value	df	Asymptotic Significance. (2-sided)
Pearson Chi-Square	98.835[a]	15	0.000
Likelihood Ratio	99.631	15	0.000
Linear-by-Linear Association	66.058	1	0.000
N of Valid Cases	300		

Note：a. 0 cells (0.0%) have expected count lessthan5.The minimum expected count is 5.80.

Asymptotic Significance (2-sided) 为 Mantel-Haenszel 卡方检验 P 值。如下表 5-41 所示，本例中 $P<0.001$，因此学历与外出就餐频率存在线性关系。

表 5-41　χ^2 检验对称度量（Symmetric Measures）方法结果表

		value	Asymptotic Standard Error[a]	Approximate T[b]	Approximate Significance
interval by interval	Pearson's R	0.470	0.049	9.193	0.000[c]
ordinal by ordinal	Spearman Correlation	0.469	0.050	9.157	0.000[c]
N of valid cases		300			

Note：a. Not assuming the null hypothesis.

b. Using the asymptotic standard error assuming the null hypothesis.

c. Based on normal approximation

Pearson 相关系数可以在表 5-36 "Pearson's R" 一行中查看。结果显示，$R=0.470$，P（Approx.Sig.）<0.001，说明学历和外出就餐频率间存在中度正相关。

结论：居民外出就餐频率随着学历的增加而呈上升趋势。

（四）秩和检验

秩和检验（rank sum test）又称顺序和检验，是用秩和作为统计量进行假设检验的方法。秩和检验是一种非参数检验（non-parametric test），不依赖于总体分布的具体形式，应用时可以不考虑被研究对象为何种分布以及分布是否已知，实用性较强，因而在研究对象多为非正态分布的营养学研究中经常使用。

两个独立样本非参数检验是在对总体分布未知的情况下，通过样本数据检验两个独立样本的对应总体分布或分布位置差异是否有统计学意义（或两个样本是否来自同一总体）。两个独立样本非参数检验方法有多种，最常用的是 Mam-Whitney U 检验，也称 Wilcoxon 等级秩和检验

【例 5-27】调查城市与农村居民的核黄素摄入量，7 个城市的居民平均每日核黄素摄入量（单位：mg/d）分别为 0.82、0.87、0.97、1.21、1.64、2.08、2.13，10 个农村地区的居民平均核黄素摄入量（单位：mg/d）分别为 0.24、0.24、0.29、0.33、0.44、0.58、0.63、0.72、1.01、0.87。研究中

城市与农村居民的核黄素摄入量是否有差异？

SPSS软件实现：点击 Analyze →非参数检验 Nonparametric Tests → Independent Sample 菜单命令，选择"Fields"界面。将检验变量"核黄素摄入量"添加到 Test Fields 列表框；将分组变量"地区"添加到 Groups 列表框，比较不同组间分布，在"Settings"界面中点击 Customize tests，选择"Mann-Whitney U（2 samples）"，其他采用默认设置，单击 Run。

结果解释：如图 5-57 所示，城市地区与农村地区两组居民核黄素摄入值的平均秩分别为 13.36 和 5.95，显然城市居民核黄素摄入值的平均秩较高。

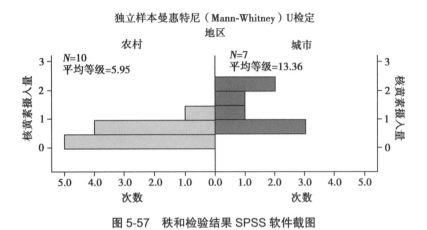

图 5-57 秩和检验结果 SPSS 软件截图

由表 5-42 可见，小样本时的统计量值 Manm-Whitney U 为 65.500，对应伴随概率值 P 为 0.001；大样本时统计量值 Z 为 2.980，对应伴随概率值 P 为 0.003。本例为小样本，应取前者，P 为 0.001，远小于检验水准 0.05，说明农村地区和城市地区居民核黄素摄入量之间的差异有统计学意义。

表 5-42 秩和检验结果

Total N	17
Mann-Whitney U	65.500
Wilcoxon W	59.500
Test Stastistic	65.500
Standard Errpr	10.234
Standardized Test Statitic	2.980
Asymptotic.Sig.（2-tailed test）	0.003
Exact Sig.（2-sided test）	0.001

（五）简单相关

相关关系是一种不存在完全确定的关系，即变量间有十分密切的关系，但不能由一个或多个变量值准确推导出另一个变量的值。相关分析是测量定量数据之间相关关系的分析方法,探索研究现象之间相关关系的相关方向和密切程度。

1. 计数资料的相关分析

【**例 5-28**】某研究分析受教育程度与超重肥胖之间的关系,研究数据见表 5-43,试分析研究对象的 BMI 水平是否与受教育程度有关。

表 5-43 不同受教育程度研究对象的 BMI 水平　　　　　　单位:人

教育程度	正常	超重	肥胖	合计
小学及以下	79	24	8	111
初中至高中	30	13	1	44
大学	102	83	30	215
研究生及以上	29	26	10	65
合计	240	146	49	435

SPSS 软件实现:点击 Data → Weight Cases,将变量"频数"添加到 Frequency Variable 列表框,单击 OK。

计算 Gamma 系数分析:点击 Analyze → Descriptive Statistics → Crosstabs,出现交叉表设置界面,将变量"教育程度"添加到 Row(s)列表框,将变量"BMI"添加到 Column(s)列表框;单击 Statistics,在 Ordinal 区域选择 Gamma,其他采用默认值,单击 Continue → OK,界面如图 5-58 所示。

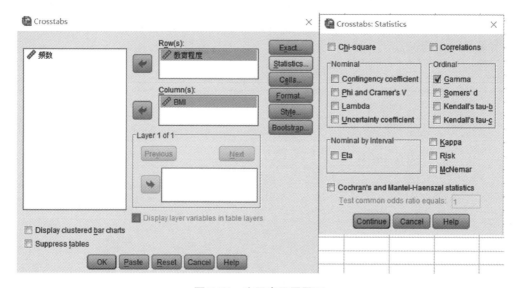

图 5-58 交叉表设置界面

Spearman 等级相关分析:点击 Analyze → Correlate → Bivariale,出现双变量相关分析界面。将变量"教育程度""BMI"添加到右侧的 Variables 列表框,"Correlation Coefficients"选择 Spearman,其他采用默认值,单击 OK,界面如图 5-59 所示。

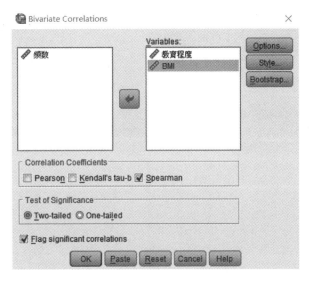

图 5-59　Bivariate Correlations 分析界面

结果解释：表 5-44 为 Spearman 等级相关分析结果，教育程度和 BMI 水平的 Spearman 等级相关系数为 0.215，伴随概率 $P<0.001$，说明两者相关程度低，但有统计学意义，从而可以认为教育程度和 BMI 水平之间有低度相关性。

表 5-44　等级相关分析结果

			教育程度	BMI
Spearman's rho	教育程度	Correlation Coefficient	1.000	0.215[**]
		Sig.(2-tailed)		0.000
		N	435	435
	BMI	Correlation Coefficient	0.215[**]	1.000
		Sig.(2-tailed)	0.000	
		N	435	435

Note：**Correlation is significant at the 0.01 level (2-tailed).

表 5-45 为 Gamma 系数分析结果，教育程度和 BMI 水平的 Gamma 系数为 0.316，伴随概率 $P<0.001$，远小于 0.05，说明两者相关程度较低，有统计学意义，从而也可以认为教育程度和 BMI 水平之间有低度相关性。

表 5-45　Gamma 系数表

		value	Asymptotic Standard Error[a]	Approximate T[b]	Approximate Significance
ordinal by ordinal	Gamma	0.316	0.066	4.676	0.000
N of valid cases		435			

Note：a. Not assuming the null hypothesis.

b. Using the asymptotic standard error assuming the null hypothesis.

2. 计量资料的相关分析

【例 5-29】研究儿童体重（X）与平均每日大豆及其制品摄入量（Y）之间的关系,调查 10 个地区 8 岁健康女童的体重与大豆及其制品摄入情况,结果如表 5-46 所示,试对 X 和 Y 进行相关分析。

表 5-46　各地区 8 岁健康女童体重与大豆及其制品摄入量的测量结果

	体重 /kg	大豆及其制品摄入量 /g
地区 1	25.5	9.2
地区 2	19.5	7.8
地区 3	24.0	9.4
地区 4	20.5	8.6
地区 5	25.0	9.0
地区 6	22.0	8.8
地区 7	21.5	9.0
地区 8	23.5	9.4
地区 9	26.5	9.7
地区 10	23.5	8.8

SPSS 软件实现:点击 Analyze → Correlate → Bivariate,出现双变量相关分析界面。将变量"体重""大豆及其制品摄入量"添加到右侧 Variables 列表框;Correlation Coefficients 选择 Pearson,其他采用默认值,单击 OK,界面如图 5-60 所示。

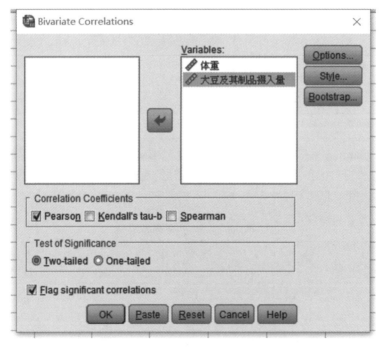

图 5-60　双变量相关分析界面

结果分析:相关结果分析表(表5-47)显示,"体重"和"大豆及其制品摄入量"的Pearson相关系数 $r=0.830$,伴随概率 P 值为 0.003,小于检验水准 0.05,说明两者线性相关程度较高,且有统计学意义,可以认为儿童体重和大豆及其制品摄入量之间具有较高的线性相关关系。

表 5-47　相关结果分析表

		体重	大豆及其制品摄入量
体重	Pearson Correlation	1	0.830**
	Sig.(2-tailed)		0.003
	N	10	10
大豆及其制品摄入量	Pearson Correlation	0.830**	1
	Sig.(2-tailed)	0.003	
	N	10	10

Note:**Correlation is significant at the 0.01 level(2-tailed).

(六)简单线性回归

线性回归是用来确定两种或两种以上变量间相互依赖关系的统计分析方法。简单线性回归是研究一个自变量 X 对一个因变量 Y(定量数据)的影响关系。

【例 5-30】某地 8 名 14 岁儿童身高(cm)、体重(kg)、肺活量(L)的实测值数据见表 5-48,试建立该地区 14 岁儿童肺活量对身高、体重的多元回归方程,并检验分析。

表 5-48　某地 14 岁儿童肺活量、身高、体重数据表

编号	1	2	3	4	5	6	7	8
身高 /cm	135.1	163.6	156.2	167.8	145.0	165.5	153.3	154.6
体重 /kg	32.0	46.2	37.1	41.5	33.0	49.5	41.0	39.5
肺活量 /L	1.75	2.75	2.75	2.75	2.50	3.00	2.75	2.50

SPSS 软件实现:点击 Analyze → Regression → Linear,出现线性回归界面。将变量"肺活量"添加到 Dependent 列表框,将变量"身高""体重"添加到 Independent(s) 列表框,在 Independent(s) 列表框下方的 Method 下拉列表框中选择 Stepwise 法进行回归,如图 5-61所示。

单击 Statistics,在 Regression Coefficient 区域选择 Etimates 选项用于估计回归方程系数并检验,Model Fit 用于拟合优度分析,Descriptives 用于计算常用统计量,Collinearity Diagnostics 用于多重共线性分析;在 Residuals 区域选择 Durbin-Waston 选项用于残差自相关检验,单击 Continue 返回主界面。单击 Plots,选用 Dependent 和 *Zpred 作图,在标准化残差图区域选择 Histogram 选项和 Normal Probability Plots 选项,单击 Continue 返回主界面。其他选项默认,单击 OK。

结果分析:线性回归描述性统计量表(表5-49)给出了各变量的均值、标准差和例数。

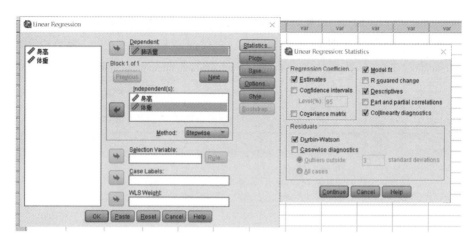

图 5-61　线性回归界面

表 5-49　线性回归描述性统计量表

	Mean	Std.Deviation	N
肺活量	2.593 8	0.376 49	8
身高	155.137 5	11.009 08	8
体重	39.975 0	6.018 96	8

表 5-50 列出了采用逐步回归法变量的引入和剔除情况,并且显示引入与剔除的判别标准(引入标准为 $P<0.05$,剔除标准为 $P>0.10$)。本例中进行了一次逐步回归,自变量"身高"被引入回归方程中,而"体重"没有被引入。

表 5-50　引入或剔除变量表 [a]

Model	Variables Entered	Variables Removed	Method
1	身高		Stepwise (Criteria: Probability-of-F-to-enter≤0.05, Probability-of-F-to-remove≥0.10)

Note: a. Dependent Variable: 肺活量.

表 5-51 列出了模型的拟合情况,可以看出模型 1 的复相关系数(R)为 0.872,判定系数 R^2 为 0.760,调整的判定系数为 0.720,说明拟合效果较好;残差自相关系数 =2.036,可认为无自相关性(Durbin-Watson 值为 1.5~2.5 时可认为无自相关性)。

表 5-51　模型汇总表 [b]

model	R	R Square	Adjusted R Square	Std.Error of the Estimate	Durbin-Watson
1	0.872[a]	0.760	0.720	0.199 13	2.036

Note: a. Predictors: (Constant), 身高; b. Dependent Variable: 肺活量.

表 5-52 列出了各模型的方差分析结果,可以看出模型 1 的 F 统计量值为 19.023,伴随概率 P 值为 0.005,小于检验水平 0.05,说明模型 1 有统计学意义,可认为所建立的回归方程有效,肺活量与身高之间有线性关系。

表 5-52　方差分析表[a]

model	Sum of Squares	df	Mean Square	F	Sig.
1 Regression	0.754	1	0.754	19.023	0.005[b]
Residual	0.238	6	0.040		
Total	0.992	7			

Note:a. Dependent Variable:肺活量;b. Predictors(Constant):身高.

表 5-53 列出了各模型的偏回归系数(B)、标准误差、标准系数(消除了单位的影响)、回归系数检验统计量的值和相应的伴随概率 P 值。模型 1 建立的线性回归方程为:肺活量 $=-2.032+0.030\times$ 身高,方程的常数项为 -2.032,偏回归系数 b_1 为 0.030,伴随概率 P 值为 0.005,小于检验水平 0.05,说明有统计学意义,即可认为肺活量与身高之间有线性关系。

表 5-53　回归系数表[a]

model	Unstandardized Coefficients		Standardized Coefficients	t	Sig.	Collinearity Statistics	
	B	Std.Error	Beta			Tolerance	VIF
1 (constant)	-2.032	1.063		-1.912	0.104		
身高	0.030	0.007	0.872	4.362	0.005	1.000	1.000

Note:a. Dependent Variable:肺活量.

本例因为只有一个自变量进入方程所以不存在共线性的问题。但应注意表 5-50 中容忍度和多重共线性越弱方差膨胀因子(VIF)都可判定多重共线性,指标容差(容忍度)应接近 1,多重共线性越弱方差膨胀因子(VIF)应小于 10,且数值越小多重共线性越弱。

表 5-54 列出了各自变量的特征根、条件指数,这些也是判定多重共线性的指标:各特征根相差越小,多重共线性越弱;条件指数应小于 10,且越小多重共线性越弱。显然,本例若是进入两个自变量,则共线性很严重。

表 5-54　共线性诊断(Collinearity Diagnostics)

model	Dimension	Eigenvalue	Condition Index	Variance Proportions	
				(Constant)	身高
1	1	1.998	1.000	0.00	0.00
	2	0.002	30.163	1.00	1.00

Note:a. Dependent Variable:肺活量

在回归分析中,总是假定残差服从正态分布,图 5-62 为带正态曲线的残差分布直方图,可以观察残差分布的正态性。图 5-63 为标准化残差的概率图,散点基本都在直线上方或下方附近,比较靠近直线,从而可以判断标准化残差服从正态分布,因此可以推断回归方程近似满足正态性条件。

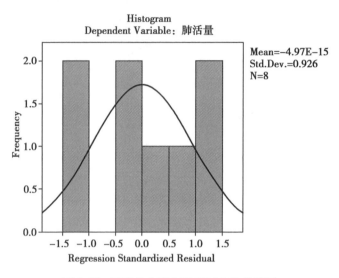

图 5-62　残差分布直方图 SPSS 软件截图

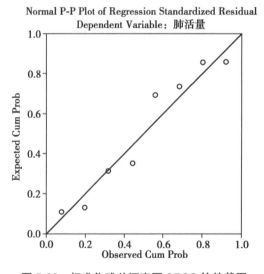

图 5-63　标准化残差概率图 SPSS 软件截图

二、多因素分析方法

(一)随机区组设计

【例 5-31】为研究大豆异黄酮对子宫发育的作用,使用四个种系的未成年雌性大鼠各 3 只,每只按一定剂量注射大豆异黄酮,至一定时间取出子宫并称重,结果见表 5-55。试比较大豆异黄酮的作用在三种剂量间的差别、四个种系大鼠间的差别。

表 5-55　不同种系未成年雌性大鼠在不同剂量大豆异黄酮作用下的子宫质量　　　单位:mg

种系	大豆异黄酮剂量		
	0.2μg/100g	0.4μg/100g	0.8μg/100g
甲	106	116	145
乙	42	68	115
丙	70	111	133
丁	42	68	115

SPSS 软件实现:点击 Analyze → General Linear Model → Univariate,打开对话框。在 Univariate 对话框,将变量"子宫重量"选入 Dependent Variable 栏,将处理因素"剂量"选入 Fixed Factor(固定因素)栏,将区组因素"种系"选入 Random Factor(随机因素)栏。分别单击 Mode、Post Hoc 和 Options。

在 Model 对话框(图 5-64),选择 Custom(用户定义模型),将变量"剂量"和"种系"选入 Model 栏中,单击 Continue 返回。

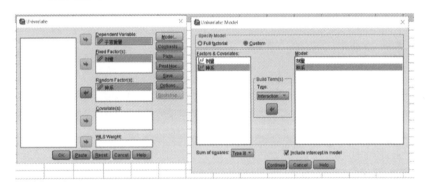

图 5-64　Univariate:Model 对话框

在 Post Hoc 对话框(图 5-65),将处理因素"剂量"选入 Post Hoc Tests for:栏,选择 Bonferroni 法进行多重比较,单击 Continue 返回 Univariate 对话框。

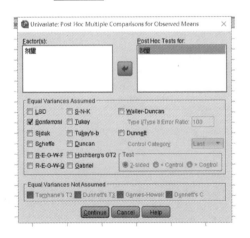

图 5-65　Post Hoc 对话框

在 Options 对话框(图 5-66),选择 Descriptive statistics,不选择 Homogeneity tests,单击 Continue 返回。Two-way ANOVA 不能进行 Homogeneity tests(方差齐性检验)。

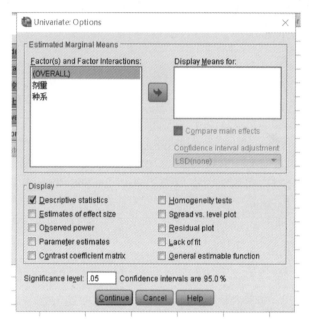

图 5-66 Univariate:Options 对话框

结果分析:未成年雌性大鼠不同剂量大豆异黄酮作用下子宫质量的均数依次为:65.0mg (0.2μg/100g)90.8mg(0.4μg/100g) 和 127.0mg(0.8μg/100g)。随机区组设计的方差分析结果显示(表 5-56):未成年雌性大鼠在 3 个不同剂量大豆异黄酮作用下子宫质量均数的差异有统计学意义($F=40.157,P<0.001$),四个种系大鼠子宫质量均数的差异也有统计学意义($F=16.953,P=0.002$)。多重比较的 Bonferroni 检验结果显示:3 种剂量每两组之间子宫质量均数的差异均有统计学意义:0.2μg/100g 与 0.4μg/100g 剂量组比较,$P=0.030$;0.2μg/100g 与 0.8μg/100g 剂量组比较,$P<0.001$;0.4μg/100g 与 0.8μg/100g 剂量组比较,$P=0.006$(表 5-57)。

表 5-56 随机区组设计资料的方差分析表

Source		Type Ⅲ Sum of Squares	df	Mean Square	F	Sig.
Intercept	Hypothesis	106 596.750	1	106 596.750	65.065	0.004
	Error	4 914.917	3	1 638.306		
剂量	Hypothesis	7 761.500	2	3 880.750	40.157	0.000
	Error	579.833	6	96.639		
种系	Hypothesis	4 914.917	3	1 638.306	16.953	0.002
	Error	579.833	6	96.639		

表 5-57　多重比较的 Bonferroni 检验结果

(I)剂量	(J)剂量	Mean Difference(I-J)	Std. Error	Sig.	95% Confidence Interval	
					Lower	Upper
0.20	0.40	−25.750 0[*]	6.951 22	0.030	−48.601 8	−2.898 2
	0.80	−62.000 0[*]	6.951 22	0.000	−84.851 8	−39.148 2
0.40	0.20	25.750 0[*]	6.951 22	0.030	2.898 2	48.601 8
	0.80	−36.250 0	6.951 22	0.006	−59.101 8	−13.398 2
0.80	0.20	62.000 0[*]	6.951 22	0.000	39.148 2	84.851 8
	0.40	36.250 0	6.951 22	0.006	13.398 2	59.101 8

Note：Based on observed means.

The error term is Mean Square（Error）=96.639.

[*]The mean difference is significant at the 0.05 level.

（二）析因设计

析因设计（factorial design）是将两个或多个研究因素的所有水平进行全面组合、交叉分组设计,对各种可能的组合都进行试验,从而研究各试验因素的主效应（main effect）以及各因素间的交互效应（interaction）。

主效应是一个因素各单独效应的平均效应,即各因素水平之间的平均差别。单独效应指其他因素水平固定时,同一因素不同水平之间的差异。交互效应指某个因素的单独效应随着另一因素的水平变化而变化,则称这两个因素存在交互作用。析因分析不仅分析单个因素不同水平效应之间的差异,并且探究两个因素水平间效应的相互影响。

【例 5-32】某研究拟探讨运动训练和饮食控制对肥胖男性控制体重的作用,以及不同干预时间的影响作用。研究招募 20 名 BMI>28kg/m² 的男性,将其随机等分为 4 组,分别进行运动训练干预和饮食控制干预,在干预进行 1 个月和 2 个月后,观察研究对象体重是否比干预前有所下降,减重超过 2.5kg 视为体重成功下降,研究结果见表 5-58。

表 5-58　不同干预方式及时间研究对象减重成功率　　　　　　单位：%

饮食控制干预（A1）		运动锻炼干预（A2）	
1 个月（B1）	2 个月（B2）	1 个月（B1）	2 个月（B2）
10	30	10	50
10	30	20	50
40	70	30	70
50	60	50	60
10	30	30	30

SPSS 软件实现：单击 Analyze → General Linear Model → Univariate，打开 Univariate 对话框。将"减重成功率"选入 Dependent Variable 栏，将"干预方法"和"干预时间"选入 Fixed Factor(s)栏。

单击 Plots，打开 Profile Plots 对话框。将变量"干预时间"选入 Horizontal Axis 栏，变量"干预方法"选入 Separate Lines 栏，单击 Add，将"干预时间 * 干预方法"选入 Plots 栏。单击 Continue 返回 Univariate 对话框（图 5-67）。

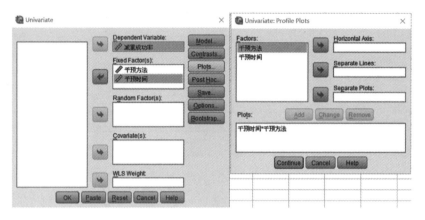

图 5-67 Univariate 对话框

单击 Options，打开 Options 对话框。在 Display 选项中选择 Descriptive statistics 和 Homogeneity tests，单击 Continue 返回 Univariate 对话框，单击 OK，运行 Univariate 过程（图 5-68）。

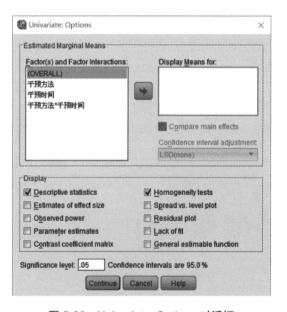

图 5-68 Univariate：Options 对话框

结果分析：经方差齐性检验，$F=0.959$，$P=0.394$，按 $\alpha=0.10$ 检验水准，尚不能认为各个格子的总体方差不等（表 5-59）。方差分析表结果显示（表 5-60），干预方法的结果 $F=0.600$，$P=0.450$，按 $\alpha=0.05$ 检验水准，不同干预方法的减重成功率差别无统计学意义；干预时间的

结果 F=8.067，P=0.012，按 α=0.05 检验水准，不同干预时间的减重成功率差别有统计学意义；交互作用（即干预方法 * 干预时间）的结果 F=0.067，P=0.800，按 α=0.05 检验水准，交互作用无统计学意义，即干预时间对减重成功率的影响与干预方法无关，或两种干预方法在干预 1 个月和 2 个月后减重成功率的改变没有差别。

　　干预时间与干预方法两因素之间是否有交互作用：图 5-69 显示两条线基本平行，提示"干预方法"与"干预时间"之间不存在交互作用。

表 5-59　方差齐性检验（Levene's Test of Equality of Error Variances）

F	df1	df2	Sig.
0.959	2	31	0.394

Note：Dependent Variable：减重成功率．

Design：Intercept+ 干预方法 + 干预时间 + 干预方法 * 干预时间．

Test the null hypothesis that the error variance of the dependent variable is equal across groups.

表 5-60　方差分析（Test of Between Subjects Effects）

Source	Type Ⅲ Sum of Squares	df	Mean Square	F	Sig.
Corrected Model	2 620.000	3	873.333	2.911	0.067
Intercept	27 380.000	1	27 380.000	91.267	0.000
干预方法	180.000	1	180.000	0.600	0.450
干预时间	2 420.000	1	2 420.000	8.067	0.012
干预方法 * 干预时间	20.000	1	20.000	0.067	0.800
Error	4 800.000	16	300.000		
Total	34 800.000	20			
Corrected Total	7 420.000	19			

Note：R Squared=0.353（Adjusted R Squared=0.232）.

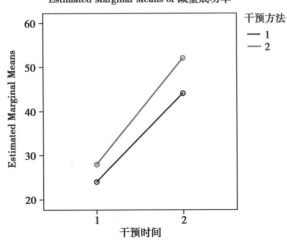

图 5-69　干预时间与干预方法两因素交互作用 SPSS 软件截图

经析因设计的方差分析,仅观测干预时间的主效应有统计学意义($F=8.067,P=0.012$),即干预 2 个月后的减重成功率(48.0%)比干预 1 个月后的减重成功率(26.0%)有所增加。不同干预方法的减重成功率差别无统计学意义($F=0.600,P=0.450$)。"干预方法"与"干预时间"之间不存在交互作用,即干预时间对减重成功率的影响与干预方法无关。

(三)重复测量

重复测量资料是指对研究对象给予一种或多种处理后,对同一研究对象的某项观测指标进行多次测量所得到的数据。重复测量研究的目的是探讨同一研究对象在不同时间点上某指标的变化情况。重复测量观测值因为来自同一研究对象的不同时间点,数据间存在相关性,不宜采用常规的方差分析方法,否则将会增大I型错误的概率。

【例 5-33】为了解血液放置时间是否影响血糖测量浓度,分别对两组受试者抽血检测血糖浓度,并分别在抽血后 0 分钟、45 分钟、90 分钟和 135 分钟对 8 个血样进行血糖测定,受试者不同时间点血糖浓度如表 5-61 所示。试分析血液放置时间是否影响血糖浓度。

表 5-61 受试者不同时间点血糖浓度   单位:mmo/L

组别	放置时间			
	0 分钟	45 分钟	90 分钟	135 分钟
1	5.32	5.32	4.80	4.65
1	5.32	5.26	4.93	4.70
1	5.94	5.88	5.43	5.04
1	5.49	5.43	5.32	5.04
2	5.71	5.49	5.43	4.93
2	6.27	6.27	5.66	5.26
2	5.88	5.77	5.43	4.93
2	5.32	5.15	5.04	4.48

SPSS 软件实现:点击 Analyze → General Linear Model → Repeated Measures,打开 Repeated Measures Define Factor 界面。在 Within-Subject Factor Name 文本框中输入"time",定义重复测量的时间变量名;在 Number of Levels 数值框输入重复次数"4",单击 Add;在 Measure Name 文本框中输入"血糖浓度"定义观察变量,单击 Add 将其添加到列表框。界面如图 5-70 所示。

单击 Define 进入 Repeated Measures 设置界面。将组内因变量"血糖浓度 1""血糖浓度 2""血糖浓度 3""血糖浓度 4"分别对应选入 Within-Subjects Variables(time)列表框;将"组别"选入 Between-Subjects Factor(s)列表框;单

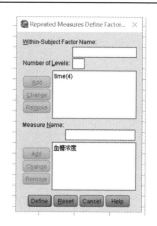

图 5-70 重复测量定义因子界面

击 Options ,选中 Estimates of effect size 和 Homogeneity tests 复选框,单击 Continue ,界面如图 5-71 所示,单击 OK 。

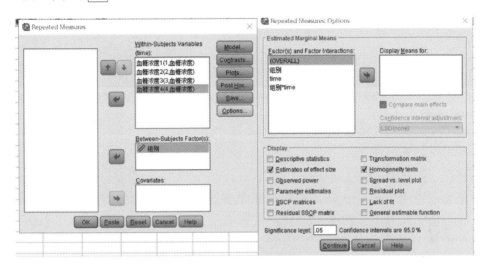

图 5-71　重复测量界面

结果分析:多变量方差分析表(表 5-62)的多变量方差分析结果包括四种检验方法,其中 Pillai's Trace、Hotelling's Trace 和 Roy's Largest Root 三个检验结果统计量数值越大,意味着该效应对模型贡献越大;而 Wilks' Lambda(λ)统计值越小,表明对模型贡献越大。四种检验结果不一致时,通常 Pillai's Trace 结果更稳健。四种检验结果均表明,血液放置时间对血糖浓度的影响差异有统计学意义。

表 5-62　多变量方差分析表 [a]

effect		Value	F	Hypothesis df	Error df	Sig.	Partial Eta Squared
time	Pillai's Trace	0.986	90.942[b]	3.000	4.000	0.000	0.986
	Wilks' Lambda	0.014	90.942[b]	3.000	4.000	0.000	0.986
	Hotelling's Trace	68.206	90.942[b]	3.000	4.000	0.000	0.986
	Roy's Largest Root	68.206	90.942[b]	3.000	4.000	0.000	0.986
time* 组别	Pillai's Trace	0.742	3.826[b]	3.000	4.000	0.114	0.742
	Wilks' Lambda	0.258	3.826[b]	3.000	4.000	0.114	0.742
	Hotelling's Trace	2.869	3.826[b]	3.000	4.000	0.114	0.742
	Roy's Largest Root	2.869	3.826[b]	3.000	4.000	0.114	0.742

Note:a.　Design:Intercept+ 组别,Within Subjects Design:time.

b.　Exact statistic.

表 5-63 球形度检验结果显示,$P=0.009<0.05$,说明检验不满足"球形度"的前提条件,所以需要采用校正系数对自由度校正后再检验。

表 5-63　球形度检验 a

Within Subjects Effect	Mauchly's W	Approx Chi-square	df	Sig.	Epsion b Greenhouse-Geisser	Huynh-Feldt	Lower-bound
time	0.036	15.691	5	0.009	0.409	0.546	0.333

Note: Tests the null hypothesis that error covariance matrix of the orthonormalized transformed dependent variables is proportional to an identity matrix.

a. Design: Intercept+ 组别, Within Subjects Design: time.

b. May be used to adjust the degrees of freedom for the averaged tests of significance. Corrected tests are displayed in the Tests of within-Subjects Effects table.

重复测量组内方差分析结果同时显示三种自由度校正后的检验结果（表 5-64），仍为 $P=0.000$，说明血液放置时间对血糖浓度影响的差异仍有统计学意义，可以认为血液放置时间因素对血糖浓度有影响，最后一列"Partial Eta Squared"表明"time"对模型的贡献为 93.7%；"time"和"组别"间交互作用检验的 P 值均大于 0.05，说明两者间无交互作用。

表 5-64　重复测量组内方差分析表

Source		Type III Sum of Squares	df	Mean Square	F	Sig.	Partial Eta Squared
time	Sphericity Assumed	2.960	3	0.987	88.544	0.000	0.937
	Greenhouse-Geisser	2.960	1.228	2.411	88.544	0.000	0.937
	Huynh-Feldt	2.960	1.639	1.806	88.544	0.000	0.937
	Lower-bound	2.960	1.000	2.960	88.544	0.000	0.937
time* 组别	Sphericity Assumed	0.061	3	0.020	1.832	0.178	0.234
	Greenhouse-Geisser	0.061	1.228	0.050	1.832	0.221	0.234
	Huynh-Feldt	0.061	1.639	0.037	1.832	0.211	0.234
	Lower-bound	0.061	1.000	0.061	1.832	0.225	0.234
Error(time)	Sphericity Assumed	0.201	18	0.011			
	Greenhouse-Geisser	0.201	7.367	0.027			
	Huynh-Feldt	0.201	9.834	0.020			
	Lower-bound	0.201	6.000	0.033			

各组间方差齐性检验结果显示（表 5-65），P 值均大于 0.05，差异无统计学意义，可以认为所有组中因变量的误差方差均相等，符合重复测量方差分析的适用条件。

表 5-65　方差齐性检验 [a]

	F	df1	df2	Sig.
血糖浓度 1	0.246	1	6	0.638
血糖浓度 2	1.014	1	6	0.353
血糖浓度 3	0.176	1	6	0.689
血糖浓度 4	0.068	1	6	0.802

Note：Tests the null hypothesis that the error variance of the dependent variable is equal across groups.

a. Design：Intercept+ 组别，Within Subjects Design：time.

表 5-66 组间方差分析结果显示，组别方差分析的 $P=0.425>0.05$，组间差异无统计学意义，可以认为组别因素对血糖浓度无影响。

表 5-66　重复测量组间方差分析表

Source	Type Ⅲ Sum of Squares	df	Mean Square	F	Sig.	Partial Eta Squared
Intercept	914.530	1	914.530	2 432.212	0.000	0.998
组别	0.276	1	0.276	0.733	0.425	0.109
Error	2.256	6	0.376			

Note：Measure：血糖浓度，Transformed variable：Average.

（四）分层卡方检验

分层卡方也称 Cochran-Mantel-Haenszel 检验（CMH 检验），是在卡方检验基础上，进一步考虑混杂因素（即分层项）的影响，通常在分析时需要通过文献检索等方式确定可能的混杂因素（分层项），然后再进行分层卡方检验。

【例 5-34】文献研究结果显示，不同性别人群膳食镁摄入量存在着较大差异，性别为混杂因素，现需要探讨受教育程度对膳食镁摄入不足风险的影响，共计研究对象 254 人，其中女性 130 人，男性 124 人（表 5-67）。依据《中国居民膳食营养素参考摄入量（2023版）》，利用膳食镁元素的平均需要量（estimated average requirement，EAR）与推荐摄入量（recommended nutrient intake，RNI）分析研究对象膳食镁摄入水平，评估是否存在膳食摄入不足的风险（低于 EAR）。

表 5-67　不同性别人群膳食镁摄入情况　　　　　　　　　　　　单位：人

性别	受教育程度	膳食镁摄入情况		
		膳食镁摄入不足	膳食镁摄入充足	合计
女性	中学及以下	28	56	130
	高中及以上	21	25	
男性	中学及以下	40	43	124
	高中及以上	26	15	
合计		115	139	254

SPSS 软件实现:单击 $\boxed{\text{Analyze}}$ → $\boxed{\text{Descriptive Statistics}}$ → $\boxed{\text{Crosstabs}}$,打开 $\boxed{\text{Crosstabs}}$ 界面。将 "膳食镁摄入情况" 选入 $\boxed{\text{Row(s)}}$ 列表框,将 "受教育程度" 选入 $\boxed{\text{Column(s)}}$ 列表框,将 "性别" 作为分层因素选入 $\boxed{\text{Layer}}$ 列表框中,界面如图 5-72 所示。

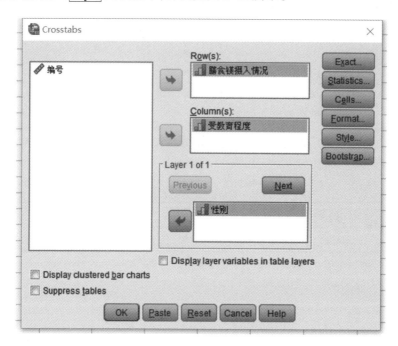

图 5-72　交叉表格选项界面图

单击 $\boxed{\text{Statistics}}$,选择 $\boxed{\text{Chi-square}}$、$\boxed{\text{Risk}}$ 和 $\boxed{\text{Cochran's and Mantel-Haenszel statistics}}$,点击 $\boxed{\text{Continue}}$,点击 $\boxed{\text{OK}}$ 完成操作,见图 5-73。

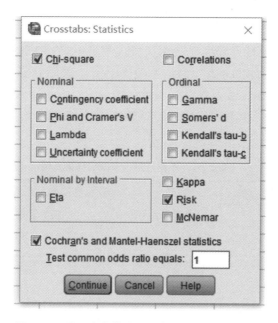

图 5-73　分层卡方检验交叉表格统计选项界面图

结果分析：根据检验结果（表 5-68、表 5-69），女性 Pearson χ^2 值为 1.921，OR 值 0.595，95%CI 为 0.285~1.243；男性 Pearson χ^2 值为 2.554，OR 值 0.537，95%CI 为 0.249~1.156，均无统计学显著性。OR 值同质性检验结果（表 5-70）显示层间的 OR 值具有同质性（P>0.05），条件式独立性检验（表 5-71）即分层卡方检验的结果，两种方法均显示 P<0.05，在控制性别因素后不同的教育程度间膳食镁摄入不足风险存在统计学差异。表 5-72 显示，Mantel-Haenszel 方法计算的 OR 值为 0.566（0.333，0.963）。

表 5-68　卡方检验结果

性别		Value	df	Asymp.Sig.（2-sided）	Exact Sig.（2-sided）	Exact Sig.（1-sided）
女性	Pearson χ^2	1.921[c]	1	0.166		
	Continuity Correction[b]	1.432	1	0.231		
	Likelihood Ratio	1.904	1	0.168		
	Fisher's Exact Test				0.188	0.116
	Linear-by-Linear Association	1.906	1	0.167		
	N of Valid Cases	130				
男性	Pearson χ^2	2.554[d]	1	0.110		
	Continuity Correction[b]	1.979	1	0.159		
	Likelihood Ratio	2.580	1	0.108		
	Fisher's Exact Test				0.128	0.079
	Linear-by-Linear Association	2.534	1	0.111		
	N of Valid Cases	124				
总计	Pearson χ^2	4.086[a]	1	0.043		
	Continuity Correction[b]	3.567	1	0.059		
	Likelihood Ratio	4.081	1	0.043		
	Fisher's Exact Test				0.047	0.030
	Linear-by-Linear Association	4.070	1	0.044		
	N of Valid Cases	254				

Note：a. 0 cells（0.0%）have expected count less than 5.The minimum expected count is 39.39。

b. Computed only for a 2×2 table。

c. 0 cells（0.0%）have expected count less than5.The minimum expected count is 17.34。

d. 0 cells（0.0%）have expected count less than5.The minimum expected count is 19.18。

表 5-69　风险评估结果表

性别		Value	95% Confidence Interval	
			Lower	Upper
女性	Odds Ratio for 膳食镁摄入情况（摄入不足/摄入充足）	0.595	0.285	1.243
	For Cohort 受教育程度＝中学及以下	0.827	0.623	1.097
	For Cohort 受教育程度＝高中及以上	1.389	0.877	2.198
	N of Valid Cases	130		
男性	Odds Ratio for 膳食镁摄入情况的（摄入不足/摄入充足）	0.537	0.249	1.156
	For Cohort 受教育程度＝中学及以下	0.817	0.639	1.046
	For Cohort 受教育程度＝高中及以上	1.523	0.898	2.584
	N of Valid Cases	124		
Total	Odds Ratio for 膳食镁摄入情况（摄入不足/摄入充足）	0.585	0.347	0.986
	For Cohort 受教育程度＝中学及以下	0.830	0.690	0.999
	For Cohort 受教育程度＝高中及以上	1.420	1.009	1.999
	N of Valid Cases	254		

表 5-70　Odds Ratio 的同质性检验

	Chi-Squared	df	Asymptotic Significance (2-sided)
Breslow-Day	0.036	1	0.849
Tarone's	0.036	1	0.849

表 5-71　条件式独立性检验

	Chi-Squared	df	Asymptotic Significance (2-sided)
Cochran's	4.449	1	0.035
Mantel-Haenszel	3.869	1	0.049

Note：Under the conditional independence assumption，Cochran's statistic is asymptotically distributed as a 1 df chi-squared distribution，only if the number of strata is fixed，while the Mantel-Haenszel statistic is always asymptotically distributed as a 1 df chi-squared distribution.Note that the continuity correction is removed from the Mantel-Haenszel statistic when the sum of the differences between the observed and the expected is 0.

表 5-72 Mantel-Haenszel 一般 odds ratio 估计表

Estimate			0.566
ln（Estimate）			−0.569
Standard Error of ln（Estimate）			0.271
Asymptotic Significance（2-sided）			0.036
Asymptotic 95% Confidence Interval	Common Odds Ratio	Lower Bound	0.333
		Upper Bound	0.963
	ln（Common Odds Ratio）	Lower Bound	−1.100
		Upper Bound	−0.038

Note：The Mantel-Haenszel common odds ratio estimate is asymptotically normally distributed under the common odds ratio of 1.000 assumption.So is the natural log of the estimate.

（五）多重线性回归

多重线性回归（multiple linear regression），也称为多元线性回归，研究一个因变量和多个自变量间的线性关系。

【例 5-35】27 名糖尿病患者的血清总胆固醇、甘油三酯、空腹胰岛素、糖化血红蛋白、空腹血糖的测量值见表 5-73，建立血糖与其他几项指标的多元线性回归方程。

表 5-73 糖尿病人的血糖及有关变量的测量结果

序号	总胆固醇（X1）/ (mmol·L^{-1})	甘油三酯（X2）/ (mmol·L^{-1})	胰岛素（X3）/ (μU·ml^{-1})	糖化血红蛋白（X4）/%	血糖（Y）/ (mmol·L^{-1})
1	5.68	1.90	4.53	8.2	11.2
2	3.79	1.64	7.32	6.9	8.8
3	6.02	3.56	6.95	10.8	12.3
4	4.85	1.07	5.88	8.3	11.6
5	4.60	2.32	4.05	7.5	13.4
6	6.05	0.64	1.42	13.6	18.3
7	4.90	8.50	12.60	8.5	11.1
8	7.08	3.00	6.75	11.5	12.1
9	3.85	2.11	16.28	7.9	9.6
10	4.65	0.63	6.59	7.1	8.4
11	4.59	1.97	3.61	8.7	9.3
12	4.29	1.97	6.61	7.8	10.6
13	7.97	1.93	7.57	9.9	8.4
14	6.19	1.18	1.42	6.9	9.6

续表

序号	总胆固醇（X1）/ （mmol·L⁻¹）	甘油三酯（X2）/ （mmol·L⁻¹）	胰岛素（X3）/ （μU·ml⁻¹）	糖化血红蛋白（X4）/%	血糖（Y）/ （mmol·L⁻¹）
15	6.13	2.06	10.35	10.5	10.9
16	5.71	1.78	8.53	8.0	10.1
17	6.40	2.40	4.53	10.3	14.8
18	6.06	3.67	12.79	7.1	9.1
19	5.09	1.03	2.53	8.9	10.8
20	6.13	1.71	5.28	9.9	10.2
21	5.78	3.36	2.96	8.0	13.6
22	5.43	1.13	4.31	11.3	14.9
23	6.50	6.21	3.47	12.3	16.0
24	7.98	7.92	3.37	9.8	13.2
25	11.54	10.89	1.20	10.5	20.0
26	5.84	0.92	8.61	6.4	13.3
27	3.84	1.20	6.45	9.6	10.4

SPSS 软件实现：点击 Analyze → Regression → Linear，打开 Linear Regression 对话框。选择 Y 作为应变量进入 Dependent 栏，选择 $X1$~$X4$ 作为自变量进入 Independent（s）栏。建立回归方程的方法选择：Stepwise（逐步引入 - 剔除法）。

单击 Statistics，打开 Statistics 对话框。选择 Estimates（默认）、Model fit（默认）和 Confidence intervals（图 5-74）。单击 Continue 返回 Linear Regression 对话框。

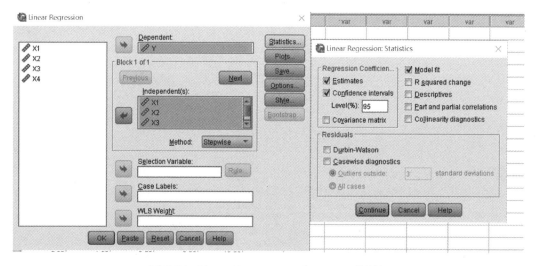

图 5-74　Linear Regression：Statistics 对话框

单击 Plots ,打开 Plots 对话框。选择 Histogram (标准化残差直方图,如近似正态分布,则适合用线性回归),单击 Continue 返回。单击 Options ,打开 Options 对话框,选择 Use probability of F ,设置引入变量(Enty)的检验水准 P=0.10(默认 0.05),剔除变量(Removal)的检验水准 P=0.15(默认 0.10),单击 Continue 返回。单击 OK ,运行 Linear 过程。

结果分析:表 5-74 显示了变量的引入和剔除结果,以及引入和剔除的标准。逐步法(Stepwise)最先引入变量"糖化血红蛋白",建立了模型 1。模型 2、模型 3 和模型 4 分别引入"总胆固醇""胰岛素"和"甘油三酯",模型 5 将已经引入模型的"总胆固醇"从模型中剔除。

表 5-74　变量的引入和剔除情况 [a]

Model	Variables Entered	Variables Removed	Method
1	X4		Stepwise(Criteria:Probability-of-F-to-enter≤0.100, Probability-of-F-to-remove≥0.150)
2	X1		Stepwise(Criteria:Probability-of-F-to-enter≤0.100, Probability-of-F-to-remove≥0.150)
3	X3		Stepwise(Criteria:Probability-of-F-to-enter≤0.100, Probability-of-F-to-remove≥0.150)
4	X2		Stepwise(Criteria:Probability-of-F-to-enter≤0.100, Probability-of-F-to-remove≥0.150)
5		X1	Stepwise(Criteria:Probability-of-F-to-enter≤0.100, Probability-of-F-to-remove≥0.150)

Note:Dependent Variable,Y.

表 5-75 显示了各模型的拟合情况。模型 5 的复相关系数(R)为 0.773,决定系数(R square,即 R^2)为 0.598,校正决定系数(adjusted R square)为 0.546。

表 5-75　模型拟合情况表 [a]

model	R	R Square	Adjusted R Square	Std.Error of the Estimate
1	0.610[b]	0.372	0.347	2.365 06
2	0.696[c]	0.484	0.441	2.186 72
3	0.740[d]	0.547	0.488	2.093 51
4	0.775[e]	0.601	0.528	2.009 54
5	0.773[f]	0.598	0.546	1.972 13

Note:a. Dependent Variable:Y.

b. Predictors:(Constant),X4.

c. Predictors:(Constant),X4,X1.

d. Predictors:(Constant),X4,X1,X3.

e. Predictors:(Constant),X4,X1,X3,X2.

f. Predictors:(Constant),X4,X3,X2.

表 5-76 显示了各模型的方差分析结果。模型 5 经方差分析,F=11.407,P<0.001。可以认为血糖值与甘油三酯、胰岛素和糖化血红蛋白有线性回归关系。

表 5-76　回归方程的方差分析结果 [a]

model		Sum of Squares	df	Mean Square	F	Sig.
1	Regression	82.714	1	82.714	14.788	0.001[b]
	Residual	139.837	25	5.593		
	Total	222.552	26			
2	Regression	107.790	2	53.895	11.271	0.000[c]
	Residual	114.762	24	4.982		
	Total	222.552	26			
3	Regression	121.748	3	40.583	9.260	0.000[d]
	Residual	100.804	23	4.383		
	Total	222.552	26			
4	Regression	133.711	4	33.428	8.278	0.000[e]
	Residual	88.841	22	4.038		
	Total	222.552	26			
5	Regression	133.098	3	44.366	11.407	0.000[f]
	Residual	89.454	23	3.889		
	Total	222.552	26			

Note：a. Dependent Variable：Y.

b. Predictors：(Constant),X4.

c. Predictors：(Constant),X4,X1.

d. Predictors：(Constant),X4,X1,X3.

e. Predictors：(Constant),X4,X1,X3,X2.

f. Predictors：(Constant),X4,X3,X2.

表 5-77 显示了各模型的偏回归系数（B）、标准误（Std.Error）、常数（Constant）、标准化偏回归系数（β，消除了单位的影响）、回归系数假设检验的 t 值和 P 值（Sig）、总体回归系数的95% 置信区间（95%Confidence Interval for B）。

根据模型 5 建立的多元线性回归方程为：

血糖 =6.500 0+0.402（甘油三酯）−0.287（胰岛素）+0.663（糖化血红蛋白）

血糖的变化与甘油三酯和糖化血红蛋白水平呈正相关，与胰岛素水平呈负相关。标准化回归系数为：0.413（糖化血红蛋白）、−0.360（胰岛素）和 0.354（甘油三酯），糖化血红蛋白对空腹血糖的影响最大。

表 5-77　回归系数及其 t 检验

	Model	Unstandardized Coefficients		Standardized Coefficients	t	Sig	95.0% Confidence Interval for B	
		B	Std.Error	β			lower bound	upper bound
1	（Constant）	3.006	2.364		1.272	0.215	−1.862	7.874
	X4	0.978	0.254	0.610	3.845	0.001	0.454	1.502
2	（Constant）	1.310	2.308		0.568	0.576	−3.453	6.073
	X4	0.732	0.259	0.456	2.833	0.009	0.199	1.266
	X1	0.678	0.296	0.369	2.290	0.031	0.067	1.288

Model		Unstandardized Coefficients		Standardized Coefficients	t	Sig	95.0% Confidence Interval for B	
		B	Std.Error	β			lower bound	upper bound
3	（Constant）	4.309	2.776		1.552	0.134	−1.433	10.051
	X4	0.635	0.253	0.396	2.507	0.020	0.111	1.160
	X1	0.545	0.293	0.297	1.861	0.076	−0.061	1.151
	X3	−0.219	0.122	−0.274	−1.785	0.088	−0.472	0.035
4	（Constant）	5.943	2.829		2.101	0.047	0.077	11.809
	X4	0.638	0.243	0.398	2.623	0.016	0.134	1.143
	X1	0.142	0.366	0.078	0.390	0.701	−0.616	0.901
	X3	−0.271	0.121	−0.339	−2.229	0.036	−0.522	−0.019
	X2	0.351	0.204	0.309	1.721	0.099	−0.072	0.775
5	（Constant）	6.500	2.396		2.713	0.012	1.543	11.456
	X4	0.663	0.230	0.413	2.880	0.008	0.187	1.140
	X3	−0.287	0.112	−0.360	−2.570	0.017	−0.518	−0.056
	X2	0.402	0.154	0.354	2.612	0.016	0.084	0.721

表 5-78 显示了逐步筛选变量每一步的模型外变量情况。最后 1 步（模型 5）仅有"总胆固醇"在模型外。表 5-79 显示了残差统计结果，标准化残差最大为 2.36。图 5-75 为标准化残差直方图近似正态分布，说明该资料适合用线性回归分析。

表 5-78 逐步筛选变量每一步的模型外变量情况 [a]

model		Beta In	t	Sig.	Partial Correlation	Collinearity Statistics Tolerance
1	X1	0.369[b]	2.290	0.031	0.423	0.828
	X2	0.341[b]	2.269	0.033	0.420	0.952
	X3	−0.347[b]	−2.222	0.036	−0.413	0.891
2	X2	0.210[c]	1.112	0.278	0.226	0.599
	X3	−0.274[c]	−1.785	0.088	−0.349	0.834
3	X2	0.309[d]	1.721	0.099	0.344	0.562
5	X1	0.078[e]	0.390	0.701	0.083	0.458

Note：a. Dependent Variable：Y.

b. Predictors：（Constant），X4.

c. Predictors：（Constant），X4，X1.

d. Predictors：（Constant），X4，X1，X3.

e. Predictors：（Constant），X4，X3，X2.

表 5-79 残差统计

	Minimum	Maximum	Mean	Std.Deviation	N
Predicted Value	7.915 0	17.500 7	11.925 9	2.262 55	27
Residual	−3.269 24	4.656 98	0.000 00	1.854 87	27
Std.Predicted Value	−1.773	2.464	0.000	1.000	27
Std.Residual	−1.658	2.361	0.000	0.941	27

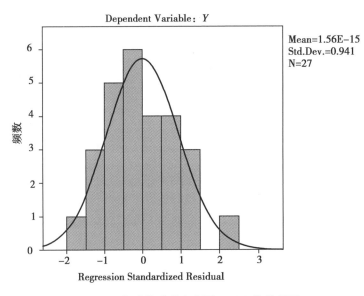

图 5-75 标准化残差直方图 SPSS 软件截图

（六）Logistic 回归

Logistics 回归称作逻辑回归模型，是研究分类变量的一种多变量分析方法，有二分类模型和多元分类模型两种，常见的是二分类模型。

二分类 Logistic 回归数据要求：①因变量（结局）是二分类变量。②有至少 1 个自变量，自变量可以是连续变量，也可以是分类变量。③每条观测间相互独立。分类变量（包括因变量和自变量）的分类必须全面且每一个分类间互斥。④最小样本量要求为自变量数目的 15 倍，但一些研究者认为样本量应达到自变量数目的 50 倍。⑤连续的自变量与因变量的 Logit 转换值之间存在线性关系。⑥自变量之间无多重共线性。⑦没有明显的离群点、杠杆点和强影响点。

【例 5-36】调查 284 名居民性别、年龄、BMI、能量摄入量信息，研究超重与性别、年龄、能量摄入量等因素的关系。按照 BMI 判断研究对象是否超重，以超重作为因变量。经检验符合二分类 Logistic 回归数据要求。

SPSS 软件实现：点击 Analyze → Regression → Binary Logistic，在 Logistic Regression 对话框中，将因变量选入 Dependent，将自变量选入 Covariates，点击 Categorical（图 5-76）。

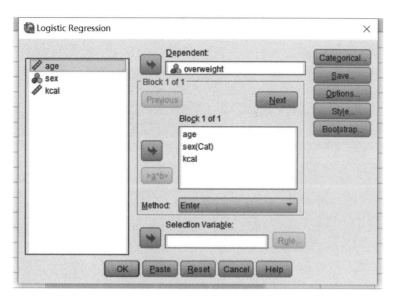

图 5-76 Logistics 检验界面

在 Logistic Regression：Define Categorical Variables 对话框中，将分类变量选入 Categorical Covariates（图 5-77）。

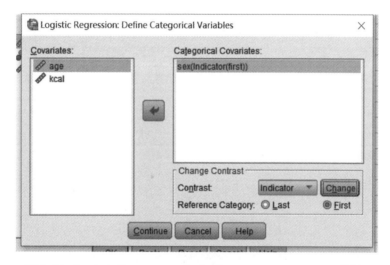

图 5-77 Logistic Regression：Define Categorical Variables 对话框

在 Change Contrast 区域，将 Reference Category 从"Last"改为"First"后，点击 Change → Continue，点击 Options，在 Logistic Regression：Options 对话框中，选中 CI for exp（B），点击 Continue → OK（图 5-78）。

对于分类变量，OR 值即 Exp（B）的含义为：相对于赋值较低的研究对象（例如 sex 赋值为"0"的女性），赋值较高的研究对象（sex 赋值为"1"的男性）超重的风险是多少倍。对于连续变量，OR 值的含义为：自变量每增加一个单位（例如年龄每增加 1 岁）超重风险增加的倍数。结果见表 5-80。

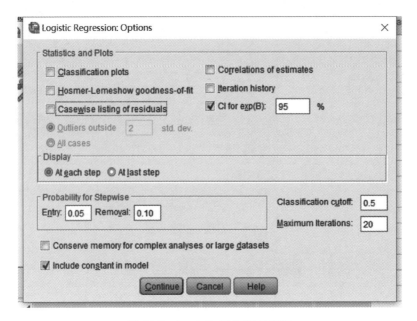

图 5-78 Logistic 回归选项界面

表 5-80 Logistic 回归方程表

		B	S.E.	Wald	df	Sig.	Exp(B)	95%CI for EXP(B)	
								Lower	Upper
Step 1	age	0.115	0.022	26.503	1	0.000	1.122	1.074	1.172
	sex（1）	−0.542	0.297	3.319	1	0.068	0.582	0.325	1.042
	kcal	0.001	0.000	35.911	1	0.000	1.001	1.001	1.002
	Constant	−7.397	0.999	54.801	1	0.000	0.001		

Note：Variable（s）entered on step1：age，sex，kcal.

结论：控制其他因素情况下，随着年龄、能量摄入量增加，超重率呈上升趋势。

本章案例数据库文件可扫描下方二维码获得。

（黄绯绯　李惟怡　夏　娟）

参考文献

［1］李晓松.卫生统计学［M］.8 版.北京：人民卫生出版社，2017.

［2］颜虹.医学统计学［M］.2 版.北京：人民卫生出版社，2010.

［3］王燕，康晓平.卫生统计学教程［M］.北京：北京大学医学出版社，2006.

［4］刘桂芬.医学统计学［M］.2 版.北京：中国协和医科大学出版社，2007.

第六章 队列研究数据分析方法

队列研究是将人群按是否暴露于某种可疑因素及其暴露程度分为不同亚组,追踪各自的结局,比较不同亚组之间结局频率的差异,从而判定暴露因子与结局之间有无因果关联及关联大小的一种观察性研究方法。队列是指一组有共同经验或条件的人,如特定时期内出生的一组人群(出生队列),有共同吸烟经历的一群吸烟者。队列研究旨在描述并确定疾病自然史信息、测量结局事件的发生率、通过比较不同暴露水平或不同暴露类型来检验暴露(风险或保护因素)与疾病发生之间的关系。

队列研究根据研究对象进入队列的时间及终止观测的时间分为三类:前瞻性队列研究、回顾性队列研究以及混合性队列研究。前瞻性队列研究是指观察时间从当前开始,研究人员确定并组织队列,将研究对象根据暴露状态进行分类并追踪观察,了解其结局事件发生的情况,以确定暴露因素与结局事件的关系。通常前瞻性队列研究时间成本比较高。回顾性队列研究是利用过去收集的现有数据确定并组织队列,以确定人群和暴露状态,"跟踪"队列到当前时间(进行研究时),本质上相当于从过去某时点开始的"前瞻性队列研究"的随访。混合性队列研究是利用过去收集的现有数据确定并组织队列,以确定人群和暴露状态,跟踪随访到将来时间,从而了解疾病的发展。

队列研究中比较普遍的是前瞻性队列研究,其优势是减少了与病例对照研究相关的大多数方法学偏倚的潜在来源。对于膳食调查内容,前瞻性队列研究的膳食信息是在疾病诊断之前收集的,因此疾病不会影响患者的膳食认知和习惯。但其成本较高,即使对于冠心病或糖尿病等发病率相对较高的疾病,也需要招募一定数量的研究对象,以获得合理的精确度来测量效果。再者,对于发病率较低的疾病,即使是较大规模的队列,也很难在可接受的时间内积累足够数量的病例。

第一节 队列研究——趋势性分析

在队列研究中,探究某一事件发生随另一事件变化而变化的趋势,对发现该事件存在的问题至关重要。如探究各种疾病随时间变化趋势,可用于判定暴露因子与发病或死亡有无因果关联及关联大小等。常用的趋势性检验方法包括线性趋势检验、多项式趋势检验、非线性趋势检验等。线性趋势检验通常用于研究呈线性关系的暴露与发病之间的趋势性,可以使用简单线性回归或多元线性回归方法。多项式趋势检验可用于探究非线性的趋势关系,可以使用二次多项式或三次多项式回归分析方法。而非线性趋势检验则可以使用时间序列分析等方法。本节主要介绍如何用 SPSS 软件实现趋势检验。

一、基本概念

趋势性检验(trend test)即检验结局变量(Y)是否随分组变量(X)呈现一定的线性或者倾向性改变。趋势性检验由美国 Breslow 教授于 1980 年首次提出,是对医学研究中反映等级或生物学阶梯关系的分类数据进行假设检验的有效方法。根据数据特点,可采用不同的检验方法进行趋势性检验。

二、数据要求与分析步骤

(一)卡方检验

双向有序分组资料的趋势性检验可采用 Mantel-Haenszel 卡方检验。

1. 数据要求

(1) 一个变量是有序分类变量。

(2) 一个变量是二分类变量或者有序分类变量。

2. 分析实例

【例 6-1】为探究居民就餐频率随年份变化趋势,研究人员在 2000 年调查了某社区 50 名居民外出就餐频率,并于 2007 年、2015 年、2018 年进行了随访,外出就餐频率分为 4 组:1- 从不、2- 偶尔、3- 经常、4- 总是。数据如表 6-1 所示,符合卡方检验数据要求。

表 6-1　某社区居民不同年份外出就餐频率

年份	外出就餐频率 / 次			
	1	2	3	4
2000 年	25	9	10	6
2007 年	5	25	15	5
2015 年	3	20	21	6
2018 年	4	6	17	23

3. 分析步骤　在主页面点击 Analyze → Descriptive Statistics → Crosstabs,将研究变量"年份"选入 Row(s)、将"外出就餐频率"选入 Column(s),点击 Statistics → Chi-square 和 Correlations → Continue → OK,如图 6-1 所示。

卡方分析结果中的"关联性",即卡方趋势性检验结果。卡方检验 $P<0.05$,表明二者存在关联。Pearson 相关系数取值范围为[-1,1],反映相关的强度和方向:负值代表负相关,正值代表正相关,0 则代表无相关关系。两变量间相关性的强弱没有规定数值。相关系数越接近 0,相关关系越弱;越接近 -1 或 +1,相关关系越强。输出结果见表 6-2。

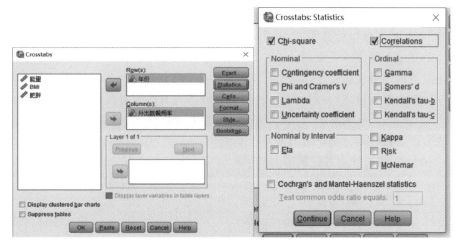

图 6-1　线性趋势检验 SPSS 操作流程

表 6-2　卡方检验输出结果

	Value	df	Asymptotic Significance (2-sided)
Pearson Chi-Square	78.690[a]	9	0.000
Likelihood Ratio	70.209	9	0.000
Linear-by-Linear Association	34.563	1	0.000
N of Valid Cases	200		

Note：a.0 cells (0.0%) have expected count less than 5.The minimum expected count is 9.25.

Asymptotic Significance (2-sided) 为 Mantel-Haenszel 卡方检验 P 值。本例中 $P<0.001$，提示外出就餐频率与年份存在关联，如表 6-2 所示。

Pearson 相关系数可以在表 6-3 "Pearson's R" 一行中查看。结果显示，$R=0.417$，P (Approx. Sig.) <0.001，说明外出就餐频率与年份呈正相关关系。

结论：随着年份增加，居民外出就餐频率呈上升趋势。

表 6-3　Pearson 相关分析输出结果

		Value	Asymptotic Standard Error[a]	Approximate T[b]	Approximate Significance
Interval by Interval	Pearson's R	0.417	0.067	6.451	0.000[c]
Ordinal by Ordinal	Spearman Correlation	0.430	0.067	6.700	0.000[c]
N of Valid Cases		200			

Note：a.　Not assuming the null hypothesis.

b.　Using the asymptotic standard error assuming the null hypothesis.

c.　Based on normal approximation.

（二）相关分析

趋势性检验也可以通过 Pearson 相关分析、Spearman 相关分析、Kendall's tau-b 等级相关分析实现。

1. Pearson 相关分析数据要求

（1）两个变量都是连续性变量。

（2）两个连续性变量应当是配对的，即来源于同一个个体。

（3）两个连续性变量之间存在线性关系，通常做散点图检验该假设。

（4）两个变量均没有明显的异常值。Pearson 相关系数易受异常值影响。

（5）两个变量符合双变量正态分布。

2. Spearman 相关分析数据要求

（1）两个变量不服从双变量正态分布：从原始数据的基本统计描述或者直观的散点图可以看出。

（2）总体分布未知，存在不能剔除的异常值。

（3）原始数据为等级资料。

3. Kendall's tau-b 等级相关数据要求

（1）两个变量是连续性变量或有序分类变量，可以有三种情况：两个变量都是连续性变量；两个变量都是有序分类变量；一个变量是有序分类变量，另一个变量是连续性变量。

（2）两个变量应当是配对的，即来源于同一个个体。

4. 分析实例

【例 6-2】为探究居民能量摄入随年份变化趋势，研究人员 2000 年对某社区 50 名居民进行了膳食调查，并于 2007 年、2015 年、2018 年进行了随访，通过对食物摄入数据的计算得出研究对象的能量摄入量。

5. SPSS 软件分析步骤 在主界面点击 Analyze → Correlate → Bivariate，将研究变量"年份""能量"选入 Variables，根据数据类型，在相关系数区域选择相对应的 Pearson、Spearman、Kendall's tau-b（本研究选择 Kendall's tau-b 等级相关数据要求），点击 OK（如图 6-2）。

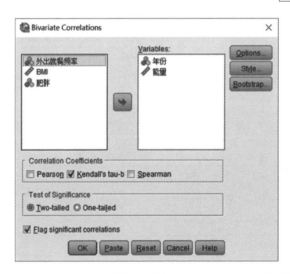

图 6-2 Kendall's tau-b 等级相关"Bivariate Correlate"对话框

相关系数取值范围在 −1 到 +1 之间，负数代表负相关，正数代表正相关，0 则代表不存在相关关系。两连续变量间相关的强弱没有明确的判定数值，相关系数越接近 0，相关关系越弱;越接近 −1 或 +1,相关关系越强。输出结果见表 6-4。

表 6-4　Kendall's tau-b 相关分析输出结果

			年份	能量
Kendall's tau_b	年份	Correlation Coefficient	1.000	0.362**
		Sig.(2-tailed)	.	0.000
		N	200	200
	能量	Correlation Coefficient	0.362**	1.000
		Sig.(2-tailed)	0.000	.
		N	200	200

Note:**Correlation is significant at the 0.01 level(2-tailed).

本研究中能量摄入与年份的 Kendall's tau-b 相关系数 r_s=0.362,$P<0.001$,说明能量摄入量与年份存在正相关关系。

结论:能量摄入量呈逐年上升趋势。

（三）回归分析

多重线性回归、二元 Logistic 回归、有序多分类 Logistic 回归也可用于分析趋势性变化。

1. 分析实例

【例 6-3】为探究居民 BMI 水平随时间变化趋势,研究人员在 2000 年调查得到某社区 50 名居民 BMI 水平和能量摄入量、外出就餐频率等信息,并于 2007 年、2015 年、2018 年进行了随访。

2. 多重线性回归

（1）数据要求

1）因变量是连续性变量。

2）自变量不少于 2 个（连续性变量或分类变量均可）。

3）因变量和自变量之间存在线性关系:通常做散点图检验该假设。

4）假设模型的残差满足方差齐性、正态性、独立性。

5）经共线性诊断,自变量之间不存在多重共线性。

6）没有极端异常值。

（2）分析步骤:因变量为 BMI 水平（连续性变量）,经检验符合多重线性回归数据要求。在主界面点击 Analyze → Regression → Linear,在 Linear Regression 对话框中,将因变量选入 Dependent,再将自变量选入 Independent(s)→ OK（如图 6-3）。

adjusted R^2 指回归中因变量变异被自变量解释的程度。adjusted R^2 校正了 R^2 中总体自变量对因变量变异解释程度的夸大作用,本研究中 adjusted R^2=0.335（表 6-5）。

表 6-5　多重线性回归分析——模型输出结果

Model	R	R^2	adjusted R^2	Std.Error of the Estimate
1	0.593	0.351	0.335	3.768 16

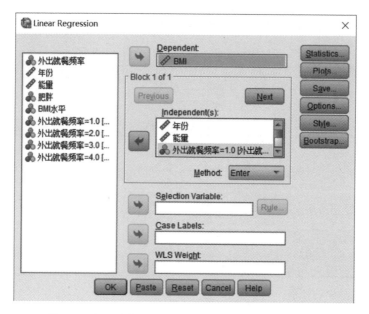

图 6-3 多重线性回归的"Linear Regression"对话框

如表 6-6 显示,回归模型具有统计学意义,F=21.013,P<0.001,提示因变量和自变量之间存在线性相关。

表 6-6 多重线性回归分析——方差分析输出结果

Model	Sum of Squares	df	Mean Square	F	Sig.
Regression	1 491.839	5	298.368	21.013	0.000
Residual	2 754.615	194	14.199		
Total	4 246.454	199			

如表 6-7 所示,年份的回归系数为正值,且 P<0.001。因此随着年份的增加 BMI 呈上升趋势。如回归系数为负值,则表明随着年份增加 BMI 呈下降趋势。

表 6-7 多重线性回归分析——回归系数输出结果 [a]

Model	Unstandardized Coefficients		Standardized Coefficients	t	Sig.
	B	Std.Error	β		
(Constant)	−373.087	93.688		−3.982	0.000
年份	0.195	0.047	0.298	4.166	0.000
能量	0.004	0.001	0.391	5.908	0.000
外出就餐频率 =1.0	−0.281	0.841	−0.024	−0.334	0.739
外出就餐频率 =2.0	−0.989	0.684	−0.098	−1.445	0.150
外出就餐频率 =4.0	−1.521	0.766	−.132	−1.984	0.049

Note:a. Dependent Variable:BMI.

结论:调整能量摄入和外出就餐频率后,BMI 随着年份增加呈上升趋势。

3. 二元 Logistic 回归

(1) 数据要求

1) 因变量是二分类变量。

2) 自变量为连续性变量或者分类变量均可。

3) 每条观测间相互独立。分类变量(包括因变量和自变量)的分类必须全面且每一个分类间互斥。

4) 最小样本量要求为自变量数目的 15 倍,一些研究者认为样本量甚至应达到自变量数目的 50 倍。

5) 连续性自变量与因变量的 Logit 转换值之间存在线性关系。

6) 自变量之间无多重共线性。

7) 没有明显的离群点、杠杆点和强影响点。

(2) 分析步骤:【例 6-3】中按照 BMI 值判定研究对象"是否超重":1- 超重、0- 不超重,以其作为因变量。经检验符合二元 Logistic 回归数据要求。

在主界面点击 Analyze → Regression → Binary Logistic,在 Logistic Regression 对话框中,将因变量选入 Dependent,将自变量选入 Block 1 of 1,点击 Categorical,在 Logistic Regression:Define Categorical Variables 对话框中,将分类变量选入 Categorical Covariates 框中。在 Change Contrast 区域,将 Reference Category 从"Last"改为"First",点击 Change → Continue。点击 Options,在 Logistic Regression:Options 对话框中,选中 CI for exp(B),点击 Continue → OK(图 6-4)。

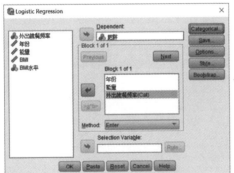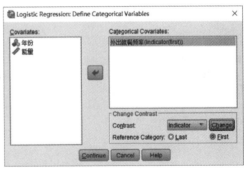

图 6-4 二元 Logistic 回归 SPSS 操作流程

年份的回归系数为正值,且 $P<0.001$,提示随着年份的增加,肥胖率呈上升趋势(表 6-8)。如回归系数为负值,则表明肥胖率随着年份增加呈下降趋势。

表 6-8 二元 Logistic 回归——回归系数输出结果

		B	S.E.	Wald	df	Sig.	Exp(B)
Step 1[a]	年份	0.105	0.029	13.467	1	0.000	1.111
	能量	0.002	0.000	18.058	1	0.000	1.002

续表

	B	S.E.	Wald	df	Sig.	Exp(B)
外出就餐频率			2.374	3	0.499	
外出就餐频率（1）	−0.537	0.511	1.105	1	0.293	0.584
外出就餐频率（2）	0.040	0.525	0.006	1	0.939	1.041
外出就餐频率（3）	0.016	0.619	0.001	1	0.980	1.016
Constant	−214.899	57.211	14.109	1	0.000	0.000

Note：a.　Variable（s）entered on step 1：年份，能量，外出就餐频率．

结论：调整能量摄入、外出就餐频率后，肥胖率随年份增加呈上升趋势。

4. 有序多分类 Logistic 回归

（1）数据要求

1）因变量为有序多分类变量，如血压水平分为高、中、低；某病的治疗效果分为痊愈、有效、无效。

2）一个或多个自变量，可为连续、有序多分类或无序分类变量。对于分类变量，需转换为哑变量进行分析。

3）自变量之间无多重共线性。

4）模型满足比例优势假设（又称平行线检验），即自变量系数相等的假设，不同因变量水平上的回归系数保持一致。如果不满足该假设，则考虑使用无序多分类 Logistic 回归。

（2）分析步骤：【例 6-3】中按照 BMI 水平将研究对象分为低体重、正常、超重、肥胖 4 组，并将其作为因变量。经检验符合有序多分类 Logistic 回归数据要求。

在主菜单点击 Analyze → Regression → Ordinal，打开 "Ordinal Regression" 对话框，选入研究变量，连续变量选入 Covariate（s），分类变量选入 Factor（s），点击 Output，在原始设置的基础上，勾选 "Display" 下方的 Test of parallel lines，点击 Continue → OK（如图 6-5）。

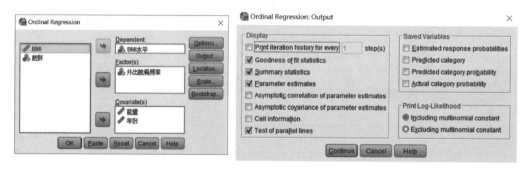

图 6-5　有序多分类 Logistic 回归 SPSS 操作流程

根据平行线检验结果判定是否可以使用有序 Logistic 回归进行分析。

平行线假设检验（test of parallel lines）结果如表 6-9 所示，本例平行线检验 χ^2= 6.027，P=0.813，说明平行性假设成立，即各回归方程相互平行，可以使用有序 Logistic 回归进行分析。

表 6-9 平行线检验输出结果 [a]

Model	−2 Log Likelihood	Chi-Square	df	Sig.
Null Hypothesis	353.287			
General	347.260	6.027	10	0.813

Note：The null hypothesis states that the location parameters（slope coefficients）are the same across response categories.

a. Link function：Logit.

似然比检验结果见表 6-10,似然比检验结果较 Pearson 卡方和偏差（deviance）卡方两个检验结果稳健。该检验的原假设是所有纳入自变量的系数为 0,$P<0.001$,说明至少一个自变量系数不为 0,且具有统计学显著性,也就是模型整体有意义。

表 6-10 似然比检验输出结果

Model	−2 Log Likelihood	Chi-Square	df	Sig.
Intercept Only	442.195			
Final	353.287	88.908	5	0.000

Note：Link function：Logit.

参数估计（parameter estimation）结果见表 6-11。年份的回归系数为正值,且 $P<0.001$,提示随着年份的增加 BMI 呈上升趋势。如回归系数为负值,则随着年份增加 BMI 呈下降趋势。

表 6-11 参数估计输出结果

		Estimate	Std.Error	Wald	df	Sig.	95% Confidence Interval	
							Lower Bound	Upper Bound
Threshold	［BMI 水平 = 1.00］	255.245	52.534	23.607	1	0.000	152.281	358.210
	［BMI 水平 = 2.00］	257.272	52.571	23.949	1	0.000	154.234	360.309
	［BMI 水平 = 3.00］	259.058	52.626	24.233	1	0.000	155.914	362.202
Location	能量	0.002	0.000	25.832	1	0.000	0.001	0.002
	年份	0.127	0.026	23.322	1	0.000	0.075	0.178
	［外出就餐频率 =1］	0.539	0.519	1.079	1	0.299	−0.479	1.557
	［外出就餐频率 =2］	−0.084	0.447	0.035	1	0.852	−0.960	0.792
	［外出就餐频率 =3］	0.380	0.459	0.685	1	0.408	−0.520	1.279
	［外出就餐频率 =4］	0[a]			0			

Note：Link function：Logit.

a. This parameter is set to zero because it is redundant.

结论:控制其他因素情况下,BMI 水平随年份增加呈上升趋势。

（四）常用方法的选择

根据自变量与因变量类型的不同,常用的趋势性分析方法见表 6-12。

表 6-12　趋势性分析常用方法

自变量	因变量	方法
有序变量	连续变量	单因素方差分析
		Kendall's tau-b 等级相关
		Spearman 相关
		多重线性回归
有序变量	有序变量	Mantel-Haenszel 卡方检验
		Kendall's tau-b 等级相关
		Spearman 相关
		Logistic 回归
连续变量	有序变量	Kendall's tau-b 等级相关
		Spearman 相关
		Logistic 回归
连续变量	连续变量	Pearson 相关
		Spearman 相关
		多重线性回归

第二节　队列研究——轨迹分析

一、基本概念

轨迹分析方法是常用的纵向队列数据处理方法之一,该方法能够拟合个体暴露因素的纵向重复测量数据的轨迹,识别群体中可能存在的不同轨迹亚组,描述群体和个体的暴露因素变化趋势,并通过对增长曲线参数的分析探索暴露因素变化影响疾病发生发展的累积效应和关键期或敏感期。

目前常用的轨迹分析方法包括潜变量增长曲线模型(latent growth curve model,LGCM)、多水平模型(multilevel model,MLM)、增长混合模型(growth mixture model,GMM)、潜类别增长模型(latent class growth model,LCGM)、潜类别混合效应模型(latent class mixed model,LCMM)等。其中,LGCM、MLM 假设群体具有同质性,即群体中的个体增长轨迹具有相似的规律,不能用于探索人群中的轨迹分组。GMM、LCMM 假设群体异质性,即群体中可能存在增长轨迹不同的有限亚组,并可以将个体所属的亚组估计出来,即轨迹分组。各模型的优缺点比较见表 6-13。

表 6-13　轨迹分析模型优缺点比较

模型	优点	缺点
LGCM	1. 能估计个体轨迹 2. 能拟合非线性增长曲线 3. 加入潜变量较为简单	1. 要求较大的样本量 2. 不能对轨迹分组 3. 不同的参数估计方法可能导致不同的解释 4. 因果关联以所有的潜变量为条件导致正确的因果关系,不容易识别
MLM	1. 能估计嵌套结构误差 2. 能估计个体轨迹 3. 能拟合非线性增长曲线	1. 没有考虑测量误差 2. 不能直接检验中介效应 3. 不能对整个模型进行拟合检验 4. 不同的参数估计方法可能导致不同的解释
LCGM	1. 模型简化 2. 可以分析群体异质性,即轨迹分组 3. 分类精度比较高	1. 不考虑类别内的个体差异 2. 选择正确的模型(分组数量)较复杂 3. 分组解释复杂
GMM	1. 可以分析群体异质性,即轨迹分组 2. 可以估计个体轨迹 3. 能拟合非线性增长曲线 4. 加入潜变量很简单	1. 选择正确的模型(分组数量)较复杂 2. 分组解释复杂 3. 可能识别出没有意义的亚组
LCMM	1. 可以分析群体异质性,即轨迹分组 2. 拟合个体增长曲线更为准确	1. 选择正确的模型(分组数量)较复杂 2. 分组解释复杂

基于分组的轨迹分析模型(group-based trajectory modeling,GBTM)由 Nagin 等提出,又称为潜类别增长模型(latent class growth model,LCGM),是一个简化模型,是营养流行病学中应用较多的轨迹分析模型。在 GBTM 中存在连续潜变量和类别潜变量两种潜变量。其假定组间有不同的轨迹,同一组内的个体有相同的截距和斜率,即组内差异为 0。GBTM 可以通过估计个体所属轨迹分组和各个轨迹分组的固定效应,实现对群体的轨迹分组和各个轨迹组的增长曲线拟合。

二、数据要求

关于轨迹模型数据要求的研究较少,还需进一步研究和探讨,现有研究对于轨迹分析的数据要求如下。

(一)队列研究纵向数据

队列研究对同一人群进行多次随访,得到重复测量数据,是为了探讨某一研究对象在不同时间点上某指标的变化情况,推断个体动态发展变化特征,纵向观察资料在时间上存在的自相关性,不符合传统的统计分析方法对于数据独立性等条件的要求,因此对于该类数据资料可以应用轨迹模型进行分析。

（二）数据分布类型

目前，轨迹模型对于数据分布类型的要求比较宽泛，可以拟合计数资料、二分类资料、存在一定大小范围的资料或近似正态分布的连续资料。

（三）样本量

目前针对轨迹模型样本量的研究较少。Guillermo Vallejo 等提出可通过检验效能计算样本量，并给出了不同情形下多水平模型所需样本量的计算公式；蒙特卡罗模拟具有极大的灵活性，无论模型假设是否满足，协变量是否存在，几乎适用于任何类型的数据，可以用来估计样本量。

（四）数据缺失

队列研究对研究对象进行多次随访，研究时间长，难免存在失访，造成数据缺失。数据缺失分为完全随机缺失、随机缺失、非随机缺失三种类型。GBTM 模型处理缺失数据时要求数据为随机缺失。

在数据收集阶段，研究人员尽可能记录数据缺失的原因和类型。在数据处理阶段，可以通过单变量 t 检验或多元 t 检验方法判定数据是否为完全随机缺失。对于缺失值，可以利用多重填补法、全息极大似然法来处理。

（五）随访次数

在保证样本量充足的前提下，尽量选择随访次数多的数据集，以保证统计识别和分析的准确性，轨迹模型拟合至少需要 3 次随访。首先，由于每个测量指标在多个潜变量（如截距和斜率因子）上有负荷，因此需要多次测量，以利于统计识别；其次，在平面上，两点可以确定一条直线，决定直线变化趋势至少需要 3 个以上的点；第三个点可能存在偶然因素扭曲发展趋势，因此需要第 4 次测量来确认发展趋势。

三、分析步骤

LCGM 是一个简化模型，不考虑类别内的个体差异，分类精度比较高，在营养流行病学中应用比较广泛，故主要以该模型为例介绍轨迹模型分析步骤，其他模型分析步骤类似，可参考相应的文献。

（一）根据数据类型选择拟合模型

计数资料可拟合 Poisson 分布或零膨胀的 Poisson 分布模型；二分类资料可拟合二分类 Logit 分布模型；对存在一定大小范围的资料或近似正态分布的连续资料可拟合删截正态分布模型。

（二）确定亚组及其轨迹

确定亚组数及其轨迹这一过程需要多次重复拟合，才能获得最佳轨迹数目及形状。一般先从较少亚组数开始拟合，每一亚组先从高阶开始，若高阶参数无统计学意义则去除，继续拟合低阶参数。为了保证模型的简洁性，无统计学意义的高阶参数应从模型中剔除，但对于线性参数，无论其统计学意义是否显著，一般都应包含在模型中。

（三）参数估计

轨迹分析模型常用的参数估计法包括极大似然法和贝叶斯法，这两种方法都是通过多次迭代求解参数估计值和后验概率。目前可用 Mplus 软件、R 软件 lcmm 包中的 hlme 函数以及 SAS 软件 proc traj 过程来进行参数估计、模型拟合以及绘制轨迹图。

（四）筛选最优模型

（1）贝叶斯信息准则（Bayesian information criterion，BIC）：该值越接近 0，模型的拟合效果越好。

（2）赤池信息量准则（Akaike information criterion，AIC）：该值越小，说明模型拟合效果越好。

（3）贝叶斯因子对数值：该值近似等于两个比较模型 BIC 值差值的两倍，如果该值大于 6，表示两个模型拟合效果差异较大，可接受较复杂模型；如果该值小于 2，表明两个模型差别不大，可接受简单模型。

（4）平均验后概率（average posterior probability，AvePP）：该指标值越接近 1 越好，反映了根据轨迹分析模型划分亚组后，每一个体划分到相应亚组的验后概率，通常以大于 0.7 作为可接受的标准。

（5）熵（entropy）：评价模型分类的精确性，表示模型正确将个体分到相应潜类别的准确性，取值范围为 0~1，一般大于 0.8 认为该模型的分类精确性较高。

（6）LMR（lo-mendell-rubin）检验和 BLRT（bootstrapped likelihood ratio test）：模型亚组分类比较，当比较含 k 类的模型与 $(k-1)$ 类模型拟合情况时，若检验结果 $P<0.05$，则表示含 k 个亚类的模型更好，反之，则 $(k-1)$ 类模型拟合较好。

这些标准结果并不一定一致，它们可能并不都指向相同的模型。因此，经常需要考虑其他因素，如潜在轨迹的可解释性，以及避免分组人群过小（例如某分组小于总研究人群的 5%），其可能会导致结果缺乏可重复性。

（五）模型结果解释

在确定潜类别个数后，需要对模型的理论意义进行解释，描述不同轨迹组的特征，或引入协变量对不同类别增长趋势进行预测。

（六）单因素分析

利用卡方检验、秩和检验等方法进行单因素分析，多重比较时可采用 Bonferroni 法对 P 值进行校正。

（七）多因素分析

利用 Logistic 回归、Cox 回归等多因素模型，以最优模型的分类为自变量，在控制混杂因素的基础上，探索不同轨迹对结局变量的影响。

（八）推荐报告指南

由于 LCGM 相对较新，很少有指南可以帮助研究人员就如何报告模型结果做出决定，Daniel S Nagin 等对 LCGM 报告提出了以下建议。

（1）明确阐明使用 LCGM 的理由。

（2）明确解释最终模型中所包含组数的选择。

（3）推荐提供编程脚本。

（4）遵循其他统计方法健全的报告指南，如纳入轨迹模型变量的单变量信息（包括集中趋势、可变性和倾斜指数），缺失数据的数量和类型；并详细说明在分析中应用的缺失数据处理技术的类型。

四、分析实例

（一）资料来源

营养流行病学研究中经常利用因子分析方法探索膳食模式,个体在某因子上得分越高,表示越倾向于某种研究类型,依据食物因子载荷量及组合特点可以划分和命名膳食模式。本案例模拟参与 4 次测量的 100 位研究对象的某种膳食模式因子得分,分析该膳食模式 4 次测量的轨迹模型。

（二）数据分析

1. proc traj **程序下载**　轨迹分析模型可采用 SAS 软件的 proc traj 过程来实现,该过程可从 https://www.andrew.cmu.edu/user/bjones/download.htm 下载。进入网站后点击左侧的 SAS download,根据 SAS 日志上的版本信息下载对应文件,下载后解压缩。以 64 位的 SAS 9.4 为例,将 traj.dll 文件复制到 SASHome\SASFoundation\9.4\core\sasexe 路径,将 "traj" 开头的三个 sas 文件复制到 SASHome\SASFoundation\9.4\core\sasmacro 路径。

2. proc traj **过程常用语句**

proc traj data= 数据集 /* 导入数据库 */

out= 数据集 /* 输出预测概率到数据库 */

outplot= 数据集 /* 输出轨迹图参数到数据库 */

outstat= 数据集 /* 输出参数估计值到数据库 */

outest= 数据集 /* 输出参数和协方差矩阵估计到数据库 */

id 个体标识变量 /* 指定表示个体的变量,通常为个体编号 */

var 因变量 /* 由于有多个时间点,通常为多个因变量,如 y1~y4*/

indep 自变量 /* 通常是表示时间的变量,如 t1~t4*/

model 分布形式 /* 指定因变量的分布形式,cnorm(删截正态分布)、zip(零膨胀 Poison 分布)、Logit(Logit 分布),视数据形式而定 */

min 因变量最小值 /* 用于指定删截正态分布的最小值,默认为 0*/

max 因变量最大值 /* 用于指定删截正态分布的最大值 */

ngroups 亚组数 /* 指定拟合的亚组数,一般从 1 组开始拟合,逐渐增加亚组数 */

order 亚组 1 阶次亚组 2 阶次 /* 指定各亚组的阶次,中间用空格隔开,如 3 2 2,其中 0=intercept(截距),1=linear(线性),2=quadratic(二次),3=cubic(三次),一般从高阶开始拟合,最大值为 5*/

risk 风险因素 /* 调整可能影响分组的因素 */

refgroup 参照组 /* 调整风险因素时,设置参照组,默认参照组为 1*/

tcov 时变协变量 /* 调整时变协变量 */

%trajplot(数据集 1,数据集 2,"主标题","副标题","纵坐标","横坐标")/* 宏程序 %trajplot 用于绘制轨迹图,数据集 1 为 outplot 输出的数据集;数据集 2 常指定 outstat 输出的数据集,也可不指定 */

proc traj 过程目前共包含 3 个宏程序,除 %trajplot 外,另外两个分别是 %trajplotnew 和 %trajtest。

%trajplotnew:可以在轨迹图中绘制 95% 置信区间。

%trajtest:可用于比较各亚组之间的截距或斜率是否有统计学差异,以便进行更深入的分析。

3. 数据分析

(1) 第一步:数据库准备。

【例 6-4】将数据整理成表 6-14 的格式,本案例库中有个人编号(number)、分析变量(因变量 $f1~f4$)、时间 / 年龄变量($t1~t4$);每一行代表 1 个个体;本案例模拟时间变量的间隔相同,因此分别用"1""2""3""4"代替 $t1~t4$;若时间变量的间隔不同,如 $t1=$ 基线,$t2=$ 一个月,$t3=$ 六个月,则可以用每个测量点的年龄代替,或者用"0""1""6"代替。

表 6-14　轨迹分析数据格式

number	$f1$	$f2$	$f3$	$f4$	$t1$	$t2$	$t3$	$t4$
1	3.21	−2.53	0.85	2.06	1	2	3	4
2	1.66	−6.42	2.31	2.39	1	2	3	4
3	−4.70	7.27	−0.49	2.58	1	2	3	4
⋮	⋮	⋮	⋮	⋮	⋮	⋮	⋮	⋮
98	4.81	−0.12	−1.65	5.43	1	2	3	4
99	−4.91	1.12	−2.57	−5.59	1	2	3	4
100	−2.39	−0.08	−1.67	3.98	1	2	3	4

数据库准备 SAS 软件实现:

```
data diet;
input number f1 f2 f3 f4 t1 t2 t3 t4;
cards;
1  3.21  −2.53  0.85  2.06  1  2  3  4
2  1.66  −6.42  2.31  2.39  1  2  3  4
3  −4.70  7.27  −0.49  2.58  1  2  3  4
...
98  4.81  −0.12  −1.65  5.43  1  2  3  4
99  −4.91  1.12  −2.57  −5.59  1  2  3  4
100  −2.39  −0.08  −1.67  3.98  1  2  3  4
;
run;
```

(2) 第二步:确定亚组数及其轨迹这一过程需要多次重复拟合才能获得最佳的轨迹数目及形状。通常先从较少的亚组数开始拟合,每一亚组先从高阶开始。本案例测量四次,故从 3 阶开始拟合,先拟合 1 组 3 阶。拟合结果见图 6-6,其中三次项和二次项均没有统计学意义。故删除高阶,继续对 1 组 2 阶进行拟合,将程序中的 order 3 改为 order 2,二次项仍没有统计学意义,故不在此展示其结果。继续拟合 1 组 1 阶,参数估计仍没有统计学意义,但线性参数无论其统计学意义是否显著,最好包含在模型中,故保留其结果,结果见图 6-7。轨迹分析

SAS 软件实现:

```
proc traj data=diet out=dietout1 outplot=op outstat=os outest=oe;
id number;
var f1 f2 f3 f4;
indep t1 t2 t3 t4;
model cnorm;min-10;max 10;
ngroups 1;order 3;
%trajplot(op,os,"dietary pattern traj","cnorm model","dietary pattern score","time")
run;
```

1 组 3 阶参数估计结果见表 6-15。

表 6-15　1 组 3 阶参数估计结果

Maximum Likelihood Estimates					
Model：Censored Normal（CNORM）					
Group	Parameter	Estimate	Standard Error	T for H0: Parameter=0	Prob > ITI
1	Intercept	−1.987 50	2.275 91	−0.873	0.383 0
	Linear	2.534 82	3.480 71	0.728	0.466 9
	Quadratic	−0.918 10	1.537 75	−0.597	0.550 8
	Cubic	0.100 68	0.204 22	0.493	0.622 3
	Sigma	2.726 14	0.096 87	28.142	0.000 0
Group membership					
1	（%）	100.000 00	0.000 00		
BIC=−983.71（N=400）		BIC=−980.24（N=100）		AIC=−973.73	ll=−968.73

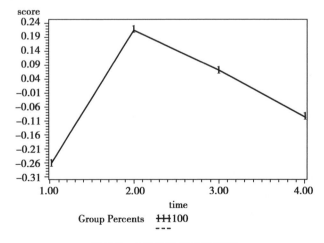

图 6-6　1 组 3 阶拟合轨迹图

SAS 软件 1 组 3 阶拟合轨迹图中（图 6-6），纵坐标为膳食模式因子得分，横坐标为测量时间。图中拟合 1 组轨迹，占比 100%，轨迹为得分先上升后下降。

1 组 1 阶参数估计结果见表 6-16。

表 6-16　1 组 1 阶参数估计结果

Maximum Likelihood Estimates Model：Censored Normal（CNORM）					
Group	Parameter	Estimate	Standard Error	T for H0：Parameter=0	Prob > ITI
1	Intercept	−0.115 45	0.335 42	−0.344	0.730 9
	Linear	0.038 53	0.122 48	0.315	0.753 2
	Sigma	2.731 84	0.096 83	28.213	0.000 0
Group membership					
1	（%）	100.000 00	0.000 00		
BIC=−978.55（N=400）		BIC=−976.47（N=100）		AIC=−972.57	ll=−969.57

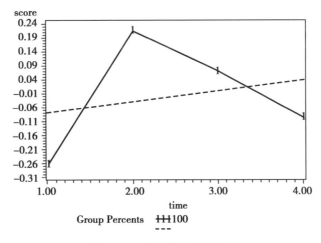

图 6-7　1 组 1 阶拟合轨迹图

SAS 软件 1 组 1 阶拟合轨迹图中（图 6-7），纵坐标为膳食模式因子得分，横坐标为测量时间。图中拟合 1 组轨迹，占比 100%，轨迹为得分先上升后下降。

继续拟合 2 组 3 阶，将程序中的 ngroups 改为 2，order 改为 3，以此类推，继续拟合，从简单到复杂，直到二者的 BIC 差值不接受更复杂的模型为止。经过多次拟合，最终拟合 2 组的结果见图 6-8，拟合 3 组的结果见图 6-9。此时 2 组 BIC=−981.75，3 组 BIC=−982.09，贝叶斯因子对数值为 1.36，小于 2，提示接受更简洁的模型。平均验后概率（AvePP）的 SAS 程序结果见图 6-10，2 组和 3 组均大于 0.7，提示结果可以接受，结合贝叶斯因子对数值，选择 2 组作为最终结果。2 组拟合参数估计结果见表 6-17。

表 6-17 2 组参数估计结果

Group	Parameter	Estimate	Standard Error	T for H0: Parameter=0	Prob > ITI
		Maximum Likelihood Estimates			
		Model: Censored Normal（CNORM）			
1	Intercept	−2.517 06	0.947 47	−2.657	0.008 2
	Linear	2.319 49	0.875 69	2.649	0.008 4
	Quadratic	−0.472 53	0.177 63	−2.660	0.008 1
2	Intercept	8.169 68	3.168 07	2.579	0.010 3
	Linear	−7.554 72	2.839 90	−2.660	0.008 1
	Quadratic	1.612 33	0.576 90	2.795	0.005 4
	Sigma	2.549 50	0.098 76	25.815	0.000 0
Group membership					
1	（%）	85.152 28	8.049 44	10.579	0.000 0
2	（%）	14.847 72	8.049 44	1.845	0.065 8
BIC=−987.29（N=400）		BIC=−981.75（N=100）		AIC=−971.33	ll=−963.33

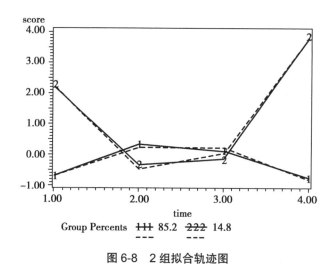

图 6-8 2 组拟合轨迹图

SAS 软件 2 组拟合轨迹图中（图 6-8），纵坐标为膳食模式因子得分，横坐标为测量时间。图中拟合 2 组轨迹，第一组占比 85.2%，轨迹为得分先上升后下降；第二组占比 14.8%，轨迹为得分先下降后上升。

3 组拟合参数估计结果见表 6-18。

表 6-18　3 组参数估计结果

Maximum Likelihood Estimates Model：Censored Normal（CNORM）					
Group	Parameter	Estimate	Standard Error	T for H0：Parameter=0	Prob > ITI
1	Intercept	−6.154 05	1.656 20	−3.716	0.000 2
	Linear	1.726 42	0.528 82	3.265	0.001 2
2	Intercept	7.850 67	2.645 44	2.968	0.003 2
	Linear	−7.354 81	2.392 34	−3.074	0.002 3
	Quadratic	1.575 65	0.486 86	3.236	0.001 3
3	Intercept	−2.047 33	0.977 86	−2.094	0.036 9
	Linear	2.480 17	0.921 06	2.693	0.007 4
	Quadratic	−0.562 58	0.191 40	−2.939	0.003 5
	Sigma	2.364 10	0.098 71	23.949	0.000 0
Group membership					
1	（%）	10.716 00	6.085 47	1.761	0.079 0
2	（%）	17.591 59	8.032 74	2.190	0.029 1
3	（%）	71.692 41	9.865 21	7.267	0.000 0
BIC=−989.71（N=400）		BIC=−982.09（N=100）		AIC=−967.76	ll=−956.76

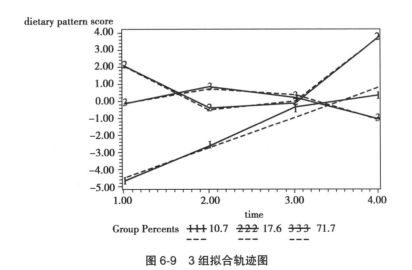

图 6-9　3 组拟合轨迹图

SAS 软件 3 组拟合轨迹图中（图 6-9），纵坐标为膳食模式因子得分，横坐标为测量时间。图中拟合 3 组轨迹，第一组占比 10.7%，轨迹为得分持续上升；第二组占比 17.6%，轨迹为得分先下降后上升;第三组占比71.7%,轨迹为得分先上升后下降。

平均验后概率 SAS 软件实现:

```
data dietout1;
set dietout1;
if group=1 then pp=grplprb;
if group=2 then pp=grp2prb;
if group=3 then pp=grp3prb;
run;
proc summary data=dietout1;
class group;
var pp;
output out=a    mean=AvePP;
run:
proc print data=a;run;
```

平均验后概率结果见图6-10,平均验后概率均>0.7,表示模型结果可以接受。

(3) 第三步:结果解释拟合轨迹后,需要对亚组进行专业解释。根据2组的拟合结果(图6-10),可将该人群该膳食模式分为2个轨迹组:第1组占14.8%,这部分人群得分呈先升高后降低趋势;第2组占85.2%,该亚组得分呈先下降后上升趋势,缓慢上升后缓慢下降。

Obs	GROUP	_TYPE_	_FREQ_	AvePP
1	.	0	100	0.87208
2	1	1	9	0.80654
3	2	1	14	0.83833
4	3	1	77	0.88588

图 6-10 平均验后概率结果

第三节 队列研究——预测模型

一、基本概念

(一)预测模型概述

预测模型(predictive models)是指用于预测的,用数学语言或公式所描述的事物间的数量关系。在一定程度上揭示了事物间的内在规律性。任何一种具体的预测方法都是以其特定的数学模型为特征。预测模型可以提供基于研究对象当前的健康状态下未来患有某病的量化风险值(概率),为健康教育和行为干预提供更直观、有力的科学工具。例如,基于弗明翰心脏研究的弗明翰心血管病风险评分明确了降低血脂、血压可以预防心肌梗死。模型也可对疾病的复发,疾病导致死亡、伤残及发生疾病并发症的概率给出量化的估算,指导对症治疗和康复方案的制定,防止疾病复发,降低病死率,减少伤残,促进功能恢复,提高生存质量。

预测模型由预测结局和预测因子两个基础构成。模型的预测结局多为是否发生,属于二分类变量。预测结局的效应指标为结局出现的绝对风险,即发生的概率,而非相对危险度

（*RR*）、比值比（*OR*）或者风险比（*HR*）等相对效应指标。预测因子（predictor），又称预后因素（prognostic factor）、决定因素（determinant）。常见的预测因子有人口学特征（如年龄、性别）、疾病史、用药史、体格检查结果、影像、电生理、血样尿样检查、病理检查、疾病阶段与特征、组学指标（基因组学、蛋白组学、代谢组学、转录组学及药物基因组学等）。

队列研究的预测因子与结局有纵向时间逻辑，其中前瞻性队列研究的预测因子与结局的本质就是纵向关系，且研究者通常希望获得在自然状态下疾病的转归。随机对照临床试验可视为入选更为严格的前瞻性队列，因此也可用于建立预后模型，但在外推性上受限。

回顾性的队列研究因其预测因子与结局的数据并非系统性收集得到的，导致信息偏倚，不推荐用其建立模型。传统的病例对照研究不适合建立预测模型，不过巢式病例对照或者病例队列研究在罕见结局或者预测因子测量成本较高的研究中是经济、可行的方案。

（二）预测模型的建立

在建立预测模型时应做到以下几点。①明确已知的、已报道的预测因子；②确定入选研究的预测因子的原则及方法；③确定入选模型的类型，其中传统模型包括：适合二分类变量的 Logistic 回归模型、适合生存数据的 Cox 回归模型以及适合频数资料的 Poisson 回归模型；④拟合模型并估算模型参数；⑤从区分度（discrimination）和校准度（calibration）方面评估模型的性能。

研究者应该系统检索文献，收集整理已报道的预测因子作为备选预测因子。统计方法筛选，分为将所有潜在因子纳入统计模型的全模型筛选以及借助统计模型评估预测因子与结局的关系的统计模型筛选。其中全模型筛选策略可以避免模型过度拟合以及预测因子的选择偏倚，但是全模型的范围较大不利于实践操作。模型选择常根据 *P* 值，AIC 或 BIC 值等来筛选变量。通常选用 *P*<0.05 作为标准。AIC 或 BIC 是模拟拟合指标，值越低说明模型拟合越好。筛选预测模型的预测因子虽然有各种统计方法，但任何预测模型的变量筛选，都不能完全依赖于统计方法，应该结合专业知识以及专业领域的经验。此外，在确定预测模型的预测因子时，一些实际的因素，如指标测量的难易度、测量成本，以及应用的难易度等也应考虑在内。

在选择预测模型时，一般有三种操作方法：向后法、向前法以及逐步法。实践中向后法使用更为普遍，因其首先评估了全模型效应。向后法是从全模型开始逐步剔除冗余的变量，一旦剔除则不再纳入。向前法则是从零开始将变量逐个纳入模型中，一旦纳入则不再剔除。逐步法则是向前法与向后法的综合，每次新变量纳入统计模型时，还需评估已纳入的变量。

（三）预测模型的验证

模型验证也是对模型的表现进行评估，以考察模型的可重复性以及外推性。主要包括内部验证和外部验证。

1. 内部验证　内部验证是检验模型开发的可重复性（reproducibility），防止过度拟合（overfitting）。

（1）随机拆分验证：将研究的队列随机分为训练集和验证集两部分，通常两者比例为1:1 或 2:1。通常这一拆分过程仅进行一次，在队列样本量较小的情况下，是对数据极大的浪费。

（2）交叉验证（cross-validation）：交叉验证又称 K 折检验，是随机拆分验证的改进。以 K=10 的 10 折验证为例：将队列随机分为 10 份，每次利用其中 9 份作为训练集，剩余 1 份作为验证集,并重复这一过程。但交叉验证对于模型数据的使用效率不佳,所以逐渐被 Bootstrap 方法取代。

(3) Bootstrap 重抽样:通过在队列中进行有放回抽样,构造一个相同样本量大小的 Bootstrap 重抽样样本,并将此样本作为训练集,将所研究的队列作为验证集评价模型性能,重复此过程 n 次,就可得到模型在内部验证中的表现。通过计算模型表现在训练集和验证集中的差异,得到模型表现的高估值(optimism),并根据高估值调整模型表现。

(4)"内部 - 外部"交叉验证:"内部 - 外部"交叉验证类似于交叉验证,但是在拆分数据时不是随机分组,而是根据数据来源分组,这种方法多用于多中心数据的队列。每次抽取一个中心的数据作为验证集,剩余数据作为训练集,重复此过程使每一个中心的数据都曾被用作验证集。最后将每次"内部 - 外部"交叉验证中获得的模型表现汇总,得到内部验证中的模型表现。这种方法在模型建立过程中利用了全部队列数据(属于内部验证),同时在内部验证中通过非随机拆分,实现了外部验证的效果。

2. 外部验证 外部验证的目的在于考察模型的可移植性(transportability)和普遍性(generalizability),一般用研究项目本身以外的数据来验证(从时间上、地理上独立或完全独立的数据)。

(1)时段验证(temporal validation):利用与研究队列来源相同,但是时间段不同的数据对模型表现进行验证。最常见的是在研究过程中继续收集数据,在研究完成后,利用新收集的数据对模型进行外部时段验证。

(2)空间验证(geographical validation):利用其他地方和国家的数据对模型的表现进行验证,所以验证队列可能采用与研究队列不同的纳入 / 排除标准或不同的预测因子和结局变量的测量方法。空间验证比时段验证能更好地检验模型的可移植性和普遍性。

(3)领域验证(domain validation):指在不同的场景中对模型进行验证,例如对基于医院的患者数据进行的研究,在领域验证时可以利用社区居民数据检验模型在不同人群中的表现。对模型进行外部验证需要将待验证的模型应用于验证队列数据中,计算出预测值并与观测值相比较,要求待验证的模型提供完整的信息,包括预测变量的赋值方法、权重(回归系数),对于 Cox 模型,还需要知道分组生存曲线或基础生存曲线。需要严格按照待验证的原始模型,计算风险评分(即风险因子乘以回归系数后相加得到的线性预测值)或预测概率,以确保验证结果的客观公正。

常用的统计验证方法:①校准斜率(calibration slope),将根据原始模型计算的风险评分作为唯一的自变量,在验证队列中重新拟合模型。由此得到的回归系数就是校准斜率(calibration slope),若校准斜率小于 1,表示模型在开发过程中有一定程度的过度拟合,也预示着模型预测值过于极端(低风险预测过低,高风险预测过高),且在外部验证中的区分度会低于模型开发时报告的区分度;②校准截距(calibration-in-the-large),用来比较预测概率的均值和观测到的事件发生的概率,若校准截距大于 0,代表模型验证队列的事件发生率高于模型开发队列;③ C 统计量,利用区分度 C 统计量只依赖于风险评分的排序这一性质,此模型拟合中得到的 C 统计的估计,就是原始模型在外部验证中的 C 统计量;④ Brier 得分,可通过计算验证队列中每个个体的绝对概率预测值和结局变量值,计算 Brier 得分,验证原始模型的校准度。

若是对自己开发的模型进行外部验证,以上信息完全可获得,对所有验证指标的计算都是可行的。但因为模型开发报告的信息经常不完整,相比于外部验证自己开发的模型,对其他研究者发表的模型进行验证更为困难。

二、回归分析预测

回归分析预测法(regression analysis prediction method)是在分析自变量和因变量之间相关关系的基础上,建立变量之间的回归方程,并将回归方程作为预测模型,根据自变量在预测期的数量变化来预测因变量关系。回归分析预测法有多种类型。依据相关关系中自变量的个数不同分类,可分为一元回归分析预测法和多元回归分析预测法。依据自变量和因变量之间的相关关系不同,可分为线性回归预测和非线性回归预测。

(一)线性回归

1. **一元线性回归模型** 单变量线性回归,又称简单线性回归(simple linear regression,SLR),是最简单但用途很广的回归模型。在一元回归分析预测法中,自变量只有一个。

2. **多元线性回归模型** 在实际经济问题中,一个变量往往受到多个变量的影响。表现在线性回归模型中的解释变量有多个。这样的模型被称为多元线性回归模型(multivariable linear regression model)。由多个自变量的最优组合共同来预测或估计因变量,比单一自变量预测或估计更有效,更符合实际。

(二)非线性拟合

尽管上述的线性模型已经能够求解许多实际问题,然而生活中的很多系统的增长趋势往往是非线性的,此时需要采用非线性拟合,最简单也是最常见的方法就是多项式回归(polynomial regression)。多项式(polynomial)是代数学中的基础概念,是由称为未知数的变量和称为系数的常量通过有限次加法、减法、乘法以及非负整数幂次的乘方运算得到的代数表达式。

(三)线性混合模型

线性混合效应模型(linear mixed effects model)是一般线性模型(general linear model)的推广。传统的一般线性模型要求各观察单位的响应变量相互独立,而许多医学研究中,观察单位间的响应变量常常是相关的。如纵向研究(longitudinal study)中同一个体在不同时间点上经过多次测量,构成重复测量(repeated measurement)资料,对同一个体而言,其多次测量值往往是不独立的;又如研究中某些观察单位可以根据某些特征聚为一类,如有些学生来自同一班级,由于同一班级中的个体具有某些相似的特征,个体间的观察指标也可能不独立。这种资料中学生嵌套在班级内,班级也有可能进一步嵌套在学校内,具有层次结构(hierarchical structure)特征。上述两类资料中的响应变量都具有个体(类)间独立,个体(类)内相关的特性,不符合一般线性模型对观测单位独立的要求,这时可以采用线性混合效应模型拟合个体(类)内响应变量间的相关(协方差)结构,同时研究解释变量对响应变量的影响。

运用线性混合效应模型,研究资料通常需要满足三个基本条件:①给定解释变量的条件下,响应变量为服从正态分布的定量变量;②解释变量和响应变量呈线性关系;③给定解释变量的条件下,个体(类)内响应变量不独立,呈某种相关(或方差协方差)结构。

常见的协方差结构有:球形结构、方差分量结构、复合对称结构、无结构、一阶自回归结构、带状主对角结构、托普利兹(Toeplitz)结构、空间幂相关结构。

（四）广义估计方程模型

广义估计方程（generalized estimating equation，GEE）是一种基于拟似然估计（quasi-likelihood estimation）的半参数统计方法，是广义线性模型在重复测量资料上的推广。

三、时间序列分析

时间序列分析是一种动态数据处理的统计方法。该方法基于随机过程理论和数理统计学方法，研究随机数据序列所遵从的统计规律，借此解决实际问题。在现实中，许多统计资料都是按照时间进行观测记录的，因此时间序列分析在实际分析中具有广泛的应用。时间序列是按照时间排序的一组随机变量，具有动态性、随机性和随时间而变化等特点。

时间序列模型依据变量自身的变化规律，利用外推机制描述时间序列的变化。时间序列模型在处理的过程中必须明确考虑时间序列的非平稳性。

（一）指数平滑法

指数平滑法（exponential smoothing，ES）是在移动平均模型基础上发展起来的一种时间序列分析预测法，其原理是任一期的指数平滑值都是本期实际观察值与前一期指数平滑值的加权平均。指数平滑法的思想是对过去值和当前值进行加权平均，以及对当前的权数进行调整以抵消统计数值的摇摆影响，得到平滑的时间序列。指数平滑法不舍弃过去的数据，只对过去的数据给予逐渐减弱的影响程度（权重）。指数平滑法的根本目的是去除一些随机的波动，从而找到其中的显而易见的规律性，并对未来的发展趋势进行合理的预测。

指数平滑中重要参数的确定 需要考虑以下因素：①最邻近的值，许多（有可能是大多数）时间序列有正自相关性，这意味着每一个值能与它的前一个时间点值紧密相关。②整体均值，当不能找到序列的规律性时，这常是最好的预测值。③整体趋势，例如考察一个药品库存量序列，如果库存量每天减少 10%，应该调整预测值，使它能够反映这种趋势。④季节性，如果要预测秋季药品的库存量，就必须注意药品消耗的季节性规律。

在通常情况下，应综合运用这些方法，即整体均值、整体趋势和季节性来进行预测分析。但对于最邻近的观察值，应该给予更大的权重。这些想法就是指数平滑的基础。指数平滑预测方法往往需要借助计算机完成。所以，这里介绍在 SPSS 统计软件中是如何定义和分析这四个参数的。

（1）常规参数：常规参数 α 可以控制加载到近期观察值的权重，用以决定序列的整体水平。当 $\alpha=1$ 时，仅使用最近的一个观察值；当 $\alpha=0$ 时，全部观察值赋予一样的权重。

（2）趋势参数：趋势参数 γ 只用在序列显示了趋势性。当 γ 值较高时，应该以序列最邻近点的趋势为基础进行预测；当 γ 值较低时，应该以从整个序列所有的点得到的趋势性为基础进行预测。

（3）季节参数：季节参数 δ 只用在序列显示了季节性。若模型的 δ 值较高时，则主要从邻近的时间点估计季节性；若模型的 δ 值较低时，应该以从整个序列所有的点得到的季节趋势性为基础进行预测。

（4）趋势性衰减：当序列显示了某种趋势性，但这种特性被逐渐抑制或消失时，则用趋势性衰减 π 取代 γ。当 π 的值较高时，模型对趋势性衰减的迹象会做出迅速的反应；当 π 的值较低时，对趋势性的衰减的估计应以整个序列为基础。

以上四个参数确定了指数平滑模型在生成时间序列过程中各种特征参数的变化速度。从序列的起始位置开始进行指数平滑,每次一个时间段,依次往下进行,每一步都采用邻近的值,并校正序列的均值;必要时还对趋势性、季节性及趋势衰减的估计值进行校正。

(二) SPSS 操作实例

【例 6-5】表 6-19 中为某地区历年居民红肉平均摄入量,拟对该地未来 10 年居民红肉平均摄入量进行预测分析。

表 6-19　某地区居民红肉摄入量(2005—2020 年)

年份	居民红肉平均摄入量 /g
2005 年	60.54
2006 年	63.21
2007 年	65.37
2008 年	67.02
2009 年	70.26
2010 年	74.12
2011 年	77.57
2012 年	78.76
2013 年	83.24
2014 年	86.62
2015 年	89.83
2016 年	95.77
2017 年	100.04
2018 年	101.56
2019 年	103.27
2020 年	106.77

1. **定义时间变量**　打开数据文件,进入 SPSS Statistics 数据编辑器窗口,在菜单栏中选择 Data → Define date and time 命令,打开"Define Dates"对话框,在"Cases Are"列表框中选择"Years",然后在"First Case Is"选项组中的"Year"文本框中输入数据开始的具体年份2005,然后单击 OK 按钮,完成时间变量的定义,如图 6-11A 所示。

在"Define Dates"对话框的"Cases Are"列表框中选择要定义的时间格式,然后在"First Case Is"中定义数据开始的具体时间。

"Cases Are"列表框中提供了 19 种不同的日期格式,包括 year、quarter、month、day、week、hour 等,可自由选择。如果需要分析的时间序列为跨年度的季度时间序列,则选择"Years、quarters"即可。

第一个个案是该选项组用于定义时间变量的起始日期。一旦选中"Cases Are"列表框中的选项,则会在此显示相应的时间格式。

在"year"和"month"文本框中输入数据开始的具体年份和季度,然后单击"OK"按钮就可以完成时间变量的定义。定义完毕后,SPSS Statistics 的数据视图中就会出现定义的时间变量。这里,"Periodicity at higher level"显示该时间格式下的周期。

2. 时间序列数据的平稳化处理 在菜单栏中选择 Transform → Create Time Series 命令,打开"Create Time Series"对话框。从源变量列表框中将需要进行平稳化处理的变量选入"Variable->New name"列表框中。进入"Variable->New name"列表框中的变量显示为"新变量名称 = DIFF(原变量名称顺序)"。在"Name and Function"选项组中可以对平稳处理后生成的新变量重命名并选择平稳化处理的方法,设置完毕后单击 Change 按钮就完成了新变量的命名和平稳化处理方法的选择。本案例将"居民红肉摄入量"变量选入"Variable->New name"列表框中,在"Function"下拉列表框中选择"Difference"选项,单击 OK 按钮。页面如图 6-11B 所示。SPSS 提供了 9 种平稳处理的方法。

(1) Difference:差异,指对非季度数据进行差分处理,其中,一阶差分即数据前一项减去后一项得到的值,因此一阶差分会损失第一个数据。同理,n 阶差分会损失前 n 个数据。在"顺序"文本框中输入差分的阶数。差分是时间序列非平稳数据平稳处理的最常用的方法,特别是在自回归差分移动平均模型(Autoregressive Integrated Moving Average Model,ARIMA)中。

(2) Seasonal difference:季节性差异,指对季节数据进行差分处理。其中,一阶差分指该年份的第 n 季度的数据与下一年份第 n 季度的数据做相减,由于每年有四个季节,因此 m 阶差分就会损失 m 个数据。

(3) Centered moving average:中心移动平均值,指以当期值为中心取指定跨度内的均值,在"跨度"文本框中指定取均值的范围。该方法比较适用于正态分布的数据。

(4) Prior moving average:前移动平均值,指取当期值以前指定跨度内的均值,在"跨度"文本框中指定取均值的范围。

(5) Running medians:运行中位数,指以当期值为中心取指定跨度内的中位数,在"跨度"文本框中指定取中位数的范围。其中,该方法与中心移动平均方法可互为替代。

(6) Cumulative sum:累积求和,表示以原数据的累积求和值代替当期值。

(7) Lag:滞后,表示以原始数据滞后值代替当期值,在"顺序"文本框中指定滞后阶数。

(8) Lead:提前,表示以原始数据提前值代替当期值,在"顺序"文本框中指定提前阶数。

(9) Smoothing:平滑,表示对原数据进行 T4253H 方法的平滑处理。该方法首先对原数据依次进行跨度为 4、2、5、3 的中心移动平均处理,然后以 Hanning 为权重再做移动平均处理,得到一个平滑时间序列。

3. 描绘序列图,观察数据的长期趋势 在菜单栏中选择 Analyze → Forecasting → Sequence Charts 命令,打开"Sequence Charts"对话框,将因变量"居民红肉摄入量"放入"Variables"选项框,将"Date"放入"Time Axis Labels"选项框中,点击 OK ,如图 6-11C 所示。

4. 时间序列预测 在菜单栏中选择 Analyze → Forecasting → Create Traditional Models 命令,打开"Times Series Modeler"对话框。

(1) 选择变量和方法:"Times Series Modeler:Exponential Smoothing Criteria"对话框用于设置指数平滑法的类型和因变量的形式。①"Model Type"选项组,用于设置指数平滑法的类型,包括"Nonseasonal"和"Seasonal"两大类模型。"Nonseasonal"有以下 4 种形式:

Simple,适用于没有趋势或季节性的序列,其唯一的平滑参数是水平;Holt's linear trend,用于具有线性趋势且没有季节性的序列,其平滑参数是水平和趋势,不受相互之间参数值的约束,更通用,但在计算大序列时用的时间更长;Brown's linear trend,用于具有线性趋势且没有季节性的序列,其平滑参数是水平和趋势,并假定二者等同;Damped trend,用于具有线性趋势且没有季节性的序列,且该线性趋势正逐渐消失,其平滑参数是水平、趋势和阻尼趋势。"Seasonal"有以下 3 种形式:Simple seasonal,用于没有趋势并且季节性影响随时间变动保持恒定的序列,其平滑参数是水平和季节;Winters' additive,用于具有线性趋势、具有季节效应且不依赖于序列水平的序列,其平滑参数是水平、趋势和季节;Winters' multiplicative,适用于具有线性趋势和依赖于序列水平的季节性效应的序列,其平滑参数是水平、趋势和季节。② "Dependent Variable Transformation"选项组。该选项组用于对因变量进行转换设置,有 3 个选项:None、Square root 和 Natural log,其中 Square root 和 Natural log 要求原始数据必须为正数。

从 "Variables"列表框中选择建立指数平滑法的因变量 "居民红肉摄入量",将其选入 "Dependent Variables"列表框中。"Dependent Variables(因变量)"和 "Independent Variables(自变量)"列表框中的变量必须为数值型的度量变量,如图 6-11D 所示。

在 "Method"下拉列表框中选择 Exponential Smoothing 选项,然后单击 Criteria 按钮,弹出 "Times Series Modeler:Exponential Smoothing Criteria" 对话框,选择 Holt's linear trend → Continue,如图 6-11E。

（2）进行相应的设置

1）统计设置:"Statistics"选项卡主要用于设置输出的统计量。

"Display fit measures,Ljung-Box statistic,and number of outliers by model"复选框。该复选框表示输出模型的拟合度量、杨 - 博克斯统计量和离群值的数量,且只有选中该复选框,"Fit Measures"选项组才能被激活。

"Fit Measures"选项组,用于指定输出拟合测量的统计量表。拟合测量包括 8 种统计量:Stationary R square、R square、Root mean square error、Mean absolute percentage error、Mean absolute error、Maximum absolute percentage error、Maximum absolute error、Normalized BIC。其中 Stationary R square（平稳 R^2）用于比较模型中的固定成分和简单均值模型的差别,取正值时表示模型优于简单均值模型。R square（R^2）表示模型所能解释的数据变异占总变异的比例,当时间序列含有趋势或季节成分时,平稳 R^2 统计量要优于 R^2 统计量。Root mean square error（均方根误差）可以衡量模型预测值与原始值的差异大小,即残差的标准差,度量单位与原数据一致。Mean absolute percentage error（平均绝对误差百分比）类似于均方误差统计量,可用于比较不同模型的拟合情况,但该统计量无度量单位。Maximum absolute percentage error（最大绝对误差百分比）和 Maximum absolute error（最大绝对误差）主要用于关注模型单个记录预测误差的情况。

"Statistics for Comparing Models"选项组,用于设置输出比较模型的统计量,包含以下 3 个选项:Goodness of fit,拟合优度,将每个模型的拟合优度统计量显示到一张表格中进行比较;Residual autocorrelation function（ACF）,残差自相关函数,表示输出模型的残差序列的自相关函数及百分位点;Residual partial autocorrelation function（PACF）,残差偏自相关函数,表示输出模型的残差序列的偏相关函数及百分位点。

"Statistics for Individual Models"选项组,用于对个别模型设置输出统计量,包含以下3个选项:Parameter estimates即参数估算值、Residual autocorrelation function(ACF)即残差自相关函数和Residual partial autocorrelation function(PACF)即残差偏自相关函数。

"Display forecasts"复选框,用于显示模型的预测值及其置信区间。

单击"Times Series Modeler"对话框中的 Statistics 选项卡,选中 Display fit measures,Ljung-Box statistic, and number of outliers by model、stationary R square、R square、Goodness of fit、Display forecasts,如图6-11F。

2)图设置:"Plots"选项卡主要用于设置输出模型拟合统计量、自相关函数以及序列值(包括预测值)的图。

"Plots for Comparing Models"选项组,用于设置输出所有模型的拟合统计量和自相关函数的图,每个选项分别生成单独的图。可输出图表的统计量有:Stationary R square、R square、Root mean square error、Mean absolute percentage error、Mean absolute error、Maximum absolute percentage error、Maximum absolute error、Normalized BIC、Residual autocorrelation function(ACF)、Residual partial autocorrelation function(PACF),即平稳R^2、R^2、均方根误差、平均绝对误差百分比、平均绝对误差、最大绝对误差百分比、最大绝对误差、正态化BIC、残差自相关函数及残差偏自相关函数。

"Plots for Individual Models"选项组,用于设置输出单个模型的拟合统计量和自相关函数的图。只有选择"Series"复选框方可获取每个模型的预测值的图,图中所显示的内容包括Observed values、Forecasts、Fit values、Confidence intervals for forecasts、Confidence intervals for fit values,即实测值、预测值、拟合值、预测值的置信区间及拟合值的置信区间。

单击"Times Series Modeler"对话框中的 Plots 选项卡,在"Plots for Individual Models"中选择 Series、Observed values、Forecasts、Fit values,如图6-11G。

3)输出过滤设置:"Output Filter"选项卡主要用于设置输出的模型。选中"Include all models in output"单选按钮,表示输出结果中包含所有设置的模型。选中"Filter models besed on goodness of fit"单选按钮,表示仅输出满足设置的拟合优度条件的模型。只有在选中该单选按钮的情况下,"Display"选项组才会被激活。

单击"Times Series Modeler"对话框中的 Output Filter 选项卡,选择系统默认选项,如图6-11H。

4)保存设置:"保存"选项卡主要用于将模型预测值另存为活动数据文件中的新变量,也可以将模型规格以XML格式保存到外部文件中。

单击"Times Series Modeler"对话框中的 Save 选项卡,选择"Save Predicted Values",如图6-11I所示。

5)"选项"设置:"Options"选项卡主要用于设置预测期、指定缺失值的处理方法、设置置信区间宽度、指定模型标识前缀以及设置为自相关显示的延迟最大阶数。

单击"Times Series Modeler"对话框中的 Options 选项卡,选择 First case after end of estimation period through a specified date,在Date框中输入"2030"如图6-11J所示。

设置完毕后,单击 OK 按钮,即可在SPSS Statistics查看器窗口得到指数平滑法建模的结果。

A. 定义时间变量对话框

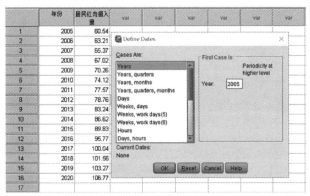

B. 创建时间序列对话框

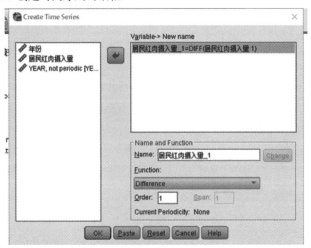

C. Sequence Charts 对话框

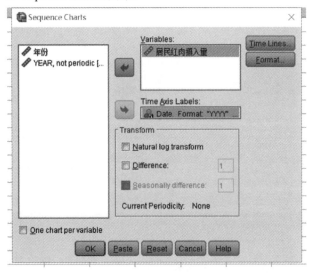

D. Times Series Modeler 对话框

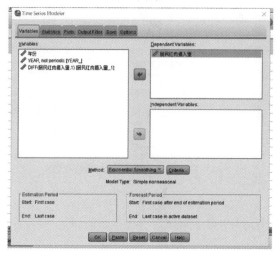

E. Times Series Modeler：Exponential Smoothing Criteria 对话框

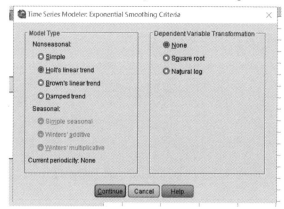

F. Times Series Modeler 对话框中的 Statistics 选项卡

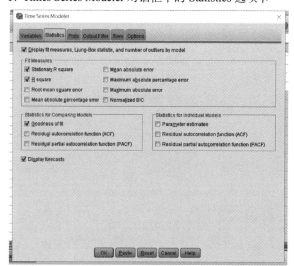

G. Times Series Modeler 对话框中的 Plots 选项卡

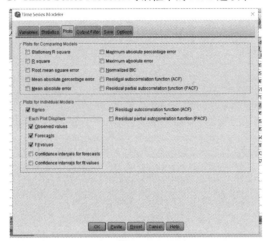

H. Times Series Modeler 对话框中的 Output Filter 选项卡

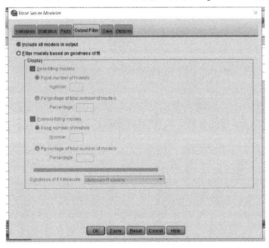

I. Times Series Modeler 对话框中的 Save 选项卡

J. Times Series Modeler 对话框中的 Options 选项卡

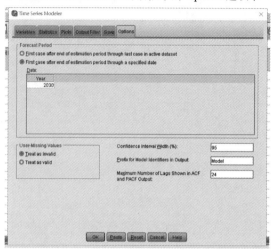

图 6-11　时间序列分析 SPSS 操作流程

（3）实验结果及分析：如图 6-12 所示，随着时间的增加，居民红肉摄入量呈现增长的趋势，且线性趋势明显。

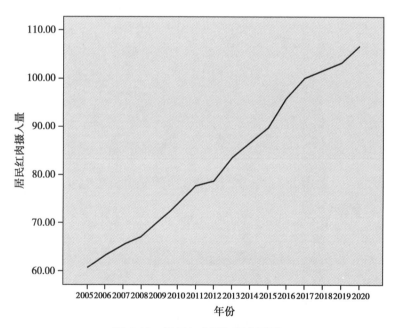

图 6-12　居民红肉摄入量序列图

从表 6-20 中可以看出所建立的指数平滑法的因变量标签是"居民红肉摄入量"，模型名称为"Model-1"，模型的类型为 Holt。

表 6-20　模型描述

			Model Type
Model ID	居民红肉摄入量	Model-1	Holt

模型的八个拟合优度指标,以及这些指标的平均值、最小值、最大值及百分位数见表 6-21。其中,平稳 R^2 的取值大于 0,说明当前 Holt 线性模型优于基本的均值模型,R^2 值为 0.993,该指数平滑法的拟合情况比较良好。若因变量数据为季节性数据,则平稳 R^2 更具有代表性。

表 6-21 模型拟合度

Fit Statistic	Mean	SE	Minimum	Maximum	Percentile							
					5	10	25	50	75	90	95
Stationary R-squared	0.436		0.436	0.436	0.436	436	0.436	0.436	0.436	0.436	0.436
R-squared	0.993		0.993	0.993	0.993	0.993	0.993	0.993	0.993	0.993	0.993
RMSE	1.306		1.306	1.306	1.306	1.306	1.306	1.306	1.306	1.306	1.306
MAPE	1.101		1.101	1.101	1.101	1.101	1.101	1.101	1.101	1.101	1.101
MaxAPE	2.836		2.836	2.836	2.836	2.836	2.836	2.836	2.836	2.836	2.836
MAE	0.925		0.925	0.925	0.925	0.925	0.925	0.925	0.925	0.925	0.925
MaxAE	2.716		2.716	2.716	2.716	2.716	2.716	2.716	2.716	2.716	2.716
Normalized BIC	0.881		0.881	0.881	0.881	0.881	0.881	0.881	0.881	0.881	0.881

模型的拟合统计量(表 6-22)中,R^2 值为 0.993,与模型拟合图中的 R^2 一致。

表 6-22 模型统计量

Model	Number of Predictors	Model Fit statistics		Ljung-Box Q(18)			Number of Outliers
		Stationary R-squared	R-squared	Statistics	df	Sig.	
居民红肉摄入量 -Model_1	0	0.436	0.993		0		0

居民红肉摄入量的指数平滑法的预测值(表 6-23)和拟合图(图 6-13)可以看出居民红肉摄入量整体上呈上升趋势,拟合值和观测值曲线在整个区间中重合度较高,因此可以说明指数平滑法对居民红肉摄入量的拟合情况良好。

表 6-23 2021—2030 年居民红肉摄入量的预测值

Mode l		2021	2022	2023	2024	2025	2026	2027	2028	2029	2030
居民红肉摄入量 -Model_1	Forecast	109.99	113.22	116.44	119.67	122.89	126.12	129.34	132.57	135.79	139.02
	UCL	112.80	117.18	121.30	125.28	129.17	133.00	136.78	140.52	144.23	147.92
	LCL	107.19	109.26	111.59	114.06	116.62	119.24	121.91	124.62	127.36	130.12

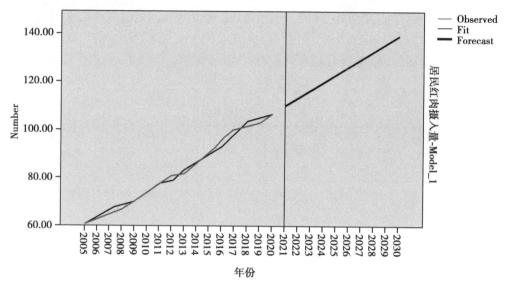

图 6-13 2021—2030 年居民红肉摄入量的预测图

第四节 队列研究——中介效应模型

当研究中发现某一事件对结局的影响可能有第三变量在其中发挥作用,如果该变量是协变量时,可以通过协变量的方差分析和回归分析等方法进行控制。如果不是协变量,而可能是因果之间的间接变量,则应当采用中介效应分析。

一、基本概念

如果自变量 X 通过某一变量 M 对因变量 Y 产生一定的影响,则称 M 为 X 和 Y 的中介变量(mediator)。研究中介效应的目的是在已知 X 和 Y 关系的基础上,探索产生这个关系的内部作用。作用关系如图 6-14。

为了避免在回归方程中出现与方法讨论无关的截距项,假设所有变量都已去中心化(即将数据减去样本均值,中心化数据的均值为 0)或者标准化(即 Z 分数,均值为 0,标准差为 1),可用式 6-1、式 6-2、式 6-3 所示回归方程来描述变量之间的关系:

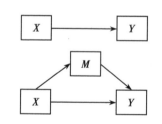

图 6-14 中介变量作用关系图

$$Y=cX+e1 \qquad\qquad (式 6\text{-}1)$$

$$M=aX+e2 \qquad\qquad (式 6\text{-}2)$$

$$Y=c'X+bM+e3 \qquad\qquad (式 6\text{-}3)$$

其中系数 c 为自变量 X 对因变量 Y 的总效应(total effect);系数 a 为自变量 X 对中介效应 M 的效应,系数 b 是在控制了自变量 X 的影响后,中介变量 M 对因变量 Y 的效应;系数 c' 是在控制了中介变量 M 的影响后,自变量 X 对因变量 Y 的直接效应(direct effect);$e1$、$e2$、$e3$ 是回归残差。ab 是经过中介变量 M 的中介效应(mediation effect)。当只有一个中介变量时,总

效应(c)、中介效应(ab)、直接效应(c')的关系如式 6-4,即相关系数分解公式:

$$c=c'+ab \qquad\qquad (式 6\text{-}4)$$

二、数据要求

通常中介效应模型,假定自变量、中介变量和因变量均为连续变量。对于自变量 X 是二分类变量的情况,可以通过定义虚拟变量(也称伪变量)的方法处理。如果自变量为 k 个类别($k \geqslant 3$),可采用以下四类方法进行分析。

第一类方法是利用单因素方差分析和协方差分析按照逐步法进行中介分析。第二类方法是将多分类变量转化为二分类变量,然后使用回归分析按照逐步法进行中介分析。第三类方法是将多分类变量当成连续性变量,然后使用回归分析按照逐步法进行中介分析。第四类方法是用连续"实验效应指标"取代多分类变量,然后使用回归分析按照逐步法进行中介分析。

三、分析步骤

中介效应分析步骤如图 6-15 所示。

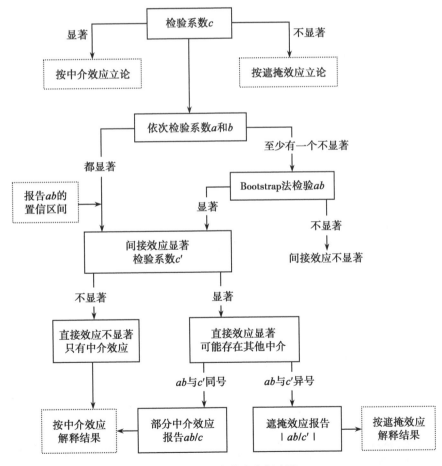

图 6-15 中介效应分析步骤

1. 检验方程的系数 c 如果显著,按中介效应立论,否则按遮掩效应立论。但无论是否显著,都进行后续检验。

2. 依次检验系数 a 和系数 b 如果二者均显著,则间接效应显著,转到步骤 4 ;如果至少有一个不显著,进行第三步。

3. 用 Bootstrap 法直接检验 $H_0 : ab=0$ 如果显著,则间接效应显著,转到步骤 4 ;否则间接效应不显著,停止分析。

4. 检验系数 c' 如果不显著,即直接效应不显著,说明只有中介效应。如果显著,即直接效应显著,转到步骤 5。

5. 比较 ab 和 c' 的符号 如果同号,属于部分中介效应,报告中介效应占总效应的比例 ab/c。如果异号,属于不一致中介,报告间接效应与直接效应的比例的绝对值 $|ab/c'|$。

四、分析实例

【例 6-6】研究者调查了 284 名居民年龄、BMI 水平、能量摄入量信息。分析能量摄入量是否在年龄对 BMI 水平影响中发挥中介效应。

(一)SPSS 操作步骤

在主界面点击 $\boxed{Analyze} \rightarrow \boxed{Regression} \rightarrow \boxed{Linear}$,在 Linear Regression 对话框中,将中介变量 *Mkcal* 放入 Dependent 栏,再将自变量 *Xage* 放入 Independent 栏 $\rightarrow \boxed{OK}$,点击 OK,如图 6-16。

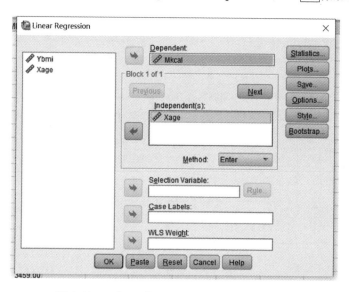

图 6-16 X 与 M 的 Linear Regression 对话框

如表 6-24 所示,*Xage* $\rightarrow$ *Mkcal* 的回归结果 $P<0.001$,通过显著性水平检验。

表 6-24 *Xage* 与 *Mkcal* 的回归分析输出结果 [a]

Model		Unstandardized B	Coefficients Std.Error	Standardized Coefficients Beta	t	Sig.
1	(Constant)	1 731.176	187.949		9.211	0.000
	Xage	20.567	5.612	0.213	3.665	0.000

Note:a. Dependent Variable:Mkcal.

Xage → *Ybmi* 与 *Mkacl* → *Ybmi* 的回归操作如图 6-17 所示。主界面点击 Analyze →
Regression → Linear，在 Linear Regression 对话框中，将因变量 *Ybmi* 放入 Dependent 栏，再将
自变量 *X*age 放入 Block 1 of 1 栏，点击 Next，将 *Xage*、*Mkcal* 一并选入 Block 2 of 2 → OK。

A. *Xage* 与 *Ybmi* 的 Linear Regression 对话框

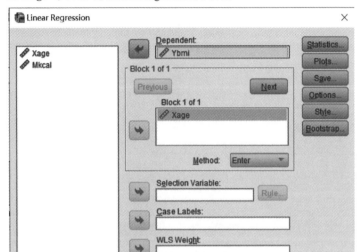

B. *Mkcal* 与 *Ybmi* 的 Linear Regression 对话框

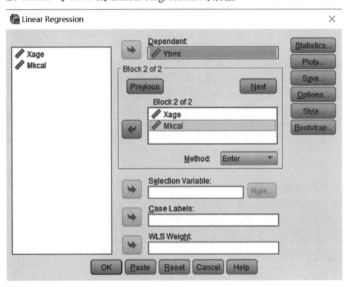

图 6-17 模型回归分析 SPSS 操作流程

表 6-25 为模型回归分析输出结果。模型 1 中 *Xage* → *Ybmi* 的回归，$P<0.001$，
Xage → *Ybmi* 通过显著性水平检验。模型 2 中 *Mkcal* → *Ybmi* 的 $P<0.001$，此时则需要比较，
模型 2 中的 *Xage* 的回归系数 $\beta2$ 与模型 1 的 *Xage* 的回归系数 $\beta1$，这里 $\beta2$ 的绝对值小于
$\beta1$，说明 *Mkcal* 的中介效应显著，且为部分中介效应。

表 6-25 模型回归分析输出结果[a]

Model		Unstandardized B	Coefficients Std.Error	Standardized Coefficients Beta	t	Sig.
1	（Constant）	15.484	0.704		22.007	0.000
	Xage	0.238	0.021	0.558	11.307	0.000
2	（Constant）	12.320	0.702		17.560	0.000
	Xage	0.200	0.019	0.470	10.636	0.000
	Mkcal	0.002	0.000	0.414	9.377	0.000

Note：a. Dependent Variable：Mkcal.

（二）Bootstrap 法检验中介效应的 Mplus 程序

```
DATA:FILE IS pl.Dat;  !pl.dat 是原始数据文件, 数据变量按 X,M,Y 顺序排列
VARIABLE:NAMES ARE X M Y;  ! 变量名称
ANALYSIS:bootstrap=1000;  !Bootstrap 法抽样 1000 次
MODEL:
Y on X;  ! 做 Y 对 X 的回归
M on X(a);  ! 做 M 对 X 的回归,X 的回归系数命名为 a
    Y on M(b);  ! 做 Y 对 M 的回归,M 的回归系数命名为 b
MODEL CONSTRAINT:
New(H);  ! 定义辅助变量
H=a*b;  ! 系数乘积 ab 的估计
OUTPUT:
cinterval(bcbootstrap);
! 输出各个系数及系数乘积 ab 的偏差校正的非参数百分位数 Bootstrap 法置信区间,若要得到不
校正的非参数百分位数 Bootstrap 法置信区间,只需将 OUTPUT 中 cinterval（bcbootstrap）改为 cinterval
（bootstrap）。
```

（三）Bootstrap 法检验多重中介效应的 Mplus 程序

```
DATA：FILE IS p3.txt；  !p3.txt 是包含原始数据的文本文件
VARIABLE:NAMES ARE y1-y11 x1-x3;  ! 变量名称
ANALYSIS:bootstrap=1000;  !Bootstrap 法抽样 1000 次
MODEL:
eta1 BY y6-y8;eta2 BY y9-y11;eta3 BY y1-y5;ksil BY x1-x3;  !y6-y8 是潜变量 etal 的指标, 余类推。
eta1 ON ksil(a1);  ! 将 ksil 到 etal 的路径系数命名为 a1
eta2 ON ksil(a2);
eta3 ON ksil
    eta1(b1)
```

> eta2(b2); ！做 eta3 对 ksil,eta1 和 eta2 的回归,后面两个系数分别命名为 b1 和 b2,需要单
> 独一行
> MODEL INDIRECT:eta3 IND etal ksil;eta3 IND eta2 ksil;
> !eta3 IND etal ksil 表示计算 ksil 经过 etal 到 eta3 的中介效应 a1*b1,余类推
> MODEL CONSTRAINT:
> New(con); ！对比中介效应命名为 con
> Con=a1*b1-a2*b2; ！计算对比中介效应大小
> OUTPUT:cinterval(bcbootstrap);standardized;
> ！输出扦插校正的非参数百分位 Bootstrap 法置信区间和标准化解

第五节 队列研究——生存分析

生存分析(survival analysis)是将事件的出现与否和到达终点所经历的时间结合起来分析的一类统计分析方法。在统计分析过程中,研究者除了要考虑某事件发生与否,还必须考虑发生该事件所经历的时间长短,因此数据兼有事件结局和时间两种属性,称为生存数据,该类方法也被称为事件时间分析(time-to-event analysis)。

一、基本概念

(一)终点事件

终点事件又称失效事件(failure event)或死亡事件,终点事件是一个广义概念,泛指标志某种处理措施失败或失效的特征事件。一般是在设计阶段根据研究目的来确定,比如肺癌患者的术后复发、糖尿病患者接受随访和健康管理后出现并发症、接受健康教育戒烟后的青少年复吸烟等,均可作为终点事件。

(二)生存时间(survival time)

在某种疾病的治疗研究中,除生存结局之外,患者的生存时间是衡量生存状况的最主要指标。生存时间并不是指简单地从患病到死亡的时间,而是更广义地指从观察起点到终点事件的时间间隔,常用符号 T 表示。可以根据研究的需要为生存时间选择相应的度量单位,如年、月、日、小时等。因研究不同,生存时间常呈指数分布、Weibull 分布、对数正态分布、对数 logistic 分布、Gamma 分布或更为复杂的其他分布,因此需要与之对应的统计方法来分析这类特殊的数据,可参阅其他相关文献。

终点事件是研究者所关心的研究对象的特定结局,如死亡、复发等。不同的研究需要根据研究目的,选择不同的终点事件。如在吸烟者的健康教育项目中,研究者关心的是吸烟者在接受健康教育后的生存状况,所以起点事件是吸烟者接受健康教育后成功戒烟,终点事件是吸烟者的复吸烟。两个事件之间的时间间隔,即为吸烟者接受健康教育后的生存时间。因此与生存时间相关的要素有三个:观察起点(起点事件)、观察终点(终点事件)和时间间隔的度量。这三者都需要根据研究目的,在研究设计阶段明确地定义出来,且在整个研究过程中保持不变。

观察对象的观察起点设置主要有两种形式:一是所有观察对象均在同一时间点接受干

预,二是观察对象分别在不同时间点接受干预。因此,在进行研究时可根据实际情况选择其中一种方式进行,通常后者更为常见。图 6-18 给出了观察起点和终点的示意,其中符号"⊙"表示出现终点事件,符号"◎"表示尚未出现终点事件。

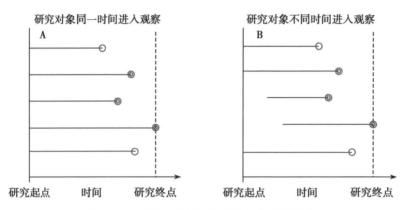

图 6-18　观察对象的两种观察起点设置形式

下面结合具体实例说明这些特点与概念。

【例 6-7】某研究收集了从 2018 年 1 月 1 日到 2020 年 12 月 31 日的 3 年间接受健康教育的 11~18 周岁青少年吸烟者的相关资料,以了解接受健康教育的吸烟者戒烟后又复吸烟的情况及其可能的影响因素。具体指标有:性别(男 =1,女 =2),年龄(岁),教育背景(初中在读 =1,高中在读 =2,社会其他人员 =3),健康教育结束的日期,随访终止的日期,结局状态(复吸 =1,其他 =2),生存时间(月)。表 6-26 列出所记录的部分数据。

表 6-26　青少年吸烟者戒烟后复吸烟的生存资料

编号	性别	年龄（岁）	教育背景	健康教育结束的日期	随访终止的日期	结局状态	生存时间（月）
1	1	12	1	2018/1/23	2019/10/24	1	21
2	2	15	3	2018/2/18	2018/12/20	2	10$^+$
3	2	13	1	2018/1/15	2019/2/17	1	13
4	1	17	2	2018/1/20	2019/9/21	2	18$^+$
5	1	14	3	2019/3/5	2020/12/31	2	21$^+$
⋮	⋮	⋮	⋮	⋮	⋮	⋮	⋮

从表 6-26 的结局状态可以看出,所收集的数据可以分为两类:一类是在整个研究过程中,随访到了观察对象终点事件发生的时间,研究者可以获得从起点到终点完整的生存时间,这样的数据称为完全数据(complete data),如表 6-22 中 1 号和 3 号患者,随访过程中患者出现"复吸"结局,可以提供准确的生存时间。而另一类是在整个研究过程中,无法确切获得生存时间的数据,称为删失数据(censored data),如表 6-22 中的 2 号、4 号和 5 号患者。

1. **完全数据**　是指能明确观察到从观察起点到发生终点事件所经历的时间的数据,如

表 6-22 中 1 号和 3 号患者对应的生存时间 21 个月和 13 个月。

2. **删失数据** 也称截尾数据（censored data）。其产生原因有：①失访，由于调查对象变更联系方式或拒绝访问等原因，无法继续随访，未能观察到终点事件，如表 6-22 中 2 号研究对象；②退出，研究对象死于其他疾病或因其他原因而终止观察，如表 6-22 中 4 号研究对象因个人原因退出随访；③终止，研究结束时终点事件尚未发生，如表 6-22 中 5 号到随访结束时仍处于戒烟状态。

无论产生删失数据的原因是什么，这类研究对象的生存时间均被定义为从随访开始到发生删失事件所经历的时间间隔，如本研究中 2 号研究对象的删失事件的时间点为最后一次随访的时间点；4 号为主动退出随访的时间点，5 号研究对象为研究结束的时间点。一般在删失数据的右上角标记"+"，表示真实的生存时间长于观察到的时间，但是未知。本章假定删失的发生是随机的，即产生删失的原因与终点事件的发生无关。

（三）生存曲线

1. **死亡概率与生存概率** 死亡概率（probability of death）用 q 表示，指某时段开始时存活的个体，在该时段内死亡的可能性。如年死亡概率表示年初尚存人口且在今后 1 年内死亡的可能性。死亡概率公式见式 6-5。

$$q = \frac{某年内死亡人数}{某年年初人口数} \qquad (式 6\text{-}5)$$

生存概率（survival probability）用 p 表示，是指某时段开始时存活的个体，到该时段结束时仍存活的可能性。如年生存概率表示年初尚存人口存活满一年的可能性。用 $p = 1 - q$ 来表示。生存概率的计算见式 6-6。

$$p = \frac{某年活满一年人数}{某年年初人口数} \qquad (式 6\text{-}6)$$

2. **生存率** 生存数据一般不满足前面已经介绍的分析方法对数据的要求，在分析这样的数据时，基本思路仍然是对数据进行统计描述和统计推断。但进行分析之前还需要定义一些与死亡或生存有关的基本指标。因为研究对象在随后的追踪随访中都将面临着死亡的危险，所以常用死亡或生存的概率作为关键参数指标。

生存函数（survival function），表示观察对象经历 t 个时段后仍存活的可能性，常用 $S(t)$ 表示，$0 \leqslant S(t) \leqslant 1$。

例如，随访企事业单位吸烟员工中主动戒烟者的生存时间，其生存函数 $S(t{=}12){=}Pr$ $(T{>}12)$ 表示戒烟后的存活时间 T 大于 12 年的概率，该值越大表明主动戒烟的健康效果越好。生存函数是一个随时间下降的函数，$t{=}0$ 时，生存函数值为 1，表示每个患者在主动戒烟前处于存活状态；当 t 趋于无穷大时，生存函数值趋于 0，表示每位吸烟者的生存时间是有限的。除了计算各时间点的生存率之外，还可以使用图示法更为直观地描述生存率随生存时间变化的过程。以 t_i 为横坐标，各时间点的 $S(t_i)$ 为纵坐标，将各个时间点的生存率连接在一起绘制成的连续曲线称之为生存曲线（survival curve）。

根据生存函数的定义，可用样本数据中生存时间大于 t 的患者数与总患者数的比例来估计。若数据中无删失值，生存函数的估计见式 6-7。

$$S(t)=\frac{t\ 时刻仍存活的患者数}{观察总患者数} \qquad (式\ 6\text{-}7)$$

但如果数据中存在删失值,则还需一些额外的概念辅助计算生存函数,包括死亡概率等,具体计算过程将在第三部分 Kaplan Meier 生存曲线中介绍。

如式 6-8 所示,对于不同单位时间的生存概率 p_i($i=1,2,\cdots,t_k$),可利用概率乘法原理将 p_i 相乘得到 t_k 时刻生存函数(亦称生存率)。

$$S(t_k)=Pr(T>t_k)=S(t_{k-1}) \quad p_{tk}=p_1p_2\cdots p_{tk} \qquad (式\ 6\text{-}8)$$

生存概率与生存率的定义是不相同的。生存概率是指单位时间上生存的可能性,而生存率是某个时间段(由一个或多个单位时间组成的时间段)生存的可能性。假定观察对象在各个时段的生存时间独立,应用概率乘法定理将各时段的生存概率相乘即可得到生存率。如评价肿瘤治疗后 3 年生存率,是指第 1 年存活,第 2 年也存活,直至第 3 年仍存活的累积概率,而这 3 年间每 1 年有不同的生存概率。其关系可用图 6-19 表示。

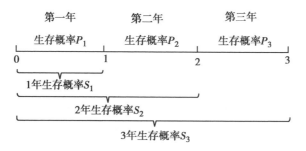

图 6-19 生存概率与生存率关系示意图

3. **中位生存时间**(median survival time) 生存函数取值为 0.5 时,对应的生存时间称为中位生存时间,又称中位生存期或半数生存期,记为 T_{50},即 $S(T_{50})=0.5$。它表示有 50% 的个体可以存活到比 T_{50} 更长的时间,通常用于描述生存期的平均水平。如肺癌早期患者接受健康管理后,若 $S(t=20)=0.5$,则表示有 50% 的患者可以存活至 20 个月以上。

二、数据要求与类型

生存分析的数据类型包括完全数据,删失数据和截断数据。

1. **完全数据** 即研究者观察到了个体确切的生存时间,有完整的生存资料,但在实际情况下的生存分析中,数据是很难完全观察到的。

2. **删失数据** 在研究结束时,无法获得某些个体确切的生存时间。

(1)右删失:在实际观察或调查时,单个个体的确切生存时间是未知的,而只知其生存时间大于时间 t,则称该个体的生存时间在 t 上是右删失的,并称 t 为右删失数据。

(2)左删失:研究对象在时刻 t 开始接受观察,而在此之前研究者感兴趣的终点事件已经发生,这就是左删失。

(3)区间删失:若个体的确切生存时间未知,而只知其生存时间在两个观察时间 t_1 和 t_2 之间($t_1<t_2$),则称该个体的生存时间在 $[t_1,t_2]$ 上是区间删失的。

3. **截断数据** 在研究或观测中,淘汰了一些对象(样本),使得研究者"意识不到他们的存在"。

(1) 左截断:只有经历某种初始事件后才能观察到其生存时间,称为左截断,此时获得的数据称为左截断数据。

(2) 右截断:只有经历了某种终点事件才能观察到生存时间的(将要经历该事件的个体不包含在实验样本中)情况称为右截断,此时获得的数据称为右截断数据。

三、Kaplan Meier 生存曲线

Kaplan-Meier 法,又称乘积极限法(product limit estimator),是由 Kaplan 和 Meier 于 1958 年首先提出,简称为 K-M 法。该方法是一种非参数的估计生存率的方法。K-M 法一般用于观察对象数目较少的未分组资料,它能够充分利用每条记录的信息,估计不同生存时间点的生存率。该法的基本思想是将所有观察对象的生存时间(包括删失数据)从小到大依次排列,对每个时间点进行死亡概率、生存概率和生存率的估计。下面将以具体实例说明估计生存率及其标准误,计算可信区间,以及绘制生存曲线图的方法。

【例 6-8】为进一步了解肺癌早期患者接受个体化健康管理(包括定期随访、健康教育、饮食指导等方面)后的生存状况,研究者收集了患者的健康档案,其中有 23 例患者进行了个体化的健康管理,其生存时间(月)分别为:1,3,5(3),6(3),7,8,10(2),14⁺,17,19⁺,20⁺,22⁺,26⁺,31⁺,34,34⁺,44,59。其中有"+"者是删失数据,表示患者仍生存或失访,括号内为重复死亡数。试问,这 23 例肺癌早期患者接受个体化健康管理后的生存率怎样?

可以采用 K-M 法估计各时间点的生存率,计算结果如表 6-27。

表 6-27　23 例接受个体化健康管理的肺癌早期患者的生存率及其标准误

序号 i (1)	时间/月 t_i (2)	死亡数 d_i (3)	删失数 c_i (4)	期初例数 n_i (5)	死亡概率 $\hat{q}_i$ (6)	生存概率 $\hat{p}_i$ (7)	生存率 $\hat{S}(t_i)$ (8)	生存率标准误 $SE[\hat{S}(t_i)]$ (9)
1	1	1	0	23	0.043 5	0.956 5	0.956 5	0.042 5
2	3	1	0	22	0.045 5	0.954 5	0.913 0	0.058 8
3	5	3	0	21	0.142 9	0.857 1	0.782 6	0.086 0
4	6	3	0	18	0.166 7	0.833 3	0.652 2	0.099 3
5	7	1	0	15	0.066 7	0.933 3	0.608 7	0.101 8
6	8	1	0	14	0.071 4	0.928 6	0.565 2	0.103 4
7	10	2	0	13	0.153 8	0.846 2	0.478 3	0.104 2
8	14⁺	0	1	11	0.000 0	1.000 0	0.478 3	0.104 2
9	17	1	0	10	0.100 0	0.900 0	0.430 4	0.104 1
10	19⁺	0	1	9	0.000 0	1.000 0	0.430 4	0.104 1
11	20⁺	0	1	8	0.000 0	1.000 0	0.430 4	0.104 1

续表

序号	时间/月	死亡数	删失数	期初例数	死亡概率	生存概率	生存率	生存率标准误
i	t_i	d_i	c_i	n_i	$\hat{q}_i$	$\hat{p}_i$	$\hat{S}(t_i)$	$SE[\hat{S}(t_i)]$
(1)	(2)	(3)	(4)	(5)	(6)	(7)	(8)	(9)
12	22^+	0	1	7	0.000 0	1.000 0	0.430 4	0.104 1
13	26^+	0	1	6	0.000 0	1.000 0	0.430 4	0.104 1
14	31^+	0	1	5	0.000 0	1.000 0	0.430 4	0.104 1
15	34	1	0	4	0.250 0	0.750 0	0.322 8	0.121 6
16	34^+	0	1	3	0.000 0	1.000 0	0.322 8	0.121 6
17	44	1	0	2	0.500 0	0.500 0	0.161 4	0.129 3
18	59	1	0	1	1.000 0	0.000 0	0.000 0	0.000 0

（一）生存率及其标准误的计算

1. 编号和排序　将生存时间 t 小到大排序并编号 i，$i=1,2,3,\cdots,k$。相同的生存时间只取其中一个参加排序；完全数据与删失数据相同时，分别列出，完全数据列在删失数据前面。如生存时间为 34 个月的有 1 个完全数据和 1 个删失数据，见表 6-23 第（2）栏。

2. 列出各时间点死亡例数（d_i）和删失例数（c_i）　见表 6-23 第（3）和（4）栏。

3. 计算期初人数（n_i）　每一时间点 t_i 之前观察到的生存例数，即为期初例数 n_i，其计算方法见式 6-9。

$$n_i = n_{i-1} - d_{i-1} - c_{i-1} \tag{式 6-9}$$

式中 n_1= 期初总人数，本例 n_i 列于表 6-23 的第（5）栏。如生存时间点为 10 个月时对应的期初例数为 13 人，表示在第 10 月初时有 13 人仍存活。

4. 计算各时间点的死亡概率 $\hat{q}_i$ 和生存概率 $\hat{p}_i$　本例 $\hat{q}_i$ 和 $\hat{p}_i$ 可以按照式 6-10、式 6-11 所示公式计算，结果列于表 6-23 的第（6）与（7）栏。

$$\hat{q}_i = \frac{d_i}{n_i} \tag{式 6-10}$$

$$\hat{p}_i = 1 - \hat{q}_i \tag{式 6-11}$$

*注意：所有删失时间点上的 $\hat{q}_i$ 为 0，$\hat{p}_i$ 为 1。

5. 计算各时间点生存率 $\hat{S}(t_i)$　根据概率乘法法则式 6-8 计算 $\hat{S}(t_i)$，结果列于表 6-23 第（8）栏。注意：删失数据所对应的死亡例数为 0，其生存概率为 1，所以删失数据对应时间点的生存率与前一个完全数据时间点的生存率相同。

6. 计算生存率的标准误 $SE[\hat{S}(t_i)]$　由于 $\hat{S}(t_i)$ 是依据样本资料计算的，存在抽样误差，因此需要进一步求得各时间点生存率的标准误，其近似计算公式见式（6-12）。

$$SE[\hat{S}(t_i)] = \hat{S}(t_i)\sqrt{\sum_{j=1}^{i} \frac{d_j}{n_j(n_j - d_j)}} \tag{式 6-12}$$

本例 SE$[\hat{S}(t_i)]$的计算结果列于表 6-23 的第(9)栏中。

（二）中位生存时间和生存曲线

1. **中位生存时间** 如果样本生存率中有$\hat{S}(t_i)=0.5$，则中位生存时间 $T_{50}=t_i$；如果样本生存率中没有 0.5，则可采用插值法进行估计。由表 6-23 可知，中位生存时间在 8~10 月之间，$\hat{S}(t=8)=0.565\ 2$，$\hat{S}(t=10)=0.478\ 3$，故：

$$\frac{8-10}{8-T50}=\frac{0.565\ 2-0.478\ 3}{0.565\ 2-0.5}$$

$$T_{50}=8-\frac{(8-10)\times(0.565\ 2-0.5)}{(0.565\ 2-0.478\ 3)}=9.50（月）$$

即接受个体化健康管理的肺癌早期患者的中位生存时间为 9.50 个月。

2. **生存曲线** 以生存时间(t_i)为横坐标，各时间点的生存率$[S(t_i)]$为纵坐标，将各个时间点的生存率连接在一起绘制成连续型的曲线称之为生存曲线。未分组资料的生存曲线称 K-M 曲线，见图 6-20。它以水平横线的长短代表一个时点 t_i 到下一个时点 t_{i+1} 的距离，相邻两个时间点之间生存率不变（如表 6-23 中 8-10 个月的生存率都是 0.565 2），但在右端点处死亡概率即刻改变，生存率降低（10 个月生存率降为 0.478 3）。K-M 生存曲线呈阶梯形。随着生存时间的增加，曲线呈下降趋势。如果曲线阶梯陡峭，表现为下降速度快，往往生存期较短。随着时间点的增多，曲线阶梯形不明显。

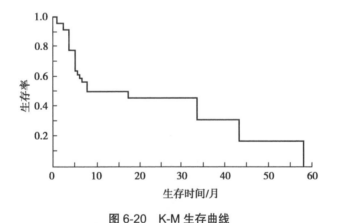

图 6-20 K-M 生存曲线

（三）生存率的 95% 置信区间

求出样本各时点生存率及其标准误后，可用正态近似原理估计某时点总体生存率的置信区间，计算公式见式 6-13。

$$\hat{S}(t_i)\pm Z_{\alpha/2}\times SE\ [\ \hat{S}(t_i)] \qquad\qquad （式 6-13）$$

如【例 6-8】中 6 月总体生存率的 95% 置信区间为：

下限：$\hat{S}(t=6)-1.96\times SE\ [\ \hat{S}(t=6)]=0.652\ 2-1.96\times0.099\ 3=0.457\ 6$

上限：$\hat{S}(t=6)+1.96\times SE\ [\ \hat{S}(t=6)]=0.652\ 2+1.96\times0.099\ 3=0.846\ 8$

即接受个体化健康管理的肺癌早期患者 6 个月生存率的 95% 置信区间为(45.76%，84.68%)

（四）SPSS 软件实现

【例 6-9】欲比较常规随访与个体化健康管理（在随访的基础上增加健康教育和饮食指导），对 30 例肺癌早期患者生存情况的影响，设置两组患者各 15 人。其中，分组（1 : 干预组，2 : 常规随访组），生存情况（0 : 死亡，1 : 删失，2 : 试验结束时仍存活），生存时间以月为单位。

1. 操作步骤

（1）导入或直接打开数据库。

（2）Analyze → Survival → Kaplan Meier。分别将生存时间放入 "Time" 框，生存情况放入 "Status" 框，组别放入 "Factor" 框，如图 6-21A 所示。

（3）Define Event 选项设置：该选项需要说明发生结局事件的值，在本例中是出现结局为"死亡"的事件值，选择单值：0，如图 6-21B。

（4）比较因子的设置：SPSS 主要提供 3 种组间比较的方法。①秩的对数：用于检验各组的生存分布是否相同，各时刻赋予相同的权重；② Breslow：用于检验各组的生存分布是否相同，各时刻按个案数赋予权重；③ Tarone-Ware：用于检验各组的生存分布是否相同，各时刻按个案数的平方根赋予权重。"因子水平的线性趋势"用于检验因素变量的水平间是否存在线性趋势，此选项只有在"因子"框中的变量为有序变量时才有实际意义，如疾病的严重程度轻、中、重。在此种情况下，系统默认各水平间的效应是等距的。

（5）选项设置：一般默认勾选"Survival table（s）"、"Mean and median survival"，其余选项按需要勾选，如图 6-21C。

A. Kaplan-Merier 变量选项设置框

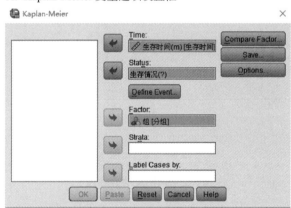

B. Define Event 选项设置框

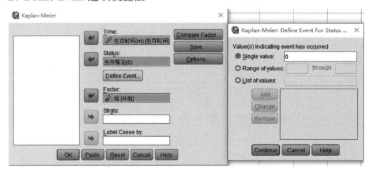

C. Kaplan-Merier：Options 设置框

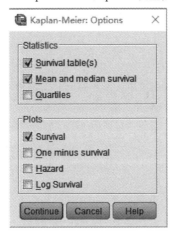

图 6-21 Kaplan Meier 生存曲线 SPSS 操作流程

2. **结果解析** 个案处理摘要，如表 6-28 所示，显示两个组的人数和出现"死亡"结局的事件数。

表 6-28 个案处理摘要

分组	Total N	N of Events	Censored	
			N	Percent
试验组	15	6	9	60.0%
常规随访组	15	10	5	33.3%
Overrall	30	16	14	46.7%

生存分析表：如表 6-29 所示，分组显示生存数据，由于数据较长仅展示部分。

表 6-29 生存分析表（部分）

分组		Time	Status	Cumulative Proportion Surviving at the Time		N of Cumulative Events	N of Remaining Cases
				Estimate	Std.Error		
试验组	1	13.000	存活			0	14
	2	20.000	存活			0	13
	3	35.000	死亡	0.923	0.074	1	12
	4	49.000	存活			1	11
	5	55.000	删失			1	10
	6	63.000	死亡	0.831	0.110	2	9
	7	70.000	存活			2	8
	8	82.000	死亡	0.727	0.137	3	7

续表

分组		Time	Status	Cumulative Proportion Surviving at the Time		N of Cumulative Events	N of Remaining Cases
				Estimate	Std.Error		
试验组	9	85.000	死亡	0.623	0.152	4	6
	10	96.000	存活			4	5
	11	105.000	存活			4	4
	12	123.000	死亡	0.467	0.176	5	3
	13	130.000	存活			5	2
	14	130.000	删失			5	1
	15	141.000	死亡	0.000	0.000	6	0
常规随访组	1	15.000	死亡	0.933	0.064	1	14
	2	17.000	死亡	0.867	0.088	2	13
	3	22.000	删失			2	12

生存分析平均值与中位数，由表 6-30 可知，试验组的生存时间均值明显高于常规随访组，但两者中位数相等，暂无法比较大小。而考虑到生存数据一般不服从正态分布，因此使用中位数描述更妥当。

表 6-30　生存时间均值和中位数

分组	Mean[a]				Median			
	Estimate	Std. Error	95%CI		Estimate	Std. Error	95%CI	
			Lower Bound	Upper Bound			Lower Bound	Upper Bound
试验组	110.900	11.806	87.760	134.040	123.000	15.856	91.923	154.077
常规随访组	92.091	15.280	62.143	122.040	123.000	49.560	25.862	220.138
Overall	101.890	9.667	82.942	120.838	123.000	25.945	72.147	173.853

Note：a. Estimation is limited to the largest survival time if it is censored.

总体比较：三种方法比较结果，如表 6-31 所示。Log Rank 卡方 $=0.358$，$P=0.550>0.05$，Breslow 和 Tarone-Ware 卡方的 P 值也都大于 0.05。因此尚不能认为两组之间的生存率存在差异。

Log Rank 检验给结局事件的远期差别更大的权重，即对远期差异敏感；而 Breslow 检验给结局事件的近期差别更大的权重，Tarone-Ware 介于两者之间。因此，对于一开始交叉在一起，随着时间的推移越拉越开的生存曲线，Log Rank 检验较 Breslow 检验容易得到差异有显著性的结果；反之，对于一开始相差较大，随着时间的推移反而越来越近的生存曲线，Breslow 法容易得到差异有显著性的结果。

表 6-31　组间比较

	Chi-Square	df	Sig.
Log Rank（Mantel-Cox）	0.358	1	0.550
Breslow（Generalized Wilcoxon）	1.696	1	0.193
Tarone-Ware	1.065	1	0.302

生存曲线绘制：由图 6-22 可知,两条曲线的末端明显有交叉,故尚不能认为试验组和常规随访组的生存率有差异（$P>0.05$）。

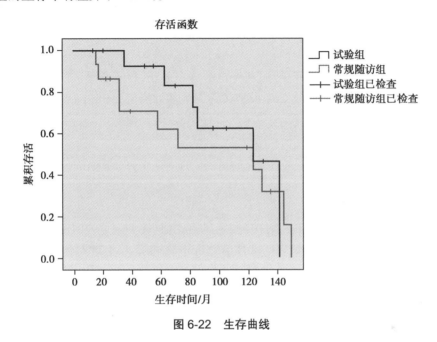

图 6-22　生存曲线

3. 拓展补充

（1）当 Kaplan-Meier 法将组别放入"层（A）"时,相当于按照组别对文件进行拆分,分别分析每一层数据的生存分析,每一层就相当于一组,因此无法再进行比较因子分析。

（2）当组别放入"因子（F）"时,才可以进行组间比价,当因子为有序或者等级资料时,如病情轻、中和重,在研究是否具有线性趋势时,则可勾选"线性趋势检验"。当生存曲线存在交叉时,则不再是等比例风险模型,不适合上述方法,可以采用 R 软件 Landmark 程序,SPSS暂不能实现。

四、Cox 比例风险模型

（一）概述

Kaplan-Meier 法与寿命表法可以进行单个分组变量的生存分析,而当同时需要分析众多变量对生存时间和生存结局的影响时,则需要采用多因素生存分析方法。多因素生存分析方法主要有参数法模型和半参数模型两类。参数法需要以特定分布,如 Weibull 分布、指数分布为基础建立回归模型,应用有其局限性;而半参数法的假定相对较少,特别是 Cox 比例风险回归模型（Cox proportional hazard regression model），是目前进行多因素生存分析的主要方法。

（二）Cox 回归模型的基本形式

1. **基本公式** Cox 比例风险回归模型简称 Cox 回归模型，于 1972 年由英国统计学家 Cox 提出，模型的基本形式见式 6-14。

$$h(t,X)=h_0(t)\exp(\beta'X)=h_0(t)\exp(\beta_1X_1+\beta_2X_2+\cdots+\beta_mX_m) \tag{式 6-14}$$

其中 $h(t,X)$ 是具有协变量 X 的个体在时刻 t 时的风险函数，t 为生存时间，$X=(X_1,X_2,\cdots,X_m)$ 是可能影响生存时间的有关因素，也称协变量，这些变量可以是定量的，也可以是定性的，在整个观察期间内不随时间的变化而变化。$h_0(t)$ 是所有协变量取值为 0 时的风险函数，称为基线风险函数（baseline hazard function）。$\beta=(\beta_1,\beta_2,\cdots,\beta_m)$ 为 Cox 模型的回归系数，是一组待估的回归参数。

由于式 6-14 右侧的 $h_0(t)$ 不需要服从特定的分布形状，具有非参数的特点，而指数部分 $\exp(\beta'X)$ 具有参数模型的形式，故 Cox 模型又称为半参数模型（semi-parameter model）。

2. **衍生公式** 如式 6-15 所示，如果采用生存率表示，则模型可写为：

$$S(t,X)=S_0(t)^{\exp(\beta'X)}=S_0(t)^{\exp(\beta_1X_1+\beta_2X_2+\cdots+\beta_mX_m)} \tag{式 6-15}$$

其中 $S(t,X)$ 是具有协变量 X 的个体在时刻 t 时的生存率，$S_0(t)$ 为在时刻 t 的基线生存率，其他符号与式 6-14 相同。

（三）比例风险假定的检验

Cox 比例风险回归模型的前提条件是假定风险比值 $h(t)/h_0(t)$ 为固定值，即协变量对生存率的影响不随时间的改变而改变。只有该条件得到满足，Cox 回归模型的结果才有效。检验这一假定条件的方法有：①如果分类协变量的每一组别的 Kaplan-Meier 生存曲线无交叉，则满足比例风险假定；②以生存时间 t 为横轴，对数生存率 $\ln[-\ln\hat{S}(t)]$ 为纵轴，绘制分类协变量每一组别的生存曲线，如果协变量各组别对应的生存曲线都平行，则满足风险比例条件；③对于连续型协变量，可将每个协变量与对数生存时间的交互作用项 $(X\ln(t))$ 放入回归模型中，如果交互作用项无统计学意义，则满足风险比例条件。

当风险比例的假定条件不成立时，可采用以下方法来解决：①将不成比例关系的协变量作为分层变量，再用其余变量进行多元 Cox 回归模型分析，但作为分层的变量将无法估计其效应；②采用分段估计的方法，从交叉点处划分成多个区间，在每个区间内是等比例的，分别对每个区间进行估计；③采用参数回归模型替代 Cox 回归模型进行分析。

（四）注意事项

Cox 回归模型对资料分布类型没有要求。研究的协变量在被研究对象中的分布要适中，否则会给回归参数的估计带来困难。Cox 回归模型应用较灵活，被观察对象进入研究队列的早晚、时间长短可以不一致，但如果研究的变量随时间而变化，可以采用时依协变量模型进行分析。样本含量不宜过小，一般应在 40 例以上，经验上的做法是样本含量为协变量个数的 5~20 倍。尽管可以分析删失数据，但在观察时，还是应当尽量避免观察对象的失访，过多失访容易造成结果的偏倚。Cox 模型对异常值较为敏感，所以在进行模型拟合时要注意拟合优度的检验。

（五）SPSS 软件实现

【例 6-10】为进一步探讨 2 型糖尿病患者出现各类慢性并发症（主要包括微血管并发

症、大血管并发症、神经病变等)的危险因素,研究者随访观察了已确诊 2 型糖尿病的 50 例患者,以糖尿病确诊为观察起点,出现并发症为观察终点。

随访时,记录每位患者的并发症类型(1:微血管并发症,2:大血管并发症,3:神经病变)、确诊糖尿病时的年龄、糖尿病家族史(0:无,1:有)、运动情况(0:基本不运动,1:通常有运动)、吸烟饮酒等不良嗜好(0:无,1:有)。结局变量包括存活时间(以月为单位)和生存状态(0:失访,1:出现并发症),具体操作步骤如下。

1. **操作步骤** 导入或直接打开数据库。Analyze → Survival → Cox Regression。将"出现并发症的时间(月)"放入"Time"框,"结局状态"放入"Status"框。Define Event 设置:在"Single value"框中填入"1",单击"Continue"按钮返回主界面。将其他的各因素全部选入"Covariates"框中,如图 6-23A 所示。绘图设置:如图 6-23B,一般勾选"survival"选项,如需查看其他选项,可自行勾选。

选项设置:需要勾选"CI for exp(B)"选项,如图 6-23C。

A. Cox Regression 的 Define Event 选项设置

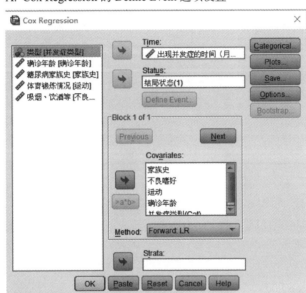

B. Cox Regression 的 Plots 选项框

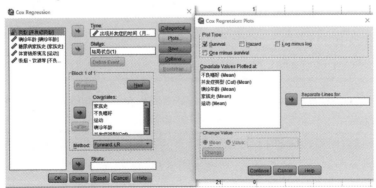

C. Cox Regression 的 Options 选项框

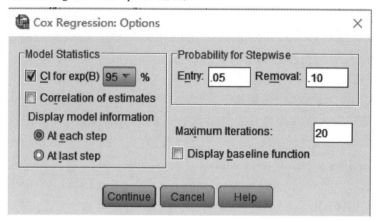

图 6-23 Cox 比例风险模型 SPSS 操作流程

2. 结果解读

（1）模型检验：运用"Forward LR"构建出了一个有意义的模型，$P < 0.05$，见表 6-32。

表 6-32 模型系数 Omnibus 测试 [a]

步骤	−2 Log Likelihood	Overall（score）			Change From Previous Step			Change From Previous Block		
		Chi-square	df	Sig.	Chi-square	df	Sig.	Chi-square	df	Sig.
1	245.096	17.866	2	0.000	19.882	2	0.000	19.882	2	0.000

注：a. Beginning Block Number 1.Method = Enter

（2）方程中的变量：如表 6-33 所示，此时方程仅纳入并发症类型。当是并发症类型（1）不是并发症类型（3）时，死亡风险增大 6.600 倍；当是并发症类型（2）不是并发症类型（3）时，死亡风险增大 5.947 倍。

表 6-33 方程中的变量

		B	SE	Wald	df	Sig.	Exp（B）	95.0%CI for Exp（B）	
								Lower	Upper
步骤 1	并发症类型			14.934	2	0.001			
	并发症类型（1）	1.887	0.503	14.057	1	0.000	6.600	2.461	17.699
	并发症类型（2）	1.783	0.523	11.628	1	0.001	5.947	2.134	16.569

（3）生存函数曲线：当各协变量取均值时，构建的生存函数曲线如图 6-24 所示。

3. 拓展补充

（1）Cox 回归策略可以先进行单因素分析，之后对筛选出的有意义单变量，分别进行多因素分析。若研究因素皆为分类变量，则可采用 Kaplan-Meier 法进行单因素筛选；若包含连续性计量资料，如本例的年龄，则可直接用 Cox 回归进行单因素筛选。

共变异平均值的生存函数

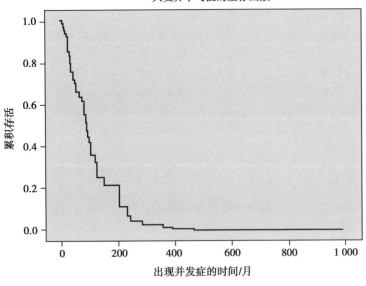

图 6-24　生存函数曲线图

（2）不同建模策略会得到不同的模型，因此一定要结合专业进行解释。如本例采用的是"向前:LR 法"，软件会自动筛选有意义的模型，且基于专业已知年龄和性别可能会影响出现并发症的事件结局，虽然上述变量无统计学意义，但也可加入模型，采用"输入法"进行分析。

本章案例数据库文件可扫描下方二维码获得。

（王志宏　姜红如　李惟怡　王柳森　郝丽鑫　李方园）

参考文献

［1］范冰冰.基于潜在类别混合模型的纵向队列轨迹分析方法和应用研究［D］.济南:山东大学,2020.

［2］TU Y K,TILLING K,STERNE J A,et al.A critical evaluation of statistical approaches to examining the role of growth trajectories in the developmental origins of health and disease［J］.International Journal of Epidemiology,2013,42（5）:1327-1339.

［3］王孟成,毕向阳.潜变量建模与 Mplus 应用:进阶篇［M］.重庆:重庆大学出版社,2018.

［4］王孟成.潜变量建模与 Mplus 应用:基础篇［M］.重庆:重庆大学出版社,2014.

［5］李丽霞,郜艳晖,张敏,等.潜变量增长曲线模型及其应用［J］.中国卫生统计,2012,29（5）:713-716.

［6］雷芳,宋桂荣,刘启贵,等.潜变量增长混合模型在学龄儿童体质指数变化轨迹分析中的应用［J］.中国卫生统计,2021,38（4）:519-522.

［7］王骁,刘肇瑞,黄悦勤.多水平模型在社区成人精神障碍现况及服务利用研究的应用（综述）［J］.中国心理卫生杂志,2022,36（1）:13-22.

［8］衡明莉,李丽,杨进波.多水平模型及其在医学领域的应用［J］.中国新药杂志,2019,28（15）:1819-1823.

［9］NAGIN D S,ODGERS C L.Group-based trajectory modeling in clinical research［J］.Annu Rev Clin Psychol,2010,6(1):109-138.

［10］冯国双,于石成,胡跃华.轨迹分析模型在流行病学研究中的应用[J].中华流行病学杂志,2014,35(7):865-867.

［11］王若雅.基于增长混合模型心衰患者报告临床结局动态轨迹分析[D].太原:山西医科大学,2020.

［12］VALLEJO G,ATO M,FERNÁNDEZ M P,et al.Sample size estimation for heterogeneous growth curve models with attrition［J］.Behavior Research Methods,2019,51(3):1216-1243.

［13］冯国双,于石成,刘世炜.轨迹分析模型在追踪数据分析中的应用[J].中国预防医学杂志,2014,15(3):292-295.

［14］谷鸿秋,周支瑞,章仲恒,等.临床预测模型:基本概念、应用场景及研究思路[J].中国循证心血管医学杂志,2018,10(12):1454-1456.

［15］谷鸿秋,王俊峰,章仲恒,等.临床预测模型:模型的建立[J].中国循证心血管医学杂志,2019,11(01):14-16.

［16］王俊峰,章仲恒,周支瑞,等.临床预测模型:模型的验证[J].中国循证心血管医学杂志,2019,11(02):141-144.

［17］贾玉龙,周洁,陈颖,等.临床预测模型的综合评价体系研究[J].中国卫生统计,2019,36(05):728-730.

［18］STEYERBERG E,VERGOUWE Y.Towards better clinical prediction models:seven steps for development and an ABCD for validation［J］.European Heart Journal,2014,35(29):1925-1931.

［19］文玲子,王俊峰,谷鸿秋.临床预测模型:新预测因子的预测增量值[J].中国循证心血管医学杂志,2020,12(06):655-659.

［20］陈乐陶,杨土保,陈橙,等.决策曲线分析在 R 语言中的实现[J].中国卫生统计,2018,35(06):955-957.

［21］颜杰,相丽驰,方积乾.灰色预测模型及 SAS 实现[J].中国卫生统计,2006,23(01):75.

［22］段明秀,何迎生.基于 LVQ 神经网络的手写字母识别[J].吉首大学学报(自然科学版),2010,31(02):41-43.

［23］IOANNOU G,TANG W,BESTE L,et al.Assessment of a deep learning model to predict hepatocellular carcinoma in patients with hepatitis C cirrhosis［J］.JAMA network open,2020,3(9):e2015626.

［24］李晓松.卫生统计学[M].8 版.北京:人民卫生出版社,2017.

［25］孙振球,徐勇勇.医学统计学[M].4 版.北京:人民卫生出版社,2014.

［26］中华医学会糖尿病学分会.中国 2 型糖尿病防治指南(2020 年版)［J］.中华糖尿病杂志,2021,13(4):315-409.

［27］武松.SPSS 实战与统计思维[M].北京:清华大学出版社,2018.

［28］冯国双,罗凤基.医学案例统计分析与 SAS 应用[M].北京:北京大学医学出版社,2011.

第七章　膳食调查数据分析

膳食调查是营养调查中一项重要的内容。其目的在于了解一定时间内居民的饮食习惯、食物摄入种类和数量，以及从食物中获取的各种营养素。通过不同的调查方法对膳食摄入数据进行收集和分析，是营养流行病学研究的基础。对居民膳食和营养状况进行评价，可以有针对性地开展人群营养干预和改善，也可为国家制定营养相关政策提供依据。

第一节　膳食调查数据的采集方法

一、24 小时膳食回顾法

（一）调查方法

膳食回顾法（dietary recall）由被调查对象全面回顾和描述调查前一段时间（如前一日至数日）的所有食物消费情况（包括饮料）。询问调查前一天的食物消费情况，称为 24 小时膳食回顾法，简称 24 小时回顾法，是目前最常用的一种膳食调查方法。该方法通过询问被调查对象过去 24 小时的食物摄入情况，对其食物摄入量进行计算和评价。在实际工作中，一般选用连续三天或不连续多天的膳食回顾调查方法。

24 小时回顾法要求每位被调查对象回顾和描述过去 24 小时内摄入所有食物的名称和数量。24 小时一般指从最后一餐吃东西开始向前推 24 小时。可以使用食物秤称量或者食物模型和食物图谱辅助估计食物量。使用开放式表格或事先编码好的调查表进行询问。询问方式有多种，可以是面对面询问，也可以通过电话、录音笔或计算机等进行询问调查。

24 小时回顾法调查数据的准确与否取决于调查对象的短期记忆能力，因此一般不适合 7 岁以下儿童和 75 岁及以上老年人。该方法也可用于描述不同群体食物的平均摄入量。调查应该说明回顾的是一周的哪些天，有时在哪个季节进行的调查也要说明。事先通知被调查对象会有助于其膳食回顾，但也要防止被调查对象因此改变其日常食物消费习惯。

全国性营养调查多采用连续三天 24 小时回顾法对所有家庭成员进行食物摄入量调查，记录所有食物消费量（包括在外用餐），计算每人每日食物和营养素的摄入量，可以得到比较准确的结果。在家就餐时，一般是一家人分享几道菜肴，因而在调查时要耐心询问每人每道菜摄入的比例，这样在掌握每道菜所用原料的基础上，就可以评估每人的食物摄入量。该方法对调查员的要求较高，需要掌握一定的调查技巧。询问过程中，调查员不但要有熟练的专业技巧,还应以中立的态度对待所有的回答,避免可能影响被调查对象回答态度的提问,这样才可能获得较完整准确的食物消费资料。

（二）优缺点

24小时回顾法的主要优点是可以在较短时间完成对食物摄入的量化估计;回顾法是在饮食之后采集膳食信息,所以其对饮食行为的影响很小;被调查对象不需要有较高的文化程度,应答率较高;2天或更多天的膳食回顾可提供个体内和个体间膳食摄入量变异的数据;开放式询问可获得调查对象消费的所有食物或食物组合的信息,包括食物类型、来源、加工方法、处理方法和摄入量。该方法不仅可以获得个体的食物和营养素摄入状况,也可用于评估人群食物和营养素平均摄入量。然而,该方法也有一定的局限性,如果膳食回顾不全面,可能对结果产生很大影响。当样本量较大,而且膳食相对单调时,误差将被分散。被调查对象对食物消费的回顾依赖于短期记忆,对调查员要严格培训,减小调查员之间的差别,提高标准化水平。

二、食物称重法

（一）调查方法

称重法是使用测量工具对某一群体（单位或家庭）或个人一天中消费的各种食物进行称重,从而了解其食物消费情况的一种膳食调查方法。称重法操作过程主要包括:①准确记录食物名称。②餐前对各种食物进行记录并称重,餐后对剩余或废弃部分准确称重,加以扣除,从而得出相对准确的个人每种食物摄入量。三餐之外摄入的水果、糖果、点心、坚果及饮料等零食同样需要称重记录。③群体食物称重需要记录就餐人数。④计算调查期间每人每日各种食物的摄入量。

（二）优缺点

称重法的主要优点是能准确称量食物,获得可靠的食物摄入量。通过食物量进一步推算营养素摄入量,能准确地分析每人每日食物和营养素摄入状况。两天或更多天的食物称重记录可提供个体和个体间膳食摄入量变异的数据。称重法虽然可以得到相对准确的食物摄入量,但反复称重可能会干扰被调查对象正常的饮食习惯,增加被调查对象的负担,并因此导致应答率下降。如果是家庭或群体的食物称重调查,不能获得每个个体的准确摄入量,但可以获得人均食物摄入量。

三、食物频率法

（一）调查方法

食物频率法（food frequency questionnaire,FFQ）收集被调查对象过去一段时间（数周、数月或数年）内各种食物消费频率及消费量信息,从而获得个人长期食物消费频率、食物和营养素的平均摄入水平。

实际使用中,可以根据研究目的确定食物类别,以问卷形式进行膳食调查,评估个体经常性的食物摄入习惯,可分为定性、定量和半定量的FFQ。根据每日、每周、每月甚至每年所吃的各种食物的次数和食物的种类来评价膳食摄入状况。近年来,该方法被用于了解一定时间内的通常食物摄入量,以研究既往膳食习惯和某些慢性疾病的关系。

FFQ 的问卷应包括食物清单和食物消费频率两方面内容。食物清单的确定应根据调查目的,选择被调查对象经常食用的食物,包含所要研究营养成分的食物或被调查对象之间摄入状况差异较大的食物。如要进行综合性膳食摄入状况评价,则采用被调查对象常用食物;研究营养相关疾病和膳食摄入的关系,则采用与相关疾病有关的几种食物或含有特殊营养素的食物;在特定文化习俗地区,人群的食物可能具有特殊性,应特别关注这些食物,按照研究目的决定是否将这些特殊食物列入食物清单中。食物消费频率是指在一定时期内消费某种食物的次数。

定性 FFQ 通常只调查每种食物特定时期内(例如过去一个月)所吃的次数,而不收集食物量、份额大小的信息。调查期的长短可从几天、1 周、1 个月或是 3 个月到 1 年以上不等。被调查对象可回答从 1 周到 1 年内的各种食物摄入次数(如不吃、每月吃 1 次到每天 1 次、每周 6 次或更多)。FFQ 问卷可由调查员填写,或由有一定文化水平的被调查对象自行填写。

定量 FFQ 可以得到不同人群食物和某些特定营养素的摄入量,并分析膳食因素与疾病的关系。食物频率调查的食物种类,取决于调查目的,定量方法要求被调查对象回答所吃食物的数量,通常借助于测量辅助物。采用半定量方法时,要提供准确的食物份额大小的参考样品,供被调查对象在应答时作为估计食物量的参考。如果一项调查是为了了解某些营养素(如钙、维生素 A)的摄入量,则 FFQ 的食物清单中要包括富含这些营养素的食物,采用估计的平均食物份额大小及各类食物的营养素代表值推算营养素摄入量。

(二)优缺点

FFQ 的主要优点是能够迅速得到清单中涉及食物的通常食物摄入种类、消费频率和摄入量,反映长期食物摄取模式;可以作为研究膳食模式与慢性病关系的工具;其结果也可作为在群体中进行膳食指导、宣传教育的参考依据。该方法的缺点是需要对过去一段时间的食物摄入情况进行回忆,被调查对象的负担取决于所列食物的数量、复杂性以及量化过程等;与其他方法相比,半定量或定量 FFQ 对食物份额大小的量化不准确。另外,编制和验证 FFQ 调查表会需要一定时间和精力;不能提供每日的变异信息;如果 FFQ 食物清单中包含的食物种类多,则会延长调查回顾时间;当前的食物模式可能影响对过去的膳食回顾,因而产生偏倚。

第二节 食物摄入量计算与评价

一、个体食物摄入量的计算

(一)称重法调查数据

1. 计算家庭或集体食物实际消费量

$$家庭或集体食物实际消费量 = 食物结存量 + 每日购进食物量 -$$
$$每日废弃食物量 - 剩余量$$

2. 计算平均每人每日食物摄入量

平均每人每日各种食物摄入量 = 食物实际消费量(g)/ 家庭或集体总人日数

其中,在外就餐不计入家庭或集体总人日数。

(1) 个人就餐人日数:人日数代表被调查对象用餐的天数。一个人吃早、中、晚 3 餐为 1 个人日。调查期间不一定能收集到调查对象的全部进餐次数,应根据餐次比(通常情况早、中、晚三餐所摄入的主食量或能量占全天摄入量的百分比)来折算。

$$个人人日数 = 早餐餐次数 × 早餐餐次比 + 午餐餐次数 ×$$
$$午餐餐次比 + 晚餐餐次数 × 晚餐餐次比$$

【例 7-1】某人餐次比是早餐 20%,午餐、晚餐均为 40%,如果询问到早餐和午餐,其人日数为 1×20%+1×40%=0.2+0.4=0.6 人日。

(2) 家庭 / 集体总人日数:家庭 / 集体总人日数是家庭或集体的所有用餐个体的人日数总和。

【例 7-2】在某托儿所调查,有 20 名儿童吃了早餐,30 名儿童吃了午餐,25 名儿童吃了晚餐,如果三餐比例为早餐 20%、午餐 40%、晚餐 40%,则总人日数计算为 (20×0.2+30×0.4+25×0.4)=26 人日。

(二) 24 小时膳食回顾法调查数据

将被调查对象在调查期间所消费的各种食物量除以调查人日数(包含在外就餐),得出平均每日食物摄入量。

如果膳食调查不是在均匀群体中进行的,在人群膳食评价时,需要将每个个体食物摄入量采取标准人或者能量调整的方法进行折算。

标准人是指 18 岁从事轻体力劳动的男性,按照《中国居民膳食营养素参考摄入量 (2023 版)》,标准人的能量需要量为 2 150kcal。每个个体按照其年龄、性别、劳动强度、生理状况以及妊娠阶段所对应的能量需要量值除以 2 150kcal,所得到的数即为标准人系数。

$$个体折合标准人食物(营养素)摄入量 = \frac{每个人食物的实际摄入量}{标准人系数}$$

能量调整食物(营养素)摄入量是通过计算残差来实现的,在回归模型中总能量摄入量是自变量,食物(营养素)绝对摄入量是因变量,能量 - 调整摄入量 =a+b,其中 a 为回归模型中样本的残差,b 为能量摄入量在平均水平的个体的预期食物 / 营养素摄入量,为了方便比较,在研究中也可以定义一个平均水平,如 2 000kcal。

(三) 食物频率法调查数据

以过去 12 个月的食物频率调查为例:①询问调查对象"是否吃 / 喝"某种食物,回答"是"时,则先将"食用频率"统一转换为次 / 天(次 / 周 ÷7,次 / 月 ÷30.5,次 / 年 ÷365);②平均每日各种食物摄入量(g 或 ml)= 食用频率(次 / 天)× 平均每次食用量(g 或 ml)。如果调查对象"是否吃 / 喝"某种食物回答"否"时,则每人每日各种食物摄入量(g 或 ml)=0。

(四) 食物摄入量的分类和汇总

膳食调查中的食物可以依据食物成分表划分食物类别或者根据研究目的进行归类,在分类内累计食物摄入量,即为该类食物的摄入量。在进行食物归类计算累计摄入量时,应注意有些类别的食物,相同重量的原料由于加工方式不同,所得到的加工制品重量相差较大,因此不应使用加工制品重量直接进行累加,需要进行相应的折算。

常见需要折算的食物加工品及其计算公式如下：

奶制品折算为鲜奶的量 = 奶粉的摄入量(g)×100g 奶粉的蛋白质含量(g)÷3.0(g)

大豆制品折算为大豆的量 = 大豆制品的摄入量(g)×100g 大豆制品的蛋白质含量(g)÷35.0(g)

大米制品折算为大米的量 = 大米制品摄入量(g)×100g 大米制品的能量值(kcal)÷346(kcal)

面粉制品折算为面粉的量 = 面粉制品摄入量(g)×100g 面粉制品的能量值(kcal)÷350(kcal)

二、食物摄入量的评价

《中国居民膳食指南(2022)》所推荐的各类食物摄入量能最大限度地满足不同年龄阶段、不同能量需要量水平健康人群的营养与健康需要,可以作为评价个体和群体食物摄入是否合理、是否达到平衡膳食的科学依据。平衡膳食模式中提及的所有食物推荐量都是以原料生重可食部计算的,每类食物又覆盖了多种多样的食物。不同能量摄入水平的平衡膳食模式见表 7-1。

表 7-1　不同能量需要水平的平衡膳食模式和各类食物参考摄入量　　单位:g/(d·人)

食物	1 600kcal	1 800kcal	2 000kcal	2 200kcal	2 400kcal	2 600kcal
谷类	200	225	250	275	300	350
－ 全谷物	50~150	50~150	50~150	50~150	50~150	125~200
薯类	50	50	75	75	100	125
蔬菜	300	400	450	450	500	500
－ 深色蔬菜[a]	占所有蔬菜的1/2					
水果	200	200	300	300	350	350
畜禽肉类	40	50	50	75	75	75
蛋类	40	40	50	50	50	50
水产品	40	50	50	75	75	75
乳制品	300	300	300	300	300	300
大豆和坚果	25	25	25	35	35	35
烹调油	25	25	25	30	30	30
烹调盐	<5	<5	<5	<5	<5	<5

注:[a] 深色蔬菜是指胡萝卜素含量≥500μg/100g 的蔬菜。

【例 7-3】李女士,25 岁,轻体力劳动,身高 167cm,体重 55kg,估计能量需要量为 1 700kcal/d,根据 3 天膳食调查计算的平均每天食物摄入量及对应评价如表 7-2 所示。

表 7-2　食物摄入量评价

名称	摄入量 /(g·d⁻¹)	1 600kcal 能量需要量的膳食组成 /(g·d⁻¹)	评价
谷类	210	200	适量
薯类	0	50	不足
蔬菜类	130	300	不足
水果类	210	200	适量
动物性食物	200	120	过量
乳制品	100	300	不足
大豆及坚果类	10	25	不足

第三节　营养素摄入量计算与评价

一、个体营养素摄入量计算

根据食物成分表中各种食物的能量及营养素含量,结合膳食调查得到的该种食物的摄入量,可以计算摄入某种食物提供的能量及营养素的量。需要注意食物摄入量是可食部质量还是市售品质量。如为市售品质量,先按食物成分表中各种食物的"可食部比例"换算成可食部质量。食物成分表中不包括的食物可用近似食物的营养成分数据代替,但要注明。

$$食物中某营养素含量 = (食物摄入量(g)/100) \times 可食部比例 \times$$
$$每 100g 食物中营养素含量$$

将调查期间每日摄入的所有食物中的某营养素的量累加,即可得到每日的某营养素摄入量。

【例 7-4】摄入萝卜 50g,根据食物成分表,每 100g 萝卜中维生素 C 的含量为 21mg,摄入 50g 萝卜所提供的维生素 C 的量为:50g×21mg/100g=10.5mg。

二、应用 DRIs 评价营养素摄入量

为了准确评价一个人的膳食营养素摄入状况,获得可靠的结果,需要收集准确的膳食摄入资料,正确选择评价参考值,并且合理地解释所得的结果。

收集个体膳食数据时应考虑以下因素。

1. 影响每日营养素摄入量差异的因素,包括个体食物选择的复杂和单调的差异、工作日和周末的差异、季节的差异、节假日和特殊事件、食欲变化等。

2. 记录的天数,估测日常摄入量所需的天数取决于精确度的要求,10% 精确度比 20% 精确度所需天数要多。

3. 对于只在某些食物中含量高的营养素(如维生素 A),如果偶尔食用这些食物,需要收集更多天数的膳食数据来获得此类营养素的日常摄入量。

《中国居民膳食营养素参考摄入量(2023 版)》可以作为评价个体 / 群体营养素摄入状况的标准。膳食营养素参考摄入量(dietary reference intakes,DRIs)包含多项指标(表 7-3):平均需要量(EAR)、推荐摄入量(RNI)、适宜摄入量(AI)、可耐受最高摄入量(UL)、宏量营养素

可接受范围（AMDR）、预防慢性病的建议摄入量（PI-NCD）等，可以针对个体或群体不同的应用目的提供适宜的参考数据。

表 7-3　应用 DRIs 评价个体和群体营养素摄入量

针对个体	针对群体
EAR：用以估计日常摄入量不足的概率	EAR：用以估计一个群体中摄入不足个体所占的比例
RNI、AI：日常摄入量达到或超过此水平，则摄入不足的概率很低	AI：平均摄入量达到或超过此水平表明该人群摄入不足的概率很低
AMDR：宏量营养素的日常摄入量低于或高于此范围，发生膳食相关疾病的风险增加	AMDR：以人群中低于或高于此范围的比例，评价存在膳食相关疾病发生风险人群的比例
UL：日常摄入量超过此水平可能面临健康风险	UL：用以评价人群中由于摄入过量而存在健康风险的个体所占的比例
PI-NCD：营养素的摄入量达到 PI-NCD，发生膳食相关疾病的风险降低	PI-NCD：用以评价人群中可能存在膳食相关疾病发生风险的比例

三、评价个体膳食

评价个体膳食营养状况，需要准确收集个体的膳食摄入资料，正确选择评价参考值，合理解释所得结果。如果把膳食情况和临床、生化及体格测量资料结合起来对个体的营养状况进行评价，则为更理想的方法。

（一）用 EAR/RNI 评价

个体的膳食营养素摄入量是否适宜，可以通过比较观测的营养素摄入量与相应人群的 EAR 加以判断。如某营养素摄入量远高于其 EAR，则其摄入量很可能是充足的；反之，如观测的摄入量远低于 EAR，则其摄入量很可能是不充足的。但在这两者之间，要确定膳食营养素摄入量是否适宜，则相当困难。

在实际应用过程中，如果观测的营养素摄入量低于 EAR，可以认为需要进行改善，因为摄入不足的概率可达 50%；如果摄入量在 EAR 和 RNI 之间，也可能需要适当提高，因为摄入充足的概率为 50%~98%。只有通过很多天的观察，摄入量达到或超过 RNI 时，或虽是短期观察但其结果远高于 RNI 时，才可以有把握地认为摄入量是充足的。

利用日常摄入量、EAR 和营养素摄入量标准差可以计算营养素摄入不足的概率。如果用 D 表示平均摄入量与 EAR 的差值，那么 D 值多大时才能保证（未能观察到的）日常摄入量超过（未能观察到的）需要量？首先需要明确 D 值的标准差（SD_D），计算公式如下。

$$SD_D = \sqrt{(SD^2_{个体内}/n + SD^2_{需要量})}$$

SD_D 依赖于调查天数（n）、需要量的标准差（$SD_{需要量}$）和个体摄入量的标准差（$SD_{个体内}$）。$SD_{需要量} = EAR \times CV$，大多数营养素的 CV 在 10%~15% 之间，例如：烟酸是 15%，维生素 A 是 20%。$SD_{个体内}$ 可以从大规模的同类人群调查数据中获得，如全国营养调查。

$$D = 个体日常摄入量 - EAR$$

$$Z = D/SD_D$$

计算得到的 Z 分值,通过查询 Z 检验分布表得到个体判断不充足的概率。

（二）用 AI 评价

某些营养素只制定了 AI 值,上述根据 EAR 进行膳食评价的方法不适用于此类营养素,但可以使用一种基于统计学假说的方法,把观测到的摄入量和 AI 进行比较。如果一个人的日常摄入量等于或大于 AI,几乎可以肯定其膳食是适宜的;但是,如果其摄入量低于 AI,就不能对其膳食营养素是否适宜进行定量或定性评估。对于制定 AI 的营养素,可以用 Z 检验方法评估,计算公式如下。

$$Z = \frac{\text{个体营养素日常摄入量} - \text{AI}}{SD_{\text{个体内}}} \times \sqrt{n}$$

【例 7-5】李女士,46 岁,通过 3 天膳食调查计算,其锌摄入量为 11.5mg/d,维生素 E 摄入量为 9.11mg/d,评价见表 7-4。

表 7-4 用 EAR/AI 评价个体营养素摄入量计算过程

步骤	指标	有 EAR 的营养素 锌 /mg	步骤	有 AI 的营养素 维生素 E/mg
1	李女士 3 日平均摄入量	11.5	1	9.11[a]
2	RNI	8.5	—	—
3	EAR	6.9	—	—
4	D_{EAR}= 摄入量 −EAR	4.6	—	—
5	$SD_{\text{需要量}}$[b]	0.69	—	—
6	$SD_{\text{个体内}}$	4.0[c]	2	9
7	SD_{D}	2.41	—	—
8	$Z_{\text{EAR}} = D/SD_{\text{D}}$	1.91	—	—
	AI	—	3	14
	D_{AI}= 摄入量 −AI	—	4	−4.89
9	$Z_{\text{AI}} = (D_{\text{AI}}/SD_{\text{个体内}}) \times \sqrt{3}$	—	5	−0.94
10	评价（充足的信度）	大于 95%[d]	—	—
11	评价（定性）	摄入量充足	6	不评价

注：[a] 摄入量低于 AI 不作出评价,如果摄入量不是 9.11mg,而是 20mg,可以通过计算 Z 评分(20−14)/9 × $\sqrt{3}$ =1.15,认为李女士维生素 E 的摄入水平可能是充足的。

[b] $SD_{\text{需要量}}$=EAR × CV。

[c] 参考《中国居民膳食营养素参考摄入量（2023 版）》表 3-2-3。

[d] 参考《中国居民膳食营养素参考摄入量（2023 版）》表 3-2-5。

四、评价群体膳食

对群体膳食的评价主要是评估人群中某种营养素摄入不足或摄入过多的流行情况,以及亚人群间摄入量的差别。通过比较营养素日常摄入量与需要量来评估摄入不足。对于有 EAR 的营养素,摄入量低于 EAR 者在群体中占的百分比即为人群中该营养素摄入不足的比例。对于只有 AI 的营养素,只能比较群体平均摄入量或摄入量的中位数和 AI 的关系。但当平均摄入量低于 AI 时,没有办法判断摄入不足的比例。日常摄入量超过 UL 者所占的百分比就是人群中有过量摄入风险者的比例。

任何一个人群的营养素摄入量和需要量都有其分布状态,只能通过合理的比较得到摄入不足或摄入过多的概率。直接根据人群某种营养素的平均摄入量达到 RNI 的比例来判断人群该营养素摄入状况的做法是不恰当的。

(一)用平均需要量(EAR)评价

对于大多数营养素,如果满足以下要求,可以采用切点法评价群体营养素摄入状况:营养素的摄入量和需要量之间不相关;需要量可以认为呈正态分布;摄入量的变异大于需要量的变异。但是,若需要量的分布偏离正态分布的程度较高时,用切点法求得的值就会远离真正的比例。例如铁的需要量呈偏态分布,不适宜用 EAR 切点法;集体统一用餐的群体摄入量的变异较小,也不适宜用 EAR 切点法。根据现有知识,可以假定其他已制定 EAR 和 RNI 的营养素都符合上述条件,均可以用切点法进行评价。

EAR 切点法只需简单计数在观测人群中有多少个体的日常摄入量低于 EAR,这些个体在人群中的比例就等于该人群摄入不足个体的比例。

(二)用适宜摄入量(AI)评价

当人群的营养素平均摄入量等于或大于该人群的 AI 时,可认为该人群中发生营养素摄入不足的概率很低(以制定 AI 所用营养指标为依据进行判断)。当平均摄入量小于 AI 时,不能判断群体摄入不足的程度,不宜使用平均摄入量达到 AI 百分比或低于 AI 的人数比例来比较两组人群的摄入水平。

五、营养素摄入量分布的调整

无论采用何种方法评估群体中营养素摄入不足的状况,日常营养素摄入量(usual intake)的分布资料都是必不可少的。要获得人群日常摄入量分布,必须对观测摄入量进行调整,以排除个体摄入量的每日间差异(个体内差异)。经过调整后的日常摄入量分布能更好地反映个体间的差异。调整摄入量分布至少要调查一个有代表性的亚人群,而且至少有两个独立调查日的膳食资料,或者至少有连续三天的膳食资料。即使样本人群每人只有一天膳食资料,仍有可能对观察摄入量个体内差异进行调整。如果摄入量的分布没有适当调整(包括个体内差异调整和调查有关因素如访谈方法、询问顺序等的调整),则无论用上述哪种方法,均难以准确估测摄入不足的流行情况。

国际上最早使用的调整方法是美国国家研究委员会(NRC)的方法。目前常用的方法是美国国家癌症研究所(National Cancer Institute,NCI)和爱荷华州立大学(Iowa State University,ISU)的方法。图 7-1 是应用 ISU 方法调整维生素 B_6 摄入量的示例,可以看出,调整后获得的日常摄入量与 1 日摄入量的曲线有很大差别。如使用一天调查的膳食营养素摄入量进行评估,人群中摄入量不足的比例约为 37%;如果使用调整后的日常营养素摄入量进行评估,则摄入不足的比例为 23%。14% 的差异是由于使用摄入量调整的方法排除个体内差异。故当人群平均摄入量大于或小于 EAR,如果不调整摄入量,会导致高估或低估人群中摄入不足的比例。

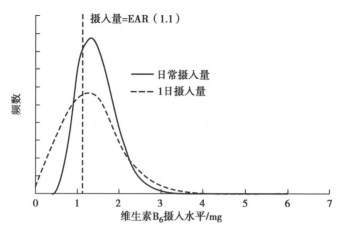

图 7-1 维生素 B$_6$ 摄入量的调整曲线

第四节 膳食结构的分析与评价

膳食结构分析的目的是评价总体膳食中各类食物比例是否合理,可以通过计算能量、蛋白质和脂肪的来源构成比来分析。

一、膳食结构的计算方法

(一)能量的食物来源构成比

1. 将食物分为谷类、豆类、薯类、动物性食物、纯能量食物和其他食物六大类。
2. 按照六类食物分别计算各类食物提供的能量摄入量及能量摄入总和。
3. 计算各类食物提供的能量占总能量的百分比。

(二)能量的营养素来源构成比

根据蛋白质、脂肪、碳水化合物的能量系数,分别计算出蛋白质、脂肪、碳水化合物 3 种营养素提供的能量及占总能量的比例。

$$蛋白质供能比(\%)=\frac{蛋白质摄入量(g)\times 4(kcal/g)}{能量摄入量(kcal)}\times 100\%$$

$$脂肪供能比(\%)=\frac{脂肪摄入量(g)\times 9(kcal/g)}{能量摄入量(kcal)}\times 100\%$$

$$碳水化合物供能比(\%)=\frac{碳水化合物摄入量(g)\times 4(kcal/g)}{能量摄入量(kcal)}\times 100\%$$

(三)蛋白质的食物来源构成比

1. 将食物分为谷类、大豆类、动物性食物和其他食物四大类。
2. 按照四类食物分别计算各类食物提供的蛋白质量及蛋白质总量。
3. 计算各类食物提供的蛋白质占总蛋白质的百分比,尤其是动物性食物及大豆类蛋白质占总蛋白质的比例。

（四）脂肪的食物来源

1. 将食物分为动物性食物和植物性食物两大类。
2. 分别计算动物性食物和植物性食物提供的脂肪量和脂肪总量。
3. 计算动物性食物和植物性食物提供的脂肪占总脂肪的百分比。

二、膳食结构的评价方法

从能量、蛋白质和脂肪的食物来源分布可以反映调查对象的基本食物结构,能量食物来源一般分为谷类、豆类、薯类、动物性食物、纯能量食物及其他食物。蛋白质食物来源一般分为谷类、大豆类、动物性食物和其他。能量的营养素来源分为蛋白质、脂肪和碳水化合物。

DRIs 推荐成年人膳食中碳水化合物提供的能量应占总能量的 50%~65%,脂肪应占 20%~30%,蛋白质应占 10%~15%。年龄越小,脂肪供能比应适当增加,但成年人脂肪供能比不应超过 30%。18 岁及以上居民每日蛋白质的推荐摄入量为男性 65g、女性 55g,一般要求动物性食物和大豆来源优质蛋白质应占膳食蛋白质总量的 30%~50%。

第五节　膳食摄入与慢性疾病的关联性分析

一、比例风险回归模型的应用

比例风险回归模型常用的为 Cox 比例风险回归模型(proportional hazard regression model,简称 Cox 模型),是由英国统计学家 Cox 于 1972 年提出的一种半参数回归模型。该模型以生存结局和生存时间为因变量,可同时分析多因素对疾病结局的影响,且严格要求数据分布类型,适用范围比较广泛。本节用 Cox 模型,列举在前瞻性研究中如何调整多种混杂因素,开展营养素与糖尿病发病风险的关联分析。

（一）数据整理

【例 7-6】以分析膳食镁摄入量与糖尿病发病风险的关联分析为例,整理相关变量并导入数据库。例如:是否患糖尿病 diabetes、时间变量 time、膳食镁摄入量 mg(分类变量),以及需要调整的混杂因素(如年龄变量 age、性别变量 gender)导入数据库 result。

（二）比例风险假定

Cox 模型有一个重要的前提假设,即等比例风险(某因素对生存的影响在任何时间都是相同的)。一般可用三种方式来检验:第一种是判断舒恩菲尔德残差(Schoenfeld 残差)是否随时间变化,两者无关联提示满足比例风险假定;第二种是在模型中增加该变量与时间的交互项,若交互项差异无统计学意义,则提示满足比例风险假定;第三种是查看该因素不同状态下的生存曲线图,如不交叉则提示满足比例风险假定。

1. **Schoenfeld 残差计算**　SAS 软件实现和计算结果(表 7-5)如下(以 age 为例)。

```
proc phreg data=result;

model time*diabetes(0)=age;

assess var=(age)    ph/resample;
```

```
output out=in.res ressch=sch;
run;
proc sgplot;
scatter x=time y=sch;
run;
proc corr;
var time sch;
run;
```

表 7-5　残差计算结果

Pearson 相关系数 Prob > |r| under H0 :Rho=0 观测数		
	time	sch
time	1.000 00	−0.056 86
		0.129 0
	8 061	714
sch	−0.056 86	1.000 00
	0.129 0	
"age" 的 Schoenfeld 残差	714	714

2. 交互项计算　SAS 软件实现和计算结果（表 7-6）如下（以 age 为例）。

```
proc phreg data=result;
model time*diabetes(0)=age age*time;
run;
```

表 7-6　交互项计算结果

参数	自由度	参数估计	标准误差	卡方	Pr >卡方
ages	1	5.588 61	0.227 54	603.246 6	<0.000 1
ages*time	1	−0.658 27	0.029 14	510.385 0	<0.000 1

3. 生存曲线图　使用 lifetest plots 模块生成生存曲线图（图 7-2），SAS 软件实现如下。

```
proc lifetest plots=(lls);
time time*diabetes(0);
strata age;
run;
```

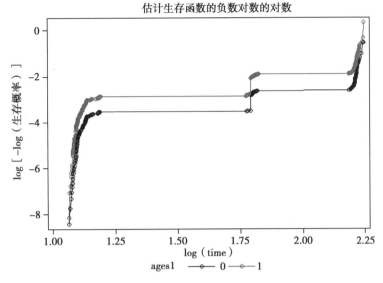

图 7-2　SAS 软件生存曲线图示例

4. 结果分析　根据检验结果的 P 值,若 $P<0.05$,则拒绝原假设,即不满足比例风险假定;若 $P>0.05$,则满足比例风险假定。生存曲线根据是否交叉判断是否满足比例风险假定,在实际应用中,可结合三种方法的结果综合判断。

(三)回归模型分析命令实现

根据比例风险假定的结果,满足比例风险假定的变量放在 model 语句中,不满足比例风险假定的变量则放在 strata 语句中。

SAS 软件实现:

```
proc phreg data=result;
class mg(ref="0")/* 设置参考组 */;
model time*diabetes(0)=mg age gender/RL/* 调整满足比例风险假定的变量 */;
strata    education region income/* 调整不满足比例风险假定的分类变量 */;
run;
```

结果见表 7-7,以最低五分组为参考,最高五分位组的风险比 $HR=0.880$,$95\%CI$ 为 $(0.645\sim1.201)$,根据 P 值可判断结果是否有统计学意义。

表 7-7　Cox 模型分析结果

参数		自由度	参数估计	标准误差	卡方	Pr > 卡方	危险比	95% 危险比置信区间	
mg	1	1	−0.598 30	0.131 40	20.731 2	<0.000 1	0.550	0.425	0.711
mg	2	1	−0.501 88	0.131 68	14.525 9	0.000 1	0.605	0.468	0.784
mg	3	1	−0.409 67	0.139 15	8.667 9	0.003 2	0.664	0.505	0.872
mg	4	1	−0.127 41	0.158 37	0.647 3	0.421 1	0.880	0.645	1.201

二、限制性立方样条模型分析的应用

在医学研究中,研究者经常构建回归模型来分析自变量和因变量之间的关系。事实上,大多数回归模型有一个重要的假设就是自变量和因变量呈线性关联,这个条件实际很难满足。常见的解决方法是将连续变量分类,但类别数目和节点位置的选择往往带有主观性,并且分类往往会损失信息。因此,更好的解决方法是拟合自变量与因变量之间的非线性关系,限制性立方样条(restricted cubic spline,RCS)是分析非线性关系最常见的方法之一。

此部分继续以膳食镁摄入与糖尿病发病风险为例,列举在前瞻性研究中如何调整多种混杂因素,开展营养素摄入与糖尿病发病风险的关联分析。

(一)数据整理

以分析膳食镁摄入量与糖尿病发病风险的关联分析为例,整理相关变量并导入数据库。例如:是否患糖尿病 diabetes、时间变量 time、膳食镁摄入变量 mg(连续性变量),以及需要调整的混杂因素(如年龄变量 age、性别变量 gender、收入变量 income),导入数据库 result。

(二)限制性立方样条分析

限制性立方样条模型是一种非线性回归模型,可用于分析自变量和因变量之间的复杂关系。在软件实现方面,常用的统计软件都可以实现该模型的分析,研究者可以根据实际需求选择合适的软件进行分析。如 R 语言"RCS"包、SPSS 的 GENLIN 均可实现限制性立方样条模型的拟合和分析,以下继续以前文介绍的膳食镁与糖尿病发病风险关联数据为例介绍 SAS 软件操作命令和结果展现。

1. SAS 软件实现

```
%inc"d:\RCS_Reg.sas";

%RCS_Reg(infile=result,Main_spline_var=mg,typ_reg=cox,dep_var=diabetes,surv_time_
var=time,adjust_var= age gender/* 需要调整的分类变量 ,typ_reg=cox 为指定模型类型为 Cox 比例风险模型。*/,

Oth_spline_var1=income,Oth_spline_var2=…/* 需要调整的连续性变量 */,

avk_msv=0,knots_msv=25 50 75 95/* 选取的节点位置 , 即不同膳食镁的百分位数 */,

x_ref_line=1,y_ref_line=1/* 参考线的设置 */,

no_title=0/* 标题设置 ,0 为默认值 */,

no_label_x=0,no_label_y=0/* 坐标轴标签设置 ,0 为默认值 */,

no_legend=0,

exp_beta=1/*exp_beta=0 显示对数 ( 如 lnHR 或 lnOR),exp_beta=1 显示 HR 或 OR*/,

histogram=1,display_knots=1,

REF_VAL=146.48,min_xaxis=100,max_xaxis=500/* 可设置参考值和 x 轴的取值范围参考值 */);

run;
```

2. **结果分析** 根据线性假设检验结果(表 7-8)的 P 值判断膳食镁与糖尿病发病风险的整体关联和非线性关联是否具有统计学意义,本结果中 P 值小于 0.05,因此具有统计学意义,且整体呈"U"形曲线(图 7-3),在 270mg/d 之前,糖尿病的发病风险随着镁摄入量的增加而降低,当摄入量超过 270mg/d 时,风险有所增加但仍处于保护作用,之后曲线趋于平缓。

表 7-8 线性假设检验结果

标签	Wald 卡方	自由度	Pr >卡方
Overall_association	23.947 7	3	<0.000 1
Non_lin_association	23.907 3	2	<0.000 1

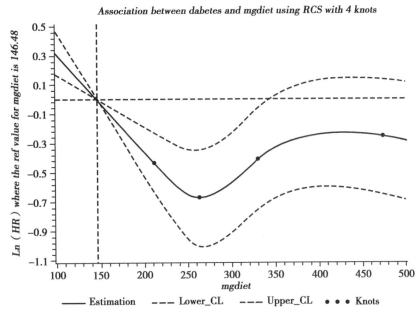

图 7-3 SAS 软件模型分析曲线示意图

（王惠君 何宇纳 张继国 苏 畅 姜红如）

参考文献

[1] 杨月欣,葛可佑.中国营养科学全书[M].2 版.北京:人民卫生出版社,2019.

[2] 曾果.公共营养学[M].北京:科学出版社,2018.

[3] 中国营养学会.中国居民膳食营养素参考摄入量(2023 版)[M].北京:人民卫生出版社,2023.

[4] 中国营养学会.中国居民膳食指南(2022)[M].北京:人民卫生出版社,2022.

[5] 孙振球,徐勇勇.医学统计学[M].4 版.北京:人民卫生出版社,2014.

第八章 营养状况相关指标数据分析

人体构成的测量及营养相关生化指标的检测是评价个体或群体营养状况的重要内容,既能提供用于评价营养状况和提出膳食建议的有用数据,又能监测营养相关疾病的进展和营养干预效果。因此,体格测量和生化检测是营养调查的重要组成部分。常见的体格测量项目包括身高(身长)、体重、体成分、腰围、臀围、上臂围、小腿围、血压、骨密度等。常见的营养相关生化指标包括血糖、血脂、血红蛋白、血尿酸等。本章简要介绍主要指标的测量,侧重于相关指标的评价与数据分析实例。

第一节 体 格 测 量

一、身高和体重

(一)概述

身高(height)和体重(weight)是反映人体健康状况的重要指标。身高指站立位足底到头部最高点的垂直距离,适用于 2 岁以上人群。对于 2 岁及以下婴幼儿,测量平卧位头顶到足跟的长度,即身长(body length)。在公共卫生和临床营养研究中,身高用于评估营养不良的风险,估计基础代谢率和计算药物剂量。目前,营养调查常使用独立或便携式测距仪、壁挂式测距仪测量身高,且相关研究表明不同设备测得的身高无显著性差异。但需注意的是,错误安装或放置测量设备会导致测量结果不准确,因此要定期校准设备。此外,准确测量身高还要求测试者采用标准化的测量方法,从而使测量人员的技术误差最小化。在实际调查中,可能会遇到受试者因疾病、受伤或年老等不能站立而无法测量身高的特殊情况,可采用自报、有经验的医务人员估计或利用其他体格测量指标计算的方法获得身高近似值。

体重指人体总重量(裸重),包含脂肪组织和非脂肪组织。体重的变化反映肌肉、脂肪、水分或所有人体组成成分的改变。体重是医疗保健服务常规测量的一项指标,可用来评估健康状况和疾病风险。根据实际情况,可采用校准的踩踏式、坐式或卧式测量仪,按照标准的测量方法测量体重。当无法测量体重时,可采用自报或有经验的医务人员估计的体重近似值。

身高和体重是营养调查中常规测量的指标,尽管所要求的测量技术较低,但测量不准确会对诊断分类产生潜在影响。因此,应严格按照标准的测量方法,具体可参考《人群健康监测人体测量方法》(WS/T 424—2013)。

(二)评价方法

身高和体重是体格测量的主要内容。不同年龄和性别的人群其评价方法不同,各国的评价标准也不一致。常用的评价方法如下。

1. **Z评分**　生长发育评价是衡量儿童健康和营养状况较为简单、有效的手段,最常用的指标是身高/身长和体重,身高/身长主要反映长期的营养及骨骼发育状况,而体重则主要反映近期的营养状况。有效地评价儿童的生长发育状况,了解儿童的健康水平,有助于及时进行营养干预,改善儿童营养状况。

Z评分是世界卫生组织(World Health Organization,WHO)建议采用的评价儿童青少年生长发育情况的最佳方法,有利于不同研究间的比较。采用WHO儿童生长标准(2006年版,适用于0~5岁儿童;2007年版,适用于5~19岁儿童青少年)作为参考人群数据,样本人群儿童青少年的身高/身长或体重的实测值与参考人群相应性别、年龄的中位数之间的差值和参考人群标准差相比,所得的比值即为Z评分。实际应用时,可登录WHO官方网站下载安装Anthro(0~5岁,www.who.int/toolkits/child-growth-standards/software)和AnthroPlus(5~19岁,http://www.who.int/tools/growth-reference-data-for-5to19-years/application-tools)软件进行计算。

Z评分评价儿童营养状况的指标主要包括年龄别身高Z评分(height for age Z-score,HAZ)、年龄别体重Z评分(weight for age Z-score,WAZ)、身高别体重Z评分(weight for height Z-score,WHZ)和年龄别体质指数Z评分(body mass index for age Z-score,BAZ)。WAZ是反映儿童近期和远期营养状况及发育情况的综合指标,HAZ是评价儿童过去、远期营养变化的敏感指标,BAZ一定程度上可代替WHZ评价儿童的消瘦、超重情况。5岁以下儿童生长状况的具体评价标准见表8-1。5~19岁儿童青少年:消瘦,BAZ<-2分;超重,BAZ>1分;肥胖,BAZ>2分。

表8-1　5岁以下儿童生长状况判定的Z评分界值

Z评分/分	HAZ	WAZ	WHZ	BAZ
>3			肥胖	肥胖
>2			超重	超重
<-2	生长迟缓	低体重	消瘦	消瘦
<-3	重度生长迟缓	重度低体重	重度消瘦	重度消瘦

2. **体质指数**　体质指数(body mass index,BMI)反映身高和体重的关系,是目前公共卫生和临床营养领域最常用的快速、简便的指标。

$$BMI(kg/m^2)=体重(kg)/[身高(m)]^2$$

2004年中国肥胖问题工作组发布了中国7~18岁学龄儿童青少年超重、肥胖筛查BMI分类标准。2018年我国卫生与计划生育委员会发布了卫生行业标准《学龄儿童青少年超重与肥胖筛查》(WS/T 586—2018),适用于我国所有地区各民族6~18岁学龄儿童青少年利用性别年龄别BMI筛查超重与肥胖。与2004年的标准相比,所涵盖的年龄范围更广,年龄别分组更详细。

18岁及以上成人利用BMI判定超重肥胖的标准有:① WHO提出的国际标准:18.5~24.9kg/m²为正常范围,<18.5kg/m²为低体重,≥25.0kg/m²为超重(肥胖前状态25.0~29.9kg/m²),≥30.0kg/m²为肥胖(一级肥胖30.0~34.9kg/m²,二级肥胖35.0~39.9kg/m²,三级肥胖≥40.0kg/m²)。② WHO提出的亚太标准:BMI<18.5kg/m²为体重过低,18.5~22.9kg/m²为正常,≥23.0kg/m²为超重,23.0~24.9kg/m²为肥胖前期,25.0~29.9kg/m²为一级肥胖,≥30.0kg/m²

为二级肥胖。③中国标准：我国卫生行业标准——《成人体重判定》（WS/T 428—2013）提出 BMI<18.5kg/m² 为体重过低，18.5~23.9kg/m² 为体重正常，24.0~27.9kg/m² 为超重，≥28.0kg/m² 为肥胖。实际应用应根据研究目的选择合适的 BMI 划分标准，比如评估我国成人超重肥胖状况并与其他国家相比较时，为了增加可比性，推荐使用国际标准。

值得注意的是，BMI 具有一定的局限性，主要是不能区分体脂肪和肌肉量，不能确定体脂肪的分布状况。所以，为了弥补 BMI 的不足，Madden 等（2016 年）汇总了不同研究提出的基于不同身体测量指标推算公式的替代指标，如体型指数（a body shape index，ABSI）、体脂指数（fat-mass index）和重量指数（ponderal index）等。

（三）数据分析实例

1. 案例介绍

【例 8-1】为了解某高校教职工的健康状况，研究人员随机抽取了该校 150 名在编人员进行调查，调查内容包括问卷调查和体格测量，数据库可扫描下方二维码获得。表 8-2 列出了本调查包含的体格测量指标。

表 8-2　体格测量指标

变量名	变量类型	说明
idind	数值	个人编号
age	数值	年龄 / 岁
gender	二分类	性别：1= 男性，2= 女性
height	数值	身高 /cm
weight	数值	体重 /kg

2. 基于身高和体重评估超重、肥胖　为了了解不同年龄和性别研究人群的超重、肥胖现状，首先生成三个新变量：①年龄分组（agegroup）：“1” 为 25~54 岁，“2” 为≥55 岁；②体质指数（BMI，kg/m²）：即体重（kg）/ [身高（m）]²；③超重、肥胖分组（BMIgroup）：参考我国《成人体重判定》（WS/T 428—2013）分为 3 组，“1” 为非超重肥胖组（BMI<24kg/m²），“2” 为超重组（24.0~27.9kg/m²），“3” 为肥胖组（≥28.0kg/m²）。然后，分别分析不同年龄和性别研究人群超重率、肥胖率及其差异。

SPSS 26.0 软件实现

（1）agegroup：依次单击菜单栏中的 Transform → Recode into different variables，系统弹出 “Recode into different variables” 窗口（图 8-1A），将 “age” 选入 Numeric Variable->Output Variable 框，“Output variable” 即对年龄进行分组操作后的变量，在 Name 框填入 “agegroup”，Lable 框命名为 “age group”。点击 Change，即可实现 “age—agegroup” 的变量命名，点击 Old and New values，从年龄最低到最高的分层依次进行变换，选择 “Range,lowest through value”，填入 “54.99”；在 “New value” 框中填入 “1”，点击 “Add”，即完成了小于 55 岁调查对

象的年龄分组变换（图 8-1B）。类似的，选择"Range，value through highest"，填入"55.00"；在 "New value"框中填入"2"，点击"Add"，即完成了 55 岁及以上的调查对象的年龄分组变换，点击 Continue 返回 Recode into different variables 窗口，点击 OK，即完成年龄分组，生成新变量"agegroup"。

A. 变量命名

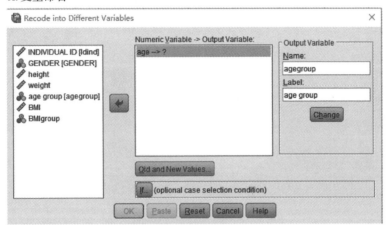

B. 定义旧值和新值

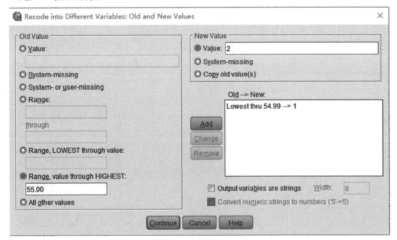

图 8-1　SPSS 重新编码新变量 agegroup 界面

（2）BMI：依次单击菜单栏中的 Transform → Compute variable，系统弹出 Compute Variable 窗口（图 8-2），将要生成的变量名"BMI"录入 Target Variable 下方的对话框，编辑 "Numeric expression"，点击下方的数学计算器在"Numeric expression"录入 BMI 计算公式 "weight/（height/100）**2"，点击 OK，即生成新变量"BMI"。

（3）BMIgroup：操作同"agegroup"。

（4）不同年龄组超重率、肥胖率：依次单击菜单栏中的 Analyze → Descriptive statistics → Crosstabs，系统弹出"Crosstabs"窗口（图 8-3A），将"agegroup"选入 Row 框、 "BMIgroup"选入 Column 框，点击 Statistics，在弹出的界面勾选"Chi-square"，点击 Continue

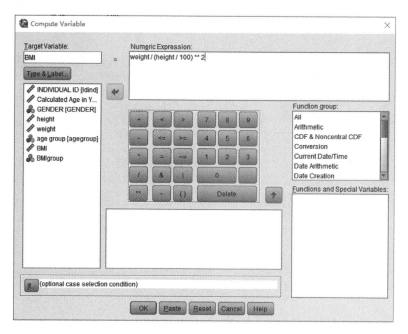

图 8-2 SPSS 计算新变量 BMI 界面

（图 8-3B）；点击 Cells，弹出界面的 Counts 框勾选 "Observed" 和 "Expected"，Percentages 框勾选 "Row" "Column" 和 "Total"，点击 Continue（图 8-3C），点击 OK，结果见图 8-3D。研究人群超重率、肥胖率分别为 36.7% 和 14.7%，25~54 岁和 ≥55 岁组超重率分别为 38.6% 和 34.3%，肥胖率分别为 15.7% 和 13.4%，两组间差异无统计学意义（χ^2=0.624，P=0.732）。

（5）不同性别组超重率、肥胖率：操作同 "不同年龄组超重率、肥胖率"。

A. 设置交叉表的行变量和列变量

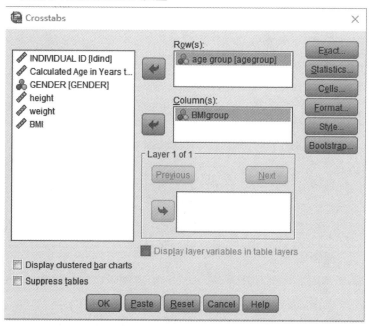

B. 选择统计方法

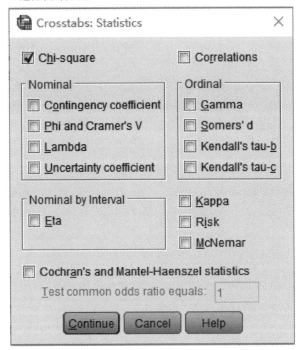

C. 设置交叉表的单元格

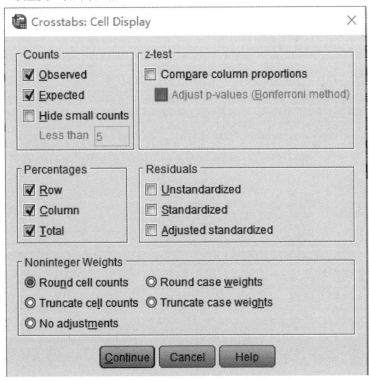

D. 分析结果

age group * BMIgroup Crosstabulation

			BMIgroup 1.00	BMIgroup 2.00	BMIgroup 3.00	Total
age group	1.00	Count	38	32	13	83
		Expected Count	40.4	30.4	12.2	83.0
		% within age group	45.8%	38.6%	15.7%	100.0%
		% within BMIgroup	52.1%	58.2%	59.1%	55.3%
		% of Total	25.3%	21.3%	8.7%	55.3%
	2.00	Count	35	23	9	67
		Expected Count	32.6	24.6	9.8	67.0
		% within age group	52.2%	34.3%	13.4%	100.0%
		% within BMIgroup	47.9%	41.8%	40.9%	44.7%
		% of Total	23.3%	15.3%	6.0%	44.7%
Total		Count	73	55	22	150
		Expected Count	73.0	55.0	22.0	150.0
		% within age group	48.7%	36.7%	14.7%	100.0%
		% within BMIgroup	100.0%	100.0%	100.0%	100.0%
		% of Total	48.7%	36.7%	14.7%	100.0%

Chi-Square Tests

	Value	df	Asymptotic Significance (2-sided)
Pearson Chi-Square	0.624[a]	2	0.732
Likelihood Ratio	0.624	2	0.732
Linear-by-Linear Association	0.537	1	0.464
N of Valid Cases	150		

a. 0 cells (0.0%) have expected count less than 5. The minimum expected count is 9.83.

图 8-3　SPSS 分析不同年龄组超重、肥胖率界面

二、体成分

（一）概述

尽管 BMI 是判定肥胖的常用指标，但由于 BMI 无法区分脂肪组织和瘦体组织，其评价肥胖的准确性受到质疑。体成分测量不仅可以精确测量人体组成成分的含量，而且可以描述人体组成成分的分布状况。例如，人体脂肪组织在皮下和内脏周围的分布对探讨人体脂肪含量对健康的影响具有重要意义。因此，体成分测量可以准确描述和监测一系列疾病和生理状态下的营养状况，包括营养不良、患恶性肿瘤、骨质疏松症或许多其他疾病患者，以及孕妇、哺乳期妇女及老年人，其在人类营养学和运动科学领域也具有重要意义。

在世界范围内，以目前的技术手段还没有一种方法可以测量人体全部的组成成分。体成分可通过稳定同位素稀释法、密度法、双能 X 线吸收检测法（dual energy X-ray absorptionmetry，DXA）、磁共振成像（MRI）、生物电阻抗法（BIA）、皮褶厚度测量、计算机断层成像（CT）等测量方法从不同水平进行检测。在体成分研究中，通常将人体的组成成分划分为几个主要部分，例如"两室模型"（脂肪和去脂组织）或"四室模型"（总体水、脂肪、蛋白质和矿物质），然后根据这种划分结果，采用相应的方法测量其含量，最终按照人体的各个组成成分进行描述和分析。各测量方法的差异及优缺点可查阅《中国营养科学全书（第 2 版）》。其中，DXA 被认为是体成分分析的金标准；CT、MRI 和 DXA 可提供脂肪含量及其分布的精确测量，但测量仪器昂贵、测量耗时长、存在一定放射风险等缺点，限制了这些方法在大规模人群调查中的应用。相比之下，BIA 成本低廉、操作简单，且对人体无放射性危害，已被应用于多个大型队列研究。

（二）评价方法

体成分研究常见的体脂率有明确的判定肥胖的切点值。WHO 提出，成年男性体脂率>25%、成年女性体脂率>35%，则判定为肥胖。脂肪量、去脂组织含量及体脂率具有因身高、体重、年龄和性别不同而导致的人群差异性。有研究提出，用身高二次方校正的脂肪含量指数（fat mass index，FMI）和去脂组织含量指数（fat-free mass index，FFMI）可以消除身高和年龄差异，从而减少人群差异。

三、骨密度

（一）概述

骨密度（bone mineral density，BMD），全称为"骨骼矿物质密度"，是指单位体积（体积密度）或单位面积（面积密度）所含的骨量。骨密度是骨骼强度的主要指标，是反映骨质疏松程度，预测骨折危险性的重要依据。骨密度的测量方法较多，不同方法在骨质疏松症的诊断、疗效监测以及骨折危险性评估中的作用有所不同。目前临床和科研常用的骨密度测量方法有双能 X 线吸收检测法（DXA）、定量计算机断层照相术（quantitative computed tomograghy，QCT）、外周 QCT（peripheral quantitative computed tomograghy，pQCT）和定量超声（quantitative ultrasound，QUS）等。DXA 是目前诊断的"金标准"，技术最成熟，有较好的重复性，辐射量低（有效剂量：1~3μSv），是流行病学研究常用的骨骼评估方法。而且，目前公认的骨质疏松症诊断标准是基于 DXA 测量的结果。DXA 测定骨密度的具体方法可参照《中国营养科学全书（第 2 版）》相关内容，研究者可以根据研究目的对不同体位进行测量，包括髋关节、股骨颈、腰椎、前臂、全身等。

（二）评价方法

根据《原发性骨质疏松症诊疗指南（2022）》，DXA 测量的 BMD 是目前通用的骨质疏松症诊断指标。对于绝经后女性、50 岁及以上男性，BMD 值低于同性别、同种族健康成人的骨峰值 1 个标准差及以内属正常；降低 1~2.5（不含 2.5）个标准差为骨量低下（或低骨量）；降低等于或超过 2.5 个标准差为骨质疏松；BMD 降低程度符合骨质疏松症诊断标准，同时伴有一处或多处脆性骨折为严重骨质疏松症。BMD 通常用 T- 值表示，T- 值 =（实测值 - 同种族同性别正常青年人峰值 BMD）/ 同种族同性别正常青年人峰值 BMD 的标准差。

基于 DXA 测量的中轴骨（腰椎 1~4、股骨颈或全髋）BMD 或桡骨远端 1/3 BMD 对骨质疏松症的诊断标准是 T- 值≤-2.5。对于儿童、绝经前女性和 50 岁以下男性，其 BMD 水平的判断建议用同种族人群的 Z- 值表示，Z- 值 =（BMD 测定值 - 同种族同性别同龄人 BMD 均值）/

同种族同性别同龄人 BMD 标准差,Z- 值≤−2.0 视为"低于同年龄段预期范围"或"低骨量"。

四、躯干测量

(一)概述

身体躯干测量指标主要用于评估肥胖相关的健康风险,而不是营养不足,包括腰围、臀围、腰围纵径。鉴于腰围和臀围是营养调查常用的测量指标,这里主要介绍这两个指标。

腰围(waist circumference)指腋中线肋弓下缘和髂嵴连线中点的水平位置处体围周长,反映腹部脂肪组织的含量,可较好地预测心血管代谢性疾病患病率和死亡率。因此,腰围是评估个体或群体营养状况和健康的一个有价值的指标。臀围(hip circumference)指经臀峰点水平位置处体围周长,也可反映人体脂肪含量,但用于预测全死因死亡风险的适用性尚不明确。

腰围和臀围的测量简单、快捷,均只需一个无弹性的软尺,但准确测量应遵循标准的测量方法,具体可参考《人群健康监测人体测量方法》(WS/T 424—2013)。

(二)评价方法

腰围用于评估中心型肥胖的风险。不同国家/种族人群的判定标准不尽相同。在我国,卫生行业标准——《7 岁~18 岁儿童青少年高腰围筛查界值》(WS/T 611—2018)分别以不同性别儿童青少年年龄别腰围第 75 百分位数和第 90 百分位数作为正常腰围高值和高腰围界值点。具体的 P_{75} 和 P_{90} 腰围值可参考该标准。对于 18 岁及以上的成年人,《成人体重判定》(WS/T 428—2013)提出判定中心型肥胖的切点值,中心型肥胖前期:85cm≤男性腰围<90cm,80cm≤女性腰围<85cm;中心型肥胖:男性腰围≥90cm,女性腰围≥85cm。此外,与单独的腰围相比,腰围和身高比(即腰身比,waist to height ratio,WHtR)能更好地预测心血管代谢性疾病风险,建议切点值为 0.5。

通常情况下,臀围的解释是基于腰臀比(waist-hip ratio,WHR),即腰围与臀围之比。WHR 与糖尿病、高血压、血脂异常和心脑血管疾病风险有关,与 BMI 及腰围相比,WHR 是一个有用的预测指标。1999 年 WHO 提出利用 WHR 判定腹型/内脏型肥胖(即中心型肥胖)的切点值:男性≥0.90,女性≥0.85。2008 年 WHO 提出,男性 WHR≥0.90、女性 WHR≥0.85可显著增加代谢性疾病的风险。

五、肢体测量

(一)概述

肢体围度测量常用于评估营养不良的风险。通常测量的是上臂围(upper arm circumference,UAC),其次是下肢。UAC 常用来识别慢性能量缺乏、预测急性入院成年患者的死亡风险,也可用于身高或体重无法获取时的 BMI 估计,从而评估机体营养状况,计算方法如下。

$$男性:BMI(kg/m^2) = 1.01 \times UAC(cm) - 4.7$$
$$女性:BMI(kg/m^2) = 1.10 \times UAC(cm) - 6.7$$

成年人的绝大部分骨骼肌分布在下肢。糖尿病患者或正常人随着年龄增长,身体各部位发生的营养变化相关的肌肉量衰减并不一致,上肢较下肢更能维持一定的肌肉量。因此,测量下肢能较好地预测人体肌肉量,尤其是用于评估和监测老年人或长期慢性疾病(如慢性肾病、心脑血管疾病或糖尿病）患者。大腿肌肉量与老年人身体功能显著相关,但大腿肌肉量需利用磁共振成像技术进行测量,因此限制了这一指标的实际应用性。相反,小腿围(calf circumference,CC)是下肢相关研究最常测量的指标,其不仅可以定量评估下肢肌肉量,而且可以反映生活能力、身体素质及衰弱状况,也与老年人跌倒风险有关。所以,CC 是评估老年人健康状况的一个有用指标,且涉及 CC 的绝大部分研究是在老年人群开展的。

UAC 和 CC 的测量方法简单,均采用一个无弹性的软尺即可,具体测量方法及注意事项可查阅《中国营养科学全书(第 2 版)》。

（二）评价方法

在营养评估或体成分分析中,上臂围(UAC)常与三头肌皮褶厚度(triceps skinfold thickness,TSF)联合计算上臂肌肉围(mid-upper arm muscle circumference,MAMC)和上臂肌肉面积(mid-upper arm muscle area,MAMA)。MAMC 和 MAMA 用于评估机体除脂肪以外的身体成分,也可作为营养干预的一个结局指标,但不能直接测量。较低的 MAMC 与病危患者、血液透析患者、HIV 和结核分枝杆菌感染者、80 岁及以上人群的死亡风险增加有关。MAMA 与老年人及慢性阻塞性肺疾病患者死亡风险增加有关。有研究提出,成人 UAC、TSF 或 MAMC 低于第 10 百分位数,判定为营养不足。MAMC、MAMA 和校正的 MAMA 的计算公式如下。

$$MAMC(cm) = UAC(cm) - [TSF(mm) \times 0.314\,2]$$

$$MAMA(cm^2) = (UAC(cm) - [TSF(mm) \times 0.314\,2])^2/12.57$$

校正的 $MAMA(cm^2) = \{UAC(cm) - [TSF(mm) \times 0.314\,2]\}^2/12.57 - k$(男性:k=10;女性:k=6.5)

有研究提出了小腿围(CC)评估肌肉量及机体生理功能的切点值,例如 CC<31cm 提示存在机体功能障碍的风险;男性 CC<34cm、女性 CC<33cm 提示肌肉量低;(CC×BMI-1)≤1.1 提示老年女性肌肉量低。但这些研究存在种族及人群特征差异,应用时需注意。

六、血压

（一）概述

血压(blood pressure,BP)是指血管内血液对于单位面积血管壁的侧压力,即压强,通常所说的血压是指动脉血压。血压水平与心脑血管疾病发病和死亡风险存在密切的因果关系。

血压测量是评估血压水平、诊断高血压以及观察降压疗效的根本手段和方法。在临床和人群防治工作中,主要采用诊室血压测量和诊室外血压测量,后者又包括动态血压监测(ABPM)和家庭血压监测(HBPM)。诊室血压是目前诊断高血压、进行血压水平分级以及观察降压疗效的常用方法。诊室外血压测量与靶器官损害的关系比诊室血压更为显著,预测心血管疾病风险能力优于诊室血压。动态血压监测主要用于:诊断"白大衣"高血压、隐蔽性高血压和单纯夜间高血压;观察异常的血压节律与变异;评估降压疗效、全时间段(包括清晨、睡眠期间)的血压控制。家庭血压监测可用于评估数日、数周、数月,甚至数年的降压治疗效果和长时间血压变异,有助于提高患者健康参与意识,改善患者治疗依从性,适合患者长期血压监测。

血压测量推荐使用通过国际标准方案认证的上臂式医用电子血压计血压的具体测量方法可参照《中国高血压防治指南(2024 年修订版)》。

（二）评价方法

目前我国采用正常血压（SBP<120mmHg 和 DBP<80mmHg）、正常高值（SBP 120~139mmHg 和 / 或 DBP 80~89mmHg）和高血压（SBP≥140mmHg 和 / 或 DBP≥90mmHg）进行血压水平分类。以上分类适用于 18 岁及以上成年人。

高血压定义为：在未使用降压药物的情况下，非同日 3 次测量诊室血压，SBP≥140mmHg 和 / 或 DBP≥90mmHg。SBP≥140mmHg 和 DBP<90mmHg 为单纯收缩期高血压。患者既往有高血压史，目前正在使用降压药物，血压虽然低于 140/90mmHg，仍应诊断为高血压。根据血压升高水平，又进一步将高血压分为 1 级、2 级和 3 级（表 8-3）。ABPM 的高血压诊断标准为：平均 SBP/DBP 24h≥130/80mmHg；白天≥135/85mmHg；夜间≥120/70mmHg。HBPM 的高血压诊断标准为≥135/85mmHg，与诊室血压的 140/90mmHg 相对应。

表 8-3 血压水平分类和定义

分类	SBP/mmHg		DBP/mmHg
正常血压	<120	和	<80
正常高值	120~139	和 / 或	80~89
高血压	≥140	和 / 或	≥90
1 级高血压（轻度）	140~159	和 / 或	90~99
2 级高血压（中度）	160~179	和 / 或	100~109
3 级高血压（重度）	≥180	和 / 或	≥110
单纯收缩期高血压	≥140	和	<90
单纯舒张期高血压	<140	和	≥90

注：当 SBP 和 DBP 分别属于不同级别时，以较高的分级为准。

（三）数据分析实例

【例 8-2】为探索血压正常成人多年的血压轨迹与未来高血压患病风险的关联，利用已有的队列数据进行分析。队列数据中关于血压的调查包括血压测量、高血压病史和降压药的服用信息，此外还包括调查对象的基本信息、膳食和行为生活方式等数据。数据分析可分为四步。

1. 确定分析方法 本研究的数据类型为队列数据，研究目的具体包括两个方面，其一要得出血压正常成人的血压轨迹，其二要分析该血压轨迹与未来高血压患病风险的关联。根据研究目的，选择轨迹分析模型和生存分析来分别实现上述两个目的，这两种方法的具体介绍及软件实现，详见第六章相关内容，这里主要介绍本研究数据的整理和分析思路。

2. 数据整理 首先，对血压测量值数据进行整理。理论上，每个调查对象有 3 次血压测量值，直接取平均值即可，但实际数据可能会存在缺失和异常，需要先进行血压缺失值和异常值的处理（可参照第四章相关内容），然后再取平均值。其次，完成对高血压的判定。本研究中，对高血压的判定不仅依赖于研究对象的血压测量值，还要结合其高血压患病史和服药情况。将血压值达到《中国高血压防治指南（2024 年修订版）》的高血压切点值（SBP/DBP≥140/90mmHg），服用降压药物或自述有高血压病史的成人定义为高血压患者。最后，对相关混杂因素进行处理，包括生成新变量、数据分组等（可参照第四章相关内容）。

3. 明确研究的样本人群 首先，选择生存分析的事件发生时间起点，这决定从哪一年开始排除高血压患者进行轨迹分析。例如,选择 2009 年作为生存分析的事件发生起点,那就需要把 2009 年及之前判定为高血压的人群删除,只保留血压正常的人群作为轨迹分析的对象。其次,对于轨迹分析,需要选择至少重复测量 3 次血压的人群(也有研究保留 2 次及以上重复测量的样本),删除 2009 年及以前血压测量不足 3 次的人群。另外,对于 2009 年以后缺乏血压测量数据的人群,相当于没有结局指标,也予以删除。

4. **数据分析** 首先,对于血压的轨迹分析,分别对收缩压和舒张压建立轨迹模型,得出不同的血压变化轨迹组,如收缩压轨迹图中的组 1 表示 17.5% 的样本人群收缩压从正常低值开始呈逐渐增加的趋势,其余组别依此类推(图 8-4)。其次,在确定血压轨迹分组后,需要创建一个分类变量来描述每个参与者的轨迹类别,该分类变量作为 Cox 回归模型中的暴露变量纳入后续的生存分析中。最后,在生存分析时,将轨迹分组变量作为暴露变量,将高血压患病和患病时间作为结局变量,同时调整其他相关的混杂因素。

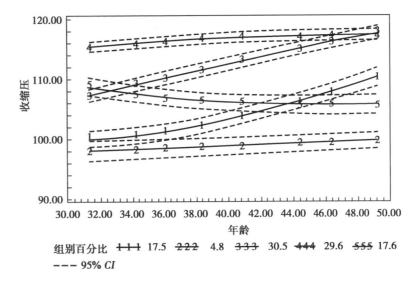

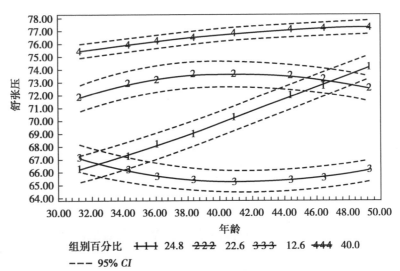

图 8-4 初始血压正常成人 1989—2009 年收缩压和舒张压轨迹

第二节 营养相关生化指标

一、血糖的测量与评价

血糖(blood glucose)主要指血中葡萄糖。正常情况下,血糖含量总是保持在一定的恒定范围内,空腹全血浓度为 3.9~6.lmmol/L。血糖是评估机体糖代谢状态,诊断糖代谢紊乱相关疾病的重要指标。血糖测定包括空腹血糖和随机血糖测定,可以测血浆、血清和全血葡萄糖,一般来说血浆或血清测定更为可靠。血糖测定还受饮食、取血部位和测定方法的影响,餐后血糖升高,静脉血糖值<毛细血管血糖值<动脉血糖值。血糖测定有化学法和酶法,酶法是目前血糖测定最常用的方法,包括葡萄糖氧化酶 - 过氧化物酶(GOD-POD)偶联法、己糖激酶(HK)法和葡萄糖氧化酶 - 氧速率(GOD-OR)法。酶法采用特定的酶促生化反应步骤,因此具有高度特异性和灵敏度,适用于全自动生化分析仪。血糖测定的具体步骤可参考霍军生主编的《营养筛查诊断与评估》。

糖尿病的临床诊断依据静脉血浆血糖而非毛细血管血糖检测结果。目前国际通用的诊断标准和分类是 WHO(1999 年)标准,糖尿病诊断和糖代谢状态分类标准见表 8-4 和表 8-5。空腹血浆葡萄糖、75g 口服葡萄糖耐量试验(OGTT)后的 2h 血浆葡萄糖值或糖化血红蛋白(HbA1c)可单独用于流行病学调查或人群筛查。如 OGTT 目的是明确糖代谢状态时,仅需检测空腹和糖负荷后 2h 血糖。我国资料显示仅查空腹血糖则糖尿病的漏诊率较高,理想的调查是同时检查空腹血糖、OGTT 后 2h 血糖及 HbA1c。OGTT 其他时间点血糖不作为诊断标准。建议已达到糖调节受损的人群,应行 OGTT 检查,以提高糖尿病的诊断率。

急性感染、创伤或其他应激情况下可出现暂时性血糖增高,不能以此时的血糖值诊断糖尿病,需在应激消除后复查,再确定糖代谢状态。在上述情况下检测 HbA1c 有助于鉴别应激性高血糖和糖尿病。

表 8-4 糖代谢状态分类(世界卫生组织,1999)

糖代谢分类	静脉血浆葡萄糖 /(mmol·L^{-1})	
	空腹血糖	糖负荷后 2h 血糖
正常血糖	<6.1	<7.8
空腹血糖受损	≥6.1, <7.0	<7.8
糖耐量受损	<7.0	≥7.8, <11.1
糖尿病	≥7.0	≥11.1

注:空腹血糖受损和糖耐量受损统称为糖调节受损,也称糖尿病前期;空腹血糖正常参考范围下限通常为 3.9 mmol/L。

表 8-5 糖尿病的诊断标准

诊断标准	静脉血浆葡萄糖或 HbA1c 水平
典型糖尿病症状	
加上随机血糖	≥11.1mmol/L

诊断标准	静脉血浆葡萄糖或 HbA1c 水平
或加上空腹血糖	≥7.0mmol/L
或加上 OGTT 2h 血糖	≥11.1mmol/L
或加上 HbA1c	≥6.5%
无糖尿病典型症状者,须改日复查确认	

注:1. OGTT 为口服葡萄糖耐量试验。

2. HbA1c 为糖化血红蛋白。

3. 典型糖尿病症状包括烦渴多饮、多尿、多食、不明原因体重下降。

4. 随机血糖指不考虑上次用餐时间,一天中任意时间的血糖,不能用来诊断空腹血糖受损或糖耐量受损。

5. 空腹状态指至少 8h 没有进食热量。

二、血脂的测量与评价

血脂是血清中的胆固醇、甘油三酯和类脂(如磷脂)等的总称。临床上血脂检测的基本项目为总胆固醇(total cholesterol,TC)、甘油三酯(triglyceride,TG)、高密度脂蛋白胆固醇(high density lipoprotein cholesterol,HDL-C)和低密度脂蛋白胆固醇(low density lipoprotein cholesterol,LDL-C)四项。TC 是指血液中各种脂蛋白所含胆固醇之和。TC 对动脉粥样硬化性疾病的危险评估和预测价值不及 LDL-C 精准。利用公式计算非 HDL-C 和极低密度脂蛋白胆固醇(very-low-density lipoprotein cholesterol,VLDL-C)时,必需检测 TC。TG 构成脂肪组织,参与 TC、胆固醇酯合成及血栓形成。多数研究提示,TG 升高很可能通过影响 LDL 或 HDL 的结构而具有致动脉粥样硬化作用。调查表明,血清 TG 水平轻至中度升高者患冠心病危险性增加。当 TG 重度升高时,常可伴发急性胰腺炎。HDL 能将外周组织如血管壁内胆固醇转运至肝脏进行分解代谢,即胆固醇逆转运,可减少胆固醇在血管壁的沉积,起到抗动脉粥样硬化作用。因为 HDL 中胆固醇含量比较稳定,故目前多通过检测其所含胆固醇的量,间接了解血中 HDL 水平。大量流行病学资料表明,血清 HDL-C 水平与 ASCVD 发病风险呈负相关。LDL 由极低密度脂蛋白(VLDL)转化而来,是血液中胆固醇含量最多的脂蛋白。LDL 将胆固醇运送到外周组织,大多数 LDL 是由肝细胞和肝外的 LDL 受体进行分解代谢。胆固醇占 LDL 比重的 50% 左右,故 LDL-C 浓度基本能反映血液 LDL 总量。LDL-C 增高是动脉粥样硬化发生、发展的主要危险因素。

TC 测定的参考系统比较完善,其决定性方法为放射性核素稀释 - 质谱法,参考方法为正己烷抽提 L-B 反应显色法(ALBK 法),常规方法为酶法。目前,国内外均推荐酶法作为常规测定方法。TG 测定的决定性方法为放射性核素稀释 - 质谱法,参考方法为二氯甲烷抽提、变色酸显色法,常规方法为国内外均推荐的磷酸甘油氧化酶 - 过氧化物酶偶联法(GPO-PAP 法)。HDL-C 测定没有决定性方法,参考方法为超速离心结合肝素 - 锰沉淀法。中华医学会检验分会血脂专业委员会推荐匀相测定法作为临床实验室测定 HDL-C 的常规方法。LDL-C 测定没有决定性方法,脂类研究所(LRC)和美国疾病预防控制中心(CDC)的参考方法是超速离心结合沉淀法,称 β 定量法。中华医学会检验分会推荐匀相测定法作为医学实验室测定 LDL-C 的常规方法。

根据《中国血脂管理指南(2023 年)》,我国人群血脂成分合适水平及异常切点如下。TC:合适水平(<5.2mmol/L)、边缘升高(5.2~6.2mmol/L)、升高(≥6.2mmol/L)。TG:合适水平

（<1.7mmol/L）、边缘升高（1.7~2.3mmol/L）、升高（≥2.3mmol/L）。血清 HDL-C<1.0mmol/L 为 HDL-C 降低。LDL-C：合适水平（<3.4mmol/L），边缘升高（3.4~4.1mmol/L），升高（≥4.1mmol/L）。

三、血红蛋白的测量与评价

血红蛋白是人体血液中一类红色含铁的携氧蛋白质，包括脱氧血红蛋白、氧合血红蛋白、硫化血红蛋白、碳氧血红蛋白和高铁血红蛋白。血红蛋白的测定方法包括氰化高铁法、改良叠氮化高铁血红蛋白法和血细胞分析仪法，具体操作可参照卫生行业标准《人群贫血筛查方法》（WS/T 441—2013）。

贫血是指人体单位容积循环血液内红细胞计数、红细胞总体积或血红蛋白的总含量低于正常人群的参考值。海拔以海平面计的居民贫血的筛查指标要求见表 8-6。当实测的血红蛋白含量或红细胞比容低于判定值时，即可判定为贫血。

表 8-6　人群贫血的判定指标及判定值（海拔 1 000m 以下）

年龄或性别		血红蛋白含量		红细胞比容 /(L/L)
		g/L	mmol/L	
半岁 ~		110	6.83	0.33
5 岁 ~		115	7.13	0.34
12 岁 ~		120	7.45	0.36
15 岁 ~	女性	120	7.45	0.36
	男性	130	8.07	0.39
妊娠女性		110	6.83	0.33

注：转换系数为 100g 血红蛋白 =6.20mmol 血红蛋白 =0.30L/L 红细胞比容。

血红蛋白值受长期生活地区海拔高度的影响，并随海拔高度上升而增加，在 1 000m 以上海拔地区生活半年以上人群应进行血红蛋白值校正，见表 8-7。

表 8-7　不同海拔高度居民血红蛋白和红细胞比容的校正值

海拔高度 /m	血红蛋白校正值 /(g·L⁻¹)	红细胞比容校正值 /(L/L)
<1 000	+0	+0
1 000~	+2	+0.005
1 500~	+5	+0.015
2 000~	+8	+0.025
2 500~	+13	+0.040
3 000~	+19	+0.060
3 500~	+27	+0.085
4 000~	+35	+0.110
4 500~	+45	+0.140

注：1. 标准校正：在表 8-6 显示海平面血红蛋白（或红细胞比容）判定值的基础上加上海拔血红蛋白（或红细胞比容）校正值作为判定值，并对实测值进行判定。

2. 个体校正：个体血红蛋白（或红细胞比容）测定值减去所在海拔血红蛋白（或红细胞比容）校正值得到个体水平血红蛋白（或红细胞比容）测定值，使用表 8-6 判定值进行判定。

四、铁营养状况的测量与评价

铁（Fe）是人体内含量最多的一种必需微量元素。目前,缺铁性贫血仍是世界范围内普遍存在的公共卫生问题。铁缺乏（iron deficiency,ID）是指人体内铁储备下降,不足以维持血液、脑和肌肉等组织正常生理功能的状态,可能导致贫血、认知功能降低和体力活动能力下降等。血清（血浆）铁蛋白[serum ferritin（plasma ferritin）,SF（PF）]是血液中储存铁的一种蛋白质,可反映机体铁储存状况,铁储备不足时,水平下降。在机体炎症或疾病状况下,血清（血浆）铁蛋白水平会升高。C-反应蛋白（C-reactive protein,CRP）是指机体出现炎症、感染或某些疾病时,显著升高的一种急性期反应糖蛋白,作为判断机体炎症或某些疾病的指标,也作为判断血清（血浆）铁蛋白水平是否假性升高的参考指标。α1-酸性糖蛋白（alpha-1-acid glycoprotein,AGP）是指机体在炎症、感染或疾病状况下,水平升高的一种急性期反应酸性糖蛋白,作为判断机体时相反应的指标,也被作为判断血清（血浆）铁蛋白水平是否假性升高的参考指标。血清（血浆）铁蛋白、C-反应蛋白和α1-酸性糖蛋白的检测方法可参考卫生行业标准——《人群铁缺乏筛查方法》（WS/T 465—2015）。

人群铁缺乏筛查的判定指标及判定值见表8-8。

表8-8　人群铁缺乏筛查的判定指标及判定值

判断条件	血清（血浆）铁蛋白/($\mu g \cdot L^{-1}$)	
	<5 岁	≥5 岁
CRP≤5mg/L 且 AGP≤1g/L	12	25
CRP>5mg/L 或 AGP>1g/L	15	32
CRP>5mg/L 且 AGP>1g/L	22	46

注:当实测的血清（血浆）铁蛋白含量小于判定值,判定为缺乏。

（贾小芳　张晓帆）

参考文献

[1] MADDEN A M,SMITH S.Body composition and morphological assessment of nutritional status in adults:a review of anthropometric variables[J]. J Hum Nutr Diet,2016,29(1):7-25.

[2] 赵文芝,赵艾,马德福,等. 中国9地区3~12岁儿童生长发育Z评分分析[J]. 中国儿童保健杂志,2015,23(9):920-923.

[3] WHO/UNICEF Technical expert advisory group on nutrition monitoring(TEAM).Recommendations for data collection,analysis and reporting on anthropometric indicators in children under 5 years old [M].Geneva: World Health Organization and the United Nations Children's Fund(UNICEF),2019.

[4] 中国肥胖问题工作组. 中国学龄儿童青少年超重、肥胖筛查体重指数值分类标准[J]. 中华流行病学杂志,2004,25(2):97-102.

[5] 金昕晔,邹大进. 国内外肥胖症相关指南评介[J]. 中国实用内科杂志,2012,32(10):757-760.

[6] KYLE U G,GENTON L,PICHARD C.Body composition:what's new ?[J].Curr Opin Clin Nutr Metab Care,2002,5(4):427-433.

[7] BROWNING L M,HSIEH S D,ASHWELL M.A systematic review of waist-to-height ratio as a screening

tool for the prediction of cardiovascular disease and diabetes：0.5 could be a suitable global boundary value［J］.Nutr Res Rev,2010,23（2）：247-269.

［8］KAWAKAMI R,MURAKAMI H,SANADA K,et al.Calf circumference as a surrogate marker of muscle mass for diagnosing sarcopenia in Japanese men and women［J］.Geriatr Gerontol Int,2015,15（8）：969-976.

［9］ABDALLA P P,VENTURINI A C R,SANTOS A P D,et al.Normalizing calf circumference to identify low skeletal muscle mass in older women：a cross-sectional study［J］.Nutricion Hospitalaria,2021,38（4）：729-735.

［10］霍军生.营养筛查诊断与评估［M］.北京：人民卫生出版社,2020.

［11］ROLLAND Y,LAUWERS-CANCES V,COURNOT M,et al.Sarcopenia,calf circumference,and physical function of elderly women：a cross-sectional study［J］.J Am Geriatr Soc,2003,51（8）：1120-1124.

［12］中华医学会骨质疏松和骨矿盐疾病分会.原发性骨质疏松症诊疗指南(2022)［J］.中国全科医学,2023,39（5）：377-406.

［13］中国高血压防治指南修订委员会,高血压联盟(中国),中国医疗保健国际交流促进会高血压病学分会,等.中国高血压防治指南(2024 年修订版)［J］.中华高血压杂志(中英文),2024,32（07）：603-700.

［14］ALBERTI K G,ZIMMET P Z.Definitiondiagnosis and classification of diabetes mellitus and its complications.Part 1：diagnosis and classification of diabetes mellitus.Provisional report of a WHO Consultation consultation［J］.Diabetic Medicine,1998,15（7）：539-553.

［15］中华医学会糖尿病学分会.中国 2 型糖尿病防治指南(2020 年版)［J］.中华糖尿病杂志,2021,13（4）：315-409.

［16］杨月欣,葛可佑.中国营养科学全书［M］.2 版.北京：人民卫生出版社,2019.

［17］《中国血脂管理指南》修订联合专家委员会.中国血脂管理指南(2023 年)［M］.北京：人民卫生出版社,2023.

［18］MILLER M,STONE N J,BALLANTYNE C,et al.Triglycerides and cardiovascular disease：a scientific statement from the American Heart Association［J］.Circulation,2011（123）：2292-2333.

［19］GOTTO A M,BRINTON E A.Assessing low levels of high-density lipoprotein cholesterol as a risk factor in coronary heart disease：a working group report and update［J］.J Am Coll Cardiol,2004（43）：717-724.

［20］STONE N J,ROBINSON J G,LICHTENSTEIN A H,et al.American College of Cardiology/American Heart Association Task Force on Practice G.2013 ACC/AHA guideline on the treatment of blood cholesterol to reduce atherosclerotic cardiovascular risk in adults：a report of the American College of Cardiology/American Heart Association Task Force on Practice Guidelines［J］.J Am Coll Cardiol,2014（63）：2889-2934.

［21］JACOBSON T A,ITO M K,MAKI K C,et al.National lipid association recommendations for patient-centered management of dyslipidemia part 1：full report［J］.J Clin Lipidol,2015（9）：129-169.

［22］中华人民共和国国家卫生和计划生育委员会.人群贫血筛查方法：WS/T 441—2013［S/OL］.(2013-04-18)［2023-04-01］.https://std.samr.gov.cn/hb/search/stdHBDetailed？id=8B1827F213ACBB19E05397BE0A0AB44A.

［23］中华医学会内分泌学分会.中国高尿酸血症与痛风诊疗指南(2019)［J］.中华内分泌代谢杂志,2020,36（1）：1-13.

［24］BARDIN T,RICHETTE P.Impact of comorbidities on gout and hyperuricaemia：an updata on prevalence and treatment options［J］.BMC Med,2017,15（1）：123.

［25］中华人民共和国国家卫生和计划生育委员会.人群铁缺乏筛查方法：WS/T 465—2015［S/OL］.(2015-04-28)［2023-04-01］.http://www.nhc.gov.cn/ewebeditor/uploadfile/2015/05/20150508163453475.pdf.

第九章 生活方式调查数据分析

社会发展和经济进步在带给人们丰富物质享受的同时,也在改变着人们的饮食起居和生活习惯。世界卫生组织指出,不健康的饮食、身体活动不足和吸烟是导致慢性病患病和死亡的重要行为危险因素,与吸烟、酗酒、缺乏体力活动、膳食不合理等生活方式密切相关的肥胖、血脂异常、高血压、糖尿病等已成为影响我国居民健康素质的重要死亡原因。除膳食质量和饮食行为外的生活方式行为危险因素,与个体和人群健康关系密切,也是营养与健康调查中的重要内容之一。本章将对吸烟、饮酒、身体活动、静态行为和睡眠行为的定义、测量与评价进行介绍,并以 SPSS 软件和 SAS 软件为例,介绍数据分析过程。

第一节 吸 烟

吸烟与健康关系密切,吸烟会损害肺部结构、肺功能和呼吸道免疫系统功能,引起多种呼吸系统疾病,也是糖尿病、心血管疾病、多种癌症以及许多其他疾病的主要危险因素。二手烟暴露可以导致儿童哮喘、肺癌、冠心病等。怀孕期间吸烟可能会导致婴儿的终身健康隐患。电子烟也是不安全的,在其使用过程中产生的气溶胶含有尼古丁和多种有毒有害的化学物质,可增加患心血管疾病和肺部疾病的风险,影响儿童和青少年脑部发育等,会对青少年的身心健康和成长造成不良后果,同时也会增加青少年使用卷烟的可能性。

一、吸烟的测量、评价与相关定义

为了系统监测成人烟草使用和跟踪关键烟草控制指标,世界卫生组织、美国疾病预防控制中心及其合作伙伴在 1998 年启动了全球烟草监测系统(Global Tobacco Surveillance System,GTSS)。该系统包括四项调查,其中三项是以学校为基础的调查,即全球青少年烟草调查(Global Youth Tobacco Survey,GYTS)、全球学校工作人员调查(Global School Personnel Survey,GSPS)和全球卫生专业学生调查(Global Health Professions Student Survey,GHPSS),另一项调查为家庭调查,即全球成人烟草调查(Global Adult Tobacco Survey,GATS)。该系统为各参与国提供了一个一致性的监测框架,也提供了一套标准的烟草调查问卷及对应的分析指标。

全球成人烟草调查为监测全球 15 岁及以上成人烟草使用提供了一个全球性的标准化方案,可用于获得各国烟草使用、接触二手烟草烟雾和戒烟方面的全国及地方性数据,并间接衡量烟草控制和预防倡议活动的影响,其涉及的主要定义见表 9-1。

表 9-1　全球成人烟草调查主要定义

名词	定义
现在吸烟者	调查时吸烟的人
现在每日吸烟者	在调查期间,每天都吸烟的人
偶尔吸烟者	在调查期间,偶尔吸烟的人
现在吸烟率	现在吸烟者在人口中的百分比
现在每日吸烟者百分比	现在每日吸烟者在人口中的百分比
现在吸卷烟者	在调查期间,每天都吸卷烟的人
平均每天吸烟量	现在吸烟者每天平均吸卷烟的数量
使用过电子烟	曾使用过电子烟,包括调查时使用过电子烟
现在电子烟使用率	调查时电子烟使用者占人口的百分比
接触二手烟的人	每周至少接触一次烟草的非吸烟者
二手烟暴露率	非吸烟者中暴露于二手烟的人的百分比
场所接触二手烟	过去 30 天内看到有人在特定场所吸烟、闻到烟味或发现烟头
曾吸烟者(戒烟者)	曾经吸烟但在调查时已戒烟的人
戒烟率	曾吸烟者占现在吸烟者和曾吸烟者的百分比
戒烟比例	戒烟的曾经每日吸烟者人数与所有曾经每日吸烟者和现在每日吸烟者的人数之比
复吸率	戒过烟的现在吸烟者在曾吸烟者和戒过烟的现在吸烟者中所占的百分比
戒烟意愿	现在吸烟者有在 12 个月内开始戒烟的意愿
戒烟尝试	现在吸烟者在过去 12 个月内进行过任何戒烟的尝试

　　全球青少年烟草调查是全球烟草监测体系的重要组成部分,采用全球统一的标准系统监测青少年烟草使用,追踪烟草控制的关键指标变化,其中一些指标定义与成人问卷相比有所不同,见表 9-2。

表 9-2　全球青少年烟草调查主要定义

名词	定义
现在吸烟者	指过去 30 天内吸过烟的人
吸卷烟者	指过去 30 天内吸过卷烟的人
经常吸卷烟者	指过去 30 天内吸卷烟达到 20 天及以上的人
吸食其他烟草制品者	指过去 30 天内吸过卷烟以外烟草制品的人
尝试吸烟者	曾经吸过烟草制品的人,即使是一两口

续表

名词	定义
尝试吸卷烟者	曾经吸过卷烟的人,即使是一两口
尝试吸其他烟草制品者	曾经吸过卷烟以外的烟草制品的人,即使是一两口
现在使用无烟烟草者	过去30天内使用过无烟烟草制品的人
尝试使用无烟烟草者	曾经使用过无烟烟草制品的人
现在使用烟草者	过去30天内吸过烟和/或使用过无烟烟草制品的人
尝试使用烟草者	曾经吸过烟和/或使用过无烟烟草制品的人

对于大部分吸烟者,尤其是存在烟草依赖的吸烟者,可利用法式烟草依赖评估量表(Fagerstrőm Test for Nicotine Dependence,FTND)或吸烟严重度指数(Heaviness of Smoking Index,HSI)评估烟草依赖的严重程度(见表9-3和表9-4)。

表9-3 FTND评估量表

评估内容	0分	1分	2分	3分
您早晨醒来后多长时间吸第一支烟?	>60分钟	31~60分钟	6~30分钟	≤5分钟
您是否在许多禁烟场所很难控制吸烟?	否	是		
您认为哪一支烟您最不愿意放弃?	其他时间	早晨第一支		
您每天抽多少支卷烟?	≤10支	11~20支	21~30支	>30支
您早晨醒来后第1个小时是否比其他时间吸烟多?	否	是		
您卧病在床时仍旧吸烟吗?	否	是		

注:0~3分,轻度烟草依赖;4~6分,中度烟草依赖;≥7分,重度烟草依赖。

表9-4 吸烟严重度指数

评估内容	0分	1分	2分	3分
您早晨醒来后多长时间吸第一支烟?	>60分钟	31~60分钟	6~30分钟	≤5分钟
您每天抽多少支卷烟?	≤10支	11~20支	21~30支	>30支

注:≥4分为重度烟草依赖。

二、吸烟数据分析实例

在人群调查中,由于烟草种类繁多,需要对不同情形均进行调查,才能充分获得吸烟行为相关的数据,调查内容通常包括烟草使用、电子烟使用、烟草依赖及戒烟、二手烟暴露、烟草制品获得与价格、控烟宣传、烟草广告和促销、对烟草的认知和态度等。在开展人群营养与健康调查时涉及的吸烟相关问题,需要根据调查目的选择调查内容和设计问卷。

分析人群营养与健康调查问卷中的吸烟行为数据时,通常采用例数、率或构成比对调查对象的吸烟行为进行统计,应选择适当的描述性指标,详见"第五章"相关内容,组间差异的比较可以采用 χ^2 检验或 Wilcoxon 秩和检验等统计推断方法。在分析吸烟行为对人群健康效应的影响时,通常还需要考虑潜在的混杂因素的影响,如经济、职业、性别、其他行为危险因素、患病情况、家族史、就诊情况等因素对健康效应的影响,通常采用单因素、多因素、分层等分析方法对混杂因素进行调整分析。

【例 9-1】为了解生活方式对人群健康的影响,某地以城乡 2 000 名成人(城市 1 000 人,农村 1 000 人)为调查对象,进行问卷调查。本例以 SPSS 软件为例,实现不同地区人群吸烟情况数据的统计分析,数据结构见表 9-5。数据库可扫描下方二维码获得。

表 9-5 吸烟情况数据

序号	地区	性别	年龄/岁	教育程度	现在吸烟	吸烟年龄/岁	吸烟支数	戒烟	被动吸烟	被动吸烟天数
1	城市	男	79	大专及以上	不吸烟				否	
2	城市	女	56	大专及以上	不吸烟				否	
⋮	⋮	⋮	⋮	⋮	⋮	⋮	⋮	⋮	⋮	⋮
1 000	城市	男	55	初中	吸烟	17	105	否	是	不知道
1	农村	男	44	初中	吸烟	22	70	否	是	不知道
2	农村	女	44	初中	不吸烟				是	平均每周1~2 天
⋮	⋮	⋮	⋮	⋮	⋮	⋮	⋮	⋮	⋮	⋮
1 000	农村	男	63	初中	不吸烟				否	

(一)数据描述

调查对象的吸烟情况可用四格表(吸烟情况构成等)或 R×C 列联表(吸烟人群性别、年龄、学历分布等)进行描述。本例以城乡人群的吸烟情况为例,通过表格进行统计描述。

SPSS 软件实现:可以通过制作报表功能实现这一目的。打开数据表,点击 Analyze → Tables → Custom Tables,进入制作报表界面,根据需要将要进行描述的变量分别选至 Columns 和 Rows 框中,点击 Categories and Totals,进入变量设置窗口,勾选 "Show" 中的 "Total",显示合计数据→ Apply (见图 9-1a),点击 Summary Statistics,在 Statistics 框中选择需要描述的统计量,添加至 "Display" 中,Apply to Selection 表示只对选中的变量进行描述,Apply to All 表示对全部变量进行描述,点击 OK (图 9-1b)。

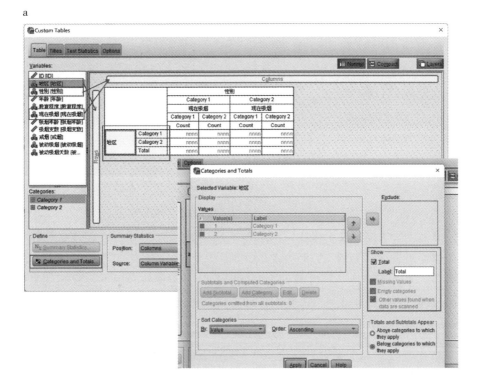

a

b

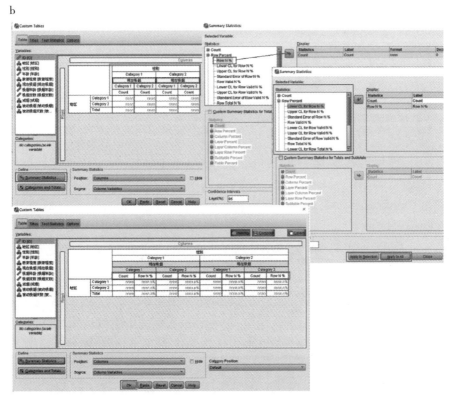

图 9-1　制作报表主界面和选项界面

制作报表后将数据进行整理,即可形成数据特征表格(表9-6)。

表 9-6　被调查人群现在吸烟情况

地区	男性(百分比,%)		女性(百分比,%)	
	不吸烟	吸烟	不吸烟	吸烟
城市	260(58.4)	185(41.6)	528(95.1)	27(4.9)
农村	204(42.9)	272(57.1)	523(99.8)	1(0.2)
合计	464(50.4)	457(49.6)	1 051(97.4)	28(2.6)

(二)统计描述

上述结果显示,女性人群吸烟率不足 5%,农村女性中仅 1 人吸烟。男性人群现在吸烟率则较高,为了比较不同地区男性人群吸烟行为的差异,需要对男性人群吸烟情况开展进一步分析,从现在吸烟率结果看,农村比城市高了 15.5 个百分点,为了全面描述男性人群吸烟行为,还需进一步对不同地区男性吸烟人群的吸烟量进行比较。根据要求筛选男性吸烟人群吸烟量的数据,具体操作详见"第四章"相关内容(示例数据见表9-7)。

表 9-7　筛选的男性吸烟人群数据

ID	地区	area_num	性别	年龄/岁	文化程度	吸烟年龄/岁	吸烟支数	戒烟
14	城市	1	男	63	大专及以上	35	70	否
16	城市	1	男	52	高中	30	10	否
⋮	⋮	⋮	⋮	⋮	⋮	⋮	⋮	⋮
989	农村	2	男	40	初中	20	140	否
998	农村	2	男	37	初中	18	210	否

根据计量资料描述性统计指标的选取原则,分析数据的分布类型。

SPSS 软件实现:打开数据表,点击 Analyze → Descriptive Statistics → Explore,进入"Explore"界面,将因变量(本例为"吸烟量")选入 Dependent List 中,将分组变量(本例为"地区"和"文化程度")选入 Factor List 中,在 Plots 选项中勾选需要的描述方式和正态检验(见图 9-2),点击 Continue → OK。

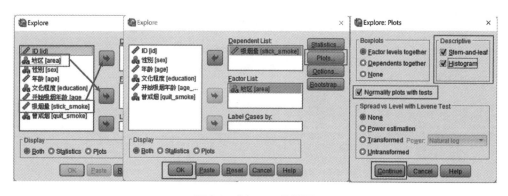

图 9-2　"Explore"界面

Shapiro-Wilk 检验结果发现，城市男性吸烟量统计量 W=0.859、P=0.000，农村男性吸烟量统计量 W=0.856、P=0.000，因此在 α=0.1 的检验水平下，城乡男性吸烟量均不服从正态分布。

因此本例应采用中位数描述城乡男性吸烟量的水平，采用四分位数描述其变异程度，用非参数检验对城乡男性吸烟量的水平进行统计检验。

SPSS 软件实现：打开数据表，点击 Spilit File → Compare groups，将需要进行统计描述的分组变量分别选入 Groups Based On 框→ OK（图 9-3）。

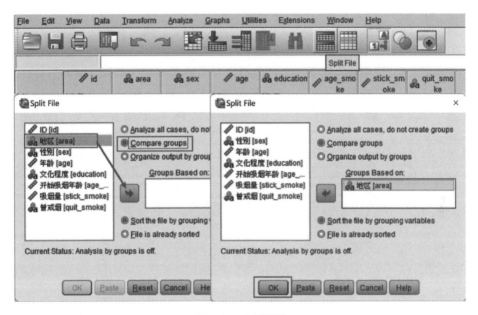

图 9-3　分组界面

点击 Analyze → Descriptive Statistics → Frequencies，将因变量（本例为"吸烟量"）选入 Variable(s) 框中，点击 Statistics →在 "Percentile Values" 中选择需要展示的百分位数，在 "Central Tendency" 中选择展示集中程度的变量，在 "Dispersion" 中选择展示离散程度的变量，点击 Continue → OK。

结果整理后见表 9-8，城市男性吸烟人群的吸烟量与农村男性吸烟人群的吸烟量差异不大，但农村男性的现在吸烟率则高于城市。

表 9-8　不同地区男性人群吸烟情况

地区	样本量	现在吸烟人数	现在吸烟率 /%	吸烟者吸烟量 / 支				
				最小值	P_{25}	中位数	P_{75}	最大值
城市	445	185	41.6	1.0	20.0	60.0	140.0	280.0
农村	476	272	57.1	2.0	21.0	70.0	140.0	420.0

（三）统计推断

从上述结果来看，农村男性现在吸烟率和吸烟人群的吸烟量应均高于城市，但为了确认该差异是由抽样误差引起,还是两地区男性人群的吸烟行为存在本质差别,需要进行假设检验。两地区男性人群的现在吸烟率采用 χ^2 检验,吸烟者吸烟量由于不服从正态分布,选择非参数检验,两地区男性吸烟者为两个独立样本,因此选择两个独立样本的秩和检验。

χ^2 检验的 SPSS 软件实现(软件操作详见"第五章"):按"(二)统计描述"中的步骤按性别拆分文件,需要选择"Organize output by groups"。点击 $\boxed{\text{Analyze}} \rightarrow \boxed{\text{Descriptive}}$ $\boxed{\text{Statistics}} \rightarrow \boxed{\text{Crosstabs}}$,进入 χ^2 检验对话框,分别将要制作四格表或 R×C 列联表的变量选入 $\boxed{\text{Row(s)}}$ 和 $\boxed{\text{Column(s)}}$ 框中(本例为"地区"和"现在吸烟"),点击 $\boxed{\text{Statistics}} \rightarrow \boxed{\text{Chi-}}$ $\boxed{\text{square}} \rightarrow \boxed{\text{Continue}} \rightarrow \boxed{\text{OK}}$。

结果显示,χ^2 检验统计量,男性 χ^2=22.303,P=0.000;女性 χ^2=23.295,P=0.000,可知在 α=0.05 的检验水平下,两地区男性和女性人群现在吸烟情况均存在统计学差异。

秩和检验的 SPSS 软件实现(软件操作详见第五章):点击 $\boxed{\text{Analyze}} \rightarrow \boxed{\text{Legacy}}$ $\boxed{\text{Dialogs}} \rightarrow \boxed{\text{2 Indepencent Samples}}$,进入秩和检验对话框,将分组变量(本例为"地区")选入 $\boxed{\text{Grouping Variable}}$ 框中,将分析变量选入 $\boxed{\text{Test Variable List}}$ 框中,点击 $\boxed{\text{Define Groups}}$,设置分组值,点击 $\boxed{\text{Continue}}$ 返回"Two-Independent-Samples Tests"主对话框,点击 $\boxed{\text{Options}}$,在"Statistics"中勾选 $\boxed{\text{Descriptive}}$ 和 $\boxed{\text{Quartiles}}$ 显示描述信息,点击 $\boxed{\text{Continue}}$ 返回"Two-Independent-Samples Tests"主对话框,在"Test Type"中勾选合适的检验方法(本例判断两样本所属总体分布是否相同,选择 Mann-Whitney U 方法),点击 $\boxed{\text{OK}}$。

结果显示,Mann-Whitney 检验统计量 U=20 693.00,Wilcoxon 检验统计量 W=66 755.00,P=0.001,可知在 α=0.05 的检验水平下,两组独立样本间有显著统计学差异,农村男性吸烟者吸烟量高于城市男性。

第二节 饮 酒

饮酒与健康关系密切,但在当今社会,许多社交活动中都会常规提供酒精饮料。在这种情况下,人们很容易忽视或低估饮酒造成或促成的健康和社会损害。全球疾病负担研究显示,酒精消费每年导致 300 万人死亡及数百万人伤残和健康损害,有害使用酒精占全球疾病负担的 5.1%。酒精饮料被国际癌症研究机构归类为致癌物质。酒精作为免疫抑制剂会增加个体患传染病的风险,包括结核病和艾滋病。

一、饮酒的测量、评价与相关定义

酒类是指酒精度(乙醇含量)达到一定量的含酒精饮料,按酿制工艺划分,可分为发酵酒、蒸馏酒和配制酒;按酒精含量划分,可分为高度酒、中度酒和低度酒;按商品大类划分,可分为白酒、黄酒、啤酒、葡萄酒及果酒。酒精进入体内,可迅速从胃和小肠吸收到血液中,并在肝脏中代谢,其是一种中枢神经系统抑制剂,可影响身体的各个器官。饮酒是中国膳食中常见的构成因素,因此在进行人群膳食调查和评价时,应纳入饮酒行为相关的内容。在评价饮酒对健康的影响时,通常会询问酒精饮料的类型、消费量、消费模式等,主要涉及的指标定义见表 9-9。

表 9-9　酒精消费评估和监测的主要指标定义

名词	定义
酒精饮料	酒精含量至少为 0.5% 的饮料
不饮酒	指截至调查时,一生中无任何饮用酒精饮料的行为
过去 12 个月不饮酒	指在调查时期,过去 12 个月内无任何饮用酒精饮料的行为
现在饮酒	指在调查时期,过去 12 个月曾有任何饮用酒精饮料的行为
过去 30 天饮酒率	指在调查时期,过去 30 天内有任何饮用酒精饮料的行为的人群在人口中的比例
经常饮酒	指在调查时期,过去 12 个月内,平均每周 5 天或 5 天以上曾有饮用酒精饮料的行为
曾饮酒	指在调查时期,过去 12 个月内无任何饮用酒精饮料的行为,但之前曾有过饮用酒精饮料的行为
饮酒量	指摄入酒精饮料折合纯酒精的量,单位通常为 g、mL 或 L
标准杯	一些国家采用标准杯的方式定义酒类的酒精含量,一标准杯相当于一定克数的纯酒精,不同国家的纯酒精的克数存在差异,通常为 1~20g,多数国家定义为 10g
适量饮酒	依据《中国居民膳食指南(2022)》,不饮酒或平均每日纯酒精摄入量不超过 15g
过量饮酒 (heavy drinking)	指健康成人平均每日纯酒精摄入量大于 15g
重度间歇性饮酒 (heavy episodic drinking)	在过去 30 天内至少一次饮用 60g 及以上纯酒精,60g 纯酒精大约相当于 6 标准杯酒精饮料
豪饮 (binge drinking)	豪饮是一种饮酒模式,指在饮酒后约 2 小时内血液酒精浓度(blood alcohol concentration,BAC)水平达到 0.08% 或更高,通常对应男性一次饮用 5 标准杯及以上,女性一次饮用 4 标准杯及以上
过度饮酒 (excessive drinking)	包括过量饮酒、豪饮、酗酒等行为,以及未成年人饮酒、孕妇饮酒等
酒精使用障碍 (alcohol use disorder)	是一种谱系障碍,指尽管对社交、职业和健康有不利影响,但停止或控制酒精使用的能力受损,包括酗酒、酒精依赖等,可采用《精神疾病诊断与统计手册(第五版)》(DSM-5)中的条目来评估一个人是否患有 AUD 并确定其严重程度,轻度(符合 2~3 项)、中度(符合 4~5 项)或重度(符合 6 项及以上)
有害饮酒	对饮酒者本人、他人或整个社会造成损害的行为,包括损害健康和造成负面的社会后果

在饮酒行为的调查和分析中,通常采用问卷调查的形式,可以通过对过去一段时间的饮酒行为进行询问获得被调查人群的饮酒习惯和酒精摄入量,常见的问卷形式见表 9-10。

表 9-10　饮酒行为常见调查问卷

请回忆在过去 12 个月里通常情况下,您是否饮用过下列酒精饮料,并估计各类酒精饮料的饮用频率和饮用量

序号	酒精类型	是否饮用	次/天	次/周	次/月	次/年	每次饮用量
1	高度白酒(≥42 度)	是　否	□	□	□	□	□两
2	低度白酒(<42 度)	是　否	□	□	□	□	□两

续表

序号	酒精类型	是否饮用	次/天	次/周	次/月	次/年	每次饮用量
3	啤酒（4度）	是　否	□	□	□	□	□毫升
4	黄酒（18度）	是　否	□	□	□	□	□毫升
5	米酒（18度）	是　否	□	□	□	□	□毫升
6	葡萄酒（14度）	是　否	□	□	□	□	□毫升
7	其他（10度）	是　否	□	□	□	□	□毫升

在饮酒行为的分析中，通常可以采用量表的形式评估酒精依赖，如酒精筛查问卷（AUDIT）、密西根酒精依赖筛查量表（MAST）、饮酒期望量表（Alcohol Expectancy Questionnaire、Adolescent-AEQ）等。

二、饮酒数据分析实例

在人群营养与健康调查数据中，由于酒类繁多，评估酒精摄入量时需要对各种酒类均进行询问，才能获得较准确的数据，对饮酒相关的各类定义，也可配合调查目的进行选择。饮酒行为的调查数据通常包括计数资料和计量资料。计数资料包括现在饮酒率、曾经饮酒率、经常饮酒率、豪饮率、从未饮酒率、重度饮酒率等。计量资料包括酒精摄入量、饮酒时间等。在对酒精摄入量进行分析时，为方便计算，可以定义啤酒的酒精含量为4%，低度白酒为38%，高度白酒为52%，黄酒/米酒为18%，葡萄酒为10%，其他酒类为10%。

在分析人群调查中饮酒行为数据中的计数资料时，可以采用例数、率或构成比进行统计，应当选择适当的描述性指标，详见本书"第五章"相关内容，组间差异的比较可以采用 χ^2 检验或 Wilcoxon 秩和检验等统计推断方法。

在分析人群调查中饮酒行为数据中的计量资料时，可以通过酒精摄入量进行描述，当计量资料服从正态分布或经转换后服从正态分布时，可以采用均数和标准差进行描述，组间差异的比较采用 t 检验或方差分析。但由于饮酒行为数据通常为偏态分布或分布类型不清，因此在数据分析中，可以采用中位数、四分位数间距、最小值或最大值等进行描述，组间差异的比较采用非参数检验。

在分析饮酒行为对人群健康效应的影响时，还需要考虑潜在的混杂因素的影响，如性别、膳食习惯、其他行为危险因素、患病情况、家族史等对健康效应的影响，可以采用单因素、多因素、分层等分析方法对混杂因素进行调整分析。

【例9-2】为了解生活方式对人群健康的影响，某地以城乡2 000名成人（城市1 000人，农村1 000人）为调查对象，进行问卷调查，本例将以SAS软件为例，实现不同地区、不同年龄人群饮酒行为数据的统计分析。数据结构见表9-11。数据库可扫描下方二维码获得。

表 9-11 饮酒情况数据

序号	地区	性别	年龄 / 岁	现在饮酒	酒精摄入量(g/d)	饮酒频率(次 / 年)
10001	1	1	69.8	0	0.00	0
10002	1	2	63.7	0	0.00	0
⋮	⋮	⋮	⋮	⋮	⋮	⋮
11000	1	2	61.9	1	0.33	24
20001	2	1	38.1	0	0.00	0
20002	2	2	39.0	0	0.00	0
⋮	⋮	⋮	⋮	⋮	⋮	⋮
21000	2	2	61.7	1	19.00	365

(一)分类数据描述

与吸烟数据分析类似,调查对象的饮酒率可用四格表或 R×C 列联表,对性别、年龄、学历分布等进行描述,不同地区被调查人群现在饮酒情况分析 SPSS 软件操作同本章"第一节 吸烟"部分,本例列举采用 SAS 软件进行分析的步骤,结果整理后见表 9-12 和表 9-13。对不同年龄人群进行饮酒情况分析时,需对年龄进行分组,SPSS 统计软件详细操作见"第四章"和"第五章"相关内容。

SAS 软件实现:

```
* 读取数据;
data newdata;
set example9_2;
if 15<=age<18 then age_group="15~";* 将 15-17 岁人群分为 "15~ 组 ";
else if 18<=age<30 then age_group="18~";* 将 18-29 岁人群分为 "18~ 组 ";
else if 30<=age<40 then age_group="30~";* 将 30-39 岁人群分为 "30~ 组 ";
else if 40<=age<50 then age_group="40~";* 将 40-49 岁人群分为 "40~ 组 ";
else if 50<=age<60 then age_group="50~";* 将 50-59 岁人群分为 "50~ 组 ";
else if 60<=age<70 then age_group="60~";* 将 60-69 岁人群分为 "60~ 组 ";
else if age>=70 then age_group="70~";* 将 70 岁以上人群分为 "70~ 组 ";
run;
* 对 newdata 数据根据性别排序 , 以便后续开展分性别的分析;
proc sort data=newdata;
by sex;
run;
* 计算不同性别不同地区人群的现在饮酒率;
proc freq data=newdata;
table area*drink;
by sex;
run;
```

```
* 给数值型变量赋格式，便于数据表展示；
proc format;
value drink 1=" 饮酒 "0=" 不饮酒 ";
value sex 1=" 男性 "2=" 女性 ";
value area 1=" 城市 "2=" 农村 ";
run;
* 将不同性别和地区人群的现在饮酒率结果生成表格；
proc tabulate data=newdata;
class age_group sex drink;
table (age_group="" all=" 合计 "),sex=""*(all="" drink=""*(n="" pctn<drink>=""));
format sex sex. drink drink. area area.;
run;
```

表 9-12　不同地区调查人群现在饮酒情况

地区	男性/[人数(比例,%)]		女性/[人数(比例,%)]	
	不饮酒	饮酒	不饮酒	饮酒
城市	147(35.0)	273(65.0)	449(77.4)	131(22.6)
农村	193(40.4)	285(59.6)	477(91.4)	45(8.6)
合计	340(37.9)	558(62.1)	926(84.0)	176(16.0)

表 9-13　不同年龄调查人群现在饮酒情况

年龄/岁	男性/[人数(比例,%)]			女性/[人数(比例,%)]		
	合计	不饮酒	饮酒	合计	不饮酒	饮酒
15~	7(100.0)	6(85.7)	1(14.3)	6(100.0)	6(100)	0(0.0)
18~	91(100.0)	48(52.8)	43(47.3)	98(100.0)	89(90.8)	9(9.2)
30~	74(100.0)	26(35.1)	48(64.9)	123(100.0)	105(85.4)	18(14.6)
40~	206(100.0)	54(26.2)	152(73.8)	251(100.0)	200(79.7)	51(20.3)
50~	265(100.0)	75(28.3)	190(71.7)	319(100.0)	262(82.1)	57(17.9)
60~	162(100.0)	71(43.8)	91(56.2)	203(100.0)	177(87.2)	26(12.8)
70~	93(100.0)	60(64.5)	33(35.5)	102(100.0)	87(85.3)	15(14.7)
合计	898(100.0)	340(37.9)	558(62.1)	1 102(100.0)	928(84.2)	174(15.8)

（二）计量数据描述

通过对现在饮酒率的描述可以发现，男性人群饮酒行为较女性人群更普遍，且 40~60 岁人群饮酒行为较高，可通过进一步分析饮酒者酒精消费、经常饮酒和过量饮酒情况，发现有害饮酒的潜在人群，SPSS 软件操作流程与本章"第一节吸烟"部分一致，结果整理后见表 9-14。

SAS 软件实现：

```
*将不同性别和地区饮酒者饮酒量结果生成表格；
proc tabulate data=newdata;
class age_group sex area;
var alcohol;
table(age_group=""all=" 合计 "),sex=""*area=""*alcohol=""*(p25 p50 p75);
format sex sex. area area.;
where drink=1;
run;
```

表 9-14　不同地区不同性别饮酒者日均酒精摄入量　　　　　　单位：g/d

年龄 / 岁	男性						女性					
	城市			农村			城市			农村		
	M	P_{25}	P_{75}	M	P_{25}	P_{75}	M	P_{25}	P_{75}	M	P_{25}	P_{75}
18~	5.9	1.3	8.5	10.8	5.4	40.6	1.6	0.3	3.2	2.2	0.4	4.0
30~	10.8	3.4	47.9	54.4	16.2	74.5	1.0	0.4	2.3	6.5	6.3	6.8
40~	22.3	6.8	40.0	42.4	38.0	95.0	1.3	0.5	5.9	10.8	5.4	38.0
50~	13.7	4.2	38.9	57.0	22.2	95.0	2.5	0.4	6.3	8.1	3.7	19.0
60~	24.0	5.4	53.0	38.0	19.0	114.0	0.8	0.1	3.8	5.4	3.4	19.0
70~	2.3	0.9	9.5	38.0	19.0	38.0	0.5	0.1	6.2	8.1	5.4,	19.0
合计	12.5	3.2	38.9	39.3	19.0	78.0	1.3	0.4	5.1	6.9	5.3	19.0

（三）统计推断

从上述结果来看，农村男性尽管现在饮酒率低于城市地区，但其饮酒者饮酒量高于城市，需开展进一步统计推断，比较不同特征人群饮酒情况的差异，即需要对两地区人群的饮酒率、现在饮酒人群的日均酒精摄入量进行假设检验。率的检验采用 χ^2 检验，现在饮酒者日均酒精摄入量的分布由于不服从正态分布，选择非参数检验，两地区调查样本为两个独立样本，因此选择两个独立样本的秩和检验，软件操作详见"第五章"，操作流程详见本章"第一节"。

SAS 软件实现：

```
*分性别比较不同地区人群现在饮酒率，进行卡方检验；
proc freq data=newdata;
table area*drink/chisq;
by sex;
run;
*分性别比较不同地区饮酒者酒精摄入量现在饮酒率，进行非参数检验；
```

```
proc npar1way data=newdata;
    var alcohol;
    class area;
    by sex;
    where drink=1;
    run;
```

结果显示,两地区人群的饮酒率χ^2检验统计量男性χ^2=2.747,P=0.099;女性χ^2=39.927,P<0.001,可知在α=0.05的检验水平下,两地区男性人群现在饮酒率不存在统计学差异,但女性人群存在统计学差异。两地区男性饮酒人群 Wilcoxon 检验统计量 W= 58 768.00,P<0.001;女性饮酒人群 W= 5 691.00 P<0.001,可知在α=0.05的检验水平下,两组独立样本间具有显著统计学差异,农村男性和女性现在饮酒者日均酒精摄入量均高于城市现在饮酒者。

第三节 身 体 活 动

大量研究证据表明,进行有规律适当的身体活动可以产生许多生理健康效应,预防多种慢性病和癌症的发生,愉悦身心、促进脑健康和降低全因死亡率。随着社会经济的发展和现代科学技术的进步,机械化和智能化程度的提高使得人们的身体活动水平逐年下降。身体活动不足(缺乏身体活动)是全球第四大死亡风险因素,是当今慢性病发生的第一独立危险因素。近些年,由于国家采取一系列的措施促进身体活动和健身运动的开展,人们开始重视身体活动的健康益处,参加休闲性身体活动的比例越来越高。国家国民体质监测中心发布的《2020年全民健身活动状况调查公报》显示,2020年7岁及以上居民经常参加体育锻炼人数比例为37.2%,比2014年增长了3.3个百分点。

一、身体活动的概述

(一)身体活动的定义

身体活动(physical activity,PA)是指骨骼肌收缩引起能量消耗的活动,身体或身体的某一部分通常会发生位移。人们在进行身体活动时,会出现心跳和呼吸加快、代谢加速及产热增多等反应。这些反应是身体活动影响健康的生理基础。身体活动的多少与能量消耗呈正向关系。身体活动是可控的能量消耗途径,也是能量代谢平衡状态的关键因素。身体活动与通常所说的体育锻炼(exercise)概念并不等同。体育锻炼指运用各种运动方法来促进健康或达到健身的目的,具有计划性、重复性和目标性等特点。体育锻炼实际上是身体活动的一种形式。

(二)身体活动的分类

常见的身体活动分类方法有以下几种。

1. **按日常活动分类** 根据身体活动的特点和内容,可将人们生活中的身体活动分为职业性身体活动(occupational physical activity)、家务性身体活动(household physical activity)、交通性身体活动(transportation physical activity)和休闲性身体活动(leisure time physical

activity)。

(1) 职业性身体活动:指从事不同职业的人群在工作中进行的身体活动。由于工作性质的不同,人们工作中身体活动消耗的能量也不同。比如搬运物品能量消耗大,办公室坐位工作消耗能量小。

(2) 家务性身体活动:指各种家务劳动中的身体活动。包括洗衣服、打扫卫生、做饭、照顾老年人和小孩等。

(3) 交通性身体活动:指前往工作、购物、旅游等往来旅途中所进行的身体活动。由于所采用的交通方式不同,身体能量的消耗也不同。如步行、骑自行车/电动车、乘坐公共汽车/地铁或自驾车等。

(4) 休闲性身体活动:指职业、家务活动之外的,由个体自行决定是否参加的有目的的身体活动。包括有计划的运动锻炼,如跑步、打篮球或游泳等,也包括休闲性的活动,如散步或跳广场舞等。

2. 按能量代谢分类　身体活动的本质是肌肉收缩做功,而肌肉收缩需要能量供给。肌肉收缩的直接能量来源是三磷酸腺苷(adenosine triphosphate,ATP)。人体通过营养物质的摄入和代谢为身体活动提供能量。根据肌肉活动时能量的代谢特点,可以分为有氧运动和无氧运动。

(1) 有氧运动(aerobic exercise):指躯干和四肢等大肌肉群参与为主的,有节律且时间较长,能够维持一个稳定的状态,以有氧代谢为主要供能途径的身体活动。此时,氧供应充足的条件下,氧代谢形成的 ATP 足够供应肌肉剧烈运动时能量代谢所需,如游泳、骑车、长跑等。有氧运动有助于提高心肺功能、增加胰岛素的敏感性,降低血压、血糖和血脂,改善内分泌系统的调节功能,及减少体内脂肪蓄积。

(2) 无氧运动(anaerobic exercise):指在某些运动或运动的某些阶段,身体活动为肌肉的强力收缩活动,不能维持在一个稳定的状态,以无氧代谢为主要供能途径。此时,氧代谢形成的 ATP 不能满足肌肉剧烈运动时的能量代谢需求,需要利用磷酸肌酸的无氧分解和糖的无氧酵解生成乳酸,释放能量并合成 ATP,以供应能量需求,如举重或快跑等。无氧运动发生在有氧运动末期,也是抗阻力肌肉力量训练的主要形式,也可以发生在有氧运动末期。无氧运动可以促进心血管健康和改善血糖调节功能,对维持骨骼、关节和肌肉强壮,保持或增加瘦体重有重要作用,有助于预防老年人的肌肉减少,骨质疏松和跌倒。

3. 按身体活动方式分类　根据生理功能和活动方式,身体活动还可以分为以下三种形式。

(1) 关节柔韧性活动:指通过躯体或四肢的伸展、屈曲和旋转活动,锻炼关节的柔韧性和灵活性。如颈部屈曲伸展、肩部环绕、腰部扭转和膝关节屈曲等。此类身体活动对循环、呼吸和肌肉的负荷小,能量消耗低,但可以保持或增加关节的活动范围,预防运动损伤和跌倒。

(2) 抗阻力活动:又称力量运动,指肌肉对抗阻力的主动重复性运动,如引体向上、俯卧撑和举哑铃等。抗阻力运动主要依靠无氧代谢供能,可以保持或增加肌肉质量和力量,对骨骼系统的机械刺激有益于骨骼健康。对预防肌肉衰减综合征和跌倒有重要作用。

(3) 身体平衡和协调性活动:指可以改善人体平衡性(在静止或运动中保持平衡的能力)和协调性(利用视觉和听觉等,共同协调身体流畅地完成准确的动作能力)的活动,如倒走、单脚站立、体操和舞蹈等。可以改善人体运动能力,同样可以预防跌倒和外伤,提高生活质量。

(三)身体活动强度

身体活动强度指进行某种身体活动时的做功速度或所用力量的大小,反映身体活动的剧烈程度,是单位时间内身体活动的能耗水平或对人体生理刺激的程度,根据是否考虑个体差异,分为绝对强度和相对强度。

1. **绝对强度** 某种身体活动的绝对物理负荷量,不考虑个人生理的承受能力。有氧运动的绝对强度通常用能量消耗速率来标识,如每分钟每千克体重耗氧量[$VO_2 = mL/(min \cdot kg)$]、每分钟消耗的能量(kcal/min),或代谢当量(metabolic equivalent, MET)。代谢当量指相对于安静休息时,身体活动的能量代谢水平。因同时考虑了体重、时间对能量消耗的影响,是目前国际上常用的反映身体活动绝对强度的单位。1MET 指坐位休息时的能量消耗率,即每分钟每千克体重消耗 3.5mL 氧气,约相当于每小时每千克体重消耗 1kcal 能量,即 $1MET = 3.5mL/(min \cdot kg) = 1kcal/(h \cdot kg)$。其他活动的能量消耗用 MET 的倍数表示。

根据代谢当量衡量身体活动强度,可以将身体活动分为三类:①低强度身体活动(light intensity activity),即<3.0METs 的非静坐少动的清醒行为,如散步或机洗衣服等。②中等强度身体活动(moderate intensity activity),即 3.0~5.9METs 的活动,如快走或打扫房间等。③高强度身体活动(vigorous intensity activity),即≥6.0METs 的活动,如跑步或搬运重物上楼。

2. **相对强度** 相对强度属于生理强度的范畴,更多考虑了个体生理条件对某种身体活动的反应和耐受能力,即考虑了个人的运动能力。有氧运动的相对强度常用个体的有氧能力表达,可用最大摄氧量(VO_2 max)或储备摄氧量(VO_2R)的百分比值、测量或推测的个体最大心率(HRmax)或储备心率(HRR)的百分比值来表示。对于抗阻力活动或肌肉力量练习,相对强度可以用 1 次举起的最大重量(repetition maximum, RM)百分比来表示,如 40%RM 为较低强度,60%RM 为中等强度,也可以用完成一个动作的重复阻力频数表示。

(四)身体活动时间和频率

身体活动时间(duration)是指进行一次某种具体活动所持续的时间,通常以分钟表示,如一次跑步 30 分钟。身体活动频率(frequency)是指一段时间内进行身体活动次数,一般以"周"为单位。运动对人体是一种刺激,人体对刺激作出反应需要时间,人体在较长时间的运动后,需要一定的时间消除疲劳以恢复运动能力。以往推荐每周运动运动频率在 3~5 次为佳。近年来新的证据表明,只需要一周至少累计达到中等强度 150 分钟或高强度 75 分钟的身体活动,不限定每次身体活动的时间,也不推荐每周活动的频率。当然,身体活动的健康效益有赖于长期坚持。

(五)身体活动量

身体活动量(physical activity volume)是反映身体所承受负荷的剂量,是个体一次或一段时间内,各种强度、持续时间和频率的身体活动的总和,由身体活动类型、强度、时间和频率决定。身体活动量也可以表达为身体活动消耗的能量、步行的步数或梅脱·小时(MET-hours)。身体活动的总量是决定健康效益的关键。通常用每周或每天的 MET-hours 来衡量活动量的大小。METs-hours 的计算方法是用一项或多项身体活动的 MET 值乘以进行每项活动的时间的总和。

1993 年,由美国学者 Barbara E.Ainsworth 教授等首次发表了"身体活动汇编(compendium of physical activities,CPA)"。适用于 18~65 岁健康人群,按类型和强度进行了编码并建立了身体活动的 MET 数据库,并于 2000 年、2011 年和 2018 年进行了多次更新,增加了儿童青少年身体活动 MET 赋值。通过查阅 CPA,可获得各种不同类型身体活动的 MET 值。CPA 发布后得到广泛认可和应用。2020 年上海体育学院刘阳教授等在 Barbara E.Ainsworth 教授授权下,完成了《身体活动汇编(汉英对照版)》并刊登在 CPA 官网上。

但是,由于文化和常见身体活动类型的差异以及研究对象的人群与种族局限性,国际上流行的 CPA 并不完全适合作为中国人群身体活动能量消耗的参考标准。如 CPA 中包括割草和庭院活动,还有在教堂服务的宗教活动等。基于此,北京体育大学邱俊强教授等创编了中国第一版 18~64 岁健康成年人身体活动汇编(Chinese compilation of physical activities,CCPA),即《中国健康成年人身体活动能量消耗参考值》。CCPA 共汇编了 13 类共计 241 种身体活动,提供了具体身体活动的详细描述和代谢当量值,为制定适合中国人群的身体活动指南、干预方案或运动处方提供了身体活动强度和能量消耗的参考依据。表 9-15 展示了汇编中部分中国传统运动的 MET 赋值。

表 9-15　部分不同强度中国传统运动的 MET 赋值表

编码	MET 值	具体活动
CHN12001	3.1	八段锦
CHN12002	6.2	健身秧歌:第六套
CHN12003	4.4	健身秧歌:第五套
CHN12006	4.5	太极剑:32 式
CHN12007	2.6	太极剑:一般
CHN12016	3.2	太极拳:杨氏,改良 32 式
CHN12017	3.8	太极拳:一般
CHN12019	3.4	五禽戏:一般
CHN12020	5.1	五禽戏:中华五禽操
CHN12021	4.4	武术:单刀、棍术、剑术、拳术
CHN12022	3.4	武术:一般
CHN12023	5.5	舞龙
CHN12024	4.8	舞狮

如何利用 MET 值计算身体活动量和消耗的能量呢? 例如,某人休闲性身体活动为:每周 5 天进行快速走运动,每次 1 小时。每周游泳 2 次,每次 0.5 小时。那么,此人一周快速走的身体活动量为:4(METs)×1(h/d)×5(d/周) = 20(MET-hours/周)。一周游泳的身体活动量为:8(METs)×0.5(h/d)×2(d/周) =8(MET-hours/周)。因此,此人一周休闲性身体活动总量为:20(MET-hours/周)+8(MET-hours/周)=28(MET-hours/周)。如果此人体重为 65kg,将休闲性身体活动量转换成每周能量消耗,则为 28(MET-hours/周)×65(kg)×1[kcal/(h·kg)]=1 820(kcal/周)。

二、身体活动的测量与评价

（一）身体活动的测量方法

身体活动水平的高低取决于身体活动量和基础代谢率。由于基础代谢率在一段时间内相对稳定，身体活动量的大小直接反映身体活动水平的高低，故通常测定身体活动量的大小评价身体活动水平。分为主观测量方法和客观测量方法两类。

1. **主观测量方法**　指以身体活动问卷为主要形式的主观评价方法。多用于流行病学调查，从身体活动的强度、频率和时间三个方面对身体活动进行量化，包括身体活动问卷、身体活动日记和身体活动日志等。目前，在全世界范围内经过信度和效果验证，公认有效的身体活动问卷包括国际身体活动问卷（International Physical Activity Questionnaire，IPAQ）和全球身体活动问卷（Global Physical Activity Questionnaire，GPAQ）。两种问卷虽然简单实用，但对调查员的要求较高，需要调查员对各种不同强度的身体活动具有充分的理解和认识。另外，因为"动则有益"，所以新版的 WHO 和美国身体活动指南，都取消了 10 分钟的限制。目前版本 IPAQ 和 GPAQ 依旧只调查持续 10 分钟及以上的身体活动。

2. **客观测量方法**　指借助于一些仪器设备从身体活动能量消耗角度对身体活动进行测量，多用于实验研究，包括直接测热法、气体代谢法、双标水法、心率监测法和运动传感器法等。目前适用人群最广泛的是运动传感器法，适用于所有人群，而且运动传感器无侵入性、偏倚小，近年来广泛应用于实验室和现场流行病学中身体活动的测量和评估。但是，运动传感器存在测量活动类型有限的缺点，在测量上肢运动、力量训练、水中活动和复杂活动时，效果不理想。另外，因为运动传感器是基于国外人群的数据通过回归方程式推测能量消耗，在中国人群身体活动监测中的研究效度有待提高。

（二）身体活动的评价

身体活动量的大小与身体活动的强度、持续时间和频率等因素密切相关。这些变量有各自不同的表达方式，因此身体活动的评价方法很多，包括按身体活动水平（physical activity level，PAL）评价，按 MET-minutes 以及评价，按身体活动强度和时间评价，记忆按每天步行的步数评价。

三、身体活动指南

鉴于身体活动对人类健康的重要意义，许多国际组织及国家政府机构相继发布了通过身体活动改善和增加国民健康的指导方针和行动计划。为促进身体活动在世界范围内的推进，WHO 多次将身体活动纳入促进健康相关的规划，并倡议全球身体活动不足到 2025 年下降 10%，到 2030 年下降 15%。加拿大运动生理学会（Canadian Society for Exercise Physiology，CSEP）公布了世界上第一个儿童青少年（5~17 岁）24 小时身体活动指南，是第一个针对一整天行为方式提出的循证指南，并综合了对身体活动、久坐行为和睡眠的推荐。此后，许多国家包括澳大利亚、新西兰和南非，以及 WHO 也颁布了针对儿童青少年的 24 小时身体活动指南。各类身体活动指南涵盖了对特殊群体，包括孕产妇、慢性病患者和失能群体的身体活动推荐。原则是建议各年龄段人群都要安全地进行身体活动，并达到推荐量。总体来说，就是动则有益、多动更好、循序渐进、适度量力和贵在坚持。表 9-16 列出了部分国家针对健康人群的最新身体活动推荐。

表 9-16　部分国际组织和国家的身体活动指南推荐

国际组织/国家	指南名称	年龄段	推荐量
WHO	关于 5 岁以下儿童身体活动、静坐行为和睡眠的指南 *Guidelines on physical activity, sedentary behaviour and sleep for children under 5 years of age*	1 岁以下	在 24 小时内 •每天以各种方式进行若干次身体活动 •每天至少包括 30 分钟俯卧姿态 •一次束缚时间[指婴儿或儿童被绑在婴儿车、手推车、高脚椅上或成人的身体上(胸前或背后)无法自由活动的时间]不超过 1 个小时 •0~3 月龄有 14~17 小时的优质睡眠 •4~11 月龄有 12~16 小时优质睡眠
		1~2 岁	在 24 小时内 •每天进行至少 180 分钟各种强度不同的身体活动 •一次束缚时间[指婴儿或儿童被绑在婴儿车、手推车、高脚椅上或成人的身体上(胸前或背后)无法自由活动的时间]不超过 1 个小时 •1 岁儿童,不建议静坐看屏幕 •2 岁儿童,静坐看屏幕不超过 1 个小时,越少越好 •有 11~14 小时的优质睡眠
		3~4 岁	在 24 小时内 •每天进行至少 180 分钟各种强度不同的身体活动 •其中至少 60 分钟中等强度及以上身体活动 •一次束缚时间[指婴儿或儿童被绑在婴儿车、手推车、高脚椅上或成人的身体上(胸前或背后)无法自由活动的时间]不超过 1 个小时 •静坐看屏幕不超过 1 个小时,越少越好 •有 10~13 小时的优质睡眠
	世卫组织关于身体活动和静坐行为的指南 *World Health Organization 2020 guidelines on physical activity and sedentary behaviour*	5~17 岁	•每天至少 60 分钟中等强度及以上身体活动 •每周至少 3 天高强度身体活动及增强肌肉和骨骼的活动 •应限制久坐时间,尤其是屏幕娱乐时间
		18~64 岁	•每周至少 150~300 分钟中等强度身体活动,或至少 75~150 分钟高强度身体活动,或等量组合 •每周中等强度身体活动达到 300 分钟以上或高强度身体活动达到 150 分钟以上,或等量组合,可获得额外健康收益 •每周至少 2 天中等或高强度肌肉强化活动 •应限制久坐时间,用各种强度身体活动来替代
		65 岁及以上	•每周至少 150~300 分钟中等强度身体活动,或至少 75~150 分钟高强度身体活动,或等量组合 •每周中等强度身体活动达到 300 分钟以上或高强度身体活动达到 150 分钟以上,或等量组合,可获得额外健康收益 •每周至少 2 天中等或高强度肌肉强化活动 •每周至少 3 天多样化身体活动,侧重平衡和力量训练,预防跌倒 •应限制久坐时间,用各种强度身体活动来替代

续表

国际组织/国家	指南名称	年龄段	推荐量
美国	美国身体活动指南（第2版）*Physical Activity Guidelines for Americans*, 2nd edition	3~5岁	• 每天进行多种身体活动
		6~17岁	• 每天至少60分钟中等强度或高强度身体活动 • 每周至少3天高强度身体活动 • 每周至少3天增强肌肉和骨骼的活动
		18~64岁	• 每周至少150~300分钟中等强度身体活动，或至少75~150分钟高强度身体活动，或等量组合 • 每周中等强度身体活动达到300分钟，可获得额外健康收益 • 每周进行至少2天增加肌肉的活动 • 减少久坐时间，动则有益
		65岁及以上	• 同成年人 • 进行平衡和力量训练，预防跌倒
加拿大	加拿大0~4岁24小时活动指南：涵盖身体活动、静坐行为和睡眠*Canadian 24-Hour Movement Guidelines for the Early Years (0-4 years): An Integration of Physical Activity, Sedentary Behaviour, and Sleep*	0~4岁	0~1岁，24小时内 • 每天进行多样的地板游戏 • 至少包括30分钟俯卧姿态 • 每次束缚时间[指婴儿或儿童被绑在婴儿车、手推车、高脚椅上或成人的身体上(胸前或背后)无法自由活动的时间]不超过1个小时 • 不建议有任何视屏时间 • 静坐时，鼓励与照顾者一起从事阅读和讲故事等活动 • 保证优质的睡眠时间，0~3月龄为14~17小时，4~11月龄为12~16小时 1~2岁，24小时内 • 每天至少180分钟的多样身体活动 • 每次束缚时间不超过1个小时 • 未满2岁，不推荐任何视屏时间 • 2岁儿童视屏时间不超过1小时，越少越好 • 静坐时，鼓励与照顾者一起从事阅读和讲故事等活动 • 保证11~14小时优质睡眠时间 3~4岁，24小时内 • 每天至少180分钟的多样身体活动，包括至少60分钟有活力的运动，越多越好 • 每次束缚时间不超过1个小时 • 视屏时间不超过1小时，越少越好 • 静坐时，鼓励与照顾者一起从事阅读和讲故事等活动
	加拿大儿童青少年24小时活动指南：涵盖身体活动、静坐行为和睡眠*Canadian 24-Hour Movement Guidelines for Children and Youth (5-17 years): An Integration of Physical Activity, Sedentary Behaviour, and Sleep*	5~17岁	24小时内 • 保证无中断的优质睡眠，5~13岁儿童为9~11小时，14~17岁青少年为8~10小时 • 每天至少60分钟中等强度及以上多样的有氧运动 • 每周至少3天高强度，增强肌肉和骨骼的运动 • 每天有少量轻强度身体活动 • 休闲性视屏时间不超过2个小时 • 减少久坐时间

国际组织/ 国家	指南名称	年龄段	推荐量
加拿大	加拿大18岁及以上成年人24小时活动指南：涵盖身体活动、静坐行为和睡眠 *Canadian 24-Hour Movement Guidelines for Adults aged 18-64 years and Adults aged 65 years or older: an integration of physical activity, sedentary behaviour, and sleep*	18~64岁 和65岁 及以上	24小时内 •进行多样的身体活动，包括每周至少150分钟中等强度及以上的有氧运动 •每周至少2天进行增强肌肉的活动 •少量轻度身体活动，包括站立 •减少久坐时间，不超过8小时，包括视屏时间小于3小时，经常起身中断静坐 •保证每天7~9小时优质睡眠时间
中国	中国人群身体活动指南（2021）	2岁及以下	•每天与看护人进行各种形式的互动式玩耍 •能独立行走的婴幼儿每天进行至少180分钟身体活动 •受限时间每次不超过1小时 •不建议有任何视屏时间
		3~5岁	•每天进行至少180分钟身体活动，其中包括60分钟活力玩耍，鼓励多做户外活动 •每次静态行为不超过1小时 •每天视屏时间累计不超过1小时
		6~17岁	•每天进行至少60分钟中等强度到高等强度的身体活动，且鼓励以户外活动为主 •每周进行至少3天肌肉力量练习和强健骨骼练习 •减少静态行为，每次静态行为持续不超过1小时 •每天视屏时间累积小于2小时
		18~64岁	•每周进行150~300分钟中等强度或75~150分钟高强度有氧活动，或中等强度和高强度两种活动相当量的组合 •为获得更多的健康效益，建议达到每周300分钟中等强度或每周150分钟高强度身体活动 •每周至少2天进行肌肉力量练习
		65岁及以上	•同成年人 •注意安全第一、量力而行和循序渐进 •坚持平衡能力、灵活性和柔韧性练习 •在能力和条件允许范围内增加各种力所能及的身体活动

第四节 静 态 行 为

身体活动量的降低，意味着静态行为的增多。静态行为时间太长会对健康带来不利影响，大量研究证明，静态时间作为一个独立的因素，可以增加患肥胖、糖尿病、骨质疏松、高血压及其他心血管疾病等慢性病的患病风险，而且与死亡率呈正相关。同时，长时间的静态行为对心理健康也会产生负面影响。社会经济的快速发展，人们生活水平不断提高，电脑和智能手机的普及，网络和媒体的不断发展都造成人群静坐时间的增加。

一、静态行为的概述

（一）静态行为的定义

静态行为（sedentary behavior）指清醒状态下的任何能量消耗≤1.5METs 的行为,包括坐着、倚靠或躺下等行为,还包括大多数的伏案工作、开车、看电视和玩电脑等行为,以及使用轮椅的无法站立的人群,但睡觉和静态站立除外。通过每周静坐时间（h/ 周）来衡量。静态行为是独立于身体活动的健康危险因素。

（二）静态行为的分类

按照行为的表现形式,静态行为可分为:①屏幕前静态行为,包括看电视、看电脑和玩手机等,但不包括体感游戏;②社交性静态行为,包括聊天和打电话等;③交通性静态行为,乘坐公交车、地铁和自驾车等;④休闲性静态行为,包括阅读、写作、绘画和弹奏乐器等。

二、静态行为测量

静态行为的测量方法分为客观测量方法和主观测量方法两类。

1. **主观测量方法**　指以问卷为主要形式的主观评价方法。虽然可靠性不如客观测量方法,但适合大样本的人群调查,也能较好地对不同类型的静态行为进行刻画。一般静态行为问卷均有其适用的特定人群,如儿童青少年问卷、成人问卷以及工作时静态行为问卷等。目前关于静态行为问卷的汉化研究还较为缺乏。静态行为研究工作组（sedentary behavior research network）在其官网（https://www.sedentarybehaviour.org）列出了 14 种有关静态行为的主观测量方法,包括问卷调查法和日志法,涵盖了儿童青少年、大学生、成人和老年人不同的年龄段以及医院患者。

2. **客观测量方法**　此种方法具有较好的信效度,能对静态行为的数量与强度做出较为准确的度量,能够获得静态行为总时间,一次性静坐时间（sedentary bout）以及静坐中断（sedentary break）资料,但不能对静态行为的类型进行划分。加速度计作为当前测量身体活动和静态行为的主流工具,被研究学者们广泛应用,但由于加速度计种类较多、目前尚缺乏统一的使用标准,因此在选择和使用时应充分考虑研究需求、人群特征和参数设定等因素。

三、静态行为指南与推荐

目前,国际组织与大多数国家发布的指南综合了对身体活动和静态行为的推荐（见表 9-16）。指南的核心为减少静态行为时间,尽可能减少一次性静态行为时间和增加静坐中断时间。对于普通人群,用中高强度身体活动代替静态行为会获得更大的健康效应;对于身体活动不活跃的人群,用短或长时间的低强度身体活动代替静态行为可能获得一些健康效应。

第五节　睡　眠　行　为

睡眠与健康息息相关,良好的睡眠能让身体和大脑在夜间得到充分恢复,而睡眠不足不仅会增加疲倦感,还会增加患各种疾病的风险,包括肥胖、心脏病、高血压、糖尿病、脑卒中、抑郁和焦虑等。《中国睡眠研究报告(2022)》指出,我国居民的总体睡眠状况一般,2021 年中国民众睡眠指数为 64.78 分(百分制),略高于及格水平。其中,居民有较多不良睡眠信念和行为,反映出人们对睡眠状况的担心,对失眠等睡眠问题的认识不足以及对入睡时间的拖延,这可能与近年来互联网的发展有关,许多居民习惯性地在睡觉之前玩手机或上网,影响了睡眠质量。调查结果还显示,我国多数居民睡眠时间不足,64.75% 的居民每天实际睡眠时长不足 8 小时,睡眠时长超过 8 小时的比例仅为 7.97%,每天平均睡眠时长为 7.06 小时。

一、睡眠的相关定义

(一)睡眠周期

睡眠是不均匀的,在一个晚上的过程中,整个睡眠由几轮睡眠周期组成,睡眠周期由四个单独的阶段组成。通常,在一个夜晚,一个人要经历 4~6 个睡眠周期。并不是所有的睡眠周期都一样长,但平均每个周期持续 90 分钟左右。随着夜间睡眠的进行,睡眠周期会发生变化。第一个睡眠周期通常是最短的,从 70~100 分钟不等,而随后的睡眠周期往往在 90~120 分钟之间。睡眠周期因人而异,与年龄、近期睡眠模式、饮酒、睡眠障碍等一系列因素有关。

根据美国睡眠医学学会(American Academy of Sleep Medicine,AASM)发布的信息,睡眠周期分为四个阶段:一个属于快速眼动睡眠(REM),三个属于非快速眼动睡眠(NREM)。这些阶段是根据对睡眠期间大脑活动的分析确定的,每个阶段有不同模式,见表 9-17。研究表明,无法获得足够的深度睡眠和快速眼动睡眠可能会对机体的思维、创造力、记忆等造成影响。

表 9-17　睡眠周期的组成

睡眠阶段	睡眠类型	其他命名	睡眠时长 /min
第一阶段	NREM	N1	1~5
第二阶段	NREM	N2	10~60
第三阶段	NREM	N3,慢波睡眠,深度睡眠,Delta 睡眠	20~40
第四阶段	REM	REM 睡眠	10~60

(二)睡眠障碍

睡眠障碍是指影响睡眠质量、时间或持续时间,并影响一个人在清醒状态下正常工作能力的状态。睡眠障碍可能会导致其他医学问题,或者潜在的心理健康问题。1979 年,美国睡眠障碍协会发布了第一个专门针对睡眠障碍的分类系统。在过去四十多年里,随着对睡眠的认识和理解不断加深,目前已经发现超过 100 种的睡眠障碍。研究中最常见的睡眠障碍有失眠、睡眠呼吸暂停、嗜睡症、不宁腿综合征、轮班工作障碍、异态睡眠等。大多数睡眠障碍可能有以下 4 种症状中的一个或多个。

(1)难以入睡或保持睡眠。

(2)白天难以保持清醒。

(3)昼夜节律不平衡,影响健康的睡眠时间表。

(4)容易做出不寻常的行为,扰乱自己的睡眠。

二、睡眠的测量与评价

（一）睡眠的测量

1. 客观测量法

（1）多导睡眠图：就准确性而言，目前最先进的睡眠评估方法是多导睡眠图（polysomnogram，PSG），可以监测和记录睡眠期间的不同身体功能，如心率和心脏节律、大脑活动、呼吸频率和节律、通过嘴和鼻子的空气流量水平、眼睛运动、打鼾时血液氧气和二氧化碳水平、身体肌肉运动、胸部和腹部运动等。PSG 使用了不能在家里使用的先进技术，如脑电图、心电图等。这一优势使这些方法极其精确，并且能够区分不同的睡眠阶段，因此，经常被用作睡眠评估的金标准。但是，这些方法成本高、耗时、需要专业人员的协助，而且往往只能在较短时间内完成（1~2 天）。除此之外，还有一个重要的局限，这种测量不是在通常的睡眠环境中进行，而是在诊所或医院进行，因此，不能测量正常的睡眠状况。由于连接在研究对象身上的电线数量较多，而且通常连在床边的设备上，研究对象可能会比正常情况下更多地采用仰卧姿势睡觉，这种姿势可以增加阻塞性睡眠呼吸暂停的严重程度。

（2）活动记录仪：为了评估日常生活时的睡眠状况，需要在家庭环境中进行连续记录。活动记录仪是主要基于小型传感器的运动数据来推断睡眠和觉醒模式的设备。在医学领域，使用活动记录仪的研究通常是通过手腕活动记录仪完成的。手腕活动记录仪是一种嵌入加速度计的小型手表设备，通常还能记录环境光线和皮肤温度。在使用活动记录仪的同时，还要记录主观的睡眠日记。临床指南建议研究对象佩戴活动记录仪 7~14 天，一般研究使用5~7 天的活动记录来评估睡眠行为。通过记录仪，研究者可以获取平均睡眠时间、睡眠类型（早起或晚起），以及其他感兴趣的睡眠参数。但有研究显示，活动记录仪虽然可以有效地估计总睡眠时长和入睡后的清醒状态，但特异性有限，而且活动记录仪不能测量睡眠阶段或觉醒状态。在使用活动记录仪的研究中，研究对象需要一直佩戴手表，同时还需要记录睡眠日记，这对依从性要求很高。假阳性也很常见，因为手表对睡眠的检测能力很好，但对清醒的检测能力较差。此外，活动记录仪容易出现技术故障，可能导致数据丢失，直到研究参与者归还设备供下载时才能发现。

（3）可穿戴和不可穿戴设备：可穿戴技术是指能够在传感器和网络之间发送和接收数据的可穿戴传感器，比如智能手表，可以捕捉与活动记录仪相同的信息，同时还可以收集更广泛的生理信号数据，比如脉搏。不可穿戴设备的连接设备被放置在身体附近，用于监测生理信号（例如，连接床垫来监测睡眠模式），在健康相关研究中，这些设备越来越多地与可穿戴设备结合使用。可穿戴和不可穿戴设备的使用在公众中越来越受欢迎，用于个人健康监测。因此，这些设备正在大量地用于收集个人每天 24 小时的生命体征，包括运动、身体活动、步数、心率、睡眠时间和睡眠质量。这些设备通常附带一个移动应用程序，由生产设备的公司设计和研发，用户可以通过该应用程序看到自己在一段时间内的各种测量结果和趋势。在某些情况下，可以在参与者同意的情况下将检索并汇总的数据用于研究。但有研究表明，与PSG 相比，可穿戴设备倾向于高估睡眠时间和睡眠效率。因此，需要进一步验证这些设备用于睡眠评估的准确性。另外，对于可穿戴设备数据的收集和分析方法没有统一的标准，用于数据分析的算法通常是不公开的商业机密，因此可能对睡眠评估产生不同的偏差。然而，如果每个参与者在整个研究过程中都佩戴相同的设备，对相同类型设备的数据进行比较，也是一种有效的评估方法。

2. 主观测量法

(1) 问卷调查法:对睡眠进行初步评估最常用的工具之一是问卷调查。问卷调查通常是初级保健中使用的第一个诊断测试,提供了关于主观睡眠质量的一般(定量)测量方法。当然,由于问卷调查是基于主观报告,可能会受到与其他报告来源相同的偏倚和不准确的影响。尽管如此,许多调查问卷已经通过大量的统计研究得到了验证,而且几乎是所有睡眠中心普遍使用的工具。问卷调查的主要优点在于,其不需要任何测量设备或睡眠环境,可以快速地在任何时间完成,通常也不需要专业人员的协助。问卷调查也有其局限性,许多问卷使用"最近"和"经常"等不精确的措辞,而不是使用具体的时间范围,无法精确估计;对于没有伴侣的人来说,很难回答睡眠中发生的问题,比如打鼾的频率和响度、踢腿和其他动作等;另外,不同种类的问卷大部分是针对特定的睡眠问题,为了解一个人睡眠模式的不同方面,研究人员需要从大量可用的调查问卷中进行混合和匹配,这无形增加了调查对象的负担。

截至目前,有数百种不同的问卷来评估睡眠,此处主要介绍研究中使用比较广泛和有影响力的一些问卷。

1) 匹兹堡睡眠质量指数量表(Pittsburgh Sleep Quality Index,PSQI):该量表是综合睡眠量表中使用率最高的,用于测量成年人的睡眠质量和睡眠模式,通过对过去一个月的主观睡眠质量、睡眠潜伏期、睡眠时间、习惯性睡眠效率、睡眠障碍、睡眠药物的使用和白天功能障碍七个维度的测量,区分"差"和"好"的睡眠质量。

2) 艾普沃斯嗜睡量表(Epworth Sleepiness Scale,ESS):这是一份自我管理的问卷,基于在各种不同情况下打瞌睡或睡着可能性的回顾性报告。受访者被要求评估他们在从事八种不同活动时通常打瞌睡或睡着的概率。ESS测量的是白天嗜睡的一般水平,或日常生活中的平均睡眠倾向。

3) 失眠严重程度指数量表(Insomnia Severity Index,ISI):目的是评估失眠的性质、严重程度和影响,并监测成人的治疗反应。总共有七个问题,七个答案加起来即为总分。

4) 睡眠障碍问卷(Sleep Disorders Questionnaire,SDQ):这是一份包含175个项目的长问卷,仅测量过去一个月的睡眠障碍和睡眠习惯,是用于识别有睡眠障碍高风险人群的一种工具。开发者还创建了一个更小的、包含45个条目的版本,用于评估四种常见的睡眠障碍——睡眠呼吸暂停症、发作性嗜睡症、精神性睡眠障碍和周期性肢体运动障碍。

5) 柏林问卷(Berlin Questionnaire,BQ):这是一种睡眠呼吸暂停筛查问卷,用于快速识别睡眠呼吸障碍的风险(从低到高)。包括打鼾、非恢复性睡眠、开车困倦、睡眠呼吸暂停、高血压和体重指数等10个项目。

(2) 睡眠日记法:睡眠日记是一种自我评估睡眠状况的工具,很容易使用,每天只需要几分钟就可以完成。这个工具可作为睡眠总体状况的信息来源,目前有许多不同版本的睡眠日记,几乎所有的睡眠日记均每天收集以下信息:①睡觉和起床的时间;②入睡需要多长时间;③睡眠时间;④醒来的次数和时间,持续时间和原因(如噩梦、噪声等);⑤睡前和睡后的感觉;⑥睡前活动;⑦白天小睡、运动、药物、咖啡因或酒精的情况。更详尽或具体的睡眠日记也可能包含其他更多信息。另外,睡眠日记也可以通过应用程序进行管理。一项研究比较了纸质睡眠日记和电子睡眠日记的使用,并得出结论,两者的诊断能力相似,但与纸质睡眠日记相比,电子睡眠日记可以减少数据录入时间,自动评分,自动记录日记填写时间(例如,醒来后立即),并且可以避免"停车场综合征"(患者同时回顾数天)。睡眠日记有很多版本,不同版本之间关于问题的措辞和数量、数据收集的时间(通常为1~2周,但可能有所不同)和频次等各不相同,2012年的睡眠日记共识是该工具进行标准化的重要一步。睡眠日记的一个重要局限性是遵从性,参与者可能会忘记填写睡眠日记。一些患者和研究参与者可能会尝试连续几天填写条目,这在纸笔格式中尤其糟糕,因为没有办法知道参与者是何时进行评估的。另一个限制是睡眠日记的主观性质,可能会受到记忆偏差的影响。

(3)访谈法:与专业的睡眠医生(或睡眠学家)进行面对面访谈也是睡眠评估的金标准之一。欧洲标准要求与睡眠医生进行1小时的面谈,以回顾病史、体格检查和调查问卷。欧洲睡眠研究会(European Sleep Research Society,ESRS)强调了临床访谈的重要性,美国睡眠医学学会(The American Academy of Sleep Medicine,AASM)也详细列出了关于睡眠史和体格检查的问题清单。目前已经产生少量的结构化访谈问卷,包括睡眠模式和障碍的诊断面谈(Diagnostic Interview for Sleep Patterns and Disorders,DISP)、睡眠障碍结构化临床访谈(Structured Clinical Interview for Sleep Disorders,SCISD)、第5版精神疾病诊断和统计手册(the Diagnostic and Statistical Manual of Mental Disorders,Fifth Edition,DSM-5)。但是,专业的睡眠医生很少,很难有机会找到专家进行面谈来评估睡眠问题。因此,访谈也可以由训练有素的非专业人士进行,不需要睡眠方面的专业知识,需要10~30分钟,但是需要进一步被验证,以促进此方法的广泛应用。

(二)睡眠的评价

根据美国国家睡眠基金会专家小组的建议,对于健康且没有睡眠障碍的人群来说,大多数成年人每晚需要7~9小时的睡眠,65岁以上的老年人应该每天睡7~8小时,婴儿、幼儿和青少年比成年人需要更多的睡眠。表9-18按年龄组列出了不同年龄段儿童每天的推荐总睡眠时间(包括午睡)。睡眠时间超出推荐范围可能是适当的,但是远远超出这个范围的比较少见。如果习惯性睡眠时间超出正常范围,表明可能有严重健康问题,如果是出于自愿,则可能损害健康。

表9-18　不同年龄段儿童推荐总睡眠时长

年龄组		推荐每日总睡眠时长 /h
新生儿	0~3 月龄	14~17
婴幼儿	4~11 月龄	12~15
幼儿	1~2 岁	11~14
学龄前儿童	3~5 岁	10~13
学龄儿童	6~13 岁	9~11
	14~17 岁	8~10

三、睡眠数据分析实例

【例9-3】为探索中老年人睡眠时间与抑郁症状的关系,某社区卫生服务中心随机抽取1 000名55岁及以上居民,采用问卷调查法收集调查对象的基本信息、生活方式、食物摄入、睡眠时长等信息,采用量表筛选是否患有抑郁症状。

（一）确定分析方法

本研究的暴露变量为睡眠时长，源于研究对象的自报数据，包括晚上和白天，每天通常的睡眠时间，受访者只能以 1 小时为单位进行报告，为连续性变量。本研究的结局变量为抑郁症状，可通过量表判断为"是"或"否"，为二分类变量。根据文献检索，睡眠时长与抑郁症状之间的关系通常为非线性的。限制性立方样条（restricted cubic spline，RCS）是分析非线性关系的最常见方法之一，适用于连续性自变量和因变量的关系研究，可呈现出二者剂量 - 反应关系的图形，给出统计学检验的结果，而且可以同时调整其他混杂因素的影响。本例采用限制性立方样条分析睡眠时间与抑郁的剂量 - 反应关系。

（二）确定回归模型

RCS 可以应用于不同的回归模型中，包括线性回归、Logistic 回归和 Cox 回归等，回归模型的选择主要取决于结局变量的类型。由于本研究的结局变量是"是否有抑郁症状"，为二分类变量，因此选择在 Logistic 回归模型中应用 RCS。

（三）确定节点数、节点位置和暴露变量的参考值

利用限制性立方样条绘制曲线关系时，通常需要设置样条函数节点的个数和位置。通常情况下，节点的位置对限制性立方样条的拟合影响不大，而节点的个数则决定曲线的形状（平滑程度）。当节点的个数为 2 个时，得到的拟合曲线就是一条直线，当节点个数等于样本量时，相当于将各个点用线段相连，得到的是完全拟合但不平滑的折线。由于节点个数的选择和自由度有关，所以当样本量比较大的时候可以取较多的节点。在节点选择上可以采用Harrell（2001）的建议，使用百分位数节点，一般推荐的节点个数为 3~5 个，研究者可以使用赤池信息量准则（Akaike information criterion，AIC）进行辅助判断，AIC 越小，模型拟合越好。暴露变量的参考值一般为中位数或均值，或者结合变量本身的实际意义来设置。本研究中，选择 3 个节点，分别分布在第 5、第 50 和第 95 百分位数，睡眠时间的参考值设为 7.5 小时。

（四）确定模型中纳入的混杂因素

根据文献检索结果和研究中的调查变量，将地区、年龄、性别、受教育程度、职业、家庭人均月收入、吸烟、饮酒、身体活动、饮茶、饮咖啡、高血压等因素作为混杂因素纳入模型。

（五）RCS 在 Logistic 回归模型中应用的软件实现

1. SAS 实现方法　使用 %RCS_Reg 的 SAS 宏程序来实现模型的拟合，其中，分析数据库为"depress"，结局变量为"GDSscreen30"，暴露变量为"c101"，注释以"/**** 内容 ****/"表示。

SAS 软件实现：

```
%include"E:\ 数据库 \RCS_Regv1.0.sas"; /**** 调用宏程序 ****/

%RCS_Reg(infile= depress,outfile= out_fin, /**** 指定数据库 ****/

where=GDSscreen30 ne., /**** 指定结局变量 ****/

Main_spline_var=c101, /**** 指定暴露变量 ****/

knots_msv= 5    50    95, /**** 设置节点和位置 ****/

typ_reg=log, /**** 连接到 Logistic 回归模型 ****/

dep_var=GDSscreen30, /**** 指定结局变量 ****/

adjust_var=area age gender education occupation income drink smoke pa tea coffee hp de bmi, /**** 指定调整的混杂因素 ****/
```

REF_VAL=7.5, /**** 设置暴露变量的参考值，如未设置，默认为中位数 ****/
Y_ref_line=1,print_OR_HR=1,EXP_BETA=1); /**** 指定输出 OR 值 ****/
run;

2. 结果解释　模型的拟合优度指标值见表 9-19，可以作为不同节点数量选择的参考。

表 9-19　模型拟合优度结果

准则	自由度	值	值 / 自由度
对数似然		−193.821 4	
完全对数似然		−193.821 4	
AIC（越小越好）		421.642 8	
AICC（越小越好）		422.455 5	
BIC（越小越好）		500.653 5	

睡眠时间和抑郁症状的关系见表 9-20 和图 9-4。结果显示，睡眠时间与抑郁症状的患病风险存在 U 型关联（χ^2=17.41，P<0.001，自由度 =2），非线性剂量 - 反应关系有统计学意义（χ^2=10.62，P=0.001，自由度 =1）。

表 9-20　睡眠时间与抑郁症状的关联

对比	自由度	卡方	Pr>卡方	类型
总体关联	2	17.41	0.0002	Wald
非线性关联	1	10.62	0.0011	Wald

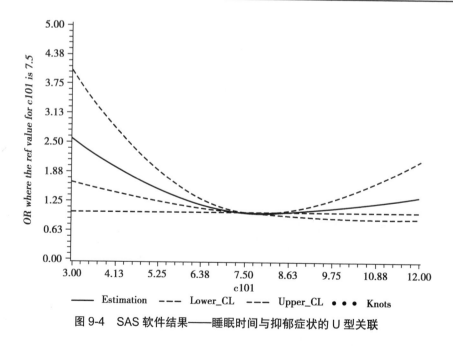

图 9-4　SAS 软件结果——睡眠时间与抑郁症状的 U 型关联

（房玥晖　欧阳一非　张晓帆）

参考文献

［1］国家卫生健康委员会.中国吸烟危害健康报告2020［M］.北京:人民卫生出版社,2021.

［2］李新华.2018中国成人烟草调查报告［M］.北京:人民卫生出版社,2020.

［3］中华人民共和国国家卫生和计划生育委员会.中国临床戒烟指南:2015年版［M］.北京:人民卫生出版社,2015.

［4］World Health Organization.Global youth tobacco survey［R/OL］.(2013-04-01)［2023-9-10］.https://www.who.int/teams/noncommunicable-diseases/surveillance/systems-tools/global-youth-tobacco-survey.

［5］World Health Organization.WHO report on the global tobacco epidemic 2021:addressing new and emerging products［R］.Geneva:World Health Organization,1921.

［6］World Health Organization.WHO global report on trends in prevalence of tobacco smoking 2000-2025［R］.2nd ed.Geneva:World Health Organization,2018.

［7］杨月欣,葛可佑.中国营养科学全书［M］.2版.北京:人民卫生出版社,2019.

［8］吕全军.营养流行病学［M］.北京:科学出版社,2017.

［9］中国营养学会.中国居民膳食指南科学研究报告(2021)［M］.北京:人民卫生出版社,2021.

［10］World Health Organization.Global status report on alcohol and health 2018［R］.Geneva:World Health Organization,2018.

［11］GBD 2016 Alcohol Collaborators.Alcohol use and burden for 195 countries and territories,1990-2016:a systematic analysis for the Global Burden of Disease Study 2016［J］.Lancet,2018,392(10152):1015-1035.

［12］RONKSLEY P E,BRIEN S E,TURNER B J.Association of alcohol consumption with selected cardiovascular disease outcomes:a systematic review and meta-analysis［J］.BMJ,2011(342):d671.

［13］KNOTT C,BELL S,BRITTON A.Alcohol consumption and the risk of type 2 diabetes:a systematic review and dose-response meta-analysis of more than 1.9 million individuals from 38 observational studies［J］.Diabetes Care,2015,38(9):1804-1812.

［14］WOOD A M,KAPTOGE S,BUTTERWORTH A S,et al.Risk thresholds for alcohol consumption:combined analysis of individual-participant data for 599912 current drinkers in 83 prospective studies［J］.Lancet,2018,391(10129):1513-1523.

［15］CHEN W Y,ROSNER B,HANKINSON S E,et al.Moderate alcohol consumption during adult life,drinking patterns,and breast cancer risk［J］.JAMA,2011,306(17):1884.

［16］邱俊强,杨俊超,路明月,等.中国健康成年人身体活动能量消耗参考值［J］.中国运动医学杂志,2022,5(41):335-349.

［17］QIU J,YANG J,LU M,et al.Chinese Compilation of physical activities in healthy adults aged 18-64:categories and metabolic intensities［J］.Sports Med Health Sci,2022,4(3):160-171.

［18］中国营养学会.中国居民膳食营养素参考摄入量(2023版)［M］.北京:人民卫生出版社,2024.

［19］刘爱玲,丁钢强.中国居民营养与健康状况监测报告之八:2010—2013年行为和生活方式［M］.北京:人民卫生出版社,2019.

［20］NG S W,HOWARD A G,WANG H J,et al.The physical activity transition among adults in China:1991-2011［J］.Obes Rev,2014,15(Suppl 1):27-36.

［21］World Health Organization.Global action plan on physical activity 2018-2030:more active people for a healthier world［M］.Geneva:World Health Organization,2018.

［22］World Health Organization.Guidelines on physical activity,sedentary behaviour and sleep for children under 5 years of age［M］.Geneva：World Health Organization，2019.

［23］US Department of Health and Human Services.Physical activity guidelines for Americans［M］.2nd ed.Washington，DC：U S Department of Health and Human Services，2018.

［24］MARK S T，JEAN P C，KRISTI B A，et al.Canadian 24-hour movement guidelines for the early years（0-4 years）：an integration of physical activity，sedentary behaviour，and sleep［J］.BMC Public Health，2017，17（suppl 15）：874.

［25］TREMBLAY M S，CARSON V，CHAPUT J P，et al.Canadian 24-hour movement guidelines for children and youth：an integration of physical activity，sedentary behaviour，and sleep［J］.Appl Physiol Nutr Metab，2016，41（suppl 3）：S311-S327.

［26］《中国人群身体活动指南》编写委员会 . 中国人群身体活动指南（2021）［J］. 中华流行病学杂志，2022，43（1）：5-6.

［27］PATEL A K，REDDY V，SHUMWAY K R，et al.Physiology，sleep stages［M］.Treasure Island（FL）：StatPearls Publishing，2020.

［28］YORDANOVA J，KOLEV V，WAGNER U，et al.Differential associations of early-and late-night sleep with functional brain states promoting insight to abstract task regularity［J］.PLoS ONE，2010，5（2）：e9442.

［29］DRAGO V，FOSTER P S，HEILMAN K M，et al.Cyclic alternating pattern in sleep and its relationship to creativity［J］.Sleep Medicine，2011，12（4）：361-366.

［30］CAI D J，MEDNICK S A，HARRISON E M，et al.REM，not incubation，improves creativity by priming associative networks［J］.Proceedings of the National Academy of Sciences of the United States of America，2009，106（25）：10130-10134.

［31］IBÁÑEZ V，SILVA J，CAULI O.A survey on sleep questionnaires and diaries［J］.Sleep Med，2018（42）：90-96.

［32］王俊秀，张衍，刘洋洋，等 . 中国睡眠研究报告［M］. 北京：社会科学文献出版社，2022.

［33］National Heart，Blood，and Lung Institute.Sleep deprivation and deficiency［R/OL］.（2022-03-24）［2023-04-01］.https：//www.nhlbi.nih.gov/health-topics/sleep-deprivation-and-deficiency.

［34］齐兆斌，肖琳 . 电子烟的健康危害研究进展［J］. 中国健康教育，2022，38（2）：168-172.

第十章　膳食模式分析

膳食模式（dietary pattern）指膳食中不同食物和营养素的数量、比例、种类或者组合，以及习惯性消费的频率。膳食模式的形成受一个国家或地区的人口、农业生产、食物流通、食品加工、消费水平、饮食习惯、文化传统和科学知识等多种因素的影响。传统的营养研究中，重点关注单一营养素、食物或食物组。当研究膳食构成对健康的影响，膳食中各类食物和营养素的组合存在相互作用，构成模式的差异可能会加强或干扰这种作用的发生。单一营养素的作用可能因为太小很难发现，但在一种膳食模式中多种营养素集合后，作用可以变大，使研究者足以发现。目前膳食模式的研究方法包括先验法（评分法）和后验法（数据驱动法）。

第一节　膳食模式研究方法——先验法

先验法（评分法）是以现有的膳食指南或其他科学的饮食建议为基础，通过将个体的饮食与之比较进行评分。本节将主要介绍几种常用的膳食指数方法。

一、膳食指数方法概述

膳食指数是以国际公认或国家制定的膳食指导为基础，采用评分的方法来评价某一膳食模式达到特定膳食指南和健康指南的程度。评分的变量组成包括食物组、食物和/或营养素，这些变量可以是二分变量（已设定好切点）、有序变量（分位数）或连续变量。所有个体每一变量得分累加后得到总分。根据总分可以对所有人的膳食质量进行评价。膳食指数方法被广泛应用于不同国家和地区，包括：基于膳食指南的膳食指数，如膳食质量指数（diet quality index，DQI）、健康饮食指数（healthy eating index，HEI）；基于地区起源的膳食指数，如地中海饮食评分（mediterranean diet score，MDS）；以及基于与疾病关系的膳食指数，如得舒饮食（dietary approaches to stop hypertension，DASH）评分等。通过膳食指数评分方法，不仅可以对居民膳食质量进行评价，还可用于分析膳食与健康相关结局之间的关系。由于各国饮食习惯不同，膳食指数构成指标的选择及分值计算方法存在差异。

二、国际上主要膳食评价指数

1994 年，为了评估美国居民慢性病相关膳食危险因素，研究人员以膳食指导为基础建立了 DQI。1999 年，依据 1995 年美国膳食指南中的适度、多样、均衡原则和美国食物指南金字塔的定量推荐，对 DQI 进行了修订，得到 DQI-R。2003 年，为便于国家之间进行膳食质量比较,基于各国的膳食指南及相应指导文件和科学研究成果,建立了DQI-I。

1995年,研究人员根据食物指南金字塔和美国膳食指南制定了HEI,用于评价个体和人群的总体膳食质量。2005年,根据新的美国膳食指南和金字塔,对HEI进行了更新,形成HEI-2005。随后,依据修订的美国膳食指南,对部分指标做了替换和增加,形成了HEI-2010、HEI-2015和HEI-2020。

1995年,为了评估地中海膳食对希腊老年人健康的影响,研究人员首次用评分的方式建立了MDS-1,并广泛应用于营养流行病学研究中。谷类、水果、单不饱和脂肪与饱和脂肪的比值等组成了MDS-1的8个成分指标。随后增加了鱼类和禽类摄入,成分指标增为10个,建立了MDS-2。此外,研究人员根据膳食情况和研究目的建立了具有不同评分标准的MDS。

1997年,美国开展的一项大型高血压防治计划中提出了得舒饮食(DASH)。随后,研究人员根据DASH模式中的食物和营养素建立了DASH评分。

三、中国膳食评价指数

2000年,参照DQI的建立方法,结合中国居民膳食指南及平衡膳食宝塔,建立了中国DQI。中国DQI指标包括食物组、营养素和膳食多样性,设置了双向分值,负分反映摄入不足,正分反映摄入过量。在分值赋予方面,食物组和膳食种类的分值高于营养素分值,负分值多于正分值,体现了膳食指南对食物组和膳食种类的重视以及对营养不足问题的关注。随后,我国研究人员根据中国居民膳食指南等建立了中国膳食平衡指数、中国健康膳食指数、中国膳食指南指数、中国健康饮食指数、中国精简膳食质量评分等,以及针对特殊人群的中国儿童膳食指数、老年膳食指南指数和中国孕期膳食平衡指数等。

(一)中国膳食平衡指数

中国膳食平衡指数(diet balance index,DBI)是依据《中国居民膳食指南(1997)》及平衡膳食宝塔(1997)于2005年建立的,随着2007年版膳食指南的发布更新一次,2016年版膳食指南发布后,2018年更新为DBI_16。DBI_16包括8个指标,分别为谷类食物、蔬菜水果、奶类及大豆类、动物性食物、纯能量食物、调味品、食物多样性和水。分值范围为-72~44。食物多样性指标中包括12种食物,分别为米类、面类、杂粮和薯类、深色蔬菜、浅色蔬菜、水果、大豆类、奶类、畜肉、禽肉、蛋和虾类。2023年,随着2022版膳食指南的发布,DBI_22修订完成,参见表10-1。

(二)中国健康膳食指数

以《中国居民膳食指南(2016)》及平衡膳食宝塔推荐量为依据,2017年建立了中国健康膳食指数(China Healthy Diet Index,CHDI)(表10-2)。CHDI共13个指标,包括食物种类、精制谷类、全谷物和杂豆薯类、蔬菜总量、深色蔬菜、水果、奶类、大豆类、肉蛋类、鱼虾类、饱和脂肪酸供能比、钠摄入量和纯能量食物供能比,总分范围0~100分,分值越高代表膳食质量越好。

表 10-1　中国膳食平衡指数 DBI_22 评分表

不同能量摄入水平各类食物的赋分标准

成分	分数	亚组	分数	4180kJ 1000kcal	5020kJ 1200kcal	5860kJ 1400kcal	6700kJ 1600kcal	7550kJ 1800kcal	8350kJ 2000kcal	9200kJ 2200kcal	10050kJ 2400kcal	10900kJ 2600kcal	11700kJ 2800kcal	12550kJ 3000kcal
C1: 谷类[2]	-12~ 12分	谷类[3]	-12~ 12分[3]	0g: -12分[1] 75~95g: 0分 >170g: 12分	<15g: -12分 90~110g: 0分 >185g: 12分	0g: -12分 125~175g: 0分 >300g: 12分	<10g: -12分 175~225g: 0分 >390g: 12分	<35g: -12分 200~250g: 0分 >415g: 12分	<5g: -12分 225~275g: 0分 >495g: 12分	<30g: -12分 250~300g: 0分 >520g: 12分	0g: -12分 275~325g: 0分 >600g: 12分	<50g: -12分 325~375g: 0分 >650g: 12分	<75g: -12分 350~400g: 0分 >675g: 12分	<100g: -12分 375~425g: 0分 >700g: 12分
C2: 蔬菜 水果	-12~ 0分	蔬菜	-6~ 0分	≥200g: 0分 160~199g: -1分 摄入量每减少40g降低1分 0g: -6分	≥250g: 0分 200~249g: -1分 摄入量每减少50g降低1分 0g: -6分	≥300g: 0分 240~299g: -1分 摄入量每减少60g降低1分 0g: -6分		≥400g: 0分 320~399g: -1分 摄入量每减少80g降低1分 0g: -6分	≥450g: 0分 360~449g: -1分 摄入量每减少90g降低1分 0g: -6分		≥500g: 0分 400~499g: -1分 摄入量每减少100g降低1分 0g: -6分		≥600g: 0分 480~599g: -1分 摄入量每减少120g降低1分 0g: -6分	
		水果	-6~ 0分	≥150g: 0分 120~149g: -1分 摄入量每减少30g降低1分 0g: -6分			≥200g: 0分 160~199g: -1分 摄入量每减少40g降低1分 0g: -6分		≥300g: 0分 240~299g: -1分 摄入量每减少60g降低1分 0g: -6分		≥350g: 0分 280~349g: -1分 摄入量每减少60g降低1分 0g: -6分		≥400g: 0分 320~399g: -1分 摄入量每减少80g降低1分 0g: -6分	

续表

不同能量摄入水平各类食物的赋分标准

成分	分数	亚组	分数	4 180kJ 1 000kcal	5 020kJ 1 200kcal	5 860kJ 1 400kcal	6 700kJ 1 600kcal	7 550kJ 1 800kcal	8 350kJ 2 000kcal	9 200kJ 2 200kcal	10 050kJ 2 400kcal	10 900kJ 2 600kcal	11 700kJ 2 800kcal	12 550kJ 3 000kcal
C3: 奶类及制品 豆类及豆制品	-12~0分	奶类及奶制品	-6~0分	≥500g: 0分 摄入量每减少100g降低1分 0g: -6分		≥350g: 0分 摄入量每减少70g降低1分 0g: -6分	≥300g: 0分 摄入量每减少60g降低1分 0g: -6分							
		豆类及豆制品	-6~0分	≥5g: 0分 摄入量每减少1g降低1分 0g: -6分	≥15g: 0分 摄入量每减少3g降低1分 0g: -6分			≥25g: 0分 摄入量每减少5g降低1分 0g: -6分						
C4: 动物性食物	-12~8分	红肉和加工肉类,家禽	-4~4分	0g: -3分 1~5g: -2分 6~10g: -1分 11~20g: 0分 21~25g: 1分 26~30g: 2分 31~35g: 3分 >35g: 4分	0g: -4分 1~5g: -3分 6~10g: -2分 11~15g: -1分 16~35g: 0分 36~40g: 1分 41~45g: 2分 46~50g: 3分 >50g: 4分		0g: -4分 1~10g: -3分 11~20g: -2分 21~30g: -1分 31~50g: 0分 51~60g: 1分 61~70g: 2分 71~80g: 3分 >80g: 4分	0g: -4分 1~15g: -3分 16~30g: -2分 31~45g: -1分 46~55g: 0分 56~70g: 1分 71~85g: 2分 85~100g: 3分 >100g: 4分		0g: -4分 1~20g: -3分 21~40g: -2分 41~60g: -1分 61~90g: 0分 91~110g: 1分 111~130g: 2分 131~150g: 3分 >150g: 4分			0g: -4分 1~25g: -3分 26~50g: -2分 51~75g: -1分 76~125g: 0分 126~150g: 1分 151~175g: 2分 176~200g: 3分 >200g: 4分	

续表

不同能量摄入水平各类食物的赋分标准

成分	分数	亚组	分数	4 180kJ 1 000kcal	5 020kJ 1 200kcal	5 860kJ 1 400kcal	6 700kJ 1 600kcal	7 550kJ 1 800kcal	8 350kJ 2 000kcal	9 200kJ 2 200kcal	10 050kJ 2 400kcal	10 900kJ 2 600kcal	11 700kJ 2 800kcal	12 550kJ 3 000kcal
C4：动物性食物	−12~8分	鱼虾类	−4~0分	0g：−4分 1~4g：−3分 5~9g：−2分 10~14g：−1分 ≥15g：0分	<5g：−4分 5~9g：−3分 10~14g：−2分 15~19g：−1分 ≥20g：0分	<10g：−4分 10~19g：−3分 20~29g：−2分 30~39g：−1分 ≥40g：0分		<5g：−4分 5~19g：−3分 20~34g：−2分 35~49g：−1分 ≥50g：0分		0g：−4分 1~24g：−3分 25~49g：−2分 50~74g：−1分 ≥75g：0分			<25g：−4分 25~49g：−3分 50~74g：−2分 75~99g：−1分 ≥100g：0分	<50g：−4分 50~74g：−3分 75~99g：−2分 100~124g：−1分 ≥125g：0分
		蛋类	−4~4分	0g：−4分 1~5g：−3分 6~10g：−2分 11~15g：−1分 16~25g：0分 26~30g：1分 31~35g：2分 36~40g：3分 >40g：4分	<5g：−4分 6~10g：−3分 11~15g：−2分 16~20g：−1分 21~30g：0分 31~35g：1分 36~40g：2分 41~45g：3分 >45g：4分		0g：−4分 1~10g：−3分 11~20g：−2分 21~30g：−1分 31~50g：0分 51~60g：1分 61~70g：2分 71~80g：3分 >80g：4分			0g：−4分 1~15g：−3分 16~30g：−2分 31~45g：−1分 46~55g：0分 56~70g：1分 71~85g：2分 85~100g：3分 >100g：4分				

不同能量摄入水平各类食物的赋分标准

成分	分数	亚组	分数	4 180kJ 1 000kcal	5 020kJ 1 200kcal	5 860kJ 1 400kcal	6 700kJ 1 600kcal	7 550kJ 1 800kcal	8 350kJ 2 000kcal	9 200kJ 2 200kcal	10 050kJ 2 400kcal	10 900kJ 2 600kcal	11 700kJ 2 800kcal	12 550kJ 3 000kcal
C5：纯能量食物	0~12分	烹饪油	0~6分[4]	≤20g: 0分 21~25g: 1分 >45g: 6	≤25g: 0分 26-30g: 1分 >50g: 6					≤30g: 0分 31~35g: 1分 >55g: 6			≤35g: 0分 36~40g: 1分 >60g: 6	
		酒精饮料	0~6分	男性：<25g: 0分，26~40g: 1分，26~100g摄入量每增加15g增加1分，>100g: 6分[25g酒精相当于750ml啤酒或250ml红酒或75g低度白酒（含有酒精含量> 38%）]；女性：<15g: 0分，16~25g: 1分，摄入量每增加10g增加1分，>65g: 6分[15g酒精相当于450ml啤酒或150ml红酒或50g高度白酒（含有38%酒精）或30g高度白酒（酒精含量> 38%）]										
C6：调味品	0~12分	添加糖	0~6分	<25g: 0分，26g，摄入量每增加5g增加1分，>50g: 6分										
		食盐	0~6分	<2g: 0分 2-3g: 1分 摄入量每增加2g增加1分 >12g: 6分	<3g: 0分 3-4g: 1分 摄入量每增加2g增加1分 >13g: 6分	<4g: 0分 4~5g: 1分 摄入量每增加2g增加1分 >14g: 6分		<5g: 0分 5~6g: 1分 摄入量每增加2g增加1分 >15g: 6分						
C7：饮食多样性	-12~0分	饮食多样性	-12~0分	≥12种食物[5]: 0分，每种食物达到或超过最低限量值[达到或超过最低限量值分值取0分，低于最低限量值分值为-1分，12种食物分值累加]										
C8：饮水	-12~0分	饮水	-12~0分	≥1 200ml: 0分，摄入量每减少100ml降低1分，<100ml: -12分										

注：1.0g赋值 -12分，以下同。

2. 谷类包括大米、小麦，干豆类（不包括大豆）和根茎类。摄入量指的是生重。薯类：摄入量除以3；土豆：摄入量除以4；山药和山药豆：摄入量除以6。甘薯：摄入量除以3。

3. 当能量摄入水平为1 000~1 400kcal时，摄入量每增加（减少）一个单位重量，得分由0分增加（减少）2分，单位重量为15g；能量为1 000kcal和1 200kcal时，单位重量为15g；能量为1 400kcal时，单位重量为25g。当能量摄入水平为1 600kcal及以上时，摄入量每增加（减少）一个单位重量，得分由0分增加（减少）1分，能量为1 600~1 800kcal时，单位重量为2 000~2 200kcal时，单位重量为25g；能量超过2 400kcal时单位重量为25g。

4. 摄入量每增加5g，得分增加1分（1~6分）。

5. 食物最低限量值：大豆类5g，其他11种食物25g。

表 10-2 中国健康膳食指数评分表

CHDI 指标	最大分值	最大分值取值标准	最小分值 0 分取值标准
食物种类	10	≥12 种	≤5 种
精制谷类	5	≥100g/1 000kcal	0
全谷物和杂豆薯类	5	≥40g/1 000kcal	0
蔬菜总量	5	≥180g/1 000kcal	0
深色蔬菜	5	≥90g/1 000kcal	0
水果	10	≥110g/1 000kcal	0
奶类	10	≥100g/1 000kcal	0
大豆类	10	≥10g/1 000kcal	0
肉蛋类	5	≥50g/1 000kcal	0
鱼虾类	5	≥30g/1 000kcal	0
饱和脂肪酸供能比	10	<10%	≥15%
钠摄入量	10	≤1g/1 000kcal	≥4g/1 000kcal
纯能量食物供能比	10	≤20%	≥40%

（三）中国膳食指南指数

依据《中国居民膳食指南(2007)》及平衡膳食宝塔,建立了中国居民膳食指南指数(China Dietary Guideline Index,CDGI),共 10 个指标,总分范围 0~100 分。随着《中国居民膳食指南(2016)》和平衡膳食宝塔的发布,CDGI 做了相应修订。《中国居民膳食指南(2022)》发布后,于 2023 年对其进行了更新。更新后的 CDGI 共 14 个指标,总分范围为 0~110 分(表 10-3)。

表 10-3 中国膳食指南指数评分表

《中国居民膳食指南(2022)》定量建议[1]	CDGI-2022 组分（最高分）	最低分标准(0)	最高分标准
1.食物多样,合理搭配			
①谷薯类	①谷薯类（5 分）	①0g/d 或	①<1 200kcal/d:85g/d
1 000kcal/d:85g/d		<1 200kcal/d:≥170g/d	1 200~kcal/d:100g/d
1 200kcal/d:100g/d		1 200~kcal/d:≥200g/d	1 400~kcal/d:150g/d
1 400kcal/d:150g/d		1 400~kcal/d:≥300g/d	1 600~kcal/d:250g/d
1 600kcal/d:250g/d		1 600~kcal/d:≥500g/d	1 800~kcal/d:275g/d
1 800kcal/d:275g/d		1 800~kcal/d:≥550g/d	2 000~kcal/d:325g/d
2 000kcal/d:325g/d		2 000~kcal/d:≥650g/d	2 200~kcal/d:350g/d
2 200kcal/d:350g/d		2 200~kcal/d:≥700g/d	2 400~kcal/d:400g/d
2 400kcal/d:400g/d		2 400~kcal/d:≥800g/d	2 600~kcal/d:475g/d
2 600kcal/d:475g/d		2 600~kcal/d:≥950g/d	2 800~kcal/d:500g/d

《中国居民膳食指南(2022)》定量建议[1]	CDGI-2022组分（最高分）	最低分标准(0)	最高分标准
2 800kcal/d：500g/d		2 800~kcal/d：≥1 000g/d	≥3 000kcal/d：525g/d
3 000kcal/d：525g/d		≥3 000kcal/d：≥1 050g/d	
②全谷物和杂豆	②其他谷物（不包括米类、面类和薯类）和杂豆（5分）	②<1 600kcal/d：0g/d	②<1 600kcal/d：>0g/d
1 000~1 400kcal/d：适量		1 600~kcal/d：≥300g/d	1 600~kcal/d：50~150g/d
1 600~2 400kcal/d：50~150g/d		2 600~kcal/d：≥400g/d	2 600~kcal/d：125~200g/d
2 600~3 000kcal/d：125~200g/d			
2.多吃蔬果、奶类、全谷、大豆			
①蔬菜	①蔬菜（5分）	① 0g/d	①<1 200kcal/d：≥200g/d
1 000kcal/d：200g/d			1 200kcal/d：≥250g/d
1 200kcal/d：250g/d			1 400kcal/d：≥300g/d
1 400~1 600kcal/d：300g/d			1 800kcal/d：≥400g/d
1 800kcal/d：400g/d			2 000kcal/d：≥450g/d
2 000~2 200kcal/d：450g/d			2 400~kcal/d：≥500g/d
2 400~2 800kcal/d：500g/d			≥3 000kcal/d：≥600g/d
3 000kcal/d：600g/d			
②深色蔬菜占蔬菜总摄入量的一半[2]	②深色蔬菜所占比例（5分）	② 0	②≥50%
③水果	③水果（10分）	③ 0g/d	③<1 600kcal/d：≥150g/d
1 000~1 400kcal/d：150g/d			1 600~kcal/d：≥200g/d
1 600~1 800kcal/d：200g/d			2 000~kcal/d：≥300g/d
2 000~2 200kcal/d：300g/d			2 400~kcal/d：≥350g/d
2 400~2 600kcal/d：350g/d			≥2 800kcal/d：≥400g/d
2 800~3 000kcal/d：400g/d			
④奶及奶制品	④奶及奶制品（10分）	④ 0g/d	④<1 400kcal/d：≥500g/d
1 000~1 200kcal/d：500g/d			1 400~kcal/d：≥350g/d
1 400kcal/d：350g/d			≥1 600kcal/d：≥300g/d
1 600~3 000kcal/d：300g/d			
⑤大豆	⑤大豆（5分）	⑤ 0g/d	⑤<1 200kcal/d：≥5g/d
1 000kcal/d：5g/d			1 200~kcal/d：≥15g/d
1 200~2 000kcal/d：15g/d			≥2 200kcal/d：≥25g/d
2 200~3 000kcal/d：25g/d			

续表

《中国居民膳食指南(2022)》定量建议[1]	CDGI-2022组分（最高分）	最低分标准(0)	最高分标准
⑥坚果	⑥坚果（5分）	⑥<1 200kcal/d：>0g/d	⑥<1 200kcal/d：0g/d
1 000kcal/d：-		1 200~kcal/d：0g/d 或 ≥20g/d	1 200~kcal/d：>0 and <10g/d
1 200~1 400kcal/d：moderate		≥1 600kcal/d：0g/d 或 ≥20g/d	≥1 600kcal/d：10g/d
1 600~3 000kcal/d：10g/d			
3. 适量吃鱼、禽、蛋、瘦肉			
①水产品（如鱼类、贝类和软体动物）	①水产品（10分）	①0g/d 或	①<1 200kcal/d：15g/d
1 000kcal/d：15g/d		<1 200kcal/d：>30g/d	1 200~kcal/d：20g/d
1 200kcal/d：20g/d		1 200~kcal/d：≥40g/d	1 400~kcal/d：40g/d
1 400~1 600kcal/d：40g/d		1 400~kcal/d：≥80g/d	1 800~kcal/d：50g/d
1 800~2 000kcal/d：50g/d		1 800~kcal/d：≥100g/d	2 200~kcal/d：75g/d
2 200~2 600kcal/d：75g/d		2 200~kcal/d：≥150g/d	2 800~kcal/d：100g/d
2 800kcal/d：100g/d		2 800~kcal/d：≥200g/d	≥3 000kcal/d：125g/d
3 000kcal/d：125g/d		≥3 000kcal/d：≥250g/d	
②禽类和瘦肉	②禽类和瘦肉（10分）	②0g/d 或	②<1 200kcal/d：15g/d
1 000kcal/d：15g/d		<1 200kcal/d：≥30g/d	1 200~kcal/d：25g/d
1 200kcal/d：25g/d		1 200~kcal/d：≥50g/d	1 400~kcal/d：40g/d
1 400~1 600kcal/d：40g/d		1 400~kcal/d：≥80g/d	1 800~kcal/d：50g/d
1 800~2 000kcal/d：50g/d		1 800~kcal/d：≥100g/d	2 200~kcal/d：75g/d
2 200~2 600kcal/d：75g/d		2 200~kcal/d：≥150g/d	≥2 800kcal/d：100g/d
2 800~3 000kcal/d：100g/d		≥2 800kcal/d：≥200g/d	
③蛋类	③蛋类（10分）	③0g/d 或	③<1 200kcal/d：20g/d
1 000kcal/d：20g/d		<1 200kcal/d：>40g/d	1 200~kcal/d：25g/d
1 200~1 400kcal/d：25g/d		1 200~kcal/d：>50g/d	1 600~kcal/d：40g/d
1 600~1 800kcal/d：40g/d		1 600~kcal/d：≥80g/d	≥2 000kcal/d：50g/d
2 000~3 000kcal/d：50g/d		≥2 000kcal/d：≥100g/d	
4. 少盐少油、控糖限酒[3]			
①烹调油	①烹调油（10分）	①<1 200kcal/d：≥40g/d	①<1 200kcal/d：≤20g/d
1 000kcal/d：15~20g/d		1 200~kcal/d：≥50g/d	1 200~kcal/d：≤25g/d
1 200~1 400kcal/d：20~25g/d		2 200~kcal/d：≥60g/d	2 200kcal/d：≤30g/d
1 600~2 000kcal/d：25g/d		≥2 800kcal/d：≥70g/d	≥2 800kcal/d：≤35g/d

续表

《中国居民膳食指南(2022)》定量建议[1]	CDGI-2022组分（最高分）	最低分标准(0)	最高分标准
2 200~2 600kcal/d：30g/d			
2 800~3 000kcal/d：35g/d			
②盐	②盐（10分）	②<1 200kcal/d：≥4g/d	②<1 200kcal/d：≤2g/d
1 000kcal/d：<2g/d		1 200~kcal/d：≥6g/d	1 200~kcal/d：≤3g/d
1 200kcal/d：<3g/d		1 400~kcal/d：≥8g/d	1 400~kcal/d：≤4g/d
1 400kcal/d：<4g/d		≥1 600kcal/d：≥10g/d	≥1 600kcal/d：≤5g/d
1 600~3 000kcal/d：<5g/d			
③酒精	③酒精（10分）	③2岁~：>0g/d	③2岁~：0g/d
2岁~：0		18岁~：≥30g/d	18岁~：≤15g/d
18岁~：≤15g/d			
	总分（110分）		

注：1. 适用于能量需求为1 000~3 000kcal/d的人群。

2. 深色蔬菜是指胡萝卜素含量≥500μg/100g的蔬菜。

3. 对于烹调油、盐和酒精，推荐最高摄入量的2倍作为0分标准。

（四）中国健康饮食指数

依据《中国居民膳食指南(2016)》，2017年建立了中国健康饮食指数(Chinese Healthy Eating Index, CHEI)（表10-4）。CHEI共17个指标，分别为谷类、全谷物及杂豆、薯类、蔬菜、深色蔬菜、水果、奶类、大豆、水产品、禽类、蛋类、坚果、红肉、烹调油、钠、添加糖、酒精，满分100分。

表10-4　中国健康饮食指数评分表

成分	得分		
	0	5	10
适量			
谷类	0	≥2.5SP/1 000kcal	
全谷物和杂豆类	0	≥0.6SP/1 000kcal	
薯类	0	≥0.3SP/1 000kcal	
蔬菜	0	≥1.9SP/1 000kcal	
深色蔬菜	0	≥0.9SP/1 000kcal	
水果	0		≥1.1SP/1 000kcal
奶类	0	≥0.5SP/1 000kcal	
大豆	0	≥0.4SP/1 000kcal	
水产品	0	≥0.6SP/1 000kcal	

成分	得分		
	0	5	10
禽类	0	≥0.3SP/1 000kcal	
蛋类	0	≥0.5SP/1 000kcal	
坚果	0	≥0.4SP/1 000kcal	
限量			
红肉	≥3.5	≤0.4SP/1 000kcal	
烹调油	≥32.6		≤15.6g/1 000kcal
钠	≥3 608		≤1 000mg/1 000kcal
添加糖	≥20%		≤能量 10%
酒精	≥25g(男性)/15g(女性)	≤60g(男性)/40g(女性)	

注:SP,standard portion,食物标准份量。

(五)中国精简膳食质量评分

中国精简膳食质量评分(China Prime Diet Quality Score,CPDQS)由 22 个指标构成(表 10-5),以膳食指南和平衡膳食宝塔中各类食物的推荐量为依据对各指标的取值进行定义。依据平衡膳食宝塔中能量需要量在 2 000kcal 水平的各类食物推荐量,以每日推荐量的最高值定义为每一份的量。健康食物以达到每日推荐量的 60% 为满分,22 个指标总分取值范围为 0~100 分。

表 10-5　中国精简膳食质量评分表

指标	g/ 份	基础分值(BS)					CPDQS赋分	值域
		0 分	1 分	2 分	3 分	4 分		
深绿色蔬菜	100	0	(0, 20)	[20, 40)	[40, 60)	≥60	2BS	0, 2, 4, 6, 8
深红色 /橙色蔬菜	100	0	(0, 20)	[20, 40)	[40, 60)	≥60	BS	0, 1, 2, 3, 4
其他蔬菜	200	0	(0, 40)	[40, 80)	[80, 120)	≥120	BS	0, 1, 2, 3, 4
深黄色水果	100	0	(0, 20)	[20, 40)	[40, 60)	≥60	BS	0, 1, 2, 3, 4
柑橘类水果	100	0	(0, 20)	[20, 40)	[40, 60)	≥60	BS	0, 1, 2, 3, 4
其他水果	100	0	(0, 20)	[20, 40)	[40, 60)	≥60	BS	0, 1, 2, 3, 4
全谷物 /杂豆	50	0	(0, 10)	[10, 20)	[20, 30)	≥30	2BS	0, 2, 4, 6, 8
红薯类	100	0	(0, 20)	[20, 40)	[40, 60)	≥60	0.5BS	0, 0.5, 1, 1.5, 2
其他薯类	100	0	(0, 20)	[20, 40)	[40, 60)	≥60	0.5BS	0, 0.5, 1, 1.5, 2
大豆类	20	0	(0, 4)	[4, 8)	[8, 12)	≥12	2BS	0, 2, 4, 6, 8
坚果类	20	0	(0, 4)	[4, 8)	[8, 12)	≥12	BS	0, 1, 2, 3, 4

续表

指标	g/份	基础分值(BS)					CPDQS 赋分	值域
		0分	1分	2分	3分	4分		
禽肉	50	0	(0,10)	[10,20)	[20,30)	≥30	BS	0,1,2,3,4
鱼虾类	50	0	(0,10)	[10,20)	[20,30)	≥30	2BS	0,2,4,6,8
奶类	300	0	(0,60)	[60,120)	[120,180)	≥180	BS	0,1,2,3,4
蛋类	50	0	(0,10)	[10,20)	[20,30)	≥30	BS	0,1,2,3,4
畜肉	50	>200	(150,200]	(100,150]	(50,100]	≤50	BS	0,1,2,3,4
油炸食品	50	>200	(150,200]	(100,150]	(50,100]	≤50	BS	0,1,2,3,4
精制谷物	150	>6 000	(450,600]	(300,450]	(150,300]	(0,150]	BS	0,1,2,3,4
含糖饮料	100	>400	(300,400]	(200,350]	(100,200]	≤100	BS	0,1,2,3,4
食用油	25	>100	(75,100]	(50,75]	(25,50]	≤25	BS	0,1,2,3,4
盐	5	>20	(15,20]	(10,15]	(5,10]	≤5	BS	0,1,2,3,4
酒类	15	>60	(45,60]	(30,45]	(15,30]	≤15	BS	0,1,2,3,4

注:1. 各类食物按照可食部分生重量计。

2. 大豆类及其制品按照干豆重量计(豆制品按照蛋白质含量折算为干豆)。

3. 奶类按照鲜奶的重量计,其他奶制品按照蛋白质含量折算为鲜奶量。

4. 饮酒量按照酒精含量计,根据酒品中酒精含量进行折算。

(六)中国儿童膳食指数

依据《中国居民膳食指南(2007)》和《中国居民膳食营养素参考摄入量(2013)》,2016年建立了用于评价中国学龄儿童膳食质量的中国儿童膳食指数(Chinese Children Dietary Index,CCDI),分为食物/食物组、营养素和健康饮食促进行为三部分,包括16个指标,分别为谷类、蔬菜、水果、奶及奶制品、豆类及其制品、肉类、水产品、蛋类、饮水量、含糖饮料、维生素A、脂肪酸、膳食纤维、食物多样性、同父母和(外)祖父母共进晚餐的次数、能量平衡等。每个指标10分,总分范围为0~160分,得分越高表示膳食质量越好。《中国居民膳食指南(2016)》发布后,于2019年对CCDI进行了更新,形成了CCDI-16(表10-6),对三个年龄段的儿童青少年分别制定了相应的膳食建议标准,同样包括16个指标,总分不变,但计分方式略有不同。

表 10-6　中国儿童膳食指数评分表

年龄/岁	成分	赋分范围/分	最大得分标准	最小得分标准
7~10	谷薯类	0~10	110~179g/1 000kcal	0 or >358g/1 000kcal
	蔬菜	0~10	≥188g/1 000kcal	0g/1 000kcal
	水果	0~10	≥94g/1 000kcal	0g/1 000kcal
	奶及奶制品	0~10	≥188g/1 000kcal	0g/1 000kcal
	豆类及其制品	0~10	≥10/1 000kcal	0g/1 000kcal

年龄/岁	成分	赋分范围/分	最大得分标准	最小得分标准
7~10	畜禽肉类	0~10	25~29g/1 000kcal	0 or >58g/1 000kcal
	水产品	0~10	≥25g/1 000kcal	0g/1 000kcal
	蛋类	0~10	16~29g/1 000kcal	0g/1 000kcal or >58g/1 000kcal
11~13	谷薯类	0~10	125~167g/1 000kcal	0 or >334g/1 000kcal
	蔬菜	0~10	≥200g/1 000kcal	0g/1 000kcal
	水果	0~10	≥100g/1 000kcal	0g/1 000kcal
	奶及奶制品	0~10	≥150g/1 000kcal	0g/1 000kcal
	豆类及其制品	0~10	≥7.5g/1 000kcal	0g/1 000kcal
	畜禽肉类	0~10	25~28g/1 000kcal	0 or >56g/1 000kcal
	水产品	0~10	≥25g/1 000kcal	0g/1 000kcal
	蛋类	0~10	16~29g/1 000kcal	0g/1 000kcal or >58g/1 000kcal
14~17	谷薯类	0~10	125~200g/1 000kcal	0 or >400g/1 000kcal
	蔬菜	0~10	≥187.5g/1 000kcal	0g/1 000kcal
	水果	0~10	≥125g/1 000kcal	0g/1 000kcal
	奶及奶制品	0~10	≥125g/1 000kcal	0g/1 000kcal
	豆类及其制品	0~10	≥6g/1 000kcal	0g/1 000kcal
	畜禽肉类	0~10	25~29g/1 000kcal	0 or >58g/1 000kcal
	水产品	0~10	≥21g/1 000kcal	0g/1 000kcal
	蛋类	0~10	21~37.5g/1 000kcal	0g/1 000kcal or >75g/1 000kcal
7~17	饮水量	0~10	≥100%AI/d[1]	0%AI/d
	含糖饮料	0~10	0ml/d	≥250ml/d
	维生素A	0~10	≥100%RNI/d[2]	0%RNI/d
	脂肪酸	0~10	（MUFAs+PUFAs）/SFAs≥2.5[3]	（MUFAs+PUFAs）/SFAs≤1.2g/d
	膳食纤维	0~10	≥14g/1 000kcal	0g/1 000kcal
	食物多样性	0~10	≥10	0
	同父母和（外）祖父母共进晚餐	0~10	经常与父母和（外）祖父母共进晚餐	不经常和父母和（外）祖父母共进晚餐
	能量平衡	0~10	0.9EER≤EI≤1.1EER[3]	EI=0 或 EI≥2.2EER[3]

注：1. AI：adequate intake，适宜摄入量。

2. RNI：recommended nutrient intake，推荐摄入量。

3. MUFAs：monounsaturated fatty acids，单不饱和脂肪酸；PUFAs：polyunsaturated fatty acids，多不饱和脂肪酸；SFAs：saturated fatty acids，饱和脂肪酸；EER：estimated energy requirement，能量需要量；EI，energy intake，能量摄入量。

（七）中国老年膳食指南指数

参照《中国居民膳食指南(2016)》和平衡膳食宝塔,在 CDGI-2007 的基础上选择膳食指南指数的构成指标,采用等权重连续性评分方法,建立中国老年膳食指南指数(China Elderly Dietary Guideline Index,CDGI-E)(表 10-7),总分范围为 0~110 分,包含 3 大类 13 个评价指标,分别为"足量"摄入类:谷薯类(碳水化合物供能比、其他谷物及杂豆)、水果、蔬菜(蔬菜总量、深色蔬菜占比)、大豆及坚果类、奶及奶制品。"适量"摄入类(水产品、畜禽肉、蛋类)和"限量"摄入类(油、盐、酒)。

表 10-7 中国老年膳食指南指数评分表

中国居民膳食指南(2016)定性指导	中国居民平衡膳食宝塔(2016)定量指导	CDGI(2018)-E 组分	老年食物推荐摄入量	最小值标准	最大值标准	最大赋值
1. 食物多样,谷类为主	谷薯类:250~400g/d	碳水化合物供能比	50%~65%	0% 或 100%	50%~65%	5
	全谷物及杂豆:50~150g/d	其他谷物及杂豆	50~150g/d	0g/d	≥100g/d	5
	薯类:300~500g/d					
2. 多吃蔬果、奶类、大豆	蔬菜:300~500g/d	蔬菜	男性:400~500g/d	0g/d	男性:≥450g/d	5
			女性:300~400g/d	0g/d	女性:≥350g/d	
		深色蔬菜	>1/2	0g/d	≥1/2	5
	水果:200~350g/d	水果	男性:300g/d	0g/d	男性:≥30g/g	10
			女性:200g/d	0g/d	女性:≥25g/d	
	奶及奶制品:300g/d	奶及奶制品	300g/d	0g/d	≥300g/d	10
	大豆及坚果:25~35g/d	大豆及坚果	男性:25~35g/d	0g/d	男性:≥300g/d	10
			女性:25g/d	0g/d	女性:≥200g/d	
3. 适量吃鱼、禽、蛋、瘦肉	水产品:40~75g/d	水产品	男性:50~75g/d	0g/d	男性:≥62.5g/d	10
			女性:40~50g/d	0g/d	女性:≥45g/d	
	畜禽肉:40~75g/d	畜禽肉	男性:50~75g/d	男性:0g/d 或 ≥125g/d	男性:62.5g/d	10
			女性:40~50g/d	女性:0g/d 或 ≥90g/d	女性:45g/d	
	蛋类:40~50g/d	蛋类	男性:50g/d	0g/d	男性:50g/d	10
			女性:40g/d	0g/d	女性:40g/d	
4. 少油少盐,控糖限酒	烹调油:25~30g/d	烹调油	25g/d	50g/d	25g/d	10

中国居民膳食指南(2016)定性指导	中国居民平衡膳食宝塔(2016)定量指导	CDGI(2018)-E组分	老年食物推荐摄入量	最小值标准	最大值标准	最大赋值
4. 少油少盐，控糖限酒	食盐：<6g/d	食盐	<6g/d	≥12g/d	<6g/d	10
		酒	男性：<25g/d	男性：≥50g/d	男性：<25g/d	10
			女性：<15g/d	女性：≥30g/d	女性：<15g/d	

（八）中国孕期膳食平衡指数

中国孕期膳食平衡指数（Diet Balance Index for Pregnancy，DBI-P）（表 10-8）根据 2022 版中国孕期妇女平衡膳食宝塔及孕期妇女膳食指南给出的核心推荐，采用 DBI-07 的构成指标、取值方法和评价指标及评价标准。所选构成指标包括谷类，蔬菜水果类，奶、大豆及坚果类，动物性食物，食物多样性；单项指标包括谷类、蔬菜、水果、奶类、大豆及坚果类、畜禽肉类、水产品类、蛋类及食物种类。

表 10-8　中国孕期膳食平衡指数评分表

构成指标	分值	单项指标	分值	孕早期	孕中期	孕晚期
谷类[1]	−12~12分			<30g：−12分[2]	0g：−12分	<25g：−12分
				250~300g：0分	275~325g：0分	300~350g：0分
				每增加20g，分值增加1分	每增加25g，分值增加1分	每增加25g，分值增加1分
				>520g：12分	>600：12分	>625g：12分
蔬菜水果类	−12~6分	蔬菜	−6~0分	≥300g：0分	≥400g：0分	≥400g：0分
				240~299g：−1分	320~399g：−1分	320~399g：−1分
				每减少60g，分值减少1分	每减少80g，分值减少1分	每减少80g，分值减少1分
				0g：−6分	0g：−6分	0g：−6分
		水果	−6~6分	0g：−6分	0g：−6分	0g：−6分
				200~300g：0分	200~300g：0分	200~350g：0分
				每增加40g，分值增加1分	每增加40g，分值增加1分	每增加40g，分值增加1分
				>500g：6分	>500g：6分	>550g：6分
奶、大豆和坚果	−12~0分	奶类	−6~0分	≥300g：0分	≥300g：0分	≥300g：0分
				240~299：−1分	240~299：−1分	240~299：−1分
				每减少60g，分值减少1分	每减少60g，分值减少1分	每减少60g，分值减少1分
				0g：−6分	0g：−6分	0g：−6分
		大豆及坚果类	−6~0分	≥25g：0分	≥30g：0分	≥30g：0分
				20~24g：−1分	24~29g：−1分	24~29g：−1分
				每减少5g，分值减少1分	每减少6g，分值减少1分	每减少6g，分值减少1分
				0g：−6分	0g：−6分	0g：−6分

续表

构成指标	分值	单项指标	分值	孕早期	孕中期	孕晚期
动物性食物	−12~8	畜禽肉	−4~4分	0g: −4分	0g: −4分	0g: −4分
				1~13g: −3分	1~17g: −3分	1~17g: −3分
				14~26g: −2分	18~33g: −2分	18~33g: −2分
				27~39g: −1分	34~49g: −1分	34~49g: −1分
				40~65g: 0分	50~75g: 0分	50~75g: 0分
				66~80g: 1分	76~90g: 1分	76~90g: 1分
				81~95g: 2分	91~105g: 2分	91~105g: 2分
				96~110g: 3分	106~120g: 3分	106~120g: 3分
				>110g: 4分	>120g: 4分	>120g: 4分
		水产品	−4~0分	≥40g: 0分	≥50g: 0分	≥75g: 0分
				27~39g: −1分	35~49g: −1分	50~74g: −1分
				14~26g: −2分	20~34g: −2分	25~49g: −2分
				1~13g: −3	5~19g: −3分	1~24g: −3分
				0g: −4分	<5g: −4分	0g: −4分
		蛋	−4~4分	0g: −4分	0g: −4分	0g: −4分
				1~15g: −3分	1~15g: −3分	1~15g: −3分
				16~30g: −2分	16~30g: −2分	16~30g: −2分
				31~45g: −1分	31~45g: −1分	31~45g: −1分
				46~55g: 0分	46~55g: 0分	46~55g: 0分
				56~70g: 1分	56~70g: 1分	56~70g: 1分
				71~85g: 2分	71~85g: 2分	71~85g: 2分
				86~100g: 3分	86~100g: 3分	86~100g: 3分
				>100g: 4分	>100g: 4分	>100g: 4分
食物多样性[3]	−12~0分	食物种类	−12~0分	每种食物达到或超过最低限量值分值为0分,低于最低限量值分值为−1分(食物最低限量值大豆类为5g,其他11种食物为25g)		

注:[1] 谷类食物包括米类、面类、干豆类(除大豆)及根茎类食物,摄入量以生重计,红薯摄入量按除以3计,土豆摄入量按除以4计,山药摄入量按除以6计。

[2] <30g赋值−12分,以下同。

[3] 食物多样性分类包括12种食物:米及其制品、面及其制品、粗粮及薯类、深色蔬菜(每100g蔬菜中含胡萝卜素≥500μg)、浅色蔬菜(每100g蔬菜中含胡萝卜素<500μg)、水果、大豆及坚果、奶类及其制品、畜肉及其制品、禽肉及其制品、蛋类、水产品。

第二节　膳食模式研究方法——后验法

后验法是根据研究人群的膳食数据,利用相应统计学方法,在考虑原始食物相关性的基础上,构建出研究人群真实全面且最大化反映原始食物构成特点的膳食模式。不同地区、不同人群所得到的膳食模式可能不同。常用的分析方法包括因子分析、聚类分析和降秩回归等。

一、因子分析方法

根据食物变量之间的相关程度,将食物变量聚类成几个主要的类别(公因子),再根据专业知识确定这些公因子代表的实际含义。因子分析主要有两种基本形式:探索性因子分析和验证性因子分析。主成分分析是因子分析中最常用的方法,是从多个变量之间的相互关系入手,利用降维的思想,将多个变量化为少数几个互不相关的综合变量的统计方法,这种方法可以有效地探索出与疾病危险因素相关的因子。

【例 10-1】利用成年人群膳食调查数据,采用因子分析方法研究该人群的膳食模式特征。将 17 类食物组纳入模型,获得了 4 种膳食模式,分别是模式 1 以奶类、蛋糕和水果为主,模式 2 以面类和其他谷类为主,模式 3 以蔬菜和猪肉为主,模式 4 以鱼虾类和禽肉为主。

SPSS 软件实现:

1. 打开示例数据

2. 运行因子分析过程　单击 Analyze → Dimension → Factor Analyze,在弹出的对话框中把左侧需要标准化的变量移至右侧 Variable 框,点击 Descriptives,选择 Initial solution 和 KMO and Bartlett's test of sphericity → Continue,如图 10-1、图 10-2 所示。点击 Extraction,弹出的对话框中,在 Analyze 框中选择 Correlation matrix,在 Display 框中勾选 Unrotated factor solution 和 Scree plot,在 Extract 框中选填 Fixed number of factors → Factors to extract 框填写 "4",Maximum Iterations for Convergence 默认为 "25",点击 Continue,如图 10-3 所示。点击 Rotation 选项,Method 栏中选择 Varimax,Display 栏中选择 Rotated solution,Maximum Iterations for Convergence 默认为 "25",点击 Continue,如图 10-4 所示。点击 Scores,在弹出的对话框中勾选 Save as variables → Display factor score coefficient matrix → Continue,如图 10-5 所示。点击 Options,Missing Values 栏默认为 Exclude cases listwise,Coefficient Display Format 栏中勾选 Sorted by size,点击 Continue → OK,如图 10-6 所示。

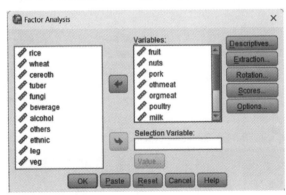

图 10-1　因子分析主对话框

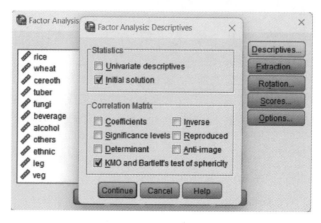

图 10-2　因子分析"描述"对话框

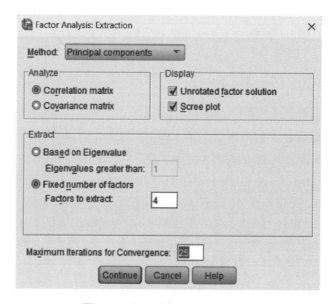

图 10-3　因子分析"抽取"对话框

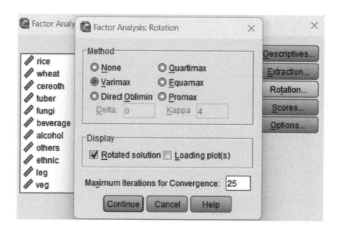

图 10-4　因子分析"旋转"对话框

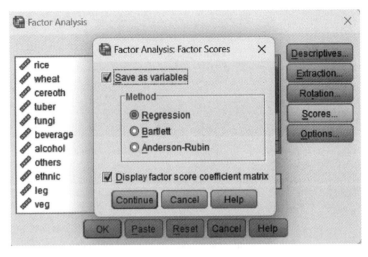

图 10-5 因子分析"得分"对话框

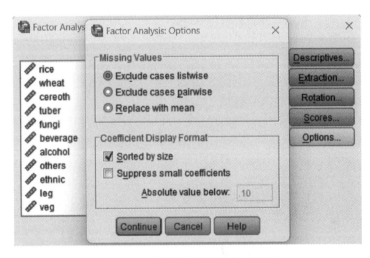

图 10-6 因子分析"选项"对话框

3. 结果解读

（1）KMO 和 Bartlett 检验表：检验变量间的偏相关关系及因子模型是否适当。结果显示，KMO 数值为 0.679，较为适合因子分析；Bartlett 球形度检验概率 P 值为 0.000，表明原变量之间有相关性，适合做因子分析，如表 10-9 所示。

表 10-9 KMO 和 Bartlett 的检验

Kaiser-Meyer-Olkin measure of Sampling Adequacy		0.679
Bartlett's Test of Sphericity	Approx.Chi-Square	13 926.669
	df	136
	Sig.	0.000

（2）公因子方差"初始"表示在提取因子之前变量的公因子方差，系统默认为 1。"提取"表示由原始变量指标提取的公因子方差，如表 10-10 所示。

表 10-10　公因子方差 [a]

	Component			
	1	2	3	4
rice	0.705	−0.172	−0.008	−0.176
pork	0.645	0.084	0.076	0.083
wheat	−0.580	−0.181	0.380	0.221
veg	0.539	0.082	0.440	0.114
cereoth	−0.433	0.028	0.385	0.210
ffood	−0.313	0.246	−0.228	0.232
milk	−0.176	0.651	−0.193	−0.262
fruit	−0.004	0.628	0.227	−0.115
cake	−0.080	0.533	−0.220	−0.374
fish	0.249	0.373	−0.039	0.347
egg	−0.131	0.370	0.332	0.155
nuts	0.018	0.364	0.343	−0.016
othmeat	0.098	0.268	−0.126	0.220
tuber	0.012	−0.057	0.454	−0.418
leg	0.214	0.064	0.334	−0.113
orgmeat	0.179	0.157	−0.086	0.361
poultry	0.285	0.169	−0.063	0.359

Note：Extraction Method：Principal Component Analysis.

a.4 components extracted.

（3）解释的总方差：显示各成分的公因子方差。一般当特征值⩾1 或前 k 个公因子的累计贡献率达到 70% 以上时，则保留公因子，如表 10-11 所示。

（4）碎石图：可视化选择公因子的个数，一般来说，选取特征值>1 且有明显转折趋势的点。本例中选取四个成分，如图 10-7 所示。

表 10-11 解释的总方差

Component	Initial Eigenvalue			Extraction Sums of Squared Loadings			Rotation Sums of Squared Loadings		
	Total	%of Variance	Cumulative%	Total	%of Variance	Cumulative%	Total	%of Variance	Cumulative%
1	2.111	12.420	12.420	2.111	12.420	12.420	1.649	9.702	9.702
2	1.780	10.470	22.891	1.780	10.470	22.891	1.649	9.701	19.403
3	1.257	7.391	30.282	1.257	7.391	30.282	1.551	9.126	28.529
4	1.060	6.234	36.516	1.060	6.234	36.516	1.358	7.987	36.516
5	1.016	5.974	42.490						
6	0.982	5.774	48.264						
7	0.962	5.661	53.924						
8	0.943	5.546	59.471						
9	0.918	5.403	64.873						
10	0.911	5.358	70.231						
11	0.882	5.191	75.422						
12	0.858	5.048	80.470						
13	0.761	4.475	84.945						
14	0.725	4.267	89.212						
15	0.653	3.842	93.054						
16	0.617	3.629	96.682						
17	0.564	3.318	100.000						

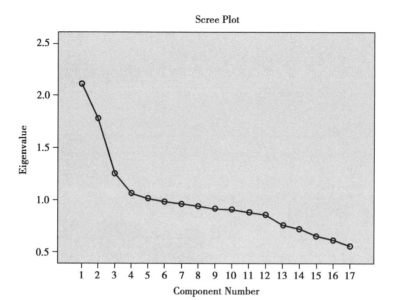

图 10-7 碎石图（软件截图）

注：本图是软件截图。横坐标为成分数，纵坐标为特征值。

（5）成分矩阵：根据该表数据，确定 4 个主成分，如表 10-12 所示。

表 10-12 成分矩阵 [a]

	Component			
	1	2	3	4
rice	0.705	−0.172	−0.008	−0.176
pork	0.645	0.084	0.076	0.083
wheat	−0.580	−0.181	0.380	0.221
veg	0.539	0.082	0.440	0.114
cereoth	−0.433	0.028	0.385	0.210
ffood	−0.313	0.246	−0.228	0.232
milk	−0.176	0.651	−0.193	−0.262
fruit	−0.004	0.628	0.227	−0.115
cake	−0.080	0.533	−0.220	−0.374
fish	0.249	0.373	−0.039	0.347
egg	−0.131	0.370	0.332	0.155
nuts	0.018	0.364	0.343	−0.016
othmeat	0.098	0.268	−0.126	0.220
tuber	0.012	−0.057	0.454	−0.418
leg	0.214	0.064	0.334	−0.113
orgmeat	0.179	0.157	−0.086	0.361
poultry	0.285	0.169	−0.063	0.359

Note：Extraction Method：Principal Component Analysis.

a. 4 components extracted.

（6）旋转成分矩阵：可以根据每个成分因子中的数值确定贡献最大的变量，以便命名，如表 10-13 所示。

表 10-13 旋转成分矩阵 [a]

	Component			
	1	2	3	4
milk	0.732	−0.009	−0.152	0.043
cake	0.664	−0.153	−0.111	−0.055
fruit	0.588	0.170	0.256	0.138
wheat	−0.200	0.689	−0.092	−0.197
cereoth	−0.033	0.613	0.020	−0.059
rice	−0.181	−0.589	0.418	0.058
egg	0.253	0.395	0.198	0.171
veg	−0.094	−0.064	0.654	0.251
pork	−0.064	−0.361	0.435	0.336
leg	0.046	0.008	0.413	−0.042
ffood	0.183	0.211	−0.375	0.213
nuts	0.299	0.228	0.319	0.089
fish	0.146	−0.008	0.099	0.540
poultry	−0.043	−0.069	0.079	0.479
orgmeat	−0.037	−0.009	−0.003	0.439
tuber	0.091	0.080	0.424	−0.436
othmeat	0.138	−0.018	−0.050	0.352

Note：Extraction Method：Principal Component Analysis.

Rotation Method：Varimax with Kaiser Normalization.

a. Rotation converged in 8 iterations.

二、聚类分析方法

根据膳食特征将个体归为相互独立的类别，膳食相近的归为一类，膳食差别较大的归在不同类。经常使用的膳食特征包括食物消费频率、食物能量百分比和食物平均摄入量等。主要方法有系统聚类法和逐步聚类法。

【例 10-2】利用成年人群膳食调查数据，根据食物种类和摄入量将其聚为两大类。将 18 类食物组纳入模型，最终得到 2 类，分别命名为：①主食型，蔬菜类、谷物类食品摄入较多；②均衡型，蔬菜、谷类及其他食品摄入比较均衡。

SPSS 软件实现：

1. 导入或打开示例数据

2. **数据标准化** 如果多个数值型变量的测量单位不同时，应进行标准化。点击

Analyze → Descriptive Statistics → Descriptives，在弹出的对话框中把左侧需要标准化的变量移至右侧 Variable(s)框中，勾选 Save standardized values as variables，其余选项默认，点击 OK，如图 10-8 所示。完成后，会生成一列新的变量，如 Z milk。

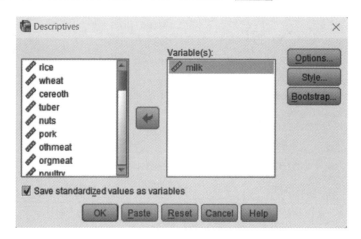

图 10-8　变量标准化对话框

3. **聚类分析**　点击 Analyze → Classify → K-Means Cluster Analysis，在弹出的对话框中把左侧需要聚类分析的变量移至右侧 Variables 框中，Number of Clusters 填 "2"，其余选项默认保持不变，点击 OK，如图 10-9 所示。

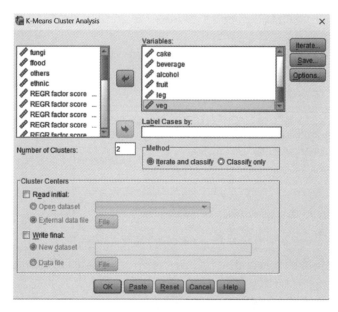

图 10-9　"K-均值聚类"主对话框

4. **结果解读**

（1）初始聚类中心表：显示系统自动选择的 2 个初始聚类中心观测对象。实际上是群体中 2 位居民的膳食摄入情况。这 2 位居民的指标被系统作为聚类的标准或称聚类中心，如表 10-14 所示。

表 10-14 初始聚类中心

	Cluster	
	1	2
rice	866.67	134.17
wheat	83.33	183.33
cereoth	0.00	0.00
tuber	109.67	31.33
nuts	0.000	0.000
pork	246.670	137.500
othmeat	0.000	125.000
orgmeat	0.000	33.330
poultry	0.000	52.080
milk	0.00	0.00
egg	0.000	0.000
fish	0.000	0.000
cake	0.000	0.000
beverage	0.00	1 000.00
alcohol	0.000	0.000
fruit	0.00	0.00
leg	18.29	0.00
veg	948.26	118.75

(2) 迭代历史记录:显示程序进行的迭代过程及迭代次数,本例中程序自动迭代 10 次,如表 10-15 所示。

表 10-15 迭代历史记录[a]

Iteration	Change in Cluster Centers	
	1	2
1	846.873	1 007.389
2	28.104	20.472
3	13.450	10.705
4	8.787	6.808
5	5.243	3.905
6	4.013	2.923

续表

Iteration	Change in Cluster Centers	
	1	2
7	2.780	1.983
8	2.003	1.406
9	1.144	0.796
10	0.644	0.448

（3）最终聚类中心表：显示最终聚类中心的指标值，与初始聚类中心指标值略有不同，如表 10-16 所示。

表 10-16　最终聚类中心

	Cluster	
	1	2
rice	358.73	132.17
wheat	67.02	169.98
cereoth	9.57	28.56
tuber	36.58	32.61
nuts	4.201	4.180
pork	96.645	45.652
othmeat	10.541	8.982
orgmeat	4.980	3.240
poultry	23.225	12.475
milk	13.54	30.61
egg	24.187	28.762
fish	33.691	23.833
cake	5.774	9.438
beverage	4.24	5.89
alcohol	2.147	1.292
fruit	41.85	42.81
leg	20.21	14.56
veg	362.81	204.83

（4）每类例数表：显示的大类别中，每类中的居民成员个数。如第 1 类中有 5 590 个成员，第 2 类中有 8 033 个成员，如表 10-17 所示。

表 10-17　每个聚类中的案例数

Cluster	1	5 590.000
	2	8 033.000
Valid		13 623.000
Missing		3.000

三、降秩回归分析方法

降秩回归是一种用于降维的多变量线性回归,逐渐被应用于营养流行病学领域。该方法通过建立食物变量的线性函数解释反应变量的变异,反应变量可以是营养素,也可以是疾病重要的生物标志物等。因为疾病相关营养素和疾病特异性生物标志物与疾病的发展具有相关性,所以用降秩回归分析方法可以更好地阐述与疾病相关的膳食模式。

四、其他研究方法

偏最小二乘回归法(partial least-squares regression,PLS)是介于主成分分析和降秩回归之间的一个折中方法,通过建立有预测能力的回归模型解释营养素或生物标志物的变异。

潜在类别分析(latent class analysis,LCA)是以模型为基础的聚类方法,其目的在于利用潜在类别解释食物摄入变量之间的复杂关联。虽然这种分析方法能灵活地运用膳食数据,但不是膳食模式分析中的常用方法,应用较少。

第三节　设计平衡膳食模式的方法

人群健康膳食模式的建立应以膳食指南或健康指导为核心,符合营养科学原理,参考食物与健康关系的科学证据,充分考虑当地的食物资源、饮食文化特点和食物系统的可持续发展,最大限度满足人们的健康需要。以平衡膳食宝塔推荐量为例,介绍健康膳食模式推荐量的建立方法。

一、食物组成及构成权重

(一)食物组成

将食物分成 11 大类,包括粮谷类、薯类、大豆类、蔬菜类、水果类、肉类、奶类、蛋类、水产品类、烹调油和食盐。

(二)食物构成权重

利用具有代表性人群的膳食调查数据,按照食物大类计算人群单一食物消费量,选择累计消费率达到 90% 的食物,并按照人群平均摄入量计算权重。

二、食物的营养素代表值计算

根据各类食物中有代表性食物的权重,结合中国食物成分表,计算各类食物的营养素代表值。

1. 按照权重计算各类食物亚组营养素代表值（式 10-1）

$$\text{nutrient}(i) = \sum_{j=1}^{n} \text{nutrient}(i,j) \times \text{weight}(j)/100 \qquad （式 10-1）$$

其中,i 为第 i 种营养素;j 为某一食物亚组中第 j 类食物;nutrient(i,j) 为某一食物亚组中第 j 类食物的第 i 种营养素含量;weight(j) 为某一食物亚组中第 j 类食物在该食物亚组中的权重。

米类和面类均按照生重折算,奶制品按照鲜奶折算。

2. 按照各食物组中食物亚组权重计算各类食物组营养素代表值（式 10-2）

$$\text{nutrient}(i) = \sum_{j=1}^{n} \text{nutrient}(i,j) \times \text{weight}(j)/100 \qquad （式 10-2）$$

其中,i 为第 i 种营养素;j 为某一食物组中第 j 亚组食物;nutrient(i,j) 为某一食物组中第 j 类食物亚组的第 i 种营养素含量;weight(j) 为某一食物组中第 j 类食物亚组在该食物组中的权重。

三、设定各类人群营养素目标值

依据《中国居民膳食营养素参考摄入量(2023 版)》,选择主要营养素,确定各年龄组人群营养素目标值。

四、建立基本平衡膳食模式

根据 18 岁以上人群的能量需要量水平,以 1 600~2 800kcal 为范围,建立不同能量水平人群的基本平衡膳食模型,如表 10-18 所示。

表 10-18　不同能量水平人群膳食推荐量　　　　　　单位:g/d

	1 600kcal	1 800kcal	2 000kcal	2 200kcal	2 400kcal	2 600kcal	2 800kcal
米面类	150	175	200	200	225	275	300
其他谷类	50	50	50	75	75	75	75
薯类	50	50	75	75	100	125	125
大豆类	15	15	15	25	25	25	25
新鲜蔬菜	300	400	450	450	500	500	500
水果	200	200	300	300	350	350	400
坚果	10	10	10	10	10	10	10
畜肉类	20	20	20	45	45	45	50
禽肉类	20	30	30	30	30	30	50
奶类	300	300	300	300	300	300	300
蛋类	40	40	50	50	50	50	50
水产类	40	50	50	75	75	75	100
食用油	25	25	25	30	30	30	35
食盐	<5	<5	<5	<5	<5	<5	<5

按照不同年龄、性别和体力活动水平的能量需要量水平,以基本平衡膳食模型为基础,调整各类食物的推荐量,获得各组人群的膳食模型,保证每个模型达到营养素目标值。

五、膳食模式的验证

将各组人群膳食模型中各类食物的推荐量与各类食物组营养素代表值结合,计算获得每一组膳食模型的食物推荐量可提供的能量及营养素的估算值。比较估算值与目标值的差距,进行食物量调整,使得以能量及主要营养素摄入量的估算值基本达到目标值。对于某些不能达到目标的营养素,可以强调增加/减少富含该营养素食物的摄入来接近目标值。如维生素 A 略显不足,可以通过增加富含胡萝卜素的深色蔬菜的摄入比例,提高维生素 A 的总体摄入水平。有些人群的推荐量测算的脂肪供能比大于 30%,可以建议在动物性食物的选择中,适当减少高脂肪猪肉类的摄入,选择瘦肉,以减少总脂肪的摄入量。

（张继国　何宇纳）

参考文献

[1] 杨月欣,葛可佑.中国营养科学全书[M].2 版.北京:人民卫生出版社,2019.

[2] 张继国,张兵.膳食模式研究方法的进展[J].卫生研究,2013,42(4):698-700.

[3] 段若男,刘言,薛红妹,等.膳食整体质量评价方法:膳食指数法[J].卫生研究,2014,43(4):653-657.

[4] 王翠翠,王波,张亚,等.膳食指数及应用研究进展[J].现代预防医学,2020,47(23):4268-4271.

[5] 陈建平,翟凤英.膳食质量指数法的研究进展[J].国外医学卫生学分册,2006,33(1):49-53.

[6] 曾果.公共营养学[M].北京:科学出版社,2018.

[7] 何宇纳,翟凤英,葛可佑.建立中国膳食平衡指数[J].卫生研究,2005,34(2):208-211.

[8] 何宇纳,翟凤英,杨晓光,等.修订中国膳食平衡指数[J].营养学报,2009,31(6):532-536.

[9] 何宇纳,房玥晖,夏娟.中国膳食平衡指数的修订:DBI_16[J].营养学报,2018,40(6):526-530.

[10] 何宇纳,房玥晖,杨晓光,等.中国健康膳食指数建立与应用[J].营养学报,2017,39(5):436-441.

[11] HUANG F,WANG Z,WANG L,et al.Evaluating adherence to recommended diets in adults 1991-2015:revised China dietary guidelines index[J].Nutr J,2019,18(1):70.

[12] YUAN Y Q,LI F,DONG R H,et al.The Development of a Chinese Healthy Eating Index and Its Application in the General Population[J].Nutrients,2017,9(9):977.

[13] 何宇纳,王惠君,房玥晖,等.中国精简膳食质量评分[J].卫生研究,2021,50(2):198-204.

[14] 乔田,段若男,成果.修订中国儿童膳食指数[J].营养学报,2019,41(02):105-109.

[15] 王柳森,张兵,王惠君,等."中国老年膳食指南指数2018"建立及在中国15省(自治区、直辖市)60岁及以上居民膳食评价中的应用[J].卫生研究,2019,48(1):41-48.

[16] 王玥,李润,刘丹,等.应用中国孕期膳食平衡指数评价成都市孕妇膳食质量[J].卫生研究,2016,45(2):211-216.

[17] 黄绯绯,王惠君,张兵,等.中国膳食指南指数的修订:CDGI—2022[J].营养学报,2024,46(04):313-319.

第十一章 肠道微生态和代谢组数据分析

第一节 肠道微生态数据分析及案例解析

肠道微生态由细菌、真菌、病毒等微生物及其周围环境构成。肠道微生物重约0.2kg，数量与人体细胞数量接近，被视为人体的另一重要"器官"参与宿主代谢，影响人类健康。早期肠道微生物的研究主要基于培养技术，绝大多数肠道微生物都是厌氧型的，受限于培养技术，早期的肠道菌群研究主要集中在10%~25%的可培养肠道微生物。近年来，随着第二代测序技术的发展，使得基于扩增子、宏基因组等测序方法研究肠道微生物成为可能。扩增子测序常用的标记基因主要包括原核生物的16S rRNA基因、真核生物的18S rRNA基因及内部转录间隔区（internal transcribed spacer，ITS）等。本节主要以肠道细菌的16S rRNA扩增子测序以及宏基因组测序数据为例，说明肠道微生物的数据结构以及上下游分析。

一、肠道微生态数据结构说明和分析方法简介

总体上，肠道微生态数据分析可分为上游及下游两个层级。肠道微生态数据的上游分析主要针对下机后的测序数据进行注释分析以获得微生物菌种、基因以及功能信息；肠道微生态数据的下游分析依赖于具体的实验设计与研究目的，常见的分析包括：不同分组肠道微生物多样性、物种构成以及功能的差异分析，肠道微生物对疾病结局及其他表型的预测分析等。

（一）肠道微生物数据上游分析

肠道微生物上游分析需采用Linux操作系统，分析的输入文件为测序产生的FASTQ格式序列文件。对于扩增子测序产生的数据，主流的分析软件有Mothur、QIMME以及USEARCH，其中QIMME由美国科罗拉多大学的Rob Knight教授团队首次发布，后经更新完善的升级版QIMME2是用于扩增子测序数据注释分析的主流软件。基于鸟枪法的宏基因组测序的经济成本、对硬件的要求及时间成本均高于扩增子测序技术，但基于宏基因组测序不仅可以获得更深层次的物种组成信息（可以精确到菌株水平），还可以获得微生物的功能组成及基因组的草图信息。宏基因组分析主要通过比对参考数据库，解析测序数据映射的宏基因组物种构成、功能组成等信息。常用的物种构成分析软件有MetaPhlAn2及Kraken2，用于宏基因组功能定量的分析软件主要为HUMAnN2。受限于成本与时间，目前大人群队列中应用较多的微生物测序多基于扩增子测序，关于QIMME2的介绍、安装及具体使用说明请参考官方网站信息：https://docs.qiime2.org/2023.9/。上游分析的输入数据、分

析流程如图 11-1 所示。

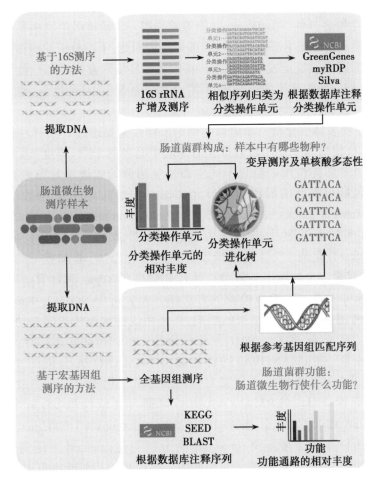

图 11-1 肠道微生物上游分析流程

经上游分析,最终可以获得不同物种水平(界、门、纲、目、科、属、种)的测序丰度或相对丰度信息(图 11-2)。肠道菌群丰度数据有以下特点:①菌群丰度数据矩阵为非负的组成数据,每个样本中菌群相对丰度的加和为 1;②数据稀疏,包含大量的零值数据;③数据维度高,不同菌种间存在天然的相互作用关系。

测序绝对丰度表

	菌属a	…	菌属n
样本1	1 000	500	590
…	0	10 098	345
样本m	89	456	0

测序相对丰度表

	菌属a	…	菌属n
样本1	0.01	0.005	0.00 59
…	0	0.092	0.00 31
样本m	0.008 9	0.045 6	0

每个样本菌属相对丰度加和为1

图 11-2 肠道微生物丰度数据结构

（二）肠道微生物数据下游分析

基于肠道微生物上游分析获得的数据,下游分析主要围绕不同分组(如疾病组与健康对照组)的肠道微生物多样性、物种构成、功能等差异展开。肠道微生物主要受环境因素的影响,尤其是抗生素对肠道微生态有着不可逆的影响。因此,下游分析前应排除有抗生素用药史的志愿者,同时需通过校正或敏感性分析排除其他环境因素,如年龄、性别、疾病、膳食等对研究结果的影响。肠道微生物数据维度高、作用关系复杂、异质性高,相关研究结果应尽量在外部人群队列或结合动物实验进行重复验证。

1. 肠道微生物多样性分析 肠道微生物的多样性主要通过 α 多样性指标与 β 多样性指标刻画。α 多样性指标主要用以表征生态系统中物种的个数(丰度)及每个物种的数量及分布(均匀度),β 多样性用以量化不同生态系统菌群的数量及分布差异。常见的 α 多样性度量指标包括观察到的操作分类单元(Observed OTUs)、香农指数(Shannon index)、辛普森指数(Simpson index)、Pielou 均匀度(Pielou evenness)、辛普森均匀度(Simpson evenness)等。β 多样性通过生态系统内物种间的距离[布雷 - 柯蒂斯(Bray-curtis)距离及雅卡尔(Jaccard)距离]或基于系统发育树的进化距离(非加权 Unifrac 距离及加权 Unifrac 距离)来度量。上述距离矩阵可以通过 R 软件包 Vegan 来计算。不同组别间 α 多样性指标的差异可以通过非参数检验的方法如方差分析(ANOVA)、Kruskal-Wallis 检验等进行分析;如考虑混杂因子对结果的影响,需采用线性模型校正潜在协变量进行检验,纳入的协变量包括:年龄、性别、BMI、测序深度等。不同组间 β 多样性的差异一般采用置换多元方差分析(PERMANOVA)进行检验。PERMANOVA 分析的本质是基于 F 统计的方差分析,可以解析不同分组因素对样品肠道微生物构成差异的解释度,并通过置换检验进行显著性统计。PERMANOVA 分析可通过 R 软件包 Vegan 中的 adonis 函数进行:adonis(abund_table ~ Group,data=grouping,permutations = 1 000,method ="bray")。其中,abund_table 为样本的丰度矩阵;grouping 为分组向量;method 为距离矩阵度量方法,这里采用 Bray-curtis 距离计算菌种间的相似性。菌种间的相似性也可以用其他距离进行度量。

例如,一篇发表在 *Diabetes Care* 上的文章比较了 2 731 名中国中老年人群肠道菌群 α 多样性、β 多样性与红细胞 n-6 多不饱和脂肪酸摄入及 2 型糖尿病的关联。研究采用线性模型比对不同组别人群的肠道菌群 α 多样性差异,采用 PERMANOVA 分析比对不同组别人群的 β 多样性差异。研究发现:红细胞 γ- 亚麻酸高摄入组人群的 α 多样性显著低于低摄入组(Q4 vs Q1),2 型糖尿病患者的 α 多样性指标(观察到的操作分类单元及香农指数)显著低于健康对照组;同样,红细胞 γ- 亚麻酸高摄入组人群与低摄入组人群的 β 多样性存在显著差异,2 型糖尿病患者与健康对照组人群的 β 多样性存在显著差异(图 11-3)。

2. 肠道微生物差异分析 肠道微生物差异分析旨在挖掘不同组间的肠道菌种、基因或者通路差异。肠道微生物差异分析方法或软件包较多,常用的方法有 ALDEx2、ANCOM-BC、MaAsLin2、DESeq2、edgeR、LEFse 等。总体上,上述方法没有绝对的优劣,应用场景中应尽可能采用不同的方法进行分析,以获得相对稳健的结果。下面以 MaAsLin2 在 R 软件中的实现为例说明肠道微生物差异分析的输入、参数及输出数据。

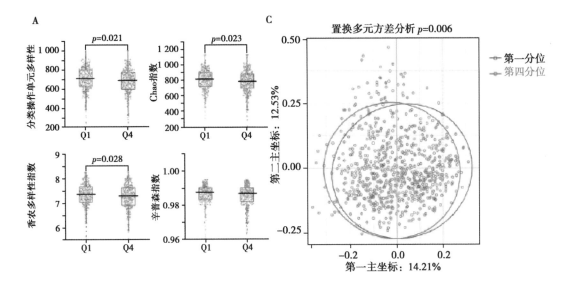

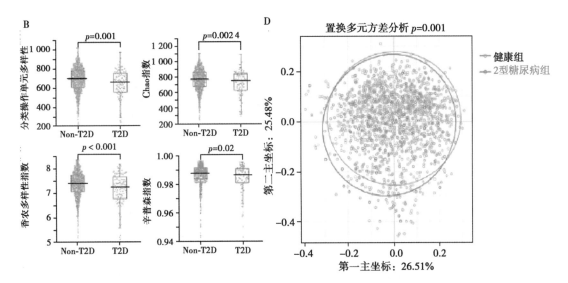

注：图 A、C 分别为血液不同红细胞 γ- 亚麻酸水平人群（Q1 vs Q4）的肠道菌群 α 多样性及 β 多样性差异；图 B、D 分别为健康对照人群及 2 型糖尿病患者的肠道菌群 α 多样性与 β 多样性差异。

图 11-3　中国中老年人群肠道菌群多样性、红细胞 n-6
多不饱和脂肪酸摄入及 2 型糖尿病的关联

```
fit_data <-Maaslin2(
    asv,
    meta_data,
    output ="DAA example",
    transform ="AST",
    fixed_effects ="pheno",
    reference ="pheno,Lean",
```

```
        normalization ="TSS",
        standardize = FALSE,
        min_prevalence = 0
    )
```

上述代码中,asv 为肠道微生物物种构成数据;meta_data 为表型数据;fixed_effects 指定模型的分组变量及协变量;reference 表征分析的对照组;normalization 可指定标准化的方法,默认采用总和归一化(TSS)方法,其他标准化方法有中心对数比(CLR)、累积和归一化(CSS)等;transform 指定数据转换方法,包括正态转换(如对数转换)等;standardize 为"TRUE"将对所有的表型数据做标准化转换(如 z-score 转换),standardize 为"FALSE"则不做转换;通过设定 min_prevalence 可过滤低于给定阈值的低丰度细菌,默认不做过滤;output 为结果输出文件夹,主要包括所有统计分析的结果、差异显著的结果及其可视化文件。

3. **基于肠道微生物的预测分析** 基于肠道微生物构建机器学习预测模型可评估肠道微生物整体与结局指标的关联。机器学习是一门交叉学科,涉及概率论、统计学、复杂理论等多个学科。机器学习算法是一类可以从数据中"自动学习",建立输入与输出变量映射关系的算法。不同于一般意义上通过程序让计算机按照指令执行操作的算法,机器学习算法可以在数据中自动建立输入及输出变量的映射关系,并利用建立的映射关系对测试数据进行预测。作为机器学习算法的一大类,监督机器学习算法根据结局变量的属性可以分为两类:回归算法和分类算法。如果关注的输出变量是连续变量,则采用回归算法;如果结局变量是离散变量,则采用分类算法。

目前,微生物领域应用较多的监督机器学习算法多为基于决策树模型的算法。一种以随机森林为代表,通过整合多个独立估计器的结果进行预测,如随机森林算法由不同的决策树构成,每棵决策树通过有放回抽样构建,预测结果由每棵决策树"投票"(分类问题)或计算每棵决策树预测结果的平均值(回归问题)获得;另一种以梯度提升决策树(GBDT)为代表的提升算法,这类算法的估计器采用"串联"方式,下一个估计器主要任务是估计上一次学习错误的样本,通过多次迭代最终建立相对较优的预测模型。分类模型的预测性能可通过受试者工作特征曲线(ROC curve)的曲线下面积(AUC)来评估,回归模型的预测性能可通过预测值与实际值的均方误差及 Spearman 相关系数来评估。机器学习模型构建过程需特别注意模型过拟合问题:模型在训练数据集上有较好的性能,在外部数据集上预测性能急剧下降,相关结果应尽可能在外部数据集上进行独立验证。

二、案例分析

饮食与肠道菌群交互影响宿主的代谢健康。2021 年哈佛医学院的研究人员发表在 *Nature Medicine* 上的一项研究,对英国和美国 2 个队列 1 098 人的不同表型数据及肠道微生物数据进行分析,深入探究了膳食 - 肠道微生物 - 宿主代谢三者之间的关系。

研究的实验设计如图 11-4 所示,研究纳入 2 个分别来自英国与美国的人群队列分别作为发现队列与验证队列。研究人员收集了志愿者的人口特性数据,膳食数据,代谢和疾病风险相关的指标数据,用餐前后的血糖、激素、胆固醇和炎症水平数据,以及睡眠和体力活动数据等,基于宏基因组测序分析人群的肠道细菌及功能信息。

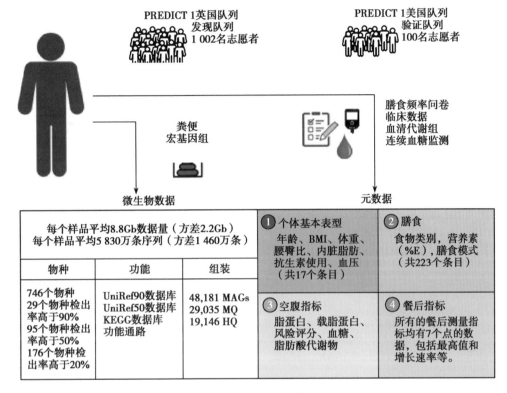

图 11-4　实验设计

通过 Spearman 关联分析,研究人员发现宿主的肥胖相关指标(包括 BMI 及体脂相关指标)、膳食等与肠道菌群的 α 多样性存在显著关联(图 11-5)。例如 BMI 与肠道菌群的 α 多样性显著负相关,而维生素 D 摄入与 α 多样性显著正相关。之后,研究人员采用随机森林算法评估肠道微生物对不同膳食类别、营养素以及膳食模式的预测性能,预测性能通过模型预测的膳食摄入量与实际摄入量的 Spearman 相关系数量化。研究发现,肠道微生物在两个人群队列上可有效预测咖啡、健康饮食多样性指标以及地中海饮食模式(图 11-6)。进一步通过 Spearman 关联分析构建不同肠道细菌与膳食模式的关联,研究发现诸多与植物性和动物性饮食相关的肠道细菌(图 11-7)。

类似地,研究人员采用随机森林模型评估了肠道微生物对代谢相关指标的预测性能,发现肠道微生物可有效预测宿主的炎症、脂质代谢、血糖代谢等相关指标(图 11-8)。

最后,研究人员发现 30 个肠道细菌同时与膳食因素、宿主代谢相关指标存在关联,且关联方向一致(图 11-9),提示这 30 个肠道细菌可作为膳食以及宿主代谢相关指标的干预靶点或标记物。

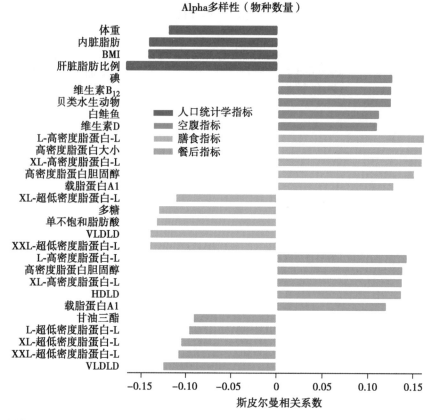

注:图中横坐标为肠道菌群 α 多样性与宿主表型的 Spearman 相关系数,纵坐标为宿主不同维度的表型特征,不同柱状图颜色表示表型特征的类别。

图 11-5　肠道菌群多样性与宿主表型的相关性分析

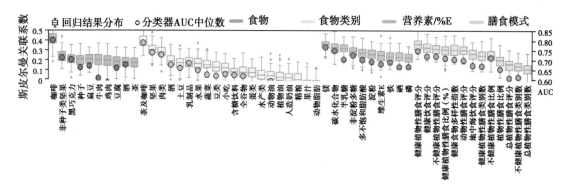

注:图中横坐标表示不同的膳食、营养素及膳食模式,纵坐标表示随机森林算法预测的膳食摄入量与实际摄入量的相关性。左侧纵轴为回归结果分布,右侧纵轴为分类器 AUC 中位数。

图 11-6　肠道菌群对膳食相关因素的预测性能分析

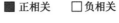

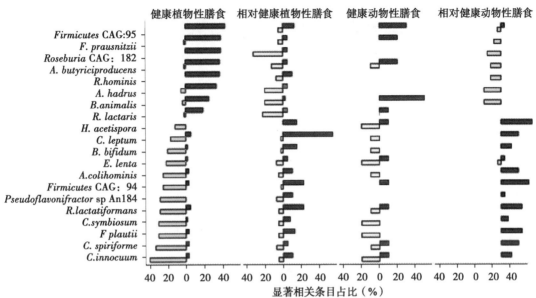

图 11-7 肠道菌群与膳食的相关性分析

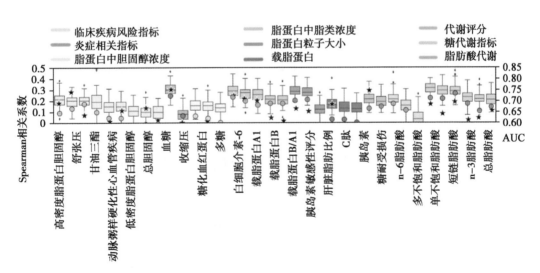

注:图中横坐标表示不同的健康结局变量,纵坐标表示随机森林算法预测的结局变量数值与实际检测数值的相关性。左侧纵轴为回归结果分布和美国验证队列回归结果,右侧纵轴为分类器 AUC 中位数。

图 11-8 肠道菌群对宿主代谢表型的预测性能分析

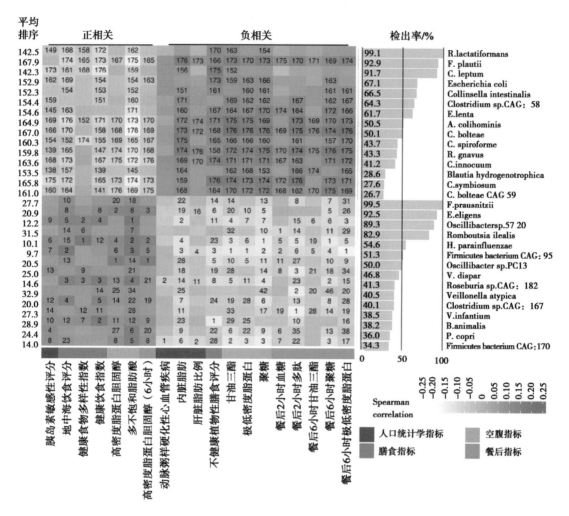

注:热图中的数值表示肠道细菌与代谢相关指标及膳食相关指标相关系数的排名,柱状图表示每个肠道微生物在人群中的检出率

图 11-9 肠道菌群对宿主代谢表型的预测性能分析

第二节 代谢组学数据分析及案例解析

代谢组学是通过色谱质谱联用、磁共振(NMR)等高通量检测仪器在组织、血液、尿液、粪便等生物样本中系统地识别和评估机体各种内源性小分子代谢物(<1 500Da)。其可以在全局或网络尺度上研究细胞和有机体代谢的活动和状态,描绘在生理或病理状态下的终端代谢产物。代谢组学主要分为非靶向代谢组学和靶向代谢组学。非靶向代谢组学旨在检测机体内可检测到的包含未知化学结构代谢物在内的所有代谢物,而靶向代谢组学旨在测定提前定义的已知代谢物。本节对代谢组学数据的基本结构、常用预处理方法和统计分析方法进行介绍。

一、代谢组学数据结构说明和分析方法简介

（一）代谢组学数据结构说明

生物样品经过高通量检测仪器处理后得到原始的图谱数据，通过滤噪处理、峰识别、峰匹配、保留时间校正和峰填补等图谱预处理分析对图谱数据进行转换，最终获得列为样本、行为代谢物的标准二维数据矩阵。矩阵中的数值在非靶向代谢组学中为代谢物的相对丰度，而在靶向代谢组学中则表示代谢物的绝对定量水平。代谢组学数据有如下特点：①非靶向代谢组学数据具有高维小样本特点，代谢物的数目远多于样本数；②代谢组学数据中含有大量与研究目的无关的噪声；③各种代谢物之间存在复杂的生物学关系；④代谢组学数据具有稀疏性，即数据中存在大量 0 值数据，使得常规的统计分析方法失效。

（二）代谢组学数据的预处理方法

代谢组学组数据分析的目的是从繁杂的数据中挖掘出具有生物学意义的信息。然而，代谢组学数据中不仅包含生物学变异，还包含非生物学系统变异，如环境温度、检测时间、检测批次、色谱柱柱效改变带来的变异。因此，在对代谢组学数据进行统计分析之前，需要对数据进行预处理，最大程度消除数据中的非生物学变异。预处理方法主要包括归一化、尺度化、批次效应移除及数据转换。归一化是针对研究样本的操作，以消除生物样本间存在的较高浓度差异以及样本采集和检测过程中的差异，主要方法包括最大峰归一化、总峰和归一化、均值/中位数归一化。尺度化是对代谢物的操作，其目的是消除不同代谢物浓度数量级的差异，主要方法包括 Autoscaling、Range scaling 和 Vast scaling。批次效应移除主要是消除生物样本因不同批次处理和测量而产生的与生物学变异无关的系统技术差异，主要方法包括 QC-RLSC［quality control-robust LOESS（locally estimated scatterplot smoothing）］、QC-SVRC（quality control-support vector regression correction）和 WaveICA。数据转换的目的是改善数据的分布情况，将数据中的偏态分布转换为正态分布，并消除异方差性的影响，以满足一些常规统计分析方法的应用条件，主要方法包括对数转换和 Power 转换。

（三）代谢组学数据的统计分析方法

1. **单变量分析方法** 在代谢组学研究中，单变量分析是最简单和易于理解的方法，也是较为常用的分析方法，其可以快速考察各种代谢物在不同类别之间的差异性。代谢组学数据一般不满足参数分析方法的条件，比如正态性和方差齐性条件，因此非参数检验方法是较为常用的方法，比如检验两组之间差异显著性的 Wilcoxon 秩和检验以及检验多组之间差异性的 Kruskal-Wallis 检验。通过将代谢组学数据进行对数转换，可以使得数据近似于正态分析，此时 t' 检验也是使用较多的一种方法，该方法通过 Welch 或 Satterthwaite 方法对 t 检验的自由度进行估计。由于代谢组学数据具有高维度特点，且单因素分析方法同时检验所有代谢物在组间的统计差异性，因此会面临多重检验的问题。如果不对检验水准 α 进行校正，则会明显增加犯I类错误的概率。针对多种检验问题，一种方法是使用 Bonferroni 法对检验水准直接进行校正，即将预设定的检验水准 α（一般为 0.05）除以检验

的次数 m 作为新的检验水准。Bonferroni 法比较保守,会降低统计学检验效能。在实际数据分析中也可使用 FDR(false discovery rate)法对Ⅰ类错误进行校正,该方法在实际中更为常用。

2. 多变量分析方法　代谢组学数据是高维数据,代谢物之间存在复杂的关联。单因素分析方法由于仅考虑单个变量的组间差异性,无法揭示变量之间的相互作用。因此,多变量分析方法在代谢组学数据分析中具有重要的作用。多变量分析方法可分为非监督学习方法和有监督学习方法两大类。

(1) 非监督学习方法:非监督学习方法是指在不给定样本标签的情况下对数据进行学习的一类方法。利用非监督学习方法往往是代谢组学数据分析的第一步,其目的是总结、探索和发现数据的内在特征和分布,揭示数据中隐含的规律,为进一步的数据分析提供线索。主成分分析(principle component analysis,PCA)是代谢组学数据分析中最常用的非监督学习方法之一。主成分分析将具有相互关系的各代谢物线性变换到几个综合的独立成分上,这几个独立成分可以解释数据中大部分变异,从而实现对高维代谢组学数据的降维。通过选择前 2~3 个主成分作图,可以直观地观察到不同组别数据代谢模式的差异以及聚类结果。同时,主成分分析法也可用来检验质控样本的聚集程度,以评估样本检测过程的稳定性,以及发现离群样本。主成分分析中的载荷有助于发现对组间分类具有重要贡献的代谢物。与主成分分析不同,聚类方法旨在识别样本中的亚组,使得同一亚组中的样本相比于其他亚组彼此之间更为相似。不同的聚类算法可能使用不同的相似性度量指标,包括各种不同的距离度量指标和相关系数。k-means 聚类法和层次聚类(hierarchical clustering)法是代谢组学数据中最常用的聚类算法。k-means 聚类法是基于重心的方法,首先随机设定 k 个重心,然后通过不断迭代将样本分为 k 个不重叠的亚组,使得每个个体距离其所属亚组的重心最近。在代谢组学数据中,欧式距离是 k-means 方法最常用的距离函数。参数 k 值可通过可视化方法如主成分分析、MDS(multidimensional scaling)和 SOM(self-organizing map)法进行确定,也可通过 gap 统计量进行确定。层次聚类法构建层次结构并使用树状图来表示层次结构。与 k-means 聚类法不同,层次聚类法不对数据进行单次划分,仅显示以分层树组织的嵌套集群,让使用者决定最佳的分类类别。层次聚类法中需要度量个体之间的距离和亚组之间的距离。个体之间的距离常用的距离函数包括欧氏距离、曼哈顿距离、马氏距离和最大距离。在层次聚类前基于距离函数创建个体间的距离矩阵。层次聚类法先将所有个体视为一个类别,然后选择合适的聚类准则度量类与类之间的相似性,将最为相似的类别组合成同一类,不断重复,最后将所有个体独自聚为一类。常用的聚类准则包括最长距离法、最短距离法、平均距离法、重心法和 Ward 法。最终形成的层次树可以展示数据内部的真实结构,有利于发现数据中潜在的亚组。层次聚类通常与热图一起对数据矩阵进行可视化呈现。

(2) 有监督学习:有监督学习是在给定样本标签的情况下对数据进行学习,主要用于生物标志物的发现、疾病的分类和预测。偏最小二乘判别分析(partial least squares discriminant analysis,PLS-DA)、正交偏最小二乘判别分析(orthogonal partial least squares discriminant analysis,OPLS-DA)和 LASSO(least absolute shrinkage and selection operator)回归模型是

代谢组学领域使用最为普遍的多变量有监督学习方法。这些方法将所有代谢物同时纳入统计模型进行分析,并使用不同的分析策略有效解决了变量之间的多重共线性问题。偏最小二乘判别分析模型是一种将潜变量分析和回归分析相结合的统计方法,其基本思想是寻找最佳正交潜变量结构,以使得代谢物数据和应变量数据之间的协方差最大化,从而拟合代谢物浓度与样本标签之间的线性关系。偏最小二乘判别分析模型的拟合效果可通过 R2X、R2Y 和 Q2 指标进行评价,其值越接近 1 说明数据拟合效果越好。正交偏最小二乘判别分析是偏最小二乘判别分析的改进方法,该方法通过正交信号校正技术,将代谢物浓度矩阵变异中与样本标签正交的变异进行移除,进一步提高模型拟合效果。偏最小二乘判别分析和正交偏最小二乘判别分析方法中唯一的参数是正交成分的保留个数,可通过交叉验证法结合拟合优度和预测性能评估指标进行确定。同时,可通过置换检验对模型的过拟合情况进行评估。偏最小二乘判别分析和正交偏最小二乘判别分析方法通过 VIP(variable importance in the project)值衡量代谢物的重要性,实际中通常将 VIP 值高于某一阈值(通常为 1、1.5 或 2)的代谢物作为潜在标志物。LASSO 回归模型通过在回归模型的损失函数上对回归系数增加 L1 范数惩罚项($\alpha=1$),将与样本标签无关的代谢物回归系数压缩为 0,从而实现变量的筛选,提高模型的可解释性。LASSO 回归对模型回归系数的惩罚力度较大,而弹性网(elastic net)回归是介于 LASSO 回归和岭回归($\alpha=0$)之间的方法,其惩罚系数 α 值介于 0~1 之间,可通过交叉验证选择合适的 α。除上述方法外,支持向量机(support vector machine)、随机森林(random forest)、Boosting、神经网络等机器学习以及深度学习方法在代谢组学数据分析中也得到了越来越广泛的应用。它们不仅可以用于疾病判别,也可以通过一些分析策略对重要的代谢物进行筛选,比如支持向量机模型结合递归特征消除策略 SVM-RFE 法筛选重要特征,随机森林模型结合变量重要性测量值(VIM)筛选标志物。

二、案例分析

(一)卵巢上皮性癌的血浆代谢组学生物标志物识别

卵巢上皮性癌(epithelial ovarian cancer,EOC)是女性最常见的恶性肿瘤之一,其病死率在妇科肿瘤中居于首位。EOC 在临床早期一般无症状,大部分患者发现时已是晚期,五年生存率低于 20%。早期局限性卵巢癌患者 5 年生存率高于 90%,但在临床上只有 15% 的局限性卵巢癌患者得到诊断。若能对卵巢癌进行早期诊断,将可以大大提高患者的生存率和生命质量。组织病理学检查是卵巢癌诊断的金标准,但不适用于人群的筛查,而当前已有的基于血液标志物检测方法尚未达到理想的灵敏度和特异度。柯朝甫等使用超高效液相色谱-质谱联用仪器对 140 例 EOC、158 例良性卵巢肿瘤(benign ovarian tumor,BOT)和 150 例子宫肌瘤(uterine fibroid,UF)患者的血浆样本进行了大规模非靶向代谢组学检测。去除同位素峰后,在电喷雾电离正离子(ESI+)模式下检测到 2 105 个离子峰,电喷雾电离负离子(ESI-)模式下检测到 1 826 个离子峰。主成分分析得分图显示质控样本紧密聚集在一起,说明代谢组检测过程具有高度的稳定性(图 11-10)。同时,主成分分析得分图中没有显示出异常样本(图 11-10)。

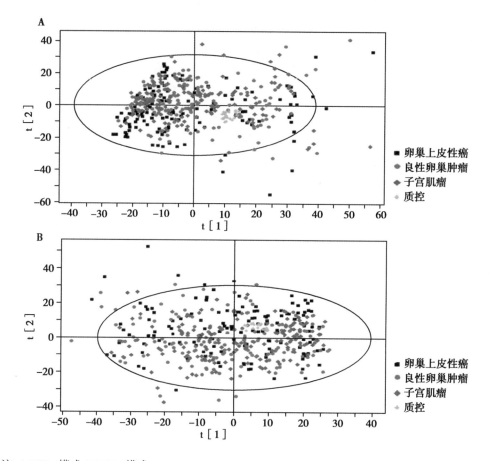

注：A.ESI+ 模式；B.ESI- 模式。

图 11-10　主成分分析得分图

　　研究者按样本收集时间先后顺序，将数据分为训练集和测试集。训练集包含 EOC、BOT 和 UF 患者各 80 例，其余患者全部作为外部测试集。利用偏最小二乘判别分析对训练集中的 EOC 患者与 BOT 和 UF 患者进行分类。图 11-11 表明，在 ESI+ 和 ESI- 模式下，EOC 患者的代谢模式与 BOT 患者和 UF 患者均存在明显差异。偏最小二乘判别分析置换检验结果表明，模型未出现过拟合（图 11-12，判定标准：左侧所有置换后的 R2 和 Q2 值均小于右侧原始值，并且 Q2 回归线的截距为负值），验证了所建立的偏最小二乘判别分析模型的可靠性。

　　研究者进一步使用 Kruskal-Wallis 非参数秩和检验法识别在组间具有显著差异的代谢物，使用 FDR 法对 P 值进行多重检验的校正。同时，使用偏最小二乘判别分析模型中的 VIP 值衡量代谢物对分类的重要性。将同时满足 VIP>1 和 FDR <0.05 的标志物作为筛选得到的差异代谢物并进行物质鉴定。为了能够筛选到 EOC 特异性的代谢物，该研究将 BOT 和 UF 两种对照模式下筛选到的差异代谢物取交集部分。最终在 ESI+ 和 ESI- 模式下分别鉴定出 29 个和 24 个差异代谢物。

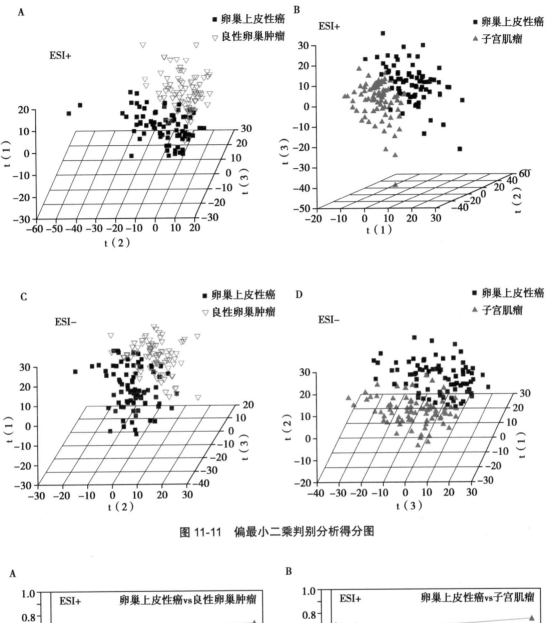

图 11-11 偏最小二乘判别分析得分图

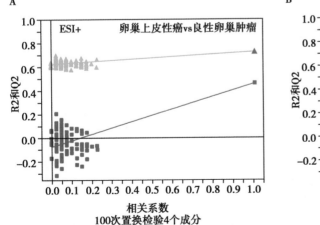

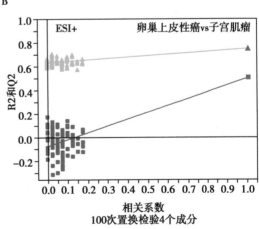

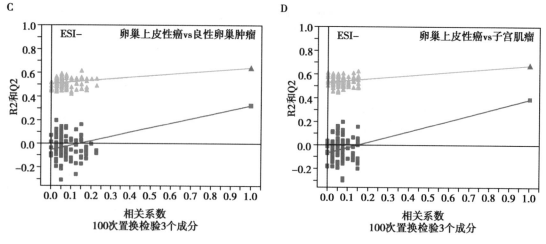

注：相关系数指实际值与预测值之间的相关关系。

图 11-12　不同疾病组别代谢组学差异分析中偏最小二乘判别分析 100 次置换检验结果

　　研究者使用随机森林模型在外部测试集中评估筛选到的代谢组标志物对 EOC 的判别诊断能力，并与临床最常使用的标志物糖类抗原 125（CA125）进行比较。判别效果使用 AUC 统计量进行评价，AUC 值介于 0.5~1 之间，其值越接近 1 代表判别能力越强。图 11-13 表明代谢组标志物在区分 EOC 与 BOT 以及 EOC 与 UF 中，AUC 分别达到 0.9100 和 0.9428，高于 CA125 的诊断结果。针对早期 EOC 的诊断，代谢组标志物在区分早期 EOC 与 BOT 以及早期 EOC 与 UF 中，AUC 分别达到 0.8385 和 0.8624，远高于 CA125 的判别效果。这些结果表明，血浆代谢组学生物标志物对于卵巢癌的早期诊断具有巨大的潜力和应用价值。

（二）地中海饮食的血浆代谢组学特征以及与心血管疾病的关联研究

　　地中海饮食（Mediterranean diet）是美国膳食指南推荐的预防心血管疾病（CVD）的重要且具有成本效益的策略。地中海饮食的特点是大量食用水果、蔬菜、海鲜、坚果、豆类、全麦和橄榄油，在餐中适量摄入葡萄酒，较少摄入红肉 / 加工肉类、饱和脂肪和含糖甜点和饮料。饮食可能通过调节代谢途径和体内平衡来增加疾病风险；因此，个体对饮食代谢反应的差异可以解释饮食与疾病关联的一些个体差异。然而，对复杂饮食模式的依从性和代谢反应的系统评估一直具有挑战性。传统的饮食调查，例如食物频率问卷（FFQ）和饮食回忆，侧重于评估饮食摄入量，容易出现测量或报告错误。代谢组学反映了个体的饮食摄入量和其他代谢变异来源（例如遗传变异和饮食 - 肠道微生物相互作用），因此可用来客观地评估对复杂饮食模式的整体依从性和代谢反应。Jun Li 等利用 1 859 例西班牙 PREDIMED 试验（发现队列）以及 6 868 例美国护士健康研究Ⅰ和Ⅱ，以及卫生专业人员随访研究（NHS/HPFS）（验证队列）的血浆代谢组学数据（液相色谱 - 串联质谱法检测），识别了能够反映对地中海饮食的依从性和代谢反应的代谢组学特征，并用于预测未来 CVD 的发病风险（图 11-14）。

　　在发现队列中，利用 302 个已知代谢物，使用弹性网回归模型筛选出 67 个与地中海

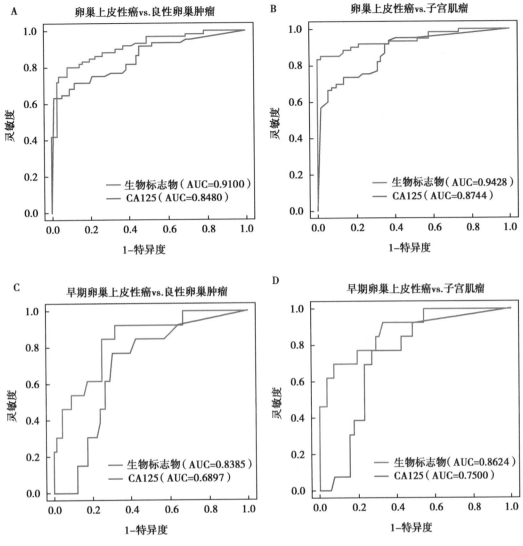

图 11-13 差异代谢物和 CA125 对 EOC 的判别效果

饮食依从性相关联的代谢物(图 11-15)。在 PREDIMED 第 1 年随访数据(内部验证)以及 NHS/HPFS 基线数据(外部验证)中,识别到的代谢组特征与地中海饮食依从性紧密相关(PREDIMED 第 1 年,$R=0.31$,$P=3\times10^{-35}$;HS/HPFS:$R=0.28$,$P=4\times10^{-118}$)。筛选到的代谢物包括 45 种脂质和酰基肉碱(占所有测定脂质的 20%)、19 种氨基酸(占测定氨基酸的44%)、2 种维生素(占测定维生素/辅助因子的 29%)和 1 种外源化合物。不同的地中海饮食组分与选定代谢物的各种子集相关,但此种关联在橄榄油、葡萄酒、鱼/海鲜和糖果的摄入中更强(图 11-16)。

在 PREDIMED 研究的多变量分析中,基线地中海饮食依从性与 CVD 发病之间存在显著负相关(地中海饮食依从性中每个 SD 增量的 $HR=0.77$,$95\%CI$:0.64~0.93),第 1 年地中海饮食依从性与后续 CVD 事件风险之间存在负相关关系,但关联无统计学意义($HR=0.87$,$95\%CI$:0.71~1.05)。PREDIMED 研究基线和第 1 年地中海饮食依从性相关代谢组特征均与

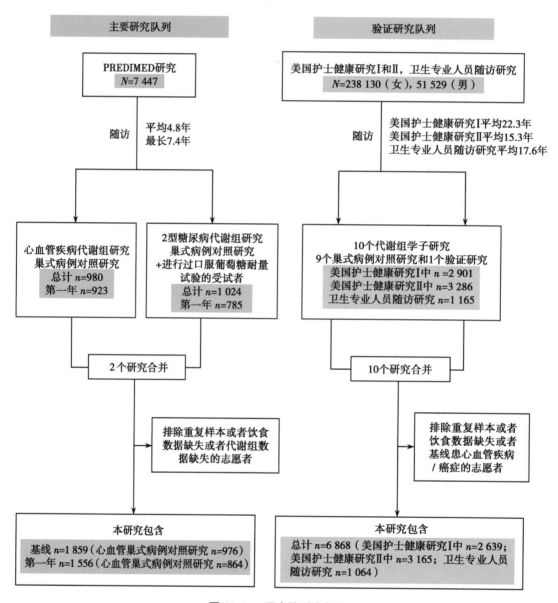

图 11-14 研究队列流程图

CVD 发病呈负相关,且关联强度相似(基线代谢组特征:$HR=0.71$,$95\%CI$:$0.58\sim0.87$;第 1 年地中海饮食依从性相关代谢组特征:$HR=0.72$,$95\%CI$:$0.57\sim0.92$)。值得注意的是,在进一步校正地中海饮食依从性或地中海饮食组分后,这些关联仍然是显著的(基线代谢组特征:$HR=0.73$,$95\%CI$:$0.59\sim0.91$;第 1 年地中海饮食依从性相关代谢组特征:$HR=0.74$,$95\%CI$:$0.58\sim0.94$)。中介分析结果显示,代谢组特征介导了地中海饮食与 CVD 之间的关联(37.2%,$95\%CI$:13.1%~70.1%)。在 NHS/HPFS 中也得到类似的结果。

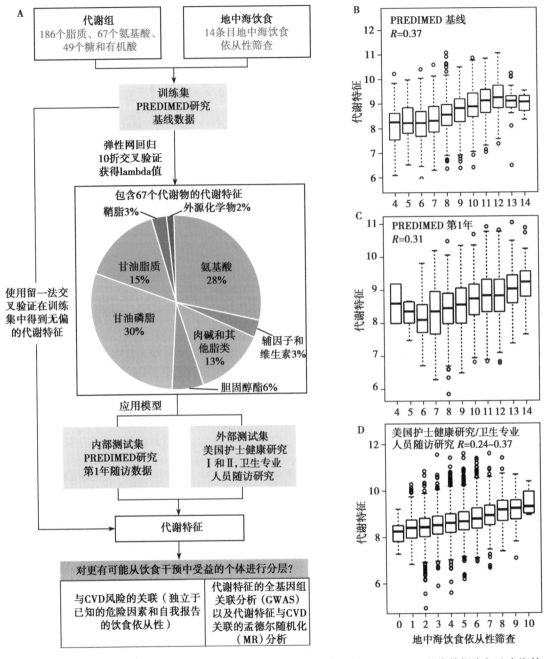

注:A.地中海饮食代谢组学特征发现和验证程序;B.代谢特征在 PREDIMED 基线数据中与地中海饮食依从性的相关性;C.代谢特征在 PREDIMED 第 1 年随访数据中与地中海饮食依从性的相关性(内部验证);D.代谢特征在 NHS/HPFS 基线测量数据中与地中海饮食依从性的相关性(外部验证)。

图 11-15　地中海饮食的代谢组学特征识别分析方法和验证流程图

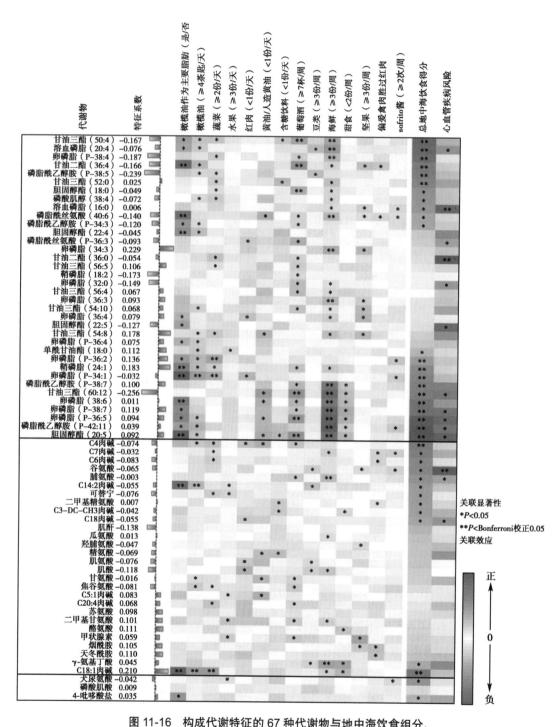

图 11-16　构成代谢特征的 67 种代谢物与地中海饮食组分、
总体地中海饮食以及后续心血管疾病风险之间的关联

注：数据基于 PREDIMED 基线的测量。

第三节　肠道微生物组和代谢组整合分析及案例解析

肠道微生态与宿主健康息息相关。同时,环境因素,如饮食、身体活动和吸烟等可能通过改变肠道微生态从而影响宿主健康。肠道微生物帮助宿主消化,产生短链脂肪酸、氨基酸、维生素、神经递质和激素等具有生物活性的代谢物,进一步影响宿主代谢。为了更好地探索与宿主健康相关的肠道微生态特征及作用机制,包括肠道微生态与宿主代谢的相互作用,越来越多的研究从单一肠道微生物组学向肠道微生物组学-代谢组学整合分析发展。肠道微生物组主要通过高通量测序检测肠道菌群的种类和功能。代谢组是对粪便、血液等生物样本中小分子代谢物进行定量。一方面,通过单一肠道微生物组学研究很难系统阐明肠道菌群的完整代谢过程,基于粪便代谢组可以对肠道微生物的代谢物进行定性定量分析,从代谢物变化及代谢通路层面揭示肠道菌群-宿主之间的相互作用关系。另一方面,肠道微生物组和粪便代谢组之间的结果也可以相互验证,让研究更全面、深入和准确可靠。除此之外,肠道微生物组与血清代谢组的整合也可以为肠道微生物-宿主代谢的互作关系研究提供新的研究思路。本节主要基于人群数据,总结当下肠道微生物组与代谢组(主要包括粪便代谢组与血清代谢组)整合分析的思路与框架,并结合经典案例阐述常用的分析方法。

一、肠道微生物组和代谢组整合分析思路与框架

总体而言,整合分析的思路与框架以研究目的为导向,不同的研究目的,分析思路与策略不同。所以明确研究目的为第一步。第二步,根据研究目的选择合适的研究数据,并进行合适的数据预处理与质控分析。第三步和第四步分别为整合分析和结果解读。此部分主要罗列现有研究中的整合分析思路,单一组学数据的预处理和质控方法详见前文,此处不再赘述。

当前研究中,肠道微生物组大多与粪便代谢组及血清代谢组进行整合,整合分析的思路大致可以总结为三类。此处,本部分选择了一个变量 X 来指征感兴趣的分析目标,详细阐述整合分析的框架(图 11-17)。

思路一:构建肠道微生物-代谢物互作网络。此类研究直接分析肠道微生物-代谢物的相互关系网络,往往伴随相对清晰的假设,从关注的某一类肠道微生物或代谢物出发。根据研究目的,研究可选择进一步评估微生物-代谢物的互作与 X 的关联,或者选择不评估。

思路二:各个组学数据平行与 X 关联,从更多维度出发,鉴别与 X 有关的特征或者建立更好的可预测 X 的模型。这个分析思路目前使用相对较多。研究的出发点往往是使用多组学数据达到数据补充的目的,从更多的维度去鉴别与 X 有关的特征。或者说补充机器学习中的特征数,以求构建更加准确的预测模型。分别得到各个组学与 X 的关联结果后,可以对不同组学的数据进行比较,寻找共同点,以求找到在不同组学中都成立的关联结果,相互验证。这一步骤需要充分调研各个组学结果的生物学背景来找寻可相互验证的结果。

思路三:从某一个组学出发,鉴别与 X 有关的特征,进一步将这一特征与其他组学数据

做相关分析。这个分析思路先是基于某一组学(主要研究目的)展开分析讨论,鉴别与 X 有关的特征。为了进一步深入了解这些特征与 X 之间的具体机制,可根据研究目的整合另外的组学。图 11-17 示意的思路是从肠道微生物组出发,找到感兴趣的肠道微生物进一步整合代谢组来帮助理解这一微生物与 X 的关系。但实际分析中,不限于代谢组学,任何组学数据都可用来与微生物组数据进行整合分析。

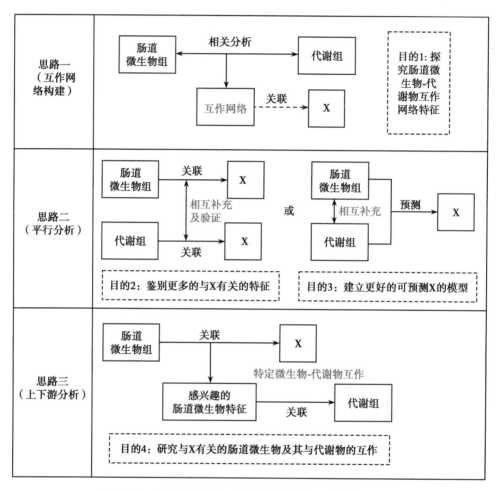

图 11-17 肠道微生物组 - 代谢组整合分析思路与框架总结

二、常用分析方法

本部分主要在前述肠道微生物组与代谢组分析方法的基础上,补充介绍肠道微生物组 - 代谢组相互作用网络的分析方法。方法上,相关性分析是常用的方式。目前,这些方法可以大概分为两个类别:单维分析,即衡量变量和变量之间的关联;多维分析,即计算矩阵和矩阵之间的相关性。按照线性与非线性以及是否考虑协变量进行分类,可分为以下几种方法。

(一)直接相关系数

直接计算相关性(Pearson 相关系数及 Spearman 相关系数等),不考虑协变量。可根据结果构建共生网络（Co-occurrence network）。R 包：Hmisc（计算相关性），igraph（构建共生网络）。

（二）WGCDA

WGCDA，全称为 weighted correlation network analysis（加权基因共表达网络分析），最初用于基因组或转录组数据。该分析方法将各个组学数据相关性归类为不同的模块（module），并探索这些模块与关注的表型之间的关联关系。基本的分析流程见图 11-18。R 包：WGCDA（通过 Bioconductor 加载使用）。

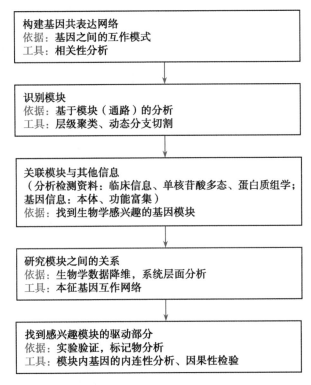

图 11-18 WGCDA 分析流程

资料来源：LANGFELDER P，HORVATH S.WGCNA：an R package for weighted correlation network analysis [J].BMC Bioinformatics，2008（9）：559.

（三）GRaMM

GRaMM，全称为 Generalized coRrelation analysis for Metabolome and Microbiome（代谢组和微生物组的广义协相关分析）。GRaMM 整合了线性回归、最大互信息系数（maximum information coefficient，MIC）、代谢物混杂变量消除（metabolic confounding effect elimination，MCEE）以及中心对数转换（centered log-ratio transformation，CLR）等方法，能够较好地处理线性和非线性关系，可以校正协变量。基本分析流程见图 11-19。R 包：GRaMM（通过 Bioconductor 加载使用）。

（四）3Mcor

3Mcor 全称为 The metabolome-microbiome-metadata correlation analysis platform，是一

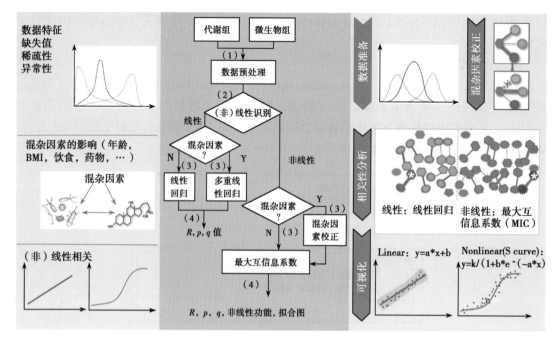

图 11-19 GRaMM 分析流程

资料来源:LIANG D,LI M,WEI R,et al.Strategy for intercorrelation identification between metabolome and microbiome [J].Anal Chem,2019,91(22):14424-14432.

个专门为代谢组和微生物组相关性分析而开发的综合分析平台,整合了数据前处理、相关性分析、广义线性回归、GRaMM、WGCDA 等多种方法。基本分析流程见图 11-20。官方网站为 http://3mcor.cn/,基于该网站,可在线上传相应的数据,设置参数进行分析。

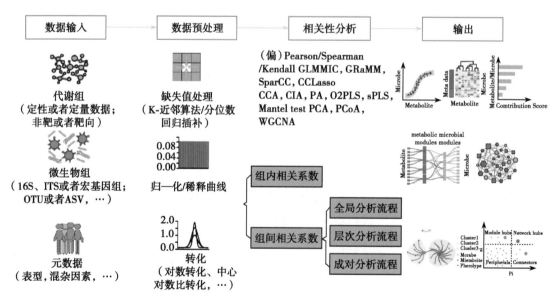

图 11-20 3Mcor 分析流程

资料来源:http://3mcor.cn/.

（五）mmvec

该方法基于神经网络的方法学习代谢物和微生物同时出现的概率,对代谢物与微生物互作进行评级,并可直接进行可视化,显示分析结果。通过数据模拟,研究人员指出该方法显著优于之前常用的相关性分析方法。官方网站为 https://github.com/biocore/mmvec。mmvec 构建流程见图 11-21。

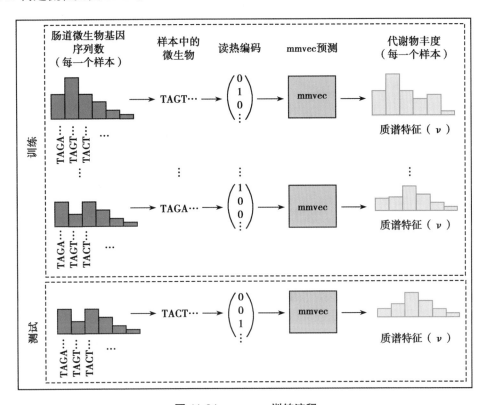

图 11-21 mmvec 训练流程

资料来源:MORTON J T,AKSENOV A A,NOTHIAS L F,et al.Learning representations of microbe-metabolite interactions[J].Nat Methods,2019,16(12):1306-1314.

三、案例分析

本部分将基于 2020 年 9 月发表于 *Cell* 期刊的题为 *Longitudinal Multi-omics Reveals Subset-Specific Mechanisms Underlying Irritable Bowel Syndrome* 的研究展开论述肠道微生物组 - 代谢组等多组学整合分析的应用。肠道微生物组、代谢组等的变化可能参与了肠易激综合征(irritable bowel syndrome,IBS)的发生发展,但背后的机制仍待深入挖掘。该研究整合了肠道微生物组、代谢组和转录组等多组学,深入探究了肠易激综合征宿主代谢 - 微生物相互作用的机制,为慢性胃肠道疾病治疗新靶点的发现提供了理论依据(图 11-22)。

研究纳入 51 例 IBS 患者和 24 例健康人,通过纵向取样分析 6 个月内多时间点的肠道菌群、代谢组、表观遗传组和转录组。研究首先使用了前文提到的肠道微生物组和代谢组整合分析思路二,平行分析了 IBS 不同亚型患者中肠道微生物和粪便代谢组的差异特征（图 11-23）。

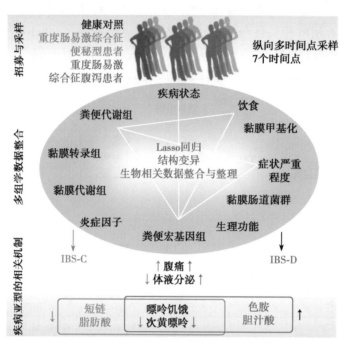

图 11-22　研究概要

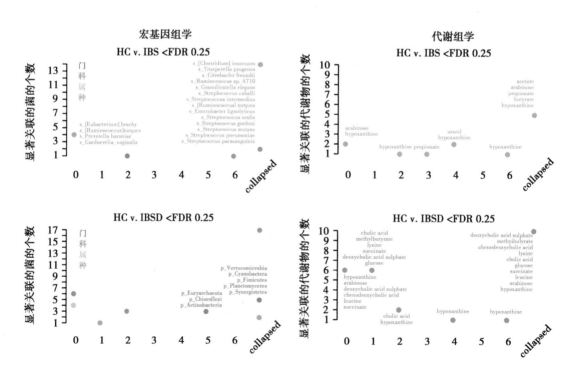

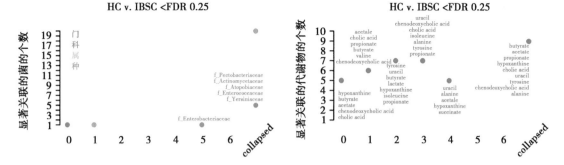

图 11-23 肠道微生物组与代谢物与 IBS 的关联

1. 基于肠道宏基因组,研究发现IBS症状严重程度与肠道菌群的物种组成和功能相关。例如,结果显示,重度 IBS 腹泻患者(IBS-diarrhea,IBS-D)乳酸杆菌的相对丰度显著高于中度 IBS-D 患者,有 74 个 KO 富集在重度 IBS 便秘型患者(IBS-constipation,IBS-C)中,44 个 KO 富集在 IBS-D 患者中。

2. 基于代谢组数据,研究人员首先基于以往的实验结果,靶向分析了微生物来源的代谢物(包括短链脂肪酸、胆汁酸、色胺和色氨酸代谢物)在不同疾病亚型及健康对照(healthy control,HC)组中的差异。结果显示,IBS-D 和 IBS-C 患者中的短链脂肪酸、初级胆汁酸显著低于 HC 组。

3. 为了进一步探索新的可能与 IBS 分型有关的微生物代谢途径,研究人员进一步采用非靶向代谢组学的方法来检测相关微生物代谢物。研究发现,IBS-C 患者粪便样本中的赖氨酸、尿嘧啶和次黄嘌呤均显著低于健康对照(图 11-24)。基于此,该研究尝试使用肠道微生物组的数据帮助验证在代谢组关联分析中获得这一结果。研究人员提取粪便样本中次黄嘌呤相关的宏基因组学功能,发现 IBS-C 患者粪便样本中的黄嘌呤脱氢酶和黄嘌呤磷酸核糖基转移酶相对于 HC 组有所升高。黄嘌呤磷酸核糖基转移酶可将黄嘌呤从硫酸黄原氨酸中释放出来。黄嘌呤脱氢酶可分解黄嘌呤和次黄嘌呤产生尿酸。较高水平的黄嘌呤磷酸核糖基转移酶和黄嘌呤脱氢酶表明 IBS-C 患者肠道嘌呤分解增加,这也与 IBS-C 患者粪便样本中次黄嘌呤水平的降低一致。

研究人员想进一步识别哪种微生物的结构变异可能作用于感兴趣的肠道代谢物,包括初级胆汁酸、次黄嘌呤的合成或分解。因此采用前文提到的肠道微生物组和代谢组整合分析思路三:锁定感兴趣的肠道代谢物,并分析肠道微生物结构变异与以上代谢物的关联。例如,研究发现,*Lachnospiraceae* sp.3_1_46FAA 的结构变异与次黄嘌呤强相关(图 11-25)。

最后,为了确定微生物代谢对宿主代谢功能的影响,该研究又整合了多组学,分析了肠道微生物组 - 代谢组 - 转录组的互作网络(肠道微生物组和代谢组整合分析思路一,图 11-26),并再一次使用识别到的互作网络验证之前的发现。此处的跨组学网络构建,研究同时使用了最基本的 Spearman 相关性分析和机器学习。这也说明了跨组学互作网络研究方法的复杂性。

综上所述,该研究是通过多组学方法研究人类疾病机制的一个范例。根据研究目的,研究人员采用了多种整合分析思路,充分利用了多组学的数据,相互补充和验证了其研究结果,值得深入学习与借鉴。

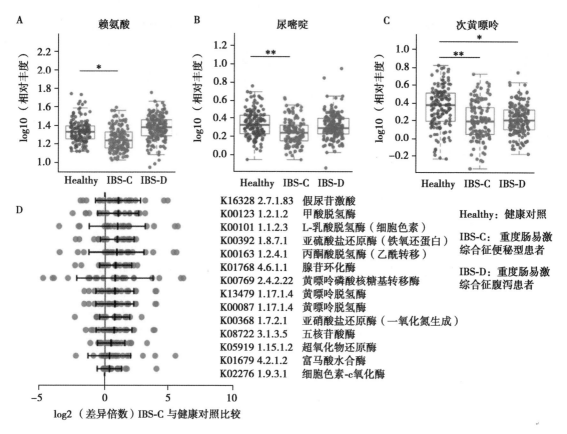

图 11-24　肠道微生物组、非靶向代谢组与 IBS 的关联相互验证

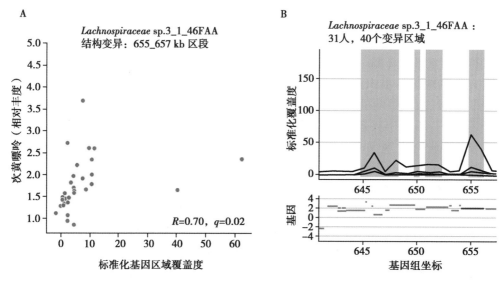

图 11-25　次黄嘌呤与肠道微生物结构变异的关联

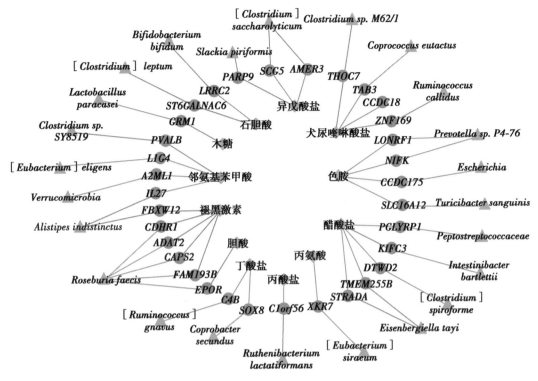

图 11-26 肠道微生物组 - 代谢组 - 转录组的互作网络

（郑钜圣　邓　魁　苟望龙　苗泽蕾）

参考文献

［1］MARCHESI J R, RAVEL J.The vocabulary of microbiome research: a proposal［J］.Microbiome, 2015(3):31.

［2］SENDER R, FUCHS S, MILO R.Revised estimates for the number of human and bacteria cells in the body［J］.PLOS Biol, 2016, 14(8):e1002533.

［3］DOMINGUEZ-BELLO M G, GODOY-VITORINO F, KNIGHT R, et al.Role of the microbiome in human development［J］.Gut, 2019, 68(6):1108-1114.

［4］VALDES A M, WALTER J, SEGAL E, et al.Role of the gut microbiota in nutrition and health［J］.BMJ, 2018(361):k2179.

［5］HILL J H, ROUND J L.SnapShot: Microbiota effects on host physiology［J］.Cell, 2021, 184(10):2796.

［6］LAGIER J C, HUGON P, KHELAIFIA S, et al.The rebirth of culture in microbiology through the example of culturomics to study human gut microbiota［J］.Clin Microbiol Rev, 2015, 28(1):237-264.

［7］LAGIER J C, ARMOUGOM F, MILLION M, et al.Microbial culturomics: paradigm shift in the human gut microbiome study［J］.Clin Microbiol Infect, 2012, 18(12):1185-1193.

［8］RAJILIĆ-STOJANOVIĆ M, DE VOS W M.The first 1000 cultured species of the human gastrointestinal microbiota［J］.FEMS Microbiol Rev, 2014, 38(5):996-1047.

［9］SCHLOSS P D, WESTCOTT S L, RYABIN T, et al.Introducing mothur: open-source, platform-independent, community-supported software for describing and comparing microbial communities［J］.Appl Environ Microbiol, 2009, 75(23):7537-7541.

［10］BOLYEN E, RIDEOUT J R, DILLON M R, et al.Reproducible, interactive, scalable and extensible microbiome data science using QIIME 2［J］.Nat Biotechnol, 2019, 37(8):852-857.

［11］EDGAR R C.Search and clustering orders of magnitude faster than BLAST［J］.Bioinformatics,2010,26 (19):2460-2461.

［12］TRUONG D T,FRANZOSA E A,TICKLE T L,et al.MetaPhlAn2 for enhanced metagenomic taxonomic profiling［J］.Nat Methods,2015,12(10):902-903.

［13］WOOD D E,SALZBERG S L.Kraken:ultrafast metagenomic sequence classification using exact alignments［J］.Genome Biol,2014,15(3):R46.

［14］FRANZOSA E A,MCIVER L J,RAHNAVARD G,et al.Species-level functional profiling of metagenomes and metatranscriptomes［J］.Nat Methods,2018,15(11):962-968.

［15］MORGAN X C,HUTTENHOWER C.Chapter 12:Human microbiome analysis［J］.PLOS Comput Biol, 2012,8(12):e1002808.

［16］DIXON P. VEGAN,a package of R functions for community ecology［J］.Journal of Vegetation Science, 2003,14(6):927-930.

［17］FERNANDES A D,MACKLAIM J M,LINN T G,et al.ANOVA-like differential expression(ALDEx) analysis for mixed population RNA-Seq［J］.PLOS ONE,2013,8(7):e67019.

［18］LIN H,PEDDADA S D.Analysis of compositions of microbiomes with bias correction［J］.Nat Commun, 2020,11(1):3514.

［19］MALLICK H,RAHNAVARD A,MCIVER L J,et al.Multivariable association discovery in population-scale meta-omics studies［J］.PLOS Comput Biol,2021,17(11):e1009442.

［20］LOVE M I,HUBER W,ANDERS S.Moderated estimation of fold change and dispersion for RNA-seq data with DESeq2［J］.Genome Biol,2014,15(12):550.

［21］ROBINSON M D,MCCARTHY D J,SMYTH G K.edgeR:a Bioconductor package for differential expression analysis of digital gene expression data［J］.Bioinformatics,2010,26(1):139-140.

［22］SEGATA N,IZARD J,WALDRON L,et al.Metagenomic biomarker discovery and explanation［J］. Genome Biol,2011,12(6):R60.

［23］ASNICAR F,BERRY S E,VALDES A M,et al.Microbiome connections with host metabolism and habitual diet from 1 098 deeply phenotyped individuals［J］.Nat Med,2021,27(2):321-332.

［24］KE C,HOU Y,ZHANG H,et al.Large-scale profiling of metabolic dysregulation in ovarian cancer［J］.Int J Cancer,2015(136):516-526.

［25］LI J,GUASCH-FERRÉ M,CHUNG W,et al.The Mediterranean diet,plasma metabolome,and cardiovascular disease risk［J］.Eur Heart J,2020(41):2645-2656.

［26］LANGFELDER P,HORVATH S.WGCNA:an R package for weighted correlation network analysis［J］. BMC Bioinformatics,2008(9):559.

［27］LIANG D,LI M,WEI R,et al.Strategy for intercorrelation identification between metabolome and microbiome［J］.Anal Chem,2019,91(22):14424-14432.

［28］SUN T,LI M,YU X,et al.3MCor:an integrative web server for metabolome-microbiome-metadata correlation analysis［J］.Bioinformatics,2022,38(5):1378-1384.

［29］MORTON J T,AKSENOV A A,NOTHIAS L F,et al.Learning representations of microbe-metabolite interactions［J］.Nat Methods,2019,16(12):1306-1314.

［30］MARS RAT,YANG Y,WARD T,et al.Longitudinal multi-omics reveals subset-specific mechanisms underlying irritable bowel syndrome［J］.Cell,2020,182(6):1460-1473.

［31］LI J,GUASCH-FERRÉ M,CHUNG W,et al.The Mediterranean diet,plasma metabolome,and cardiovascular disease risk［J］.European Heart Journal,2020,41(28):2645-2656.

［32］MIAO Z,LIN J S,MAO Y,et al.Erythrocyte n-6 Polyunsaturated Fatty Acids,Gut Microbiota,and Incident Type 2 Diabetes:A Prospective Cohort Study［J］.Diabetes Care,2020,43(10):2435-2443.

第十二章 营养经济学分析

第一节 营养经济学概述及分析

营养经济学研究旨在应用经济学原理和分析方法来解决营养问题,促进个人、家庭、社区、国家和全球各层面的营养效益最大化。

一、需求的价格弹性

营养经济分析中,描述食物需求量对于价格变化的反应敏感程度的指标被称为"需求的价格弹性"。需求的价格弹性系数为需求量的变动率与价格变动率的比值。需求价格弹性系数根据其绝对值的大小,通常分为五类:①需求价格弹性系数绝对值大于 1,称为富有弹性,表示需求量的变动率大于价格的变动率;②需求价格弹性系数绝对值小于 1,称为缺乏弹性,表示需求量的变动率小于价格的变动率;③需求价格弹性系数绝对值等于 1,称为单一弹性,表示需求量的变动率等于价格的变动率;④需求价格弹性系数绝对值等于 0,称为完全无弹性,表示价格的变动对需求量的变动无影响;⑤需求价格弹性系数绝对值等于无穷大,称为完全弹性,表示任何价格的微小变动都会引起需求量的无限变动。食物需求的价格弹性受食物自身价格、其他食物价格、非食物商品价格、收入和其他因素的影响,这些都是制定营养政策和干预措施时需要考虑的重要内容。

【例 12-1】在保持所有其他商品价格和其他影响因素取值不变的前提下,如果食物价格变动 10%,需求量变动 5%,那么价格弹性等于 0.5。如果食物价格上涨 1%,食物的需求量下降 5%,则价格弹性为负数,主要因为食物需求量随价格上升而减少。价格弹性的绝对值可用于比较两种食物的弹性大小。例如,如果大米和面粉的价格弹性分别为 1.6 和 1.8,因为面粉的弹性绝对值大于大米的弹性绝对值,面粉的需求更富有弹性。

根据需求价格弹性系数分类情况,如果一种商品或食物的价格弹性取值为 1.0,则该弹性为"单一弹性",即价格每提高 1%,需求量相应地降低 1%;如果价格弹性绝对值大于 1,则该食物需求富有弹性,反之,如果绝对值小于 1,则该食物需求缺乏弹性。

二、需求的收入弹性

营养经济分析中,在给定价格水平下消费者收入的变动将引起对某种食物需求量的变动。需求的收入弹性是在假设消费者偏好、该种商品价格与相关商品价格不变的前提下,当消费者的收入水平变动 1% 时,对某种商品需求量变动的百分数。不同商品需求的收入弹性不同。在价格不变的条件下,收入的提高一般会引起消费者对商品需求的增加,因而,需求的收入弹性一般为正值。在经济学中,需求的收入弹性为负值的商品称为低档商品或劣质品,需求的收入弹性在 0~1 间的商品成为正常品,需求的收入弹性大于 1 的商品称为高档品。一般而言,生活必需品的收入弹性较小,而高级商品和奢侈品的收入弹性较高。

【例 12-2】在保持食物的价格和其他影响因素取值不变的前提下,如果居民收入变动10%,需求量变动 5%,那么收入弹性等于 0.5。如当某种食物需求的增长幅度小于收入的增长幅度,则该食物需求缺乏收入弹性;当食物的需求增长幅度大于收入的增长幅度,则食物需求富有收入弹性。

三、营养干预项目的成本效益分析

成本效益分析是采用货币的形式比较干预项目的成本和获得的价值,比较干预项目的货币成本和最后获得的货币价值,计算时成本与效益均采用货币单位表达。

PROFILES 模型是常用的成本效益分析模型,最初是电脑 DOS 系统与 Windows 系统中的一个独立软件程序,用于计算并以图形方式显示人群营养不足的后果,随后应用于估计人群营养缺乏的后果、营养方案的成本效益。该程序依据营养项目不同需求进行统计,如死亡率统计,营养不良改善结果,也可按照经济结果统计项目干预效果。随着计算机科技发展,目前 excel 表格或其他软件均具有此项功能。

【例 12-3】在我国贫困地区儿童营养改善项目工作中,山西、湖北和云南三省六县为2012—2020 年项目持续监测县,采用 PROFILES 模型开展营养包干预前后婴幼儿贫血和生长迟缓改善的成本效益分析。模型相关数据设置见图 12-1。

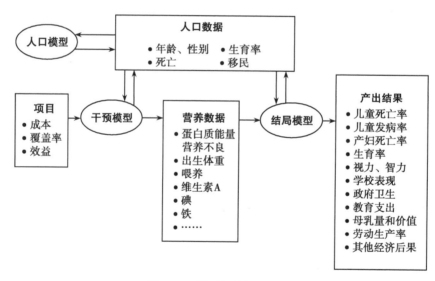

图 12-1 模型相关数据设置

(一)评价指标

1. 明确生长迟缓率和贫血率为衡量干预效果的评价指标。

2. 评价标准与方法:年龄别身高 Z 评分(height for age Z-score,HAZ)<-2 为生长迟缓。血红蛋白含量低于 110g/L 为贫血,当海拔超过 1 000 米,血红蛋白受海拔影响,需要校正。

3. 效益指标:使用 PROFILES 模型,计算生长迟缓和贫血造成的对未来劳动生产力的影响(以货币表示),以干预挽回的劳动生产力损失作为衡量干预效益的评价指标。

（二）数据收集

1. **干预效果人群数据** 2012—2020 年持续监测县累计监测服用营养包婴幼儿 10 672 人,各年监测人数不同。2012 年,干预前生长迟缓率和贫血率分别为 10.3% 和 32.1%,2020 年生长迟缓率和贫血率分别为 2.1% 和 16.5%,去除重复人群 720 人,营养包项目持续监测县有效改善婴幼儿生长迟缓与贫血人数累计为 816 人与 1 552 人,各年具体改善情况见表 12-1。

表 12-1　持续监测县监测人数与项目改善人数　　　　　　　　　　单位:人

年份	项目监测人数	生长迟缓改善人数	贫血改善人数
2014	1 548	127	241
2015	1 633	130	247
2017	1 743	143	272
2018	1 860	137	261
2019	1 948	141	268
2020	1 940	138	263
合计	10 672	816	1 552

2. **成本数据** 一般干预项目成本包含项目干预中涉及的生产、运输、发放、宣教、会议和材料等费用。在统计成本中,因项目营养包采购为政府采用招标形式进行,且招标费用中包含营养包的生产、运输、发放和宣教等成本费用,因此成本计算过程中,采用营养包的采购费用,统计 2012—2020 年三省六县营养包总采购费用。

2012—2020 年间持续监测县累计干预婴幼儿 10 672 名,成本依据营养包采购费用均值计算,成本累计为 257.09 万元。

3. **效益数据**

(1) 生长迟缓效益统计:生长迟缓效益统计采用挽回因生长迟缓带来的损失。文献研究表明,农业工人的身高每增加 1%,劳动生产力增加 1.38%,而 22 月龄时患生长迟缓会持续到成年,2 岁时轻度生长迟缓儿童比正常儿童矮 5cm,按照成人身高 160cm 进行计算,若轻度生长迟缓持续到成人时,身高较正常成人时低 3.1%。本研究统计得出三省六县儿童生长迟缓均为轻度,因此在计算生产迟缓带来的损失时,按照文献研究计算轻度生长迟缓情况,且仅计算因生长迟缓影响的从事农业劳动人口的损失,暂不统计生长迟缓带来的其他损失,如智力缺陷带来的损失等。

挽回因生长迟缓带来的损失 = 生长迟缓改善人数 × 因生长迟缓导致的劳动力损失率 × 人均年可支配收入 × 就业率 × 未来劳动生产年龄的生存贴现值(2 岁)

其中,人均年可支配收入取当年城镇与农村人均年可支配收入的均值。因缺乏项目县就业率数据,各年就业率取我国第一产业与第二产业就业人数占劳动力的百分比。未来劳动生产年龄的生存贴现值(2 岁):一个 2 岁儿童未来 15~64 岁的生命年的贴现值合计,贴现率为 3%,劳动生产年龄为 15~64 岁,以年计则为贴现年,计算公式见表 12-2。

(2) 贫血效益统计:贫血效益统计采用挽回因贫血带来的损失,其中避免一例贫血可提高未来 5% 的劳动生产能力,则算为劳动收入增加;结合县人均年可支配收入来揭示贫血给社会带来的经济负担。

挽回因贫血带来的损失＝贫血改善人数×因贫血导致的劳动力损失率×人均年可支配收入×就业率×未来劳动生产年龄的生存贴现值（2岁）

参考文献中儿童时期的贫血会导致成年后工资下降2.5%。人均年可支配收入取值、未来劳动生产年龄的生存贴现值同"生长迟缓效益统计"。

因缺乏项目县就业率数据，取全国就业率数据，各年就业率根据《中国统计年鉴》提供的数据，包括经济活动人口数和15~64岁人口数，二者之比计算我国各年就业率。

PROFILES模型贴现年计算见表12-2。

表 12-2　PROFILES 模型贴现年计算

年龄	不同贴现率水平下的贴现年（年）					
	3%	0.5%	1.5%	2.5%	3.5%	4.5%
2	1.00	1.00	1.00	1.00	1.00	1.00
3	0.97	1.00	0.99	0.98	0.97	0.96
4	0.94	0.99	0.97	0.95	0.93	0.91
5	0.91	0.99	0.96	0.93	0.90	0.87
…	A*0.97	A*0.995	A*0.985	A*0.975	A*0.965	A*0.955
64	0.15	0.73	0.39	0.21	0.11	0.06
合计	17.54	41.54	29.05	20.67	14.95	10.99

注：1. 贴现年从2岁开始计算。

2. A 为上一年龄段贴现年结果。

（三）营养包项目效益统计

1. 生长迟缓改善带来的效益　通过 PROFILES 模型计算生长迟缓改善效益。根据表12-1项目各县2012—2020年生长迟缓改善人数、2012—2020年统计年鉴计算就业率、人均年可支配收入，详细数据见表12-3。统计就业率时可看出，就业率逐年降低；各年人均年可支配收入不同，2014年为14 413.8元，2020年为18 861.4元；生存贴现年计算得17.54年。依据以上数据计算项目干预期间各年因挽回生长迟缓带来的收益。结果显示，因挽回生长迟缓带来效益累计为560.7万元（表12-3）。

表 12-3　生长迟缓 PROFILES 模型计算

	生长迟缓改善人数/人	生长迟缓就业率/%	人均年可支配收入/元	生存贴现年/年	生长迟缓工资下降/%	生长迟缓效益/万元
2014 年	127	57.58	14 413.8			79.1
2015 年	130	55.70	15 718.5			85.3
2017 年	143	53.01	17 179.1			97.7
2018 年	137	51.72	18 510.7	17.54	0.042 8	98.4
2019 年	141	50.24	18 864.3			100.2
2020 年	138	50.08	18 861.4			98.1
合计	816	53.06	17 258.0	17.54	0.042 8	560.7

2. **贫血改善带来的效益** 通过 PROFILES 模型计算贫血改善效益。根据表 12-1 项目各年各县贫血改善人数,并根据各年统计年鉴计算就业率,人均年可支配收入数据收集方法与计算生长迟缓效益相同,生存贴现年计算得 17.54 年。计算项目干预期间累计挽回因贫血造成的损失为 931.1 万元,各年各县贫血改善带来的收益见表 12-4。

表 12-4 贫血 PROFILES 模型计算

	贫血改善人数 / 人	成本 / 元	贫血就业率 /%	人均年可支配收入 / 元	生存贴现年	贫血工资下降	贫血效益 / 万元
2014 年	241	372 913	78.88	14 413.8			120.4
2015 年	247	393 390	79.32	15 718.5			135.1
2017 年	272	419 889	78.63	17 179.1	17.54	0.025	161.1
2018 年	261	448 074	78.60	18 510.7			166.3
2019 年	268	469 273	79.34	18 864.3			176.0
2020 年	263	467 346	80.92	18 861.4			176.1
合计	1 552	2 570 885	79.28	17 258.0	17.54	0.025	931.1

(四)成本效益分析

通过上述分析,获得各项目县营养包的成本和生长迟缓与贫血改善的效益值。根据计算方法,以各年的成本除以效益,即可得到各年的成本效益比。总成本效益约为 1:5.8,项目实施存在一定经济效益,即持续监测县婴幼儿营养包项目每投入 1 元钱,通过改善婴幼儿营养状况可以得到 5.8 元的效益回报,见表 12-5。

表 12-5 2012—2020 年持续监测县营养包成本效益比

年份	投入成本 / 万元	生长迟缓改善效益 / 万元	贫血改善效益 / 万元	合计效益 / 万元	成本效益比
2014	37.3	79.1	120.4	199.5	1:5.3
2015	39.3	85.3	135.1	220.4	1:5.6
2017	42.0	97.7	161.1	258.8	1:6.2
2018	44.8	98.4	166.3	264.7	1:5.9
2019	46.9	100.2	176.0	276.2	1:5.9
2020	46.7	98.1	176.1	274.2	1:5.9
合计	257.1	560.7	931.1	1 492.2	1:5.8

(五)敏感性分析

上述结果表明,我国儿童营养改善项目中避免婴幼儿生长迟缓和贫血的发生所需投入的成本小于避免生长迟缓和贫血事件发生带来的经济效益。但这是在既定的人均年可支配收入、贴现率等情况下得出的结论。当上述指标值在一定范围内变化时,项目的成本效益比也将随之变化,需要详细分析其变化规律。

通过调整人均年可支配收入及贴现率,可知在人均年可支配收入为 0.5 万元 / 年,且贴现率达 4.5% 时,通过服用营养包改善生长迟缓即有经济学意义;若人均可支配收入达到 3.0万元 / 年,在贴现率为 2.5% 时,成本效益比为 1:11.9,详见表 12-6。

表 12-6　持续监测县不同人均可支配收入与贴现率下的成本效益比

人均可支配收入（万元 / 年）	不同贴现率下的成本效益比				
	4.5%	3.5%	2.5%	1.5%	0.5%
0.5	1:1.1	1:1.4	1:2.0	1:2.8	1:4.0
1.0	1:2.1	1:2.9	1:4.0	1:5.6	1:8.0
1.5	1:3.2	1:4.3	1:5.9	1:8.4	1:11.9
2.0	1:4.2	1:5.7	1:7.9	1:11.1	1:15.9
2.5	1:5.3	1:7.2	1:9.9	1:13.9	1:19.9
3.0	1:6.3	1:8.6	1:11.9	1:16.7	1:23.9

对改善生长迟缓、贫血的成本效益研究显示,营养包项目对婴幼儿营养改善具有较高的成本效益比。本案例计算营养包改善生长迟缓与贫血的成本效益,而营养包中除铁外,还含有多种微量营养素,如维生素 A、维生素 D、维生素 B_1、维生素 B_2、叶酸、烟酸、钙和锌等,因此目前的效益计算仍低估了营养包的整体效益。

第二节　社会经济学分析方法及案例

一、分位数回归方法的应用

个体的营养状况通常被描述为各种影响因素相互作用的结果。虽然营养素摄入是影响个体营养状况的关键因素之一,但其他各种社会经济决定因素也起到了重要作用。由于各因素间存在相互作用,这些社会经济因素对营养状况影响的程度和性质也有所不同。分位数回归方法在探讨社会经济因素对个体营养状况影响的相关研究中得到了广泛应用。

【例 12-4】以表 12-7 数据集为例,对营养素摄入的社会经济决定因素进行分位数回归估计,使用 Stata 进行计算。观察哪些自变量对能量摄入有显著影响。

表 12-7　社会经济因素对居民能量摄入影响研究数据集

编号	能量 /kcal	家庭人口数 / 人	月收入 / 元	年龄 / 岁	受教育年限 / 年	城乡
1	3 829	3	2 580	26	12	1
2	3 895	3	1 830	29	12	1
3	3 955	2	3 430	31	10	1
4	3 984	5	2 120	32	11	0
5	3 995	4	1 980	35	12	0
6	4 010	4	3 600	36	10	0

续表

编号	能量/kcal	家庭人口数/人	月收入/元	年龄/岁	受教育年限/年	城乡
7	4 060	3	3 330	42	11	1
8	4 082	3	3 400	44	12	1
9	4 172	3	2 690	47	12	0
10	4 816	3	3 250	51	13	0
11	4 890	3	3 690	26	15	1
12	4 934	3	3 470	29	12	0
13	5 079	4	2 280	31	12	1
14	5 104	4	3 220	32	10	1
15	5 886	4	3 600	35	11	1
16	5 899	5	2 410	36	12	0
17	6 165	5	3 720	42	10	0
18	6 229	5	2 370	44	11	0
19	6 295	3	2 070	47	12	1
20	7 827	3	4 080	51	12	1
21	8 129	3	2 750	32	13	0
22	8 814	6	4 060	35	15	0
23	9 690	5	2 830	36	16	1
24	9 735	3	2 650	42	17	0
25	10 371	3	4 030	44	17	1
26	10 372	3	3 880	31	15	1
27	11 385	4	4 330	32	16	1
28	11 497	4	4 840	35	14	0
29	11 995	4	3 170	36	15	0
30	12 990	3	3 420	42	16	0
31	13 466	3	3 830	44	17	1
32	13 594	3	4 720	47	17	1
33	14 500	4	3 900	51	18	0
34	15 906	4	4 290	49	20	1

注:表中城乡分类中,1代表城市,0代表农村。

利用 Stata 中的 regress 命令:"regress energy h income age ed w, vce(robust)"。

其中,vce(robust)是方差的稳健估计,考虑了经典 OLS 模型中有关自变量与随机干扰项相关性的一些基本假定。

上述回归的输入命令和 Stata 输出结果见图 12-2。

```
. regress energy h income age ed w, vce(robust)

Linear regression                              Number of obs =    34
                                               F(5,    28)    =67.29
                                               Prob>F         =0.0000
                                               R-squared      =0.8388
                                               Root MSE       =1616.2
```

energy	Coef.	Robust Std. Err.	t	P>|t|	[95% Conf. Interval]	
h	404.9245	357.1885	1.13	0.267	-326.7429	1136.592
income	1.122582	.2939234	3.82	0.001	.5205068	1.724656
age	48.5694	50.65411	0.96	0.346	-55.19085	152.3296
ed	1029.98	102.2836	10.07	0.000	820.4616	1239.498
w	-360.8429	607.6877	-0.59	0.557	-1605.635	883.949
_cons	-13019.43	1981.946	-6.57	0.000	-17079.27	-8959.601

图 12-2　回归模型输出结果

注：energy：能量；h：家庭人口数；income：月收入；age：年龄；ed：受教育年限，w：城乡。

分析结果显示，调查对象受教育年限和收入都是重要的影响因素，与其能量摄入量直接相关。

利用 Stata 中的 qreg 命令（qreg h income age ed w）可以生成不同分位数的回归，输出结果见图 12-3。分位数回归分析结果的估计值与家庭人口数、收入和年龄的线性模型非常接近，受教育年限和收入都是分位数回归中的重要变量。

```
.qreg energy h income age ed w
Iteration 1: WLS  sum  of  weighted  deviations  =19377.793

Iteration 1:  sum  of  abs.  weighted  deviations  =18927.284

Median regression                          Number of obs =      34
  Raw sum of deviations   52020(about  6165)

  Min sum of deviations 18927.28           Pseudo R2      =   0.6362
```

energy	Coef.	Std. Err.	t	P>|t|	[95% Conf. Interval]	
h	376.3618	429.6761	0.88	0.389	-503.7897	1256.513
income	1.282743	.4995349	2.57	0.016	.2594917	2.305993
age	47.5377	50.06492	0.95	0.350	-55.01563	150.091
ed	941.0422	151.0845	6.23	0.000	631.5597	1250.525
w	-174.5219	766.5413	-0.23	0.822	-1744.711	1395.667
_cons	-12078.08	2964.16	-4.07	0.000	-18149.89	-6006.275

图 12-3　分位数回归模型输出结果

Stata 也可以允许同时对不同的分位数进行估计。假设要估计不同分位数的回归方程，如 $q=0.25$、$q=0.50$ 和 $q=0.75$，通过 sqreg 命令即可实现，reps（50）命令将 Stata 估计过程中的迭代次数限制为 50 次，Stata 输出结果截图见图 12-4。

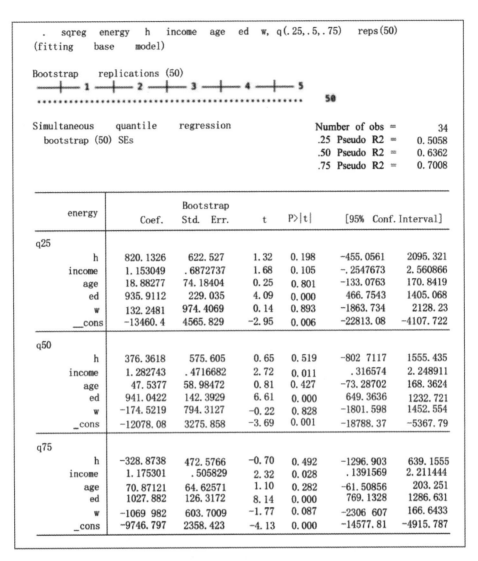

图 12-4　不同分位数回归模型输出结果

分析结果提示，在较高的能量摄入条件分位数下，收入和受教育年限均对能量的影响较大。如果想用 q=0.25、q=0.50 和 q=0.75 来检验分位数回归所得 income 系数是否相等，可以在 Stata 中使用 test 命令，软件输出结果见图 12-5。

```
.  test      [q25=q50=q75]:income

 (1)    [q25]income - [q50]income  =  0
 (2)    [q25]income - [q75]income  =  0

       F( 2,     28)=      0.03
           Prob  > F=    0.9693
```

图 12-5　收入变量系数检验输出结果

图 12-5 中 F 值表明数据不能拒绝斜率系数相等的原假设。同理,也可以检验受教育年限系数的相等性,软件输出结果见图 12-6。

```
.  test  [q25=q50=q75]:ed

(1)   [q25]ed  -[q50]ed  = 0
(2)   [q25]ed  -[q75]ed  = 0

        F(  2,    28) =     0.28
           Prob >F =     0.7565
```

图 12-6　受教育年限变量系数检验输出结果

　　同样,根据图 12-6 结果不能拒绝斜率系数相等的原假设。此外,也可以通过图形的方式显示分位数回归结果,Stata 的命令为"grqreg,cons ci ols olsci scale(0.75)",通过 cons 选项,截距项也可以包含在图中,"ci ols olsci"命令可以生成 95% 置信区间、OLS 系数及其置信区间,选项 scale 用于沿轴增加图形中标题的大小。软件输出结果见图 12-7,其中横纵坐标表示为不同分位数水平下各社会经济影响因素的单位变化对能量摄入的影响程度。

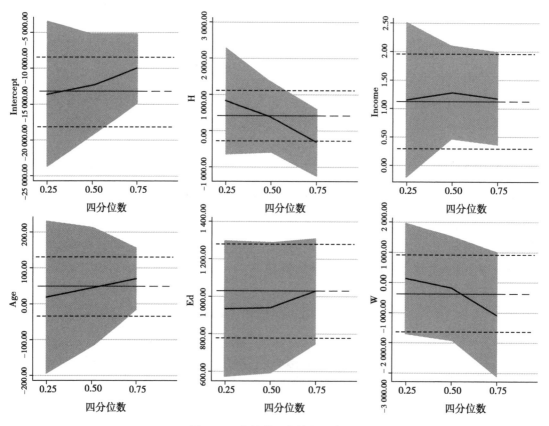

图 12-7　分位数回归结果示意图

图 12-7 右上角图形显示,收入的系数在整个取值范围内都为正,且在中位数处影响更大。类似的,对于几乎所有的分位数,调查对象受教育年限变量的系数都远小于 OLS 估计值,并且更接近 75 百分位数附近的 OLS 系数。但是,这两个系数都在 OLS 估计值的置信区间内,因此与 OLS 系数没有显著差异。

此外,estat hottest 用于检验是否存在异方差性(图 12-8)。结果显示,该数据不能拒绝原假设,即不存在异方差性。

```
. reg energy h income age ed w
  Source  |     SS        df      MS          Number of obs  =      34
----------+------------------------------     F( 5,   28)   =   29.14
  Model   | 380599127      5   76119825.3     Prob>F        =  0.0000
 Residual | 73134575.2    28   2611949.11     R-squared     =  0.8388
----------+------------------------------     Adj R-squared =  0.8100
  Total   | 453733702     33   13749506.1     Root MSE      =  1616.2

   energy |     Coef.    Std. Err.      t     P>|t|     [95% Conf. Interval]
----------+-------------------------------------------------------------------
        h |   404.9245   347.4829     1.17    0.254    -306.862    1116.711
   income |  1.122582   .4039784     2.78    0.010    .2950693    1.950094
      age |   48.5694    40.48795     1.20    0.240   -34.36641   131.5052
       ed |   1029.98    122.1834     8.43    0.000    779.6987   1280.261
        w |  -360.8429   619.9089    -0.58    0.565   -1630.669    908.983
    _cons | -13019.43    2397.143    -5.43    0.000   -17929.76   -8109.108

. estat hettest h income age ed w,iid

Breusch-Pagan / Cook-Weisberg test for heteroskedasticity
        Ho: Constant variance
        Variables: h income age ed w

        chi2(5)       =      4.28
        Prob > chi2   =   0.5105
```

图 12-8　异方差检验输出结果

二、Heckman 两步法的应用

Heckman 模型采用二分类结局选择模型进行参数估计,如贫困家庭儿童的生存和营养方面受到的影响更为严重,与婴儿死亡率、HAZ 评分和 WHZ 评分相关的结果存在巨大的地区差异。根据地区分类,能够观察到显著的性别差异。相对于女孩,男孩的年龄别身高 Z 评分结果更好。可以选择 Heckman 两步法进行营养和健康经济学的两步估计。

【例 12-5】以表 12-8 数据集为例,使用 Heckman 两步法观察在控制选择变量之后,对营养与儿童死亡率之间关系的估计。

表 12-8　营养对儿童死亡影响研究数据集信息

obs	si	whz	I_1	I_2	C_1	C_2	H_1	H_2	H_3	H_4
1	0	0.705	3	0	1	0	7.61	10.02	0	0
2	0	0.705	3	1	0	0	8.28	10.02	1	0
3	0	0.640	2	0	1	0	6.82	9.43	0	0

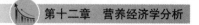

续表

obs	si	whz	I_1	I_2	C_1	C_2	H_1	H_2	H_3	H_4
4	0	0.705	2	1	0	0	6.91	10.46	1	0
5	0	0.705	2	0	0	0	7.92	10.02	0	0
6	0	0.705	3	1	0	0	7.39	10.22	1	0
7	0	0.640	2	1	0	0	7.84	9.77	0	0
8	0	0.705	2	1	0	0	6.87	10.02	0	0
9	0	0.705	1	0	0	1	7.42	10.46	1	0
10	0	0.705	1	1	0	0	7.31	9.77	0	0
11	0	0.675	3	1	0	0	7.48	9.77	0	0
12	0	0.675	2	1	0	0	7.89	9.43	1	0
13	0	0.705	2	0	1	0	6.80	8.29	0	1
14	0	0.728	3	0	1	0	7.92	10.22	0	0
15	0	0.705	3	0	1	0	7.59	10.02	1	0
16	1	0.705	2	0	1	0	7.57	10.02	0	1
17	1	0.705	3	0	0	0	7.19	10.22	0	0
18	1	0.705	3	1	0	0	7.34	9.77	0	1
19	1	0.705	3	0	1	0	7.80	9.77	0	0
20	1	0.675	3	0	1	0	8.09	10.22	0	0
21	1	0.675	3	1	0	0	7.77	10.46	0	0
22	1	0.675	3	1	0	0	7.24	9.77	0	1
23	1	0.705	2	0	1	0	8.12	10.22	0	0
24	1	0.728	2	1	0	0	7.70	10.02	0	0
25	1	0.675	5	0	1	0	8.75	10.46	1	0
26	1	0.750	2	1	0	0	8.00	10.82	0	0
27	1	0.705	3	1	0	1	9.02	9.77	0	0
28	1	0.640	1	0	0	0	7.07	9.43	1	0
29	1	0.675	3	0	1	0	7.83	9.77	0	1
30	1	0.705	3	0	1	0	7.53	10.02	1	1
31	1	0.675	3	0	0	0	7.12	10.02	0	0
32	1	0.728	1	1	0	0	8.05	10.22	0	0
33	1	0.705	3	0	1	0	7.41	10.02	1	1

obs	si	whz	I_1	I_2	C_1	C_2	H_1	H_2	H_3	H_4
34	1	0.705	1	0	0	0	8.28	10.02	1	0
35	1	0.599	1	0	1	0	7.09	8.92	0	1

表 12-8 列出了某地区 35 户家庭的观测值,变量定义如下:obs 为调查样本编号;si 是二分类变量,代表在调查时,家庭 i 中的孩子在出生 60 个月后是否存活(死亡 =0,存活 =1);whz 代表身高别体重测量值,该指标用来监测儿童的生长,身高别体重<−2 的儿童被认为是消瘦;I_1 代表家庭中孩子的胎次;I_2 是二分类变量,代表儿童性别(女 =1,男 =0);C_1 是二分类变量,代表是否在三甲医院出生(是 =1,否 =0);C_2 是二分类变量,代表房屋内是否有卫生间(是 =1,否 =0);H_1 代表母亲受教育年限;H_2 代表家庭过去一段时间总收入的对数;H_3 是二分类变量,代表母亲是否在外工作(是 =1,否 =0);H_4 是二分类变量,代表母亲是否听说过口服补液盐(是 =1,否 =0),口服补液盐是治疗腹泻引起的脱水的有效方法,该变量可以衡量母亲对口服补液盐的了解。

为了检验如 WHZ 评分这样的营养结局是否受儿童生存概率的影响,需要用两个方程估计,一个是获取生存概率的方程,另一个是将外生变量与 WHZ 评分联系起来的方程。从 Stata 的 summarize 命令开始,得到 Stata 输出结果(图 12-9)。

```
    Variable |       Obs        Mean     Std.  Dev.       Min         Max

         obs |        35          18    10. 24695          1          35
          si |        35    .5714286    .5020964           0           1
         whz |        35       .6928    .0294626        .599         .75
          i1 |        35         2.4    .8811757           1           5
          i2 |        35    .4285714    .5020964           0           1

          c1 |        35          .4    .4970501           0           1
          c2 |        35    .0571429    .2355041           0           1
          h1 |        35    7. 629143    .5200813         6. 8        9. 02
          h2 |        35    9. 938857    .4592562        8. 29       10. 82
          h3 |        35    .3142857    .4710082           0           1

          h4 |        35    .2285714     .426043           0           1
```

图 12-9 summarize 命令输出结果

执行 regress 命令 regress whz h1 h2 h3 h4 c2",得到 Stata 输出结果(图 12-10)。

结果显示,除家庭总收入和常数项外,其他变量均不显著。使用 probit 生存模型来拟合生存概率,并计算每个观测值的逆米尔斯比率;然后以选择项(或逆米尔斯比率)作为辅助变量进行回归估计。

```
. regress whz h1 h2 h3 h4 c2
```

Source	SS	df	MS
Model	.007758247	5	.001551649
Residual	.021755348	29	.000750184
Total	.029513595	34	.000868047

Number of obs =	35
F(5, 29) =	2.07
Prob>F =	0.0983
R-squared =	0.2629
Adj R-squared =	0.1358
Root MSE =	.02739

whz	Coef.	Std. Err.	t	P>|t|	[95% Conf. Interval]	
h1	.0042675	.0102409	0.42	0.680	-.0166776	.0252125
h2	.0328928	.0120616	2.73	0.011	.0082241	.0575615
h3	-.0043918	.010153	-0.43	0.669	-.0251569	.0163733
h4	.0061894	.0124525	0.50	0.623	-.0192789	.0316577
c2	.0064857	.0209226	0.31	0.759	-.0363059	.0492772
_cons	.3329209	.1232089	2.70	0.011	.0809304	.5849114

图 12-10　regress 命令输出结果

使用 Stata 中的 probit 执行命令"probit si i1 i2 c1 h1",实现第一步估计,输出结果见图 12-11。

```
. probit si i1 i2 c1 h1

Iteration 0:    log likelihood= -23.901784
Iteration 1:    log likelihood= -21.663419
Iteration 2:    log likelihood= -21.656977
Iteration 3:    log likelihood= -21.656976
```

Probit regression

Log likelihood = -21.656976

Number of obs =	35
LR chi2(4) =	4.49
Prob>chi2 =	0.3438
Pseudo R2 =	0.0939

si	Coef.	Std. Err.	z	P>|z|	[95% Conf. Interval]	
i1	.113586	.3009436	0.38	0.706	-.4762526	.7034247
i2	-.7127836	.6451503	-1.10	0.269	-1.977255	.5516879
c1	-.2319729	.6748081	-0.34	0.731	-1.554573	1.090627
h1	.7726133	.5003812	1.54	0.123	-.2081158	1.753342
_cons	-5.567426	3.697164	-1.51	0.132	-12.81373	1.678881

图 12-11　probit 命令输出结果

继续使用 Stata 中的 predict 执行命令"perdict xb",计算逆米尔斯比率[命令为:generate invmills=normalden(xb)/normal(xb)],然后执行第二步回归命令"regress whz h1 h2 h3 h4 c2 invmills"。图 12-12 输出结果表明,变量 invmills 无统计学显著性,意味着在该模型中,选择项并不是一个关键因素。扩展回归的结果非常接近于不含选择项的原始回归,而且在这两种情况下,家庭总收入是唯一的显著变量。

```
. regress whz h1 h2 h3 h4 c2 invmills
```

Source	SS	df	MS
Model	.007964217	6	.00132737
Residual	.021549377	28	.000769621
Total	.029513595	34	.000868047

```
Number of obs =      35
F( 6,    28)  =    1.72
Prob>F        = 0.1521
R-squared     = 0.2698
Adj R-squared = 0.1134
Root MSE      = .02774
```

Whz	Coef.	Std. Err.	t	P>|t|	[95% Conf. Interval]	
h1	.0102516	.015537	0.66	0.515	-.0215745	.0420777
h2	.0331139	.0122243	2.71	0.011	.0080735	.0581542
h3	-.003837	.0103394	-0.37	0.713	-.0250163	.0173423
h4	.0070228	.0127153	0.55	0.585	-.0190233	.0330689
c2	.0064888	.0211919	0.31	0.762	-.0369209	.0498985
invmills	.0450944	.0871682	0.52	0.609	-.1334616	.2236504
_cons	.2631434	.1837571	1.43	0.163	-.1132659	.6395527

图 12-12 加入逆米尔斯变量的 regress 命令输出结果

由于忽略了截距项的随机性,上述过程中的标准误差可能不够准确。然而,采用这种方法作稳健性检验,再用 Heckman 方法进行比较,不失为一种正确的方法。使用 Stata 中的 2 个程序生成命令"heckman whz h1 h2 h3 h4 c2,select(si=i1i2 h1 c1)nolog;heckman whz h1 h2 h3 h4 c2,select(si=i1i2 h1 c1)twostep",输出结果见图 12-13 和图 12-14。两种输出结果中所有参数的估计值和标准误差大致相同。其中,变量 lambda 在统计学上不显著,并且变量 rho 值表明,应该拒绝两个群体(存活儿童与夭折儿童)相互独立的假设,即决定儿童营养状况和生存能力的影响因素在本例中不是共同确定的。

```
. heckman whz h1 h2 h3 h4 c2,select(si=i i2 h1 cl) nolog
Heckman selection model                    Number of obs    =      35
(regression model with sample selection)   Censored obs     =      15
                                           Uncensored obs   =      20
                                           Wald chi2(5)     =   21.67
Log likelihood= 26.69254                   Prob > chi2      = 0.0006
```

	Coef.	Std. Err.	z	P>|z|	[95% Conf.	Interval]
whz						
h1	.0021105	.0161225	0.13	0.896	-.0294889	.0337099
h2	.068477	.018065	3.79	0.000	.0330703	.1038837
h3	-.0019798	.0126696	-0.16	0.876	-.0268117	.0228522
h4	.0104314	.0130427	0.80	0.424	-.0151317	.0359946
c2	.0361067	.033556	1.08	0.282	-.0296619	.1018753
_cons	-.0233771	.1819039	-0.13	0.898	-.3799022	.333148
si						
i1	.2246504	.2750975	0.82	0.414	-.3145309	.7638316
i2	-.7331469	.6519621	-1.12	0.261	-2.010969	.5446754
h1	.6177292	.5073436	1.22	0.223	-.376646	1.612104
cl	-.2270122	.6624883	-0.34	0.732	-1.525465	1.071441
_cons	-4.666859	3.612487	-1.29	0.196	-11.7472	2.413485
/athrho	.7445551	.7164109	1.04	0.299	-.6595845	2.148695
/lnsigma	-3.704425	.2555772	-14.49	0.000	-4.205347	-3.203503
rho	.6318894	.4303594			-.5780868	.9731571
sigma	.0246144	.0062909			.0149156	.0406197
lambda	.0155536	.0139355			-.0117595	.0428666

```
LR test of indep. eqns. (rho = 0):     chi2(1)=     0.70    Prob > chi2 = 0.4019
```

图 12-13　Heckman 两步法程序命令输出结果（nolog 选项）

三、非参数方法的应用

非参数模型可以用来确定数据中潜在的因果关系，而这在参数模型中有时可能无法捕捉到，如经济增长、收入增加和城市化程度提高等共同推动了超重和肥胖的增长。研究肥胖和食物价格之间的关系，社交网络和同伴效应的影响，健康食品、垃圾食品和加工食品的可及性以及身体活动对肥胖的影响中常常采用非参数方法。

【例 12-6】以表 12-9 中 100 个儿童数据集为例，使用非参数方法进行家庭收入状况与儿童肥胖之间关系的估计。

```
. heckman whz h1 h2 h3 h4 c2, select(si = i1 i2 h1 c1)twostep
note: two-step estimate of rho = 1.0330205 is being truncated to 1

Heckman selection model ---- two-step estimates    Number of obs    =        35
(regression model with sample selection)           Censored obs     =        15
                                                   Uncensored obs   =        20
                                                   Wald chi2(5)     =     17.04
                                                   Prob > chi2      =    0.0044
```

	Coef.	Std. Err.	Z	P>|z|	[95% Conf. Interval]	
whz						
h1	.0087739	.02528	0.35	0.729	-.040774	.0583219
h2	.0649934	.0193658	3.36	0.001	.0270372	.1029497
h3	-.0006315	.0141218	-0.04	0.964	-.0283097	.0270467
h4	.0074846	.0146254	0.51	0.609	-.0211807	.0361498
c2	.0323447	.0406018	0.80	0.426	-.0472334	.1119228
_cons	-.0509332	.2229704	-0.23	0.819	-.487947	.3860807
si						
i1	.1135861	.3009435	0.38	0.706	-.4762523	.7034244
i2	-.7127836	.6451502	-1.10	0.269	-1.977255	.5516876
h1	.7726134	.5003807	1.54	0.123	-.2081148	1.753342
c1	-.2319729	.6748081	-0.34	0.731	-1.554572	1.090627
_cons	-5.567427	3.69716	-1.51	0.132	-12.81373	1.678873
mills						
lambda	.0341831	.0438807	0.78	0.436	-.0518214	.1201877
rho	1.00000					
sigma	.03418312					

图 12-14　Heckman 两步法程序命令输出结果（twostep 选项）

表 12-9　家庭收入状况与儿童肥胖关系研究数据集

obs	OBI	FI	G	R	Obs	OBI	FI	G	R	Obs	OBI	FI	G	R
1	1	3	1	1	36	1	1	0	0	71	0	2	1	0
2	1	3	0	1	37	1	3	1	1	72	0	2	0	1
3	1	3	1	1	38	1	3	0	1	73	0	2	1	1
4	1	3	0	1	39	1	3	1	1	74	0	2	0	1
5	1	2	1	1	40	1	2	0	1	75	0	3	1	0
6	1	2	0	0	41	1	2	1	1	76	0	3	0	0
7	1	2	1	0	42	1	2	0	0	77	0	3	1	1
8	1	2	0	0	43	1	1	1	0	78	0	3	0	1

续表

obs	OBI	FI	G	R	Obs	OBI	FI	G	R	Obs	OBI	FI	G	R
9	1	1	1	0	44	1	3	0	0	79	0	1	1	0
10	1	1	0	0	45	1	2	1	0	80	0	1	0	1
11	1	1	1	1	46	1	1	0	1	81	0	1	1	1
12	1	3	0	1	47	1	3	1	1	82	0	2	0	1
13	1	3	1	1	48	1	2	0	0	83	0	2	1	0
14	1	3	0	1	49	1	1	1	1	84	0	2	0	0
15	1	2	1	0	50	1	3	0	1	85	0	3	1	1
16	1	2	0	0	51	0	1	1	0	86	0	3	0	0
17	1	2	1	0	52	0	1	0	0	87	0	3	1	1
18	1	1	0	1	53	0	1	1	0	88	0	1	0	0
19	1	3	1	1	54	0	1	0	0	89	0	1	1	1
20	1	2	0	1	55	0	1	1	0	90	0	2	0	0
21	1	1	1	0	56	0	1	0	1	91	0	2	1	1
22	1	3	0	0	57	0	2	1	1	92	0	3	0	0
23	1	2	1	1	58	0	2	0	1	93	0	3	1	1
24	1	1	0	1	59	0	2	1	1	94	0	1	0	0
25	1	3	1	0	60	0	2	0	1	95	0	1	1	1
26	1	3	0	1	61	0	2	1	0	96	0	1	0	0
27	1	3	1	1	62	0	3	0	0	97	0	2	1	1
28	1	3	0	0	63	0	3	0	0	98	0	2	0	0
29	1	3	1	1	64	0	3	0	0	99	0	2	1	1
30	1	2	0	1	65	0	3	1	1	100	0	3	0	0
31	1	2	1	1	66	0	3	0	1					
32	1	2	0	1	67	0	1	1	1					
33	1	2	1	1	68	0	1	0	1					
34	1	1	0	0	69	0	1	1	0					
35	1	1	1	0	70	0	1	0	0					

表 12-9 中,变量定义如下:obs 为调查样本编号;OBI 为虚拟变量,如果孩子肥胖,取值为 1,如果不肥胖,取值为 0;FI 为有序变量,反映家庭收入状况(收入水平较低 =1,中等收入水平 =2,收入水平较高 =3);G 为虚拟变量,如果孩子是男性,取值为 1,如果是女性,取值为 0;R 为虚拟变量,如果是城市儿童,取值为 1,如果是农村儿童,取值为 0。

首先用 Stata 中的 probit 命令来估计似然函数(likelihood function)"probit obi fi gr",结果见图 12-15,没有一个变量有显著的统计学意义。

```
. probit obi fi g r
Iteration 0:  log likelihood = -69.314718
Iteration 1:  log likelihood = -68.091602
Iteration 2:  log likelihood = -68.091332
Iteration 3:  log likelihood = -68.091332
```

Probit   regression   Number of obs =   100
                                         LR chi2(3)   =   2.45
                                         Prob > chi2 = 0.4850
Log likelihood =-68.091332   Pseudo R2   = 0.0176

obi	Coef.	Std. Err.	Z	P>|z|	[95% Conf. Interval]	
fi	.1908233	.160714	1.19	0.235	-.1241704	.505817
g	-.0237071	.2552404	-0.09	0.926	-.5239691	.476555
r	.1968171	.261163	0.75	0.451	-.3150529	.7086871
_cons	-.4871553	.3753415	-1.30	0.194	-1.222811	.2485005

图 12-15 非参数法 probit 命令输出结果

　　用 Stata 中的 predict 命令生成预测概率,并将预测值命名为变量 probi。然后应用局部加权回归 lowess 程序来获得非参数回归。利用预测值,运行 Stata 命令"lowess probi fi,bwidth(0.5)xlabel(1(0.5)3)ylabel(0.3(0.05)0.6)"。该程序使用 X 值的不同长度数据拟合非参数局部加权回归,并在每个子集中拟合不同的多项式回归曲线。Stata 输出 lowess 平滑曲线(图 12-16)。输出曲线的平滑程度表明,肥胖的预期概率随着家庭收入水平的增加而增加。

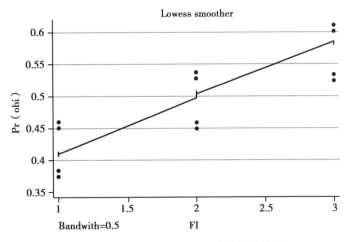

图 12-16 非参数法 lowess 命令输出结果

（苏　畅　魏艳丽）

参考文献

[1] VARIYAM J N,BLAYLOCK J R,SMALLWOOD D M.Characterizing the distribution of macronutrient

intake among U S adults:a quantile regression approach［J］.Agricultural Economics,2002,2(84):454-466.

［2］CAMERON A C,TRIVEDI P K.Microeconometrics using Stata［M］.Texas:Stata Press,2009.

［3］SPEARS D.How much international variation in child height can sanitation explain？［J］.Policy Research Working Paper,2013. DOI:10.1596/1813-9450-6351.

［4］BROUSSARD N H.Food aid and adult nutrition in rural Ethiopia［J］.Agricultural Economics,2011,43(1):45-59.

［5］ISHDORJ A,CREPINSEK M K,JENSEN H H.Children's consumption of fruits and vegetables:do school environment and policies affect choices at school and away from school？［J］Mathematica Policy Research Reports,2013,35(2):341-359.

［6］CHEN S,FLORAX R J,SNYDER S,et al.Obesity and access to chain grocers［J］.Econ Geogr,2010,86(4):431-452.

［7］MICHELE V P. Food environment,food store access,consumer behavior,and diet［J］.Choices,2010,25(3):3.

［8］ALESSANDRO B,RIGOBERTO A L.Wal-Mart's monopsony power in metro and non-metro labor markets［J］.Reg Sci Urban Econ,2012,42(4):569-579.

［9］ALVIOLA P A,NAYGA R M,THOMSEN M.Food deserts and childhood obesity［J］.Appl Econ Perspect Policy,2013,35(1):106-124.

［10］SALOIS M J.Obesity and diabetes,the built environment,and the 'local' food economy in the United States,2007［J］.Econ Hum Biol,2012,10(1):35-42.

［11］WHO Multicentre Growth Reference Study Group.WHO Child Growth Standards based on length/height, weight and age［J］.Acta Paediatr Suppl,2006,95(S450):76-85.

第十三章 膳食营养与认知功能相关数据分析

国家统计局发布的数据显示,截至 2021 年年末,我国 65 岁以上人口已超过 2 亿,约占总人口的 14%,表明我国已进入中度老龄化社会。人口老龄化给国家的可持续发展、社会的繁荣稳定带来了极大挑战,尤其是老龄人口的健康问题。《健康中国行动(2019—2030 年)》强调"到 2022 年和 2030 年,65~74 岁老年人失能发生率有所下降;65 岁及以上人群老年期痴呆患病率增速下降"。可见,老年人的认知功能及相关的神经退行性疾病已引起全社会的广泛关注。然而,痴呆往往隐匿起病,缓慢恶化,尚无法在疾病的早期阶段进行诊断和治疗。因此,公共卫生领域研究的焦点主要在痴呆的前期阶段——轻度认知功能障碍(mild cognitive impairment,MCI),其中,营养流行病学领域的许多研究关注膳食营养与中老年人认知功能。本章主要介绍轻度认知功能障碍及在开展相关流行病学研究中常用的神经心理评估方法,并提供数据分析实例。

第一节 轻度认知功能障碍

一、定义与分类

Petersen 等 1997 年首次全面诠释了轻度认知功能障碍(MCI),它是正常的衰老相关的认知减退之外的认知障碍,是从认知正常到痴呆发病的一个中间过程,指具有主观或客观的记忆力或其他认知功能进行性减退,但不影响日常生活能力,且未达到痴呆的诊断标准。MCI 可能会对 6 个主要的认知域有潜在影响,包括学习和记忆、社交能力、语言、视空间能力、注意力和执行功能。狭义上,MCI 通常指学习新信息或回忆已储备信息的能力减退。因此,按照受影响的认知域,MCI 可分为遗忘型与非遗忘型。遗忘型 MCI 指仅存在回忆已储备信息的能力障碍;而非遗忘型 MCI 指记忆力相对保持完整,一个或多个其他认知域功能障碍。与遗忘型相比,非遗忘型 MCI 较少见,且较难诊断。根据 2003 年国际工作组修订的 MCI 诊断标准,按照记忆力是否存在障碍和损害的认知域,将 MCI 分为 4 个亚型,即单认知域遗忘型 MCI、多认知域遗忘型 MCI、单认知域非遗忘型 MCI 和多认知域非遗忘型 MCI。

二、诊断标准

MCI 诊断标准最早由 Petersen 等于 1997 年提出,并得到了广泛认可和应用。但该标准对 MCI 的诊断过于局限,主要是遗忘型 MCI 的诊断。2003 年国际工作组对 MCI 诊断标准进行了修订,这也是目前广泛应用的 MCI 诊断标准。虽然美国国立老化研究所(NIA)2011

年标准和阿尔茨海默病协会(ADA)2011年标准、2013年《精神疾病诊断与统计手册(第五版)》(DSM-5)分别对阿尔茨海默病所致的MCI及MCI的诊断标准进行了更新,但其基本内容均与2003年MCI诊断标准一致。主要包括以下4点:①患者或知情者报告,或有经验的临床医师发现认知的损害;②存在一个或多个认知功能域损害的客观证据(来自认知测验);③复杂的工具性日常能力可以有轻微损害,但保持独立的日常生活能力;④尚未达到痴呆的诊断标准。需要明确的是,以上标准只是MCI的一般标准,实际操作中如何对认知障碍但是没有达到痴呆程度进行界定,目前没有统一的标准。

三、流行病学特征

基于不同研究中研究对象的人口特征差异,已报道的65岁及以上人群MCI患病率范围为3%~22%。我国北京、上海、广州和西安等城市开展的60岁及以上社区居民认知功能调查结果显示,MCI患病率为13.6%~20.1%。2020年我国学者开展了具有全国代表性的60岁及以上老年人MCI患病率研究,结果显示MCI患病率为15.5%。由于判定MCI的切点值缺乏统一的标准,不同研究之间MCI的诊断也不尽相同,因此,现有研究很难获得确切的MCI患病率。

目前,已有研究报道了老年人群MCI相关的危险因素,见表13-1。其中,年龄是最显著的危险因素,而性别的研究报道不一致。例如,澳大利亚70岁以上老年人群随访研究发现男性是MCI危险因素,而我国具有全国代表性的60岁及以上人群的横断面研究显示女性与MCI具有相关性,这可能与种族有一定的关系。此外,具有认知障碍或痴呆家族史,患心脏病、脑血管病、糖尿病,也可增加MCI患病风险。上述危险因素中可调节的危险因素对于预防及减缓MCI的发展具有重要意义。

表 13-1　老年人群轻度认知功能障碍的潜在危险因素

类别	危险因素
人口经济因素	老龄化、女性、种族、文化程度低、低收入、独居、环境(如空气污染)
生活方式因素	膳食(如饱和脂肪酸、反式脂肪酸、肉类加工食品、不健康的膳食等)、身体活动量较少、吸烟、饮酒、药物滥用、铝过度暴露
疾病相关因素	视力和听力缺失、睡眠相关疾病、慢性疼痛、压力、抑郁症、疲乏感、神经过敏症、唐氏综合征、头部外伤、高血压、高脂血症
代谢性因素	高同型半胱氨酸血症、慢性肾衰竭、维生素缺乏(维生素 B_{12}、维生素 B_6、维生素 D、维生素 E、叶酸)
内分泌因素	睾丸素不足、亚临床甲状腺功能异常、雌激素减少
遗传因素	载脂蛋白 E(Apo E)、对氧磷酶、儿茶酚-O-甲基转移酶、脑源性神经营养因子、非编码 RNA(如 miRNA)

值得注意的是,并不是所有MCI都会进展为痴呆。研究报告了30%~50%最初诊断为MCI的患者在随访过程中逆转为正常的认知功能。尽管逆转率较高,但MCI患者确诊后1年、5年和9.5年内发生痴呆的可能性分别为10%~15%,60.5%和100%,MCI患者确诊后5年发生痴呆的风险是认知功能正常老年人的3.3倍。MCI患者的双向转归提示了识别MCI高危人群以及MCI早筛查、早诊断和早干预的重要性。

四、人群筛查与判定标准

简易精神状态检查(Mini-Mental State Examination,MMSE)和蒙特利尔认知评估(Montreal Cognitive Assessment,MoCA)是人群流行病学调查中使用最广泛的MCI筛查量表。MMSE由美国Folstein等于1975年制定,最初作为评价老年人认知功能的床边工具,后来应用于痴呆筛查和评估。1988年张明园等对该版本进行中文版修订,成为我国最早用于评估认知功能的工具。MoCA是由加拿大Nasreddine等于2005年根据临床经验并参考MMSE的认知项目和评分而制定的专门用于筛查MCI的量表。2011年国内学者贾建平团队按照我国文化和语言习惯对MoCA英文版进行翻译并修订,形成了中文版量表。MMSE和MoCA这两种量表的具体介绍详见本章第二节。

在实际应用中,采用MMSE或MoCA中文版量表对受试者进行认知功能评估,要求经培训合格的调查员严格按照量表的指导语、采用面对面方式在规定的时长内(MMSE量表:5~10分钟;MoCA量表:10~15分钟)完成认知评估。MMSE与MoCA量表均有30个条目,所有条目得分之和即为总分,得分范围0~30分。当调查对象受教育年限≤12年且MoCA量表总分<30分时,则总分加1分。分数越高表示认知功能越好。国外研究常将MMSE总分≤24分作为痴呆的划界分。在我国,不同文化程度的切点值不同。北京协和医院神经内科AD(阿尔茨海默病)研究组、首都医科大学宣武医院中国认知和衰老研究组:文盲组总分≤19分,小学组≤22分,初中及以上组≤26分;北京大学精神卫生研究所:文盲组≤14分,非文盲组≤19分;上海市精神卫生中心:文盲组≤17分,小学组≤20分,初中及以上组≤24分。研究发现对高文化程度者(受教育年限≥16年),MMSE的划界分调整为27分或28分能提高对认知障碍或痴呆患者的灵敏度。采用MoCA量表判定MCI,2005年Nasreddine等提出≤25分作为判定标准。国内2011年贾建平团队提出文盲组≤13分、小学组≤19分、初中及以上组≤24分。此外,Julayanont等2014年还提出利用MoCA量表评估6个不同认知域指数评分的方法,感兴趣的读者可自行参考。

MMSE简单易行、用时短,适合大样本量的人群调查,但受教育程度的影响较大,高文化程度者易出现假阴性,低文化程度者易出现假阳性。单独应用MMSE对MCI不敏感,可联合其他检查以提高敏感性。MMSE主要应用于痴呆的筛查和评估,但国内外仍有利用MMSE进行MCI筛查的人群研究报道。鉴于MMSE灵敏度较低,且具有天花板效应(即受试者的评分为28~30分),可能导致痴呆前驱期患者的评分在正常范围内,而MoCA即使在MMSE评分正常的人群中也能区分他们的认知功能差异,因此,MoCA较MMSE更适合筛查MCI,是评估MCI患者认知功能的一种简单、有用的工具。需注意的是,MoCA的条目较MMSE量表复杂,低文化程度受试者可能出现假阳性结果。

第二节 神经心理评估

神经心理评估是诊断和研究MCI的重要手段。通过神经心理检查可以评价患者的认知功能,有助于诊断MCI,明确认知障碍的特征,对患者进行进一步分类和病因诊断;还可以监测认知功能的变化,及早发现可能转化成痴呆的患者。神经心理评估包括以下3部分内容:认知功能、日常和社会能力、精神行为症状。

一、认知功能评估

认知功能是人脑认识和反映客观事物的心理技能，包括记忆、注意、执行、语言、视空间等能力，对于正常人的日常生活、学习和工作极为重要。对中老年人的认知评估主要依靠神经心理学量表实现。用于评估认知功能的量表很多，可分为两大类，第一类为认知功能筛查量表，第二类为针对特定的某种认知功能的评定量表，以下选取部分具有代表性的中老年认知评估工具予以介绍。

（一）总体认知功能筛查

1. 简易精神状态检查（Mini-Mental State Examination，MMSE） MMSE 认知评估量表由 10 题组成（表 13-2），共 30 项，每项回答正确得 1 分，回答错误或答不知道得 0 分。可将 30 项条目内容分为 7 个方面：①时间和空间定向力，10 分；②记忆力，3 分；③注意力和计算力，5 分；④回忆，3 分；⑤语言，5 分；⑥观念运动性应用，3 分；⑦图形复制，1 分。量表总分范围为 0~30 分。最早的研究将该量表的分界值定为 23/24 分，之后有研究将高文化程度（受教育年限大于 8 年）个体分界值定为 26/27 分。由于该量表受年龄、种族和文化程度等的影响，所以正常值在不同人群中是不同的。一般情况，25~30 分为正常人，21~24 分为轻度痴呆，14~20 分为中度痴呆，13 分及以下为重度痴呆。

MMSE 量表简单，易于操作，整个过程仅需 5~10 分钟。研究也已经证明该量表有良好的信度和效度，是迄今为止应用最广泛的标准的认知功能筛查量表。但是，MMSE 也有其局限性：①该量表没有测查大脑前部（如额叶）的项目如执行功能、工作记忆等；②该量表受文化程度影响明显，对于受过高等教育的早期认知损害的患者不敏感，低文化程度（如文盲）受试者容易出现假阳性结果（误将正常认知水平判为认知损害）。

表 13-2　简易精神状态检查（MMSE）

评价项目		正确	错误	得分
1. 请您告诉我：				
1.1	现在是哪一年？（农村受试者可回答属相年）	1	0	☐
1.2	现在是什么季节？	1	0	☐
1.3	现在是几月份？（农村受试者可回答阴历）	1	0	☐
1.4	今天是几号？（农村受试者可回答阴历）	1	0	☐
1.5	今天是星期几？	1	0	☐
1.6	这是什么城市（城市名）？	1	0	☐
1.7	这是什么区（城区名）？（农村受试者可回答县）	1	0	☐
1.8	这是什么街道？（农村受试者可回答乡镇）	1	0	☐
1.9	这是第几层楼？（农村受试者可回答村名）	1	0	☐
1.10	这是什么地方？（农村受试者可回答门牌号）	1	0	☐

续表

评价项目	正确	错误	得分
2. 现在我说三样东西,我说完后请您重复一遍并记住,过一会儿我还要问您,"皮球""国旗""树木"。请您重复(仔细说清楚,每样东西用一秒钟,如果受试者不能完全说出,可以重复,最多6遍,但记第一遍得分)。			
皮球	1	0	☐
国旗	1	0	☐
树木	1	0	☐
3. 现在请您算一算,100减去7,所得的数再减7,一直算下去,将每次的得数都告诉我,直到我说"停"为止(每一个正确答案1分,如果上一个错了,如100-7=90,下一个对,如90-7=83,第二个仍给分)。			
100-7=93	1	0	☐
93-7=86	1	0	☐
86-7=79	1	0	☐
79-7=72	1	0	☐
72-7=65	1	0	☐
4. 刚才我让您记了三种东西,现在请您回忆一下是哪三种东西?			
皮球	1	0	☐
国旗	1	0	☐
树木	1	0	☐
5. (检查者出示手表)这叫什么?	1	0	☐
(检查者出示铅笔)这叫什么?	1	0	☐
6. 我说一句话,我说完以后您重复一遍,好吗?"大家齐心协力拉紧绳。"	1	0	☐
7. "请闭上您的眼睛。"请您念一念这句话,并按这句话的意思去做(念对并有闭眼睛的动作才给分)。	1	0	☐
8. 我给您一张纸,请您按我说的去做:"用右手拿着这张纸,双手把它对折起来,放在您的左腿上"。现在开始(都念完后再开始)。			
右手拿纸	1	0	☐
双手对折	1	0	☐
放到左腿上	1	0	☐
9. (指着下面空白处)请您写一个完整的句子,要有主语、谓语,什么内容都可以(由受试者自己写,标点、拼写错误可以忽略)。			
	1	0	☐
10. (指着下图)请您照着这个样子把它画下来(必须画出10个角,2个五边形交叉,交叉图形呈四边形方可得分,线条不平滑可以忽略)			
	1	0	☐

2. 蒙特利尔认知评估（Montreal Cognitive Assessment，MoCA）　MoCA 是一个用于对认知功能异常进行快速筛查的评定工具，包括注意与集中、执行功能、记忆、语言、视结构技能、抽象思维、计算、定向力 8 个认知领域的 11 个检查项目。总分 30 分，其敏感性高，覆盖重要的认知领域，测试时间短，适合临床运用。

该量表由 14 部分组成（表 13-3），回答"正确"可以得相应分数，回答"错误"或答"不知道"得 0 分。具体包括：①交替连线测试，1 分；②视空间结构（立方体），1 分；③视空间结构（钟表），3 分；④命名，3 分；⑤记忆，不计分；⑥数字广度顺背，1 分；⑦数字广度倒背，1 分；⑧警觉性，1 分；⑨计算（连续减 7），3 分；⑩句子复述，2 分；⑪词语流畅性，1 分；⑫抽象，2 分；⑬ 延迟回忆，5 分；⑭ 时间地点定向，6 分。

MoCA 的认知测试分数也受年龄及文化程度的影响。此外，文化背景的差异、检查者使用 MoCA 的技巧和经验、检查的环境及受试者的情绪和精神状态等均会对分值产生影响。与 MMSE 相比，MoCA 量表的难度更大，筛查 MCI 敏感性更高。

表 13-3　蒙特利尔认知评估（MoCA）

	内容	操作指导和评分标准	得分
1	交替连线测试	指导语：我们常用阿拉伯数字"1、2、3……"表示顺序，有时也用汉字"一、二、三……"表示顺序。请您从一个阿拉伯数字到一个汉字数字把它们按顺序交替连起来。从这里开始（指向数字①），从阿拉伯数字"1"连向汉字"一"，再连向阿拉伯数字"2"，并一直连下去，到这里结束（指向汉字"五"）。 评分：当受试者完全按照"1–一–2–二–3–三–4–四–5–五"的顺序进行连线且没有任何交叉线时给 1 分。当受试者出现任何错误而没有立刻自我纠正时，给 0 分。 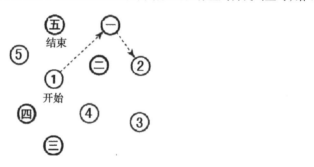	得分□
2	视空间结构（立方体）	指导语：（检查者指着立方体）请您照着这幅图在下面的空白处再画一遍，并尽可能准确。 评分：完全符合下列标准时给 1 分：①图形为三维结构；②所有的线都存在；③无多余的线；④相对的边基本平行，长度基本一致（长方体或棱柱体也算正确）。上述标准中，只要违反其中任何一条，即为 0 分。 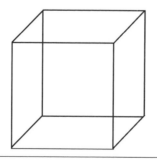	得分□

续表

	内容	操作指导和评分标准	得分

3　视空间结构(钟表)

指导语:(检查者指着下面空白处)请您在这里画一个钟表,填上所有的数字,并指示出 11 点 10 分。

评分:符合下列三个标准时,分别给 1 分。①轮廓(1 分):钟表的面必须是个圆,允许有轻微的缺陷(如圆没有闭合);②数字(1 分):写出所有的数字且无多余的数字;数字顺序必须正确且在所属的象限内;可以是罗马数字;数字可以放在圆圈之外;③指针(1 分):必须有两个指针且一起指向正确的时间;时针必须明显短于分针;两个指针的交点必须接近钟表的中心。上述各项标准中,如有其中任何一条错误,则对应项不给分。

得分□

4　命名

指导语:(自左向右指着图片)请您告诉我这个动物的名字。

得分□

评分:每答对一个给 1 分,错误给 0 分,请写在下面的括号内。正确回答是:
①狮子;②长颈鹿;③骆驼或单峰骆驼。

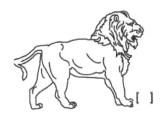[ ]　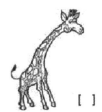[ ]　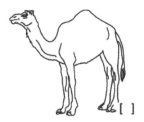[ ]

5　记忆

指导语:下面我给您读几个词,您要注意听,一定要记住。我读完后,把您记住的词告诉我,想起哪个就说哪个,不必按我读的顺序。

检查者以每秒 1 个词的速度读出 5 个词,然后把受试者回答正确的词在"第一次"的空栏中用"√"标出。当受试者回答出所有的词,或者再也回忆不起来时,把这 5 个词再读一遍,并向受试者说明:"我把这些词再读一遍,您尽力去记并把记住的词告诉我,包括您在第一次已经说过的词。"把受试者回答正确的词在"第二次"的空栏中用"√"标出。

第二次结束后,告诉受试者一会儿还要让他回忆这些词:"在检查快结束时,我会让您把这些词再回忆一次。"

评分:这两次回忆不记分。

	面孔	丝绸	学校	菊花	红色
第一次					
第二次					

6　数字广度顺背

指导语:下面我说一些数字,您仔细听,我说完后您照样重复一遍。

得分□

按照每秒 1 个数字的速度读出这 5 个数字:21854。

评分:复述准确给 1 分。

7　数字广度倒背

指导语:下面我再说一些数字,您仔细听,我说完后请您倒着重复一遍。

得分□

按照每秒 1 个数字的速度读出这 3 个数字:742。

评分:复述准确给 1 分(正确回答是 2-4-7)。

8　警觉性

指导语:下面我要读出一系列数字,请注意听。每当我读到 1 的时候,您就敲一下桌子。当我读其他的数字时不要敲。

得分□

检查者以每秒 1 个数字的速度读出数字串:52139411806215195145 1114 1905112。

评分:如果完全正确或只有一次错误则给 1 分,否则不给分(错误是指当读 1 的时候没有敲桌子,或读其他数字时敲桌子)。

	内容	操作指导和评分标准	得分
9	计算（连续减7）	指导语：现在请您算一算，100减7，所得的数再减7，一直往下减，直到我让您停为止。 如果需要，可以再向受试者讲一遍。 评分：本条目总分3分。全部错误记0分，一个正确给1分，两到三个正确给2分，四到五个正确给3分。每一个计算都单独评定，如果受试者减错了一次，而后续的减7都正确，则后续的正确减数仍给分。例如，受试者的回答是92-85-78-71-64，92是错误的，而其他的结果都正确，因此给3分。 [　]93　[　]86　[　]79　[　]72　[　]65	得分□
10	句子复述	指导语：现在我要读一句话，我读完后请您尽可能把这句话原原本本地重复出来（暂停一会儿）：我只知道今天张亮是来帮过忙的人。（受试者回答完毕后）现在我再读另一句话，我读完后请您也把它原原本本地重复出来（暂停一会儿）：狗在房间的时候，猫总是躲在沙发下面。 评分：复述正确，每句话分别给1分。复述必须准确，注意复述时出现的省略不能得分（如，省略了"只"，"总是"）以及替换/增加（如"我只知道今天张亮……"说成"我只知道张亮今天……"或"房间"说成"房子"等）。	得分□
11	词语流畅性	指导语：请您尽可能快、尽可能多地说出您所知道的动物的名称。时间是1分钟，准备好了吗？开始。（1分钟后停止） 评分：如果受试者1分钟内说出的动物名称≥11个则记1分。同时尽可能详细记录检查者的回答内容。龙、凤凰、麒麟等神话动物也算正确。 请记录：	得分□
12	抽象	让受试者解释每一对词语在什么方面类似，或者说他们有什么共性。指导语从例词开始。 指导语："请您说说橘子和香蕉在什么方面类似？"。如果受试者回答的是一种具体特征（如，"都有皮"或"都能吃"等），那么再提示一次："请再换一种说法，他们在什么方面类似？"如果受试者仍未给出准确回答（水果），则说："您说的没错，也可以说他们都是水果。"但不要给出其他任何解释或说明。在练习结束后，说："您再说说火车和自行车在什么方面类似？"当受试者回答完毕后，再进行下一组词："您再说说手表和秤在什么方面类似？"不要给出其他任何说明或启发。 评分：只对后两组词的回答进行评分。回答正确，每组词分别给1分。只有下列的回答被视为正确： 　　　[　]火车和自行车：运输工具；交通工具；旅行用的。 　　　[　]手表和秤：测量仪器；测量用的。 下列回答不能给分： 　　　火车和自行车：都有轮子。 　　　手表和秤：都有数字。	得分□
13	延迟回忆	指导语："刚才我给您读了几个词并让您记住，请您再尽量回忆一下，这些词都有什么？"对未经提示而回忆正确的词，在下面的空栏中标示出。 评分：未经提示下自由回忆正确的词，每词给1分。 在自由回忆之后，对未能回忆起来的词，通过语义分类线索提示鼓励受试者尽可能地回忆（例如："我刚才让您记了身体的一部分，请告诉我是什么？"）。如果仍不能回忆起来，再进行多选提示（例如："我说三种东西，您看哪个是刚才让您记过的：鼻子，面孔，手掌？"）。经分类提示或多选提示回忆正确者，在相应的空栏中用"√"标出。各词的分类提示和/或多选提示见下表。 线索回忆不记分，只用于临床目的，线索回忆可以提示受试者记忆障碍的类型：当记忆缺陷由再现障碍导致时，线索提示将使受试者的记忆明显改善；当记忆缺陷由编码障碍导致时，线索提示没有帮助。	得分□

	内容	操作指导和评分标准	得分

13	延迟回忆		面孔	丝绸	教堂	菊花	红色
		不提示					
		分类提示	身体的一部分	一种纺织品	一种建筑	一种花	一种颜色
		多选提示	鼻子、面孔、手掌	斜纹布、棉布、丝绸	学校、教堂、医院	玫瑰、菊花、牡丹	红色、蓝色、绿色

| 14 | 时间地点定向 | 指导语："告诉我今天是什么日期"。如果受试者回答不完整，则可以分别提示受试者："告诉我现在是[　]哪一年，[　]几月份，[　]几号，[　]星期几。"然后再问："[　]告诉我这是什么地方，[　]在哪个城市?"
评分：每正确回答一项给1分。受试者必须回答准确的日期和地点(医院、诊所、办公室的名称)。日期偏离1天都算错误，不给分。 | 得分□ |

(二)分项认知功能评定

1. **记忆力**　记忆按照时程的长短可分为瞬时记忆(immediate memory)、短时记忆(short-term memory)、长时记忆(long-term memory)。瞬时记忆时间不超过2秒，在这个阶段，外界信息进入感觉通道，并以感觉映像的形式短暂停留。贮存在感觉通道中的感觉信息大部分迅速消退，只有在得到注意和复习的小部分信息才转入并被保持到短时记忆中，短时记忆时间不超过1分钟，且短时记忆的信息量有限，仅(7±2)个音节或字母。短时记忆中贮存的信息经过复述、编码并与个体经验建立了丰富而牢固的意义联系，就会转入长时记忆系统。这些信息在个体需要时可以被检索并提取，从而得到再现。在长时记忆中信息大多数以语言为中介进行编码，视觉表象也可作为编码的中介。长时记忆的时间为1分钟以上乃至终身。

多数关于记忆的评估量表主要集中在以下三种记忆类型：短时记忆、长时情节记忆和长时语义记忆。短时记忆的检查可以采用数字广度测验，测试顺背数字时，主试者依次呈现一组数字，数字的数目从少至多(一般顺背从3位数字开始)，要求受试者在听完后立即重复，完全正确复述者得分，以能正确顺背的最高数字位数计分；倒背则相反，要求受试者在听完后，将顺序颠倒后复述，一般从2位数字开始，如5-3，则应该背成3-5，5-8-6则应该背成6-8-5，顺序必须完全相反，如果背成8-5-6则错误，计分标准同顺背。顺背数字试验可以测试受试者的听觉注意和听觉记忆广度；而倒背数字试验除了记忆广度外，尚要求短时间储存几个数字，并且要求在脑内将它们颠倒过来。

长时情节记忆的检查主要通过学习和延迟回忆(delayed recall)或再认(recognition)一些词(如词语学习)、短语或句子(如逻辑记忆)、图形(如复杂图形)，这些信息可通过听觉或视觉的形式来呈现。国外常用的检查情节记忆的测验有：加利福尼亚词语学习测验(California Verbal Learning Test，CVLT)、韦氏智力量表中的逻辑记忆(logistic memory)及

Rey-Osterreith 复杂图形（Rey-Osterreith complex figure）等。国内使用听觉词语流畅性学习测验（Auditory Verbal Learning Test，AVLT）可同时检查短时和长时记忆。中文版 AVLT 是根据 DELIS 等编制的 CVLT 设计原理，由上海华山医院编制而成。该量表操作过程：首先让受试者听 12 个录音词汇（大衣、司机、海棠、木工、长裤、百合、头巾、腊梅、士兵、玉兰、律师、手套）后回忆所记住的词汇，包括以下几个部分：即刻记忆（N1~N3）、延迟记忆（N4）、长时延迟记忆（N5），见表 13-4。其中 N1~N3 反映瞬时记忆（受试者听完 1 遍词汇后回忆所记住的个数，共回忆 3 次，记录每次回忆出的个数，回忆正确计 1 分，N1~N3 总分为 36 分）；N4 反映学习后短时记忆保持能力（5 分钟后回忆的个数，回忆正确计 1 分，总分 12 分）；N5 反映延迟记忆的回忆保持能力（20 分钟后回忆出的个数，回忆正确计 1 分，总分 12 分）；N1~N5 反映全部回忆的综合水平，总分为 60 分。Rey-Osterrieth 复杂图形测试中也有评价即刻视觉记忆能力的测验方法，此量表在视空间部分详述。长时语义记忆可以通过语义词语流畅（例如动物、植物和衣服）、韦氏智力量表的词汇分测验和命名测验（如 Boston Naming Test）进行测查。

表 13-4　听觉词语流畅性学习测验（Auditory Verbal Learning Test，AVLT）

条目	操作指导	得分
即刻记忆（N1~N3）	受试者听完 1 遍词汇后回忆所记住的个数。共回忆 3 次，记录每次回忆出的个数，回忆正确计 1 分，反映瞬时记忆	36 分
延迟记忆（N4）	5 分钟后回忆的个数，回忆正确计 1 分，反映学习后短时记忆保持能力	12 分
长时延迟记忆（N5）	20 分钟后回忆出的个数，回忆正确计 1 分，反映延迟记忆的回忆保持能力	12 分

2. 注意力　注意力（attention）是额叶功能之一，完整的注意力是集中和跟踪的先决条件。注意力的检测可以通过划消测验（cancellation test）、连线测验（trail making test）或数字广度（digit span）等来完成。

划消测验是常用的检查注意力的测验，有数字划消、字母划消和符号划消三类，要求受试者视觉反应和重复运动速度快，评分低提示患者总体反应速度慢，注意力障碍。此外，该测验的完成除了需要注意力完整之外，尚需要视觉扫描、迅速运动和抑制反应等。具体操作方法：有数行字母或者数字，中间散布着指定的靶字母或数字，要求受试者以最快的速度划掉靶字母或数字。评分根据错误数、漏划数和时间计算。

连线测验检测注意力和运动速度，分为两部分，A 部分为单纯的数字连线，1~25，以最快的速度按顺序连好；B 部分为数字、字母交替连线，1~13 和 A~L，连线的方法为 1-A-2-B----12-L-13，计分方法为完成时间。A 部分反映右侧大脑半球的功能；B 部分反映左侧大脑半球功能，因为其除了包含知觉运动速度外，尚包含概念和注意转换效应。

数字广度测验在记忆力部分有详细描述，此处不再赘述。

3. 执行功能　执行功能包括计划性、连续性、抽象化和监测能力，具体表现为处理新事物的能力、选择策略、抑制错误反应、监控以前的行为并通过反馈机制来调整以后行为的能力。执行功能是人类的高级功能，是前额叶功能之一。执行功能障碍会导致在决策、启动和组织行为方面的困难，但值得注意的是执行障碍可以在智商正常的情况下出现。

常用于检查执行功能的测验有：威斯康星卡片分类测验（Wisconsin Card Sorting Test，WCST）、Stroop 色词范式测验（Stroop Color-Word Test）、词语流畅测验（Word Fluency）、连线试验 B（Trail Making B）、伦敦塔测验（the Tower of London Test）、Porteus 迷宫测验（Porteus Maze Test）。

威斯康星卡片分类测验（WCST）被认为是反映执行功能的标准测验，被广泛应用于测查抽象能力和定势的转移。该测验共需 4 张刺激卡片和 128 张反应卡片，测试时要求受试者一张一张地将反应卡片放在 4 张刺激卡片下面，并且要根据主试者的反应来推测应根据何种原则将卡片分类。主试者掌握的分类原则顺序为：颜色、形状和数量。如受试者连续十次正确地放了卡片，主试者改变分类原则。当完成三种形式的分类后，再重复一遍，完成正确分类 6 次（或用完全部 128 张卡片）后结束测验。最后要求受试者报告测验的原则（如受试者可能报告：你一直在改变分类的原则，先是按颜色分类，以后又变成按形状及数目分类，最后又回到按颜色分类）。坚持性错误是指在分类原则已经改变后，受试者不能放弃旧的分类原则，固执地继续按原来分类原则分类。坚持性错误分数可反映概念形成、校正的利用和概念的可塑性等方面的问题。

Stroop 色词范式测验（Stroop Color-Word Test）由 Stroop 于 1935 年发明，目前已经广泛应用于众多研究中。该范式分为 3 部分：A 部分要求命名表示颜色的汉字，B 部分要求命名颜色色块，C 部分是用不同颜色印刷表示的汉字，记录受试者的反应时间和正确率。反应时间指受试者完成 A、B、C 三部分分别所用时间，单位为秒；正确率指受试者完成三部分的正确情况，每部分的总个数为 50。Stroop 时间记录受试者完成任务的时间作为该项指标，Stroop 计数记录受试者正确反应的个数，与总个数进行比较，得出正确率。

词语流畅度量表最初由 Thurstone 等于 1962 年首先提出，用于神经心理评估。Benton 将其修改成语言流利测试（Controlled Verbal Fluency Test，CVFT），要求受试者分别说出以 F、A、S 开头的单词，各字母时限为 1 分钟。国内研究者将其修订为在 1 分钟内说出较多的以"一"和"万"字开头的成语或俗语，VF（Verbal Fluency）为两者数目之和。继语音流畅之后多年，词语流畅的另一种形式——语义流畅（种类流畅）检查开始逐渐有人研究，先后选择的种类为动物、颜色、水果、城市、鸟类和商品等。

4. **语言**　语言功能的检查包括以下几方面：①自然语言；②单词、段落和句子的重复；③言语理解：如指示受试者"伸出您的舌头""把您的左手放在您的右耳朵上"等；提出问题让受试者以"是"或"否"回答，如"地球是圆的吗"等；④命名：让受试者命名不同的物体，也包括物体的颜色、形状等；⑤读：让受试者大声阅读并解释读过的一段，如出现障碍称为"失读"；⑥写：让受试者抄写或者编 1~2 个句子，如出现障碍称为"失写"。

国外专门用于检查语言功能的常用测验包括：波士顿命名测验（Boston Naming Test）、波士顿诊断性失语检查（Boston Diagnostic Aphasia Examination，BDAE）和西方失语成套测验（the Western Aphasia Battery，WAB）等。关于认知功能的综合测验也都包含语言方面的检查，如 MMSE 中有部分内容是测查语言功能的，包括命名（3 分）、句子重复（1 分）、造句（1 分）和阅读（1 分）等。但是，语言测评对于汉语和英语来说，有一些不同，如汉语在语法上严格地受词序约束，但无严格的词形变化。汉字基本上是表意文字，集形、音、义于一个字，与西方拼音文字中的字母完全不等价。因此，汉语语言功能的检查只能参照国外的设计思路，根据汉语特点设计。国内常用的成套失语检查法有汉语失语检查法（Chinese Aphasia

Examination Scale)和汉语失语成套测验(Aphasia Battery of Chinese,ABC)。该测验共有六方面内容：口语表达、听理解、阅读、书写、其他神经心理学检查（意识、视空间能力、运用和计算）和利手。关于这两个量表的详细内容可参见《神经心理学》相关部分。

5. **视空间功能**　视空间功能包含两个方面：一是视觉活动；二是空间能力。评价视空间功能的测验包括：韦氏成人智力量表修订版（WAIS-R）中的积木测验（block design）、Rey-Osterreith复杂图形（Rey-Osterreith complex figure）、画钟测验（clock drawing test）以及图形复制（visual copy）等。其中积木测验测查三维空间，其他测验主要测查二维空间。

Rey-Osterreith复杂图形测验由Rey于1941年设计，后由Osterrieth详尽阐述，将其标准化，应用广泛。该图形由重复的正方形、长方形、三角形和各种其他形状组成（图13-1），在事先提醒需要回忆的情况下，先用彩色笔临摹Rey复杂图形，待画完一部分图形后，换另一种颜色继续画，用4~6种颜色将全图画完，同时记下所用颜色的次序，并记录临摹完该图的时间。3分钟后要求受试者根据记忆重新描绘该图，并记录回忆该图的时间。评分方法是将图形分为18个计分单位，每个单位0~2分，根据所画图形和相对位置是否正确进行评

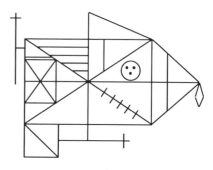

图13-1　Rey-Osterreith复杂图形测验

分，最高分为36分。除测查复制外，还有延迟回忆项目（实际上测查了非言语的情节记忆），反映了非优势半球的功能。

画钟测验（clock drawing test,CDT）不仅反映视空间能力，还能了解受试者对测验的感知过程、视空间能力、绘画能力、左右识别能力和执行功能，从而反映额叶、颞叶、顶叶的功能。该测验过程分三步：首先让受试者画一个钟面，然后标上所有的钟点数字，最后将时间设定在固定的位置（如差20分钟4点），测试中尽量减少其他提示性语言。画钟测验有不同的版本，有4分、7分和10分等不同的计分方法。画钟测验有很好的信度和效度，几种评分方法的敏感性和特异性分别超过了80%和90%。画钟测验操作简单方便，对环境要求少，受文化程度、种族、社会经济状况等因素影响小，适合临床对早期痴呆患者的筛查。

6. **定向力**　定向力（orientation）是指自身对所处环境的识别能力，定向力的完整需要持续完整的注意力、感知觉能力和记忆力。特定的感知觉障碍或记忆力障碍可以导致特定的定向力障碍。

定向力障碍是脑疾病最常见的症状，其中最先损害的是时间和空间定向力，并且常常伴有注意力和保持力显著受损，人物定向常最后受累。对时间、空间和任务定向力的评估在MMSE中都包括。当然常用的量表并不包括检查特殊定向力。对时间、空间和有关姓名、年龄以及婚姻状况的人物定向情况的询问是所有精神状态检查和大多数记忆测验的一部分，例如，MMSE中有1/3的项目是关于定向力的检查，韦氏记忆量表也有定向力测验部分。时间定向力的检查通常包括3项或4项（星期、日、月、年），地点定向至少包括2项（当时所在地和所在城市名）。评分标准为：5项或者7项时间/空间定向条目中有2项以上错误，则表示该项测验异常。

二、日常能力和社会能力评估

日常能力包括基本日常能力(basic activities of daily living,BADL)和工具性日常能力(instrumental activities of daily living,IADL),前者指独立生活所需的最基本的能力,如穿衣、吃饭、洗澡等;后者指复杂的日常或社会活动能力,如理财、购物、出访等。MCI 的诊断要求患者基本日常能力正常,工具性日常能力或社会功能有轻度损害。在 MCI 分类中,遗忘型 MCI 比非遗忘型 MCI 易出现日常能力损害,多认知域受损的 MCI 比单一认知域受损的 MCI 易出现日常能力损害。

许多国家针对不同的人口特征制定了老年人 BADL 和 IADL 评估工具,Pashmdarfard 和 Azad 进行了汇总,感兴趣的读者可参考。其中,1963 年 Katz 等的 BADL 问卷(共 6 项内容:穿衣、吃饭、洗澡、上厕所、从一间屋子走到另一间屋子和床椅转移)、1965 年 Mahoney 和 Barthel 的评估 BADL 的 Barthel 指数[共 10 项内容:进食、洗澡、修饰(包括洗脸、刷牙、刮脸、梳头)、穿衣(包括系鞋带等)、大便控制、小便控制、用厕(包括厕后清洁及整理衣服)、床椅转移、平地行走和上下楼梯]和 1969 年 Lawton 和 Brody 的 IADL 问卷(共 8 项内容:做饭、打电话、乘公共汽车、吃药、管理钱财、购物、打扫房间和洗衣服)应用较为广泛。

三、精神行为症状评估

MCI 患者精神行为症状患病率介于正常老年人和痴呆患者之间,社区以及门诊 MCI 患者有一种精神行为症状的比例为 36.7%~70.3%,最常见的症状为淡漠、抑郁、焦虑和夜间行为紊乱。随访研究发现,精神行为症状是 MCI 向痴呆转化的危险因素,即使是轻度的精神行为症状也增加 MCI 向痴呆或 AD 转化的风险。精神行为症状数目越多,程度越重,MCI 转化为痴呆的风险越高,恶化的速度越快。在实际应用中,老年抑郁量表(geriatric depression scale,GDS)较为常用,内容包括:情绪低落,活动减少,易激动,自述痛苦及对过去、现在、将来的消极评价等共 30 条目,每个条目后的括号内都有表示抑郁程度的若干条内容。

第三节 数据分析实例

一、案例介绍

【例 13-1】为了解某社区老年人认知功能状况,并探讨蔬菜摄入与 MCI 的相关性。研究人员随机抽取了该社区 4 000 名 55 岁及以上、基本日常生活能力正常的常住人口进行调查,调查内容包括人口学基本特征、生活方式、认知功能评估(MoCA 量表)、GDS-30 心理健康状况评估。排除缺失数据和异常数据后,最终有 3 743 人被纳入研究,随机抽取 150 人数据用于演示数据分析过程,数据库可扫描下方二维码获得。表 13-5 显示了本调查包含的主要指标。

表 13-5 主要指标

变量名	变量类型	说明
idind	数值	个人编号
age	数值	年龄
gender	二分类	性别：1= 男，2= 女
education	多分类	最高教育程度：0= 未上学，1= 小学以下，2= 小学毕业，3= 初中毕业，4= 高中毕业，5= 中等技术学校、职业学校毕业，6= 大专、大学毕业，7= 研究生及以上毕业
employ	二分类	目前工作状况：0= 无，1= 有
living	二分类	是否独居：0= 否，1= 是
smoke	二分类	目前吸烟与否：0= 否，1= 是
alcohol	二分类	过去一年是否饮酒：0= 否，1= 是
totalpa	数值	总身体活动量
sleep	数值	睡眠时间（包括白天和晚上）
sleeplevel	多分类	睡眠时长三等分：1= 低，2= 中，3= 高
GDSscreen30	二分类	抑郁状况：0= 否，1= 是
veggroup	二分类	是否吃蔬菜：0= 否，1= 是
d801，d802，d803A~C，d804A~C，d806~d808，d810A~B，d811，d812A~B，d813A~E，d714~d718，d701，d703~d70，d710	数值	MoCA 量表各条目得分，共 30 个条目

二、蔬菜摄入与轻度认知功能障碍的关联性

为了解 150 名 55 岁及以上中老年人认知功能，并探讨蔬菜摄入与轻度认知功能障碍（MCI）的关联性，本调查采用 MoCA 进行认知功能评估。首先，分析 MoCA 量表筛查的 MCI 患病率：①教育程度分组（edulevel）：基于最高教育程度（education）生成新的变量，1= 文盲组，2= 小学组，3= 初中及以上组。②计算受教育年限校正的 MoCA 总分（eduscore_moca），即先利用所有条目的得分计算总分。进一步，如果受教育年限≤12 年且总分不足 30 分，则加 1 分。完整 MoCA 量表中哪些条目用于计算总分、如何进行评分，可参考表 13-6。③ MCI 判定：参考首都医科大学宣武医院贾建平团队的判定标准，生成新变量 mci_moca，0 代表 MCI 阴性，1 代表 MCI 阳性。④分析研究样本 MCI 阳性检出率。其次，采用多变量 Logistic 回归模型分析蔬菜摄入与 MCI 的关联性。其中，因变量为 MCI（mci_moca），自变量为是否摄入蔬菜（veggroup），协变量包括性别、年龄、工作状况、独居状况、吸烟、饮酒、睡眠、身体活动量和心理健康状况。

表 13-6　MoCA 量表条目计算总分的方法

是否用于计算总分	条目（满分）	变量名	变量取值	评分方法
是	交替连线测试（1）	D801	0= 不正确	计算每个问题的得分：
	视空间结构（立方体）（1）	D802	1= 正确	如果不正确则得分 =0
	视空间结构（钟表）（3）	D803A~C		如果正确则得分 =1
	命名（3）	D804A~C		
	数字广度顺背（1）	D806		
	数字广度倒背（1）	D807		
	警觉性（1）	D808		
	句子复述（2）	D810A~B		
	词语流畅性（1）	D811		
	抽象（2）	D812A~B		
	延迟回忆 - 不提示（5）	D813A~E		
	计算（连续减 7）（3）	D714~D718	0= 不正确 1= 正确	综合计算得分，总分 3 分：全部错误计 0 分，1 个正确计 1 分，2~3 个正确计 2 分，4~5 个正确计 3 分
	时间地点定向（6）	D701，D703~D706，D710	0= 不正确 1= 正确	计算每个问题的得分：如果不正确则得分 =0 如果正确则得分 =1
否	记忆	D805A~E，D805H~L		
	延迟回忆 – 分类提示和多选提示	D813H~L，D813M~Q		

SAS 软件实现 MCI 阳性检出率计算、蔬菜摄入和 MCI 关联性分析的方法如下。

1. 生成变量 edulevel、eduscore_moca 和 mci_moca

```
data cognation2;
set cognation1;
if education=0 then edulevel=1;
else if education in(1 2)then edulevel=2;
else edulevel=3;
substr_sum=sum(of d714-d718);
if substr_sum=0 then substr=0;
else if substr_sum=1 then substr=1;
else if substr_sum in(2 3)then substr=2;
else substr=3;
score_moca=sum(of d801 d802 d803a d803b d803c d804a d804b d804c d806
d807 d808 d810a d810b d811 d812a d812b d813a d813b d813c d813d d813e
d701 d703-d705 d706 d710 substr);
```

```
if education in(0 1 2 3 4 5)and score_moca<30 then
eduscore_moca=score_moca+1;
else eduscore_moca=score_moca;
if edulevel=1 and eduscore_moca <=13 then mci_moca=1;
else if edulevel=2 and eduscore_moca<=19 then mci_moca=1;
else if edulevel=3 and eduscore_moca<=24 then mci_moca=1;
else mci_moca=0;
run;
```

2. 计算 MCI 阳性检出率：结果显示研究人群 MCI 阳性检出率为 23.3%

```
proc freq data=cognation2;
tables mci_moca;
run;
```

3. 多变量 logistic 回归分析

```
proc logistic data=a.sleep_moca;
class sleeplevel(param=ref ref='1');
model mci_moca(event='1')=veggroup sleeplevel age gender employ living smoke alcohol totalpa
gdsscreen30/cl clodds=pl;
run;
```

SAS 软件输出结果如图 13-2 所示，参照线表示优势比（odds ratio, OR）等于 1。校正混杂因素后，与不吃蔬菜组相比，吃蔬菜组的 OR 小于 1，提示吃蔬菜的中老年人患 MCI 的可能性降低，但 OR 值的 95% 可信区间包含 1，提示两者的关联性无统计学意义。

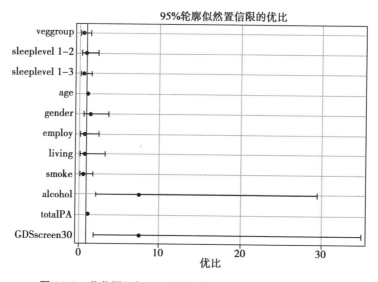

图 13-2 蔬菜摄入与 MCI 的多变量 Logistic 回归分析结果

（王志宏　武力勇　贾小芳）

参考文献

［1］PETERSEN R C,SMITH G E,WARING S C,et al.Aging,memory,and mild cognitive impairment［J］. International Psychogeriatrics,1997,9(Suppl 1):65-69.

［2］WINBLAD B,PALMER K,KIVIPELTO M,et al.Mild cognitive impairment:beyond controversies,towards a consensus:report of the International Working Group on Mild Cognitive Impairment［J］.Journal of internal medicine,2004,256(3):240-246.

［3］SANFORD A M.Mild cognitive impairment［J］.Clinics in Geriatric Medicine,2017,33(3):325-337.

［4］JIA L,DU Y,CHU L,et al.Prevalence,risk factors,and management of dementia and mild cognitive impairment in adults aged 60 years or older in China:a cross-sectional study［J］.The Lancet Public Health, 2020,5(12):e661-e671.

［5］ESHKOOR S A,HAMID T A,MUN C Y,et al.Mild cognitive impairment and its management in older people［J］.Clinical Interventions in Aging,2015(10):687-693.

［6］BRODATY H,HEFFERNAN M,KOCHAN N A,et al.Mild cognitive impairment in a community sample: the Sydney Memory and Ageing Study［J］.Alzheimer's & dementia,2013,9(3):310-317.

［7］LU J,LI D,LI F,et al.Montreal cognitive assessment in detecting cognitive impairment in Chinese elderly individuals:a population-based study［J］.J Geriatr Psychiatry Neurol,2011,24(4):184-190.

［8］KATZMAN R,ZHANG M Y,OUANG YA Q,et al.A Chinese version of the Mini-Mental State Examination:impact of illiteracy in a Shanghai dementia survey［J］.Journal of Clinical Epidemiology, 1988,41(10):971-978.

［9］NASREDDINE Z S,PHILLIPS N A,BEDIRIAN V,et al.The Montreal Cognitive Assessment,MoCA:a brief screening tool for mild cognitive impairment［J］.J Am Geriatr Soc,2005,53(4):695-699.

［10］SIQUEIRA G S A,HAGEMANN P M S,COELHO D S,et al.Can MoCA and MMSE be interchangeable cognitive screening tools? a systematic review［J］.Gerontologist,2019,59(6):e743-e763.

［11］PASHMDARFARD M,AZAD A.Assessment tools to evaluate Activities of Daily Living(ADL)and Instrumental Activities of Daily Living(IADL)in older adults:a systematic review［J］.Medical journal of the Islamic Republic of Iran,2020(34):33.

［12］CIESIELSKA N,SOKOLOWSKI R,MAZUR E,et al.Is the Montreal Cognitive Assessment(MoCA) test better suited than the Mini-Mental State Examination(MMSE)in mild cognitive impairment(MCI) detection among people aged over 60? Meta-analysis［J］.Psychiatr Pol,2016,50(5):1039-1052.

［13］TOMBAUGH T N,KOZAK J,REES L.Normative data stratified by age and education for two measures of verbal fluency:FAS and animal naming［J］.Archives of Clinical Neuropsychology:the Official Journal of the National Academy of Neuropsychologists,1999,14(2):167-177.

［14］ROYALL D R,CORDES J A,POLK M.CLOX:an executive clock drawing task［J］.J Neurol Neurosurg Psychiatry,1998,64(5):588-594.

［15］汤慈美.神经心理学［M］.北京:人民军医出版社,2001.

［16］贾建平.中国痴呆与认知障碍诊治指南(2015年版)［M］.北京:人民卫生出版社,2016.

第十四章 心理压力评估与数据分析

越来越多的流行病学研究证据表明,心理压力可影响饮食行为和机体代谢过程,在超重肥胖的发生、发展和维持中起着不可忽视的作用。例如心理压力会增加研究人群高糖、高脂肪等享乐食物的摄入,减少蔬菜、水果等健康食物的摄入,影响机体内分泌系统,增加机体皮质醇水平,促进内脏脂肪堆积等。

第一节 心理压力介绍

一、压力的概念

我国规模最大的心理学专科辞典《心理学大辞典》将 Stress 译为"应激""压力",指机体在生理或心理上受到威胁时出现的一种非特异性的身心紧张状态。这种非特异性的反应称为压力反应,也称应激反应,可分为生理反应和心理反应两大类。对于压力源,我国也翻译为应激源,被定义为个体经认知评估后感觉到的威胁其身心健康的环境刺激。根据压力源的频率、强度和持续时间,压力可分为急性压力与慢性压力。

二、压力的测量方法

压力是一个抽象的概念,无法直接测量,主要通过三个维度的方法进行评估,即环境学方法、心理学方法及生物学方法。环境学方法一般用于评估特定压力源的大小,如完整版斯德哥尔摩婚姻压力量表(Stockholm Marital Stress Scale,SMSS)、工作内容调查表(Job Content Questionnaire,JCQ)、近期生活经验调查量表(Survey of Recent Life Experiences,SRLE)等。心理学方法不关注具体的压力源事件,强调个人的主观感受,如特里尔慢性压力评估调查表(Trier Inventory for the Assessment of Chronic Stress,TICS)、感知压力量表(Perceived Stress Scale,PSS)等。生物学方法通过机体处于压力状态下的生理反应来反映压力的大小。当面对慢性心理压力时,除了激活交感肾上腺髓质系统,还会激活机体下丘脑 - 垂体 - 肾上腺皮质轴,引起促肾上腺皮质激素释放激素分泌增加,随后引起促肾上腺皮质激素分泌增加,再导致糖皮质激素分泌量增加,主要是皮质醇水平升高。因此,研究人员一般将皮质醇水平作为压力的生物标志物,间接反映心理压力的大小。

第二节　感知压力量表及其信效度验证

一、感知压力量表

心理学上评估压力大小应用最为广泛的是由 Cohen 等发明的感知压力量表。该量表为自填式量表,询问调查对象过去一个月内的情绪和想法,旨在衡量个人生活是否不可预测、不可控制或超负荷。PSS 原始版本由 14 个条目组成,即 PSS-14。每个条目均为 Likert 类型,答案为"从来没有""几乎没有""有时""经常"和"通常",程度依次递进,不需要准确回忆某种感觉的次数,只需给出一个合理的估计,其具体内容如表 14-1 所示。Cohen 等在 PSS-14 的基础上去掉了部分条目,形成了简化版的 PSS-4 和 PSS-10,PSS-4 由条目 2、6、7 和 12 构成,PSS-10 由条目 1、2、3、6、7、8、9、10、11 和 14 构成。

表 14-1　完整版感知压力量表(PSS-14)

编号	观点描述 表中的问题是询问上个月中你的情绪和想法。针对每一种描述,要求说明你有这种情绪或想法的频率。尽管其中的一些问题较类似,但它们是不相同的,要看作是相互独立的问题。最好的方式是较快地回答每一个问题。也就是说,不要数有过某种感觉的次数,而是合理地估计。请用 1~5 表示你从来没有、几乎没有、有时、经常、通常有这种情绪和想法。	1 从来没有 2 几乎没有 3 有时 4 经常 5 通常
1	上个月,当意想不到的事情发生时,你感到烦躁吗?	—
2	上个月,你感到自己无法控制生活中重要的事情吗?	—
3	上个月,你感到紧张和有压力吗?	—
4	上个月,你成功地解决了令人烦恼的生活琐事吗?	—
5	上个月,你觉得自己正在有效地处理生活中发生的重大变化吗?	—
6	上个月,你觉得自己有信心能够处理个人问题吗?	—
7	上个月,你觉得事情正在和你希望的一样发展吗?	—
8	上个月,你觉得自己不能处理所有必须做的事情吗?	—
9	上个月,你觉得自己能控制生活中的一些恼怒情绪吗?	—
10	上个月,你觉得自己能安排一切吗?	—
11	上个月,由于无法掌控发生的事情,你感到生气了吗?	—
12	上个月,你认为自己必须完成某件事情了吗?	—
13	上个月,你觉得自己能控制时间安排的方式吗?	—
14	上个月,你觉得困难积累得太大而无法克服吗?	—

量表在应用于人群评估前需要先进行信效度验证,当信度和效度满足要求后,才能真实反映量表测量的内容,即心理测量特征。

二、人群信效度验证

(一)信度

1. **信度定义及内容**　信度指数据的可靠性程度和一致性程度,能够反映数据的稳定性和集中程度,分为内部信度和外部信度。信度评价的目的是检验调查对象是否真实地回答了量表问题。

2. **信度评价方法**　评价内部信度的方法有折半信度评价法和内部一致性信度评价法,评价外部信度的方法有复本信度法和重测信度法。一般研究中使用Cronbach's α系数评价内部信度,使用重测信度系数评价外部信度。

(二)效度

1. **效度定义及内容**　效度指测量工具能够准确测量其测量内容的能力,能够反映数据的准确性。信度是效度的必要条件,量表若信度不可接受,则效度也不可接受。效度主要包括内容效度、效标效度和结构效度。

2. **结构效度评价方法**　通过验证性因子分析检验量表的结构效度。验证性因子分析是因子分析的一种,能够检验各因子之间的关系是否符合研究者所设计的理论关系。其中各因子无法直接测量,称为潜变量,其构成的各条目可以直接测量,称为显变量。不同国家大量的文献显示,PSS由"distress"和"coping ability"2个因子构成,即从"压力感"和"应对压力能力"2个方面评估压力。

第三节　实例分析——以 Mplus 为例

一、感知压力量表信效度分析

(一)信度分析

【例 14-1】Cronbach's α 系数一般使用 SPSS 计算。数据库前 10 条记录如图 14-1 所示,变量 uu1~uu14 分别为 PSS-14 第 1~14 个条目的得分。完整数据库可扫描下方二维码获得。

单击菜单栏 Analyze → Scale → Reliability Analysis,将量表各个条目选中至 Items 框中,单击 Statistics,在弹出的对话框中 "Descriptives for" 栏勾选 Scale if item deleted。结果如图 14-2 所示,样本量为 1 703,Cronbach's α 系数为 0.751,Item-Total Statistics 表格中最后一列 "Cronbach's α if item Deleted" 为量表去掉对应的该条目后其余条目的 Cronbach's α 系数,如变量 uu12 代表 PSS-14 的第 12 个条目,相比其他条目,该条目对应的 Cronbach's α if item Deleted 最高,为 0.792,代表如果去掉第 12 个条目,该量表的内部一致性将会提升,表明该条目在评估感知压力大小时可信度较其他条目低。

	uu1	uu2	uu3	uu4	uu5	uu6	uu7	uu8	uu9	uu10	uu11	uu12	uu13	uu14
1	2	1	2	3	3	1	3	1	2	1	2	2	1	1
2	1	1	1	3	3	0	0	4	0	0	2	2	2	2
3	2	1	2	2	2	1	1	2	3	1	2	2	2	1
4	2	2	2	2	2	2	2	3	4	3	2	0	3	2
5	1	1	1	3	3	2	2	1	3	1	1	4	1	1
6	1	1	1	1	1	1	1	1	1	1	2	2	1	1
7	1	1	3	1	2	0	0	2	2	1	2	2	1	2
8	2	2	2	2	2	1	2	3	2	2	2	2	2	2
9	2	2	2	2	4	0	1	1	1	1	2	2	1	2
10	0	0	0	4	4	2	2	2	2	2	2	2	2	2

图 14-1 信度分析数据库前 10 条记录

Case Processing Summary

		N	%
Cases	Valid	1 703	100.0
	Excluded[a]	0	0.0
	Total	1 703	100.0

a. Listwise deletion based on all variables in the procedure.

Reliability Statistics

Cronbach's Alpha	N of Items
0.751	14

Item-Total Statistics

	Scale Mean if Item Deleted	Scale Variance if Item Deleted	Corrected Item-Total Correlation	Cronbach's Alpha if Item Deleted
uu1	20.03	39.695	0.327	0.741
uu2	20.23	39.203	0.410	0.734
uu3	20.03	39.803	0.314	0.742
uu4	19.62	37.266	0.382	0.735
uu5	19.56	37.466	0.347	0.740
uu6	20.19	35.362	0.595	0.711
uu7	20.06	35.150	0.625	0.708
uu8	19.83	41.023	0.142	0.759
uu9	19.99	35.836	0.553	0.716
uu10	20.12	35.097	0.586	0.711
uu11	19.93	40.728	0.248	0.747
uu12	19.61	45.788	−0.225	0.792
uu13	19.91	36.252	0.503	0.721
uu14	20.07	39.938	0.313	0.742

图 14-2 信度分析结果

（二）结构效度分析

1. 准备数据库　Mplus 只能读取 ASCII 格式文件,后缀通常为"txt"和"dat"。数据库格式分固定格式和自由格式,固定格式数据库每个变量所占字符数是相等的,自由格式数据库变量之间用空格、逗号或制表符进行区分。自由格式数据的缺失值必须用"."或其他数值代替,并将非数值型变量删除。

使用 Mplus 分析 PSS-14 结构效度之前,将数据库从"*.sav"格式转换为 Mplus 能够处理的数据格式。以"*.dat"格式为例,在 SPSS 打开数据库后,单击菜单栏 File → Save as,在"Save as type"下拉框中选择"Tab delimited(*.dat)",并取消勾选 Write variable names to file,如图 14-3 所示,Mplus 数据库不需要保留变量名。

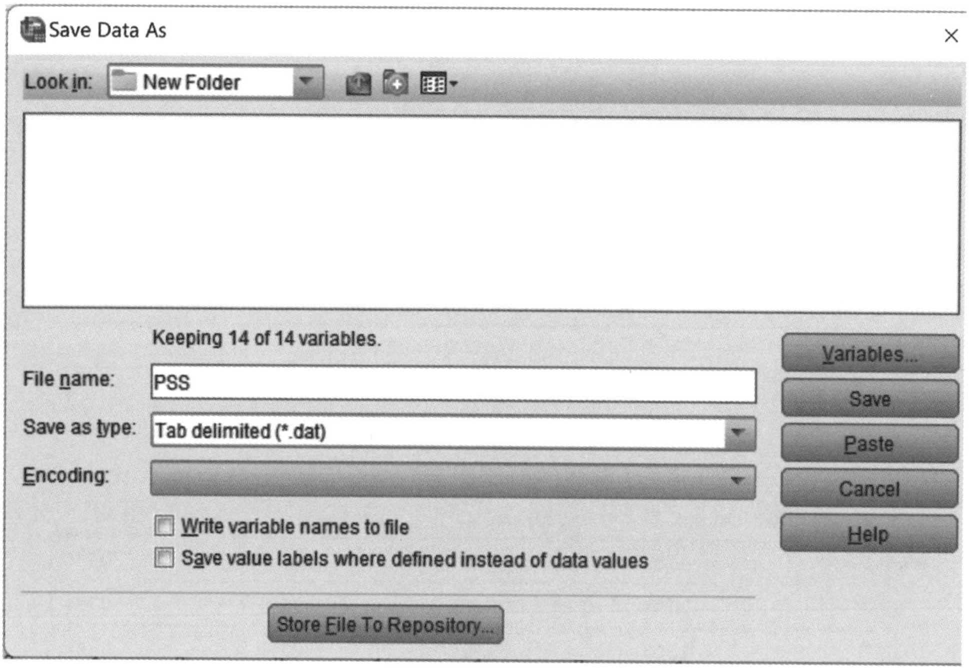

图 14-3　转换数据库格式

2. 验证性因子分析程序　在 Mplus 窗口输入以下程序后,点击图 14-4 中的 RUN 运行按钮。

```
data:file is D:\data\PSS.dat;
variable:names=u1-u14;
          usevariables=u1-u14;
          missing=all(-9);
          categorical=u1-u14;
analysis:estimator=wlsmv;
model:positive by u4-u7 u9 u10 u13;
      negative by u1-u3 u8 u11 u12 u14;
output:standardized modindices(all);
```

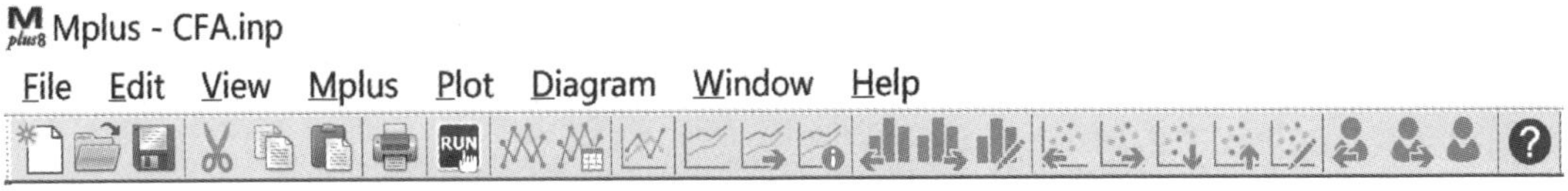

Mplus8 Mplus - CFA.inp

File　Edit　View　Mplus　Plot　Diagram　Window　Help

图 14-4　Mplus 菜单

关于语句的说明,其中 * 是可变化内容,每行语句以分号结束。

(1) data:file is***;

指定数据库的位置及名称。

(2) variable:

定义变量

1) names=***;

为数据库每个变量指定变量名。

2) usevariables=***;

表示此次分析使用哪些变量。

3) missing=***(***);

missing=all(***);表示数据库中所有变量的缺失值均以 *** 表示;也可每个变量分别指定缺失值,如 u1(-9,9) u2(6-9) u3(9-99)表示 u1 的缺失值为 -9 和 9,u2 的缺失值为 6、7、8、9,u3 的缺失值是 9 至 99 之间的所有值。

4) categorical=***;

指定哪些变量是分类变量。

(3) analysis:estimator=***;

表示参数估计的方法,若不写该语句,且未指定分类变量时,默认采用 ML 估计;若指定了分类变量,则默认采用 WLSMV 估计。PSS 每个条目的选项均为 Likert 类型,答案为"从来没有""几乎没有""有时""经常"和"通常",程度依次递进。虽然分值为 0~4 分,实际为分类变量,每个变量之间的距离并不相等。因此,本例程序中 estimator 选择了 WLSMV。

(4) model:

此命令用于定义模型。

by;

positive by u4-u7 u9 u10 u13;表示 positive 因子由 u4-u7、u9、u10 和 u13 这 7 个变量构成。

negative by u1-u3 u8 u11 u12 u14;表示 negative 因子由 u1-u3、u8、u11、u12 和 u14 这 7 个变量构成。

(5) output:

此命令用于显示分析结果。

standardized 用于输出标准化参数统计量及对应的标准误,默认提供三种标准化结果,STDYX、STDY 和 STD。其中 stdyx 是完全标准化,指内生变量及外生变量均标准化;stdy 适用于外生变量为二分类,只有内生变量标准化;std 只潜变量标准化。可以在 output 命令后输入"standardized"输出所有类型的标准化结果,也可根据实际需要直接在 output 命令输入"stdyx"或"stdy"请求输出相应的标准化结果。

modindices 用于输出模型的修正指数等,也可输入缩写 mod。该命令仅显示部分重要的结果,且会提示图 14-5 内容。若要输出所有的修正指数,需输入 "mod(all)"或 "modindices (all)"。若只想输出大于等于某个特定值的 MI 值,则将括号中的 all 修改为某个特定值即可, 否则程序默认输出大于等于 10 的 MI 值。

```
MODEL MODIFICATION INDICES

NOTE:  Modification indices for direct effects of observed dependent variables
regressed on covariates may not be included.  To include these, request
MODINDICES (ALL).
```

图 14-5　请求输出修正指数提示图

(6) 语句表达:

Mplus 对语句表达有较大包容性,每个语句中 "=" 前面的主语使用单数复数均可, "=" 也可以替换成 "is"或 "are",并且不要求按语法搭配,以下表述的程序均可正常运行,如: names are***;name is***;name are***;names is***;usevariables are***;usevariable is***; usevariable are***;usevariables is*** 等。

3. 验证性因子分析结果

(1) 分析汇总:运行上述验证性因子分析程序后,结果输出了多个部分。首先查看对读 入的变量进行统计的结果,见图 14-6,如组别数为 1,即不分组,样本量为 1 703,连续性潜变 量有 2 个,分别命名为 "positive"和 "negative",参数估计的方法为 WLSMV。

```
SUMMARY OF ANALYSIS

Number of groups                                              1
Number of observations                                     1703

Number of dependent variables                               14
Number of independent variables                              0
Number of continuous latent variables                        2

Observed dependent variables

  Binary and ordered categorical (ordinal)
   U1        U2        U3        U4        U5        U6
   U7        U8        U9        U10       U11       U12
   U13       U14

Continuous latent variables
   POSITIVE   NEGATIVE


Estimator                                                WLSMV
Maximum number of iterations                              1000
Convergence criterion                                 0.500D-04
Maximum number of steepest descent iterations               20
Maximum number of iterations for H1                       2000
Convergence criterion for H1                          0.100D-03
Parameterization                                         DELTA
Link                                                     PROBIT
```

图 14-6　验证性因子分析结果一

(2) 模型拟合与评价:模型拟合的结果见图 14-7。结果中的 "THE MODEL ESTIMATION TERMINATED NORMALLY"这句话非常重要,代表模型拟合成功。若模型拟合不成功, Mplus 会输出原因。图 14-7 显示,PSS-14 两因子结构模型拟合的 $RMSEA=0.227$,$CFI=0.845$, $TLI=0.815$,$SRMR=0.108$,该模型拟合很不理想,需要修正。

```
THE MODEL ESTIMATION TERMINATED NORMALLY
```

```
MODEL FIT INFORMATION

Number of Free Parameters                        71

Chi-Square Test of Model Fit

        Value                            6732.857*
        Degrees of Freedom                    76
        P-Value                           0.0000

*    The chi-square value for MLM, MLMV, MLR, ULSMV, WLSM and WLSMV cannot be used
     for chi-square difference testing in the regular way.  MLM, MLR and WLSM
     chi-square difference testing is described on the Mplus website.  MLMV, WLSMV,
     and ULSMV difference testing is done using the DIFFTEST option.

RMSEA (Root Mean Square Error Of Approximation)

        Estimate                          0.227
        90 Percent C.I.                   0.222  0.231
        Probability RMSEA <= .05          0.000

CFI/TLI

        CFI                               0.845
        TLI                               0.815

Chi-Square Test of Model Fit for the Baseline Model

        Value                            43060.573
        Degrees of Freedom                    91
        P-Value                           0.0000

SRMR (Standardized Root Mean Square Residual)

        Value                             0.108

Optimum Function Value for Weighted Least-Squares Estimator

        Value                             0.19803440D+01
```

图 14-7 验证性因子分析结果二

接下来跳过模型结果 MODEL RESULTS 部分,查看模型修正部分,主要查看 BY Statements 和 WITH Statements 两个部分。如图 14-8 所示,"M.I."为程序报告的修正指数,从中找到最大数值,为 2 907.647,远大于其他修正指数。如果增加条目 12 指向"positive"因子的路径,可以减少 2 907.647 个卡方单位。

查阅国内外既往文献发现,多项研究报道条目 12 在"negative"和"positive"两个因子上具有大抵相同且较低的因子载荷,因此增加条目 12 指向"positive"因子的路径对模型进行修正。在程序 model 命令中的"positive by"语句中增加条目 12 的变量名 u12 后再次运行程序,查看模型拟合评价指数。*RMSEA* 从 0.227 下降至 0.183,*SRMR* 从 0.108 下降至 0.078,*CFI* 从 0.845 上升至 0.900,*TLI* 从 0.815 上升至 0.879,所有拟合评价指标均有所好转,表示经过修正后的模型拟合度提升,但仍然不可接受,需要修正。

修正一:

model:positive by u4-u7 u9 u10 u12 u13;

negative by u1-u3 u8 u11 u12 u14;

```
MODEL MODIFICATION INDICES

NOTE: Modification indices for direct effects of observed dependent variables
regressed on covariates and residual covariances among observed dependent
variables may not be included.  To include these, request MODINDICES (ALL).

Minimum M.I. value for printing the modification index    10.000

                                   M.I.      E.P.C.   Std E.P.C.   StdYX E.P.C.

BY Statements

POSITIVE BY U1                    65.751     0.101     0.081        0.081
POSITIVE BY U2                   312.427     0.217     0.175        0.175
POSITIVE BY U3                    20.385     0.055     0.044        0.044
POSITIVE BY U8                    24.359    -0.055    -0.044       -0.044
POSITIVE BY U12                 2907.647    -0.586    -0.471       -0.471
POSITIVE BY U14                   87.623     0.111     0.089        0.089
NEGATIVE BY U4                   364.669    -0.237    -0.202       -0.202
NEGATIVE BY U5                   455.295    -0.269    -0.229       -0.229
NEGATIVE BY U6                   127.131     0.146     0.125        0.125
NEGATIVE BY U7                   198.188     0.181     0.154        0.154
NEGATIVE BY U9                    39.488     0.077     0.066        0.066
NEGATIVE BY U10                   91.850     0.124     0.106        0.106
NEGATIVE BY U13                   10.972    -0.041    -0.035       -0.035
```

图 14-8　模型修正指数部分内容

　　此时的模型修正指数如图 14-9 所示，"M.I." 最大值为条目 4 和条目 5 的相关项，为 1542.489。如果允许条目 4 和条目 5 误差相关，可以减少 1 542.489 个卡方单位。模型修正除了考虑 "M.I." 值外，更重要的是以理论依据为基础。条目 4 "上个月，你成功地解决了令人烦恼的生活琐事吗？" 和条目 5 "上个月，你觉得自己正在有效地处理生活中发生的重大变化吗？" 二者之间似乎不太可能存在系统误差。鉴于该路径的 "M.I." 值同样远高于其他需要修正的路径，考虑增加该路径。在 model 命令中增加 "u4 with u5"，再次运行程序。此时 $RMSEA$ 进一步下降至 0.149，$SRMR$ 进一步下降至 0.069，CFI 进一步上升至 0.935，TLI 进一步上升至 0.920，模型拟合有所改善，除了 $RMSEA$ 外，$SRMR$、CFI 和 TLI 均已满足要求。

```
WITH Statements

U2    WITH POSITIVE      156.203    0.090     0.112     0.231
U2    WITH NEGATIVE      156.158    1.562     1.829     3.765
U2    WITH U1             34.395    0.091     0.091     0.360
U3    WITH U1             20.683    0.070     0.070     0.249
U4    WITH POSITIVE      419.838   -2.626    -3.273    -5.482
U4    WITH NEGATIVE      419.909   -0.171    -0.200    -0.336
U4    WITH U1             84.602   -0.158    -0.158    -0.509
U4    WITH U2             71.783   -0.148    -0.148    -0.511
U4    WITH U3            160.001   -0.208    -0.208    -0.642
U5    WITH POSITIVE      508.999   -2.937    -3.661    -5.832
U5    WITH NEGATIVE      508.929   -0.192    -0.224    -0.357
U5    WITH U1             73.925   -0.156    -0.156    -0.478
U5    WITH U2             78.496   -0.157    -0.157    -0.515
U5    WITH U3            191.147   -0.235    -0.235    -0.691
U5    WITH U4           1542.489    0.449     0.449     1.199
U6    WITH POSITIVE      124.827    1.495     1.864     3.600
U6    WITH NEGATIVE      124.736    0.097     0.114     0.220
U6    WITH U1             35.014    0.111     0.111     0.414
U6    WITH U2            101.223    0.178     0.178     0.708
U6    WITH U3             20.692    0.084     0.084     0.301
U6    WITH U4            140.033   -0.193    -0.193    -0.624
U6    WITH U5            147.940   -0.200    -0.200    -0.616
```

图 14-9　模型修正指数部分内容

修正二：

model:positive by u4-u7 u9 u10 u12 u13;

　　　　negative by u1-u3 u8 u11 u12 u14;

　　　　u4 with u5;

此时模型标准化结果部分显示了"negative"因子和"positive"因子指向各条目的标准化系数,条目 12 的因子载荷较低,且"positive"因子指向条目 12 的标准化系数为负数,说明条目 12 并不是一个很好的能够反映压力大小的指标。PSS-14 在该人群应用的效度不太理想,各步骤的模型图如图 14-10 所示。

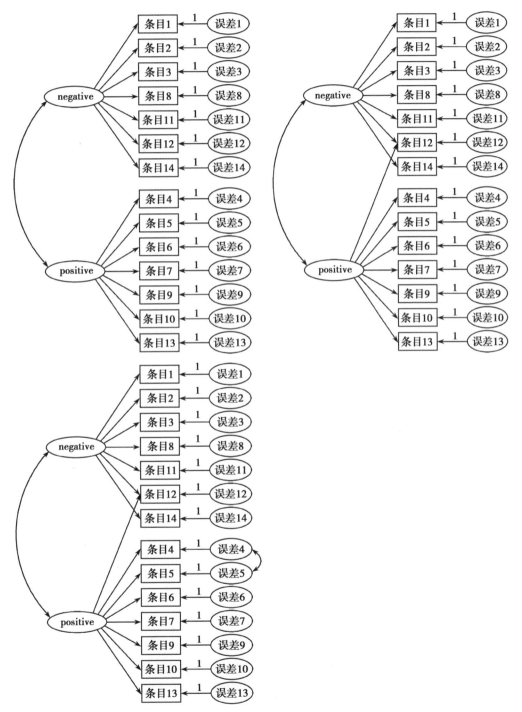

图 14-10　验证性因子分析模型图

本章第二节效度验证的模型拟合部分中提到,若量表条目的分类≥5 项,也可以将其当作连续性变量,使用最大似然(maximum likelihood,ML)估计并使用斜率 - 偏差(slope-bias,S-B)校正法校正卡方和标准误。运行以下程序并查看结果。

```
data:file is D:\PSS.dat;
variable:names=u1-u14;
        usevariables=u1-u14;
analysis:estimator=mlmv;
model:positive by u4-u7 u9 u10 u12 u13;
        negative by u1-u3 u8 u11 u12 u14;
        u4 with u5;
output:stdyx mod;
```

统计结果部分首先输出了描述性统计结果,最大似然法对于中度非正态分布数据较稳健,如图 14-11 所示,偏度和峰度系数分别<2 和<7,说明采用最大似然法进行参数估计是可以接受的。

UNIVARIATE SAMPLE STATISTICS

UNIVARIATE HIGHER-ORDER MOMENT DESCRIPTIVE STATISTICS

Variable/ Sample Size	Mean/ Variance	Skewness/ Kurtosis	Minimum/ Maximum	% with Min/Max	Percentiles 20%/60%	40%/80%	Median
U1	1.447	-0.012	0.000	13.68%	1.000	1.000	2.000
1703.000	0.682	0.020	4.000	1.12%	2.000	2.000	
U2	1.249	0.291	0.000	15.56%	1.000	1.000	1.000
1703.000	0.599	0.289	4.000	0.76%	1.000	2.000	
U3	1.443	0.050	0.000	13.27%	1.000	1.000	1.000
1703.000	0.689	-0.081	4.000	0.94%	2.000	2.000	
U4	1.857	0.090	0.000	12.98%	1.000	2.000	2.000
1703.000	1.267	-0.653	4.000	8.40%	2.000	3.000	
U5	1.914	-0.029	0.000	14.27%	1.000	2.000	2.000
1703.000	1.360	-0.784	4.000	9.10%	2.000	3.000	
U6	1.285	0.564	0.000	25.31%	0.000	1.000	1.000
1703.000	1.077	-0.199	4.000	3.17%	1.000	2.000	
U7	1.413	0.417	0.000	20.32%	0.000	1.000	1.000
1703.000	1.046	-0.247	4.000	3.46%	2.000	2.000	
U8	1.644	0.453	0.000	10.10%	1.000	1.000	2.000
1703.000	0.967	-0.012	4.000	5.23%	2.000	2.000	
U9	1.486	0.319	0.000	19.26%	1.000	1.000	1.000
1703.000	1.077	-0.356	4.000	3.82%	2.000	2.000	
U10	1.361	0.463	0.000	25.31%	0.000	1.000	1.000
1703.000	1.169	-0.397	4.000	3.99%	2.000	2.000	
U11	1.546	-0.071	0.000	9.28%	1.000	1.000	2.000
1703.000	0.600	0.357	4.000	1.12%	2.000	2.000	
U12	1.863	0.281	0.000	6.75%	1.000	2.000	2.000
1703.000	0.930	0.017	4.000	6.81%	2.000	3.000	
U13	1.565	0.294	0.000	17.09%	1.000	2.000	2.000
1703.000	1.118	-0.445	4.000	4.46%	2.000	2.000	
U14	1.405	0.388	0.000	11.16%	1.000	1.000	1.000
1703.000	0.651	0.565	4.000	1.59%	2.000	2.000	

图 14-11　验证性因子分析描述性结果

Mplus 计算的偏度与峰度系数与 SPSS 略有不同,但相差不大。

SPSS 计算偏度与峰度系数有 2 种方法:①单击 Analyze → Descriptive Statistics → Frequencies,在弹出的对话框中将需要计算的变量选中至 Variables(s)框中,单击 Statistics,再勾选 Skewness 和 Kurtosis,结果如表 14-2 所示;②单击 Analyze → Descriptive Statistics → Descriptives,在弹出的对话框中将需要计算的变量选中至 Variables(s)框中,单击 Options,再勾选 Skewness 和 Kurtosis,结果如表 14-3 所示。

表 14-2　SPSS 计算偏度与峰度系数结果一

	uu1	uu2	uu3	uu4	uu5	uu6	uu7	uu8	uu9	uu10	uu11	uu12	uu13	uu14
N Valid	1703	1703	1703	1703	1703	1703	1703	1703	1703	1703	1703	1703	1703	1703
Missing	0	0	0	0	0	0	0	0	0	0	0	0	0	0
Skewness	−0.012	0.291	0.050	0.090	−0.029	0.565	0.418	0.453	0.319	0.464	−0.071	0.281	0.294	0.389
Std.Error of Skewness	0.059	0.059	0.059	0.059	0.059	0.059	0.059	0.059	0.059	0.059	0.059	0.059	0.059	0.059
Kurtosis	0.024	0.294	−0.077	−0.651	−0.783	−0.196	−0.244	−0.009	−0.353	−0.395	0.362	0.020	−0.443	0.570
Std.Error of Kurtosis	0.119	0.119	0.119	0.119	0.119	0.119	0.119	0.119	0.119	0.119	0.119	0.119	0.119	0.119

表 14-3　SPSS 计算偏度与峰度系数结果二

	N	Skewness		Kurtosis	
	Statistic	Statistic	Std.Error	Statistic	Std.Error
uu1	1703	−0.012	0.059	0.024	0.119
uu2	1703	0.291	0.059	0.294	0.119
uu3	1703	0.050	0.059	−0.077	0.119
uu4	1703	0.090	0.059	−0.651	0.119
uu5	1703	−0.029	0.059	−0.783	0.119
uu6	1703	0.565	0.059	−0.196	0.119
uu7	1703	0.418	0.059	−0.244	0.119
uu8	1703	0.453	0.059	−0.009	0.119
uu9	1703	0.319	0.059	−0.353	0.119
uu10	1703	0.464	0.059	−0.395	0.119
uu11	1703	−0.071	0.059	0.362	0.119
uu12	1703	0.281	0.059	0.020	0.119
uu13	1703	0.294	0.059	−0.443	0.119
uu14	1703	0.389	0.059	0.570	0.119
Valid N(listwise)	1703				

图 14-12 显示了模型拟合的评价指标结果, *RMSEA*、*SRMR*、*CFI* 结果均较好, 但 *TLI*=0.892, 略低于 0.90, 表明经过上述两步模型修正, PSS-14 在该人群应用的效度仍不太理想。

"模型结果" 部分默认输出非标准化的参数, 如图 14-13 所示。Mplus 默认每个因子的第一个内生变量的系数为 1, 其他内生变量的系数自由估计。一般查看的都是标准化后的参数结果, 如图 14-14 所示, 未出现负的误差方差和极端小的标准误。如图 14-15 所示, 结果部分最后输出了每个内生变量的 R^2, 为每个内生变量的模型解释程度, 有些内生变量的解释程度较低。

```
MODEL FIT INFORMATION

Number of Free Parameters                    45

Loglikelihood

        H0 Value                      -26648.353
        H1 Value                      -26005.295

Information Criteria

        Akaike (AIC)                   53386.706
        Bayesian (BIC)                 53631.513
        Sample-Size Adjusted BIC       53488.553
          (n* = (n + 2) / 24)

Chi-Square Test of Model Fit

        Value                           791.031*
        Degrees of Freedom                    74
        P-Value                           0.0000

*   The chi-square value for MLM, MLMV, MLR, ULSMV, WLSM and WLSMV cannot be used
    for chi-square difference testing in the regular way.  MLM, MLR and WLSM
    chi-square difference testing is described on the Mplus website.  MLMV, WLSMV,
    and ULSMV difference testing is done using the DIFFTEST option.

RMSEA (Root Mean Square Error Of Approximation)

        Estimate                          0.075
        90 Percent C.I.                   0.071  0.080
        Probability RMSEA <= .05          0.000

CFI/TLI

        CFI                               0.912
        TLI                               0.892

Chi-Square Test of Model Fit for the Baseline Model

        Value                          8273.703
        Degrees of Freedom                   91
        P-Value                           0.0000

SRMR (Standardized Root Mean Square Residual)

        Value                             0.073
```

图 14-12　模型拟合评价指标

```
MODEL RESULTS

                                              Two-Tailed
              Estimate    S.E.    Est./S.E.    P-Value

POSITIVE BY
    U4         1.000      0.000    999.000     999.000
    U5         0.964      0.027     35.664       0.000
    U6         1.333      0.049     27.373       0.000
    U7         1.353      0.049     27.491       0.000
    U9         1.293      0.049     26.373       0.000
    U10        1.413      0.052     27.262       0.000
    U12       -0.613      0.039    -15.601       0.000
    U13        1.174      0.043     27.109       0.000

NEGATIVE BY
    U1         1.000      0.000    999.000     999.000
    U2         0.953      0.023     42.246       0.000
    U3         0.995      0.026     38.353       0.000
    U8         0.629      0.037     16.988       0.000
    U11        0.794      0.026     30.799       0.000
    U12        0.449      0.036     12.547       0.000
    U14        0.745      0.031     24.078       0.000

NEGATIVE WITH
    POSITIVE    0.001     0.016      0.093       0.926

U4        WITH
    U5         0.587      0.029     20.118       0.000
```

图 14-13　部分非标准化参数结果

STDYX Standardization

	Estimate	S.E.	Est./S.E.	Two-Tailed P-Value
POSITIVE BY				
U4	0.577	0.020	29.198	0.000
U5	0.537	0.020	26.473	0.000
U6	0.834	0.013	65.581	0.000
U7	0.859	0.011	78.408	0.000
U9	0.809	0.015	55.289	0.000
U10	0.849	0.010	80.863	0.000
U12	-0.412	0.022	-18.952	0.000
U13	0.721	0.014	50.672	0.000
NEGATIVE BY				
U1	0.815	0.013	63.701	0.000
U2	0.828	0.013	64.463	0.000
U3	0.806	0.013	59.844	0.000
U8	0.430	0.023	18.471	0.000
U11	0.689	0.017	40.031	0.000
U12	0.314	0.024	12.853	0.000
U14	0.621	0.024	26.414	0.000
NEGATIVE WITH				
POSITIVE	0.003	0.037	0.093	0.926
U4 WITH				
U5	0.648	0.022	30.021	0.000
Intercepts				
U1	1.752	0.038	45.791	0.000
U2	1.613	0.033	48.729	0.000
U3	1.738	0.036	48.494	0.000
U4	1.650	0.034	48.330	0.000
U5	1.642	0.035	47.104	0.000
U6	1.239	0.025	50.054	0.000
U7	1.382	0.027	50.461	0.000
U8	1.671	0.032	53.034	0.000
U9	1.432	0.029	49.892	0.000
U10	1.258	0.026	49.318	0.000
U11	1.996	0.044	45.506	0.000
U12	1.931	0.036	53.783	0.000
U13	1.480	0.030	49.418	0.000
U14	1.741	0.036	48.967	0.000
Variances				
POSITIVE	1.000	0.000	999.000	999.000
NEGATIVE	1.000	0.000	999.000	999.000
Residual Variances				
U1	0.336	0.021	16.131	0.000
U2	0.314	0.021	14.727	0.000
U3	0.350	0.022	16.111	0.000
U4	0.667	0.023	29.303	0.000
U5	0.712	0.022	32.695	0.000
U6	0.305	0.021	14.371	0.000
U7	0.262	0.019	13.946	0.000
U8	0.815	0.020	40.680	0.000
U9	0.345	0.024	14.593	0.000
U10	0.280	0.018	15.715	0.000
U11	0.525	0.024	22.130	0.000
U12	0.733	0.019	38.030	0.000
U13	0.480	0.021	23.410	0.000
U14	0.614	0.029	21.023	0.000

图 14-14 标准化参数结果

R-SQUARE

Observed Variable	Estimate	S.E.	Est./S.E.	Two-Tailed P-Value
U1	0.664	0.021	31.850	0.000
U2	0.686	0.021	32.231	0.000
U3	0.650	0.022	29.922	0.000
U4	0.333	0.023	14.599	0.000
U5	0.288	0.022	13.236	0.000
U6	0.695	0.021	32.790	0.000
U7	0.738	0.019	39.204	0.000
U8	0.185	0.020	9.235	0.000
U9	0.655	0.024	27.644	0.000
U10	0.720	0.018	40.431	0.000
U11	0.475	0.024	20.015	0.000
U12	0.267	0.019	13.886	0.000
U13	0.520	0.021	25.336	0.000
U14	0.386	0.029	13.207	0.000

图 14-15 验证性因子分析结果 R^2

二、感知压力对饮食行为的影响

（一）准备数据库

【例 14-2】以感知压力对女性膳食质量的影响为例，数据库中的变量如图 14-16 所示，其中 id 为每个调查对象唯一的个人编码；u1、u2、u3、u6、u7、u8、u9、u10、u11 和 u14 为 10 个条目的感知压力量表对应的条目；CDGI 为中国居民膳食指南指数，用来评价膳食质量；agegroup 为年龄分组，"0"代表 18~44 岁，"1"代表 45~59 岁；inc1 和 inc2 为收入的哑变量，inc1=0 且 inc2=0 代表收入的最低三分位分组，inc1=1 且 inc2=0 代表中间三分位分组，inc1=0 且 inc2=1 代表最高三分位分组；edu1 和 edu2 为教育程度的哑变量，edu1=0 且 edu2=0 代表教育程度为小学及以下，edu1=1 且 edu2=0 代表教育程度为初中，edu1=0 且 edu2=1 代表教育程度为高中及以上。完整数据库可扫描下方二维码获得。

	id	u1	u2	u3	u6	u7	u8	u9	u10	u11	u14	CDGI	agegroup	inc1	inc2	edu1	edu2
1	id	u1	u2	u3	u6	u7	u8	u9	u10	u11	u14	CDGI	agegroup	inc1	inc2	edu1	edu2
2	1	1	1	1	1	1	1	1	1	1	1	39.66	1	0	1	0	1
3	2	1	4	1	0	0	1	0	0	2	1	67.35	1	1	0	0	1
4	3	2	0	2	1	1	1	1	1	1	2	-999	1	1	0	0	1
5	4	3	1	1	1	1	1	3	1	2	1	-999	1	0	1	0	1
6	5	3	2	3	1	3	2	2	2	1	2	49.57	0	1	0	0	1
7	6	3	4	4	3	2	2	2	4	4	0	-999	0	0	1	0	1
8	7	1	1	1	1	2	1	1	2	1	1	34.46	0	0	1	0	1
9	8	1	1	0	1	2	1	1	0	1	1	32.78	1	0	1	0	1
10	9	1	1	1	1	1	1	1	1	1	1	26.63	1	0	1	0	1
11	10	2	3	1	2	1	3	3	3	3	2	53.57	1	0	1	0	1

图 14-16　感知压力对女性膳食质量影响的数据库前 10 条记录

（二）运行代码

将数据库转换为".dat"格式后，执行以下 Mplus 代码。

```
data:file is D:\*.dat;
variable:
    names=id u1-u3 u6-u11 u14 CDGI agegroup inc1 inc2 edu1 edu2;
    missing=all(-999);
    usevariables=CDGI u1-u3 u6-u11 u14 agegroup inc1 inc2 edu1 edu2;
    auxiliary=id;
    categorical=u1-u3 u6-u11 u14;
model:
    nega by u1 u2 u3 u8 u11 u14;
    posi by u6 u7 u9 u10;
    CDGI on nega posi agegroup inc1 inc2 edu1 edu2;
output:std;
savedata:
    file is fscore.txt;
    save is fscores;
```

关于语句的说明,其中 * 是可变化内容,每行语句以分号结束。

(1) missing=all(-999);

表示数据库中所有变量的缺失值均以 -999 表示。

(2) auxiliary=id;

表示在结果储存的文件中除了自动储存的内容外,即程序中所使用的变量,同时也储存变量 id。

(3) categorical=u1-u3 u6-u11 u14 ;

指定 u1~u3、u6~u11 和 u14 为分类变量。

(4) model:

CDGI on nega posi agegroup inc1 inc2 edu1 edu2 ;定义模型 CDGI 为内生变量,nega 和 posi 为感知压力量表的 2 个因子,agegroup、inc1、inc2、edu1 和 edu2 均为外生变量,即在模型中调整的协变量。多分类外生变量必须以哑变量的形式纳入模型中。

(5) savedata:

此命令用于储存结果。file is fscore.txt;指定结果储存文件的文件名为"fscore"。save is fscores;指定储存文件中增加因子得分的结果。

(三)结果

运行以上代码,图 14-17 显示分析的样本量为 3 123,膳食质量评价指标 CDGI 为连续性变量,感知压力量表的 10 个条目为分类变量,agegroup、inc1、inc2、edu1 和 edu2 为外生变量,id 为辅助变量,nega 和 posi 为 2 个连续性潜变量。

```
SUMMARY OF ANALYSIS

Number of groups                                          1
Number of observations                                 3123

Number of dependent variables                            11
Number of independent variables                           5
Number of continuous latent variables                     2

Observed dependent variables

  Continuous
   CDGI

  Binary and ordered categorical (ordinal)
   U1          U2          U3          U6          U7          U8
   U9          U10         U11         U14

Observed independent variables
   AGEGROUP    INC1        INC2        EDU1        EDU2

Observed auxiliary variables
   ID

Continuous latent variables
   NEGA        POSI
```

图 14-17　感知压力对女性膳食质量的影响结果(一)

图 14-18 显示变量 CDGI 的样本量为 3 090,其余变量均为 3 123。CDGI 的偏度系数、峰度系数表明其服从正态分布。表 14-4 显示,虽然在 SPSS 中对 CDGI 进行 K-S 正态性检验的 P 值为 0.015<0.05,但绘制的直方图(图 14-19)显示其大致呈正态分布。

```
UNIVARIATE SAMPLE STATISTICS

    UNIVARIATE HIGHER-ORDER MOMENT DESCRIPTIVE STATISTICS

        Variable/      Mean/     Skewness/   Minimum/ % with               Percentiles
        Sample Size    Variance  Kurtosis    Maximum  Min/Max    20%/60%   40%/80%    Median

    CDGI               46.621    0.172       16.000    0.03%      36.460    43.340     46.480
          3090.000     133.867   -0.153      93.520    0.03%      49.490    56.480
    AGEGROUP           0.598     -0.402      0.000     40.15%     0.000     0.000      1.000
          3123.000     0.240     -1.839      1.000     59.85%     1.000     1.000
    INC1               0.334     0.703       0.000     66.57%     0.000     0.000      0.000
          3123.000     0.223     -1.506      1.000     33.43%     0.000     1.000
    INC2               0.333     0.709       0.000     66.70%     0.000     0.000      0.000
          3123.000     0.222     -1.498      1.000     33.30%     0.000     1.000
    EDU1               0.372     0.529       0.000     62.79%     0.000     0.000      0.000
          3123.000     0.234     -1.720      1.000     37.21%     0.000     1.000
    EDU2               0.408     0.375       0.000     59.21%     0.000     0.000      0.000
          3123.000     0.242     -1.860      1.000     40.79%     1.000     1.000
```

图 14-18　感知压力对女性膳食质量的影响结果（二）

表 14-4　CDGI K-S 正态性检验（SPSS 中操作）

N		3 090
Normal Parameters [a,b]	Mean	46.621 3
	Std.Deviation	11.571 98
Most Extreme Differences	Absolute	0.019
	Positive	0.019
	Negative	−0.009
Test Statistic		0.019
Asymp.Sig.（2-tailed）		0.015[c]

Note：a. Test distribution is Normal.

b. Calculated from data.

c. Lilliefors Significance Correction.

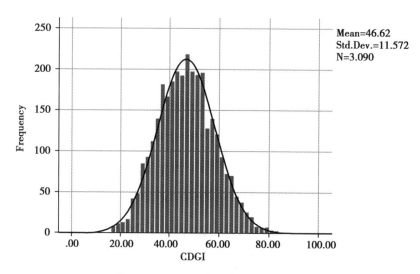

图 14-19　CDGI 直方图（SPSS 绘制）

图 14-20 显示模型拟合评价指标,其中 *RMSEA*=0.065,*CFI*=0.987,*TLI*=0.984,*SRMR*=0.047 表示模型拟合非常好。

```
MODEL FIT INFORMATION

Number of Free Parameters              60

Chi-Square Test of Model Fit

        Value                     1319.896*
        Degrees of Freedom            92
        P-Value                   0.0000

*   The chi-square value for MLM, MLMV, MLR, ULSMV, WLSM and WLSMV cannot be used
    for chi-square difference testing in the regular way.  MLM, MLR and WLSM
    chi-square difference testing is described on the Mplus website.  MLMV, WLSMV,
    and ULSMV difference testing is done using the DIFFTEST option.

RMSEA (Root Mean Square Error Of Approximation)

        Estimate                   0.065
        90 Percent C.I.            0.062   0.069
        Probability RMSEA <= .05   0.000

CFI/TLI

        CFI                        0.987
        TLI                        0.984

Chi-Square Test of Model Fit for the Baseline Model

        Value                     92290.047
        Degrees of Freedom           110
        P-Value                   0.0000

SRMR (Standardized Root Mean Square Residual)

        Value                      0.047
```

图 14-20　感知压力对女性膳食质量的影响结果(三)

查看仅对 2 个因子进行标准化后的模型参数结果部分,如图 14-21 所示,在调整了年龄、收入和教育程度后,posi 因子每增加一个单位,CDGI 降低 1.121 分。为了更加直观地了解 posi 因子代表的应对压力能力与 CDGI 降低的关系,可以进一步将 posi 因子得分从高至低进行三分位分组,分别对应高应对压力能力、中应对压力能力和低应对压力能力,从而分析中应对压力能力者和低应对压力能力者的 CDGI 与高应对压力能力者 CDGI 的差距。

图 14-22 显示了结果储存文件"fscore.txt"的具体信息,共储存了 21 个变量,变量名和顺序见图 14-22,其中变量 nega 和 posi 为 2 个因子的因子得分。根据 id 将 posi 因子得分与原数据库合并,并对其进行三分位分组。

由于结果储存文件"fscore.txt"仅储存了数据,未储存变量名,前 20 条记录如图 14-23 所示,因此,需要结合图 14-22 中 Mplus 显示的变量名和顺序进行区分。其中"*"表示缺失值。

(四)合并数据库

将"*.txt"格式的数据与原数据库进行 id 匹配的合并,最简单的方法是将"*.txt"格式

```
STANDARDIZED MODEL RESULTS

STD Standardization

                                              Two-Tailed
                  Estimate    S.E.   Est./S.E.  P-Value

NEGA     BY
   U1            0.833      0.006    141.916    0.000
   U2            0.865      0.005    182.752    0.000
   U3            0.861      0.005    178.173    0.000
   U8            0.559      0.011     52.988    0.000
   U11           0.745      0.008     94.956    0.000
   U14           0.695      0.009     81.053    0.000

POSI     BY
   U6            0.901      0.004    230.583    0.000
   U7            0.911      0.003    264.120    0.000
   U9            0.882      0.004    210.331    0.000
   U10           0.895      0.004    225.492    0.000

CDGI     ON
   NEGA         -0.315      0.215     -1.462    0.144
   POSI         -1.121      0.211     -5.326    0.000

CDGI     ON
   AGEGROUP      0.613      0.423      1.448    0.147
   INC1          1.448      0.512      2.826    0.005
   INC2          3.299      0.523      6.306    0.000
   EDU1          2.853      0.568      5.026    0.000
   EDU2          6.504      0.584     11.135    0.000

POSI     WITH
   NEGA         -0.111      0.013     -8.462    0.000

Intercepts
   CDGI         40.954      0.599     68.396    0.000
```

图 14-21　感知压力对女性膳食质量的影响结果（四）

```
SAVEDATA INFORMATION

  Save file
    fscore.txt

  Order and format of variables

    CDGI        F10.3
    U1          F10.3
    U2          F10.3
    U3          F10.3
    U6          F10.3
    U7          F10.3
    U8          F10.3
    U9          F10.3
    U10         F10.3
    U11         F10.3
    U14         F10.3
    AGEGROUP    F10.3
    INC1        F10.3
    INC2        F10.3
    EDU1        F10.3
    EDU2        F10.3
    ID          F10.3
    NEGA        F10.3
    NEGA_SE     F10.3
    POSI        F10.3
    POSI_SE     F10.3

  Save file format
    21F10.3

  Save file record length    10000
```

图 14-22　感知压力对女性膳食
质量的影响结果（五）

39.660	1.000	1.000	1.000	1.000	1.000	1.000	1.000	1.000	1.000	1.000	1.000	0.000	1.000	0.000	1.000	3.000	-0.630	0.293	-0.422	0.250
67.350	1.000	4.000	1.000	0.000	0.000	1.000	0.000	0.000	2.000	1.000	1.000	0.000	0.000	1.000	65.000	0.426	0.264	-1.491	0.382
*	2.000	0.000	2.000	1.000	1.000	1.000	1.000	3.000	1.000	1.000	1.000	0.000	0.000	1.000	77.000	-0.459	0.270	-0.017	0.240
*	3.000	1.000	2.000	1.000	1.000	1.000	1.000	1.000	2.000	1.000	0.000	0.000	1.000	0.000	79.000	0.328	0.282	-0.439	0.250
49.570	3.000	2.000	3.000	1.000	3.000	2.000	2.000	2.000	1.000	2.000	0.000	0.000	0.000	1.000	94.000	0.930	0.277	0.409	0.242
*	3.000	4.000	4.000	3.000	2.000	0.000	2.000	4.000	4.000	0.000	0.000	0.000	0.000	1.000	105.000	1.573	0.262	0.963	0.240
34.460	1.000	1.000	0.000	1.000	1.000	1.000	1.000	2.000	1.000	1.000	0.000	0.000	0.000	1.000	151.000	-0.631	0.293	-0.227	0.248
32.780	1.000	1.000	0.000	1.000	2.000	1.000	1.000	1.000	1.000	1.000	0.000	0.000	0.000	1.000	155.000	-1.058	0.285	-0.186	0.245
26.630	2.000	1.000	2.000	1.000	1.000	1.000	1.000	1.000	0.000	1.000	0.000	0.000	0.000	1.000	158.000	-0.135	0.288	-0.419	0.250
53.570	2.000	2.000	3.000	1.000	2.000	2.000	3.000	3.000	2.000	1.000	0.000	0.000	0.000	1.000	167.000	0.888	0.294	0.556	0.240
29.220	2.000	2.000	2.000	2.000	2.000	2.000	1.000	2.000	2.000	1.000	0.000	0.000	0.000	1.000	172.000	0.565	0.316	0.005	0.243
63.430	3.000	1.000	2.000	1.000	2.000	2.000	2.000	2.000	2.000	1.000	0.000	0.000	0.000	1.000	180.000	0.526	0.282	-0.274	0.249
63.300	1.000	1.000	2.000	1.000	1.000	2.000	2.000	1.000	0.000	1.000	0.000	0.000	0.000	1.000	181.000	-0.394	0.292	-0.249	0.248
47.470	2.000	2.000	2.000	2.000	2.000	0.000	2.000	2.000	3.000	2.000	0.000	0.000	0.000	1.000	186.000	0.566	0.308	0.139	0.247
57.610	1.000	1.000	1.000	0.000	0.000	0.000	1.000	1.000	1.000	0.000	0.000	0.000	0.000	1.000	194.000	-0.621	0.293	-1.453	0.368
59.600	4.000	3.000	3.000	3.000	2.000	2.000	2.000	1.000	3.000	0.000	0.000	0.000	0.000	1.000	214.000	1.605	0.269	0.377	0.244
66.590	3.000	1.000	2.000	1.000	2.000	1.000	2.000	2.000	1.000	1.000	0.000	0.000	0.000	1.000	258.000	0.320	0.282	-0.043	0.248
53.830	2.000	2.000	2.000	2.000	2.000	2.000	2.000	2.000	2.000	1.000	0.000	0.000	0.000	1.000	287.000	0.551	0.315	0.379	0.256
50.530	1.000	1.000	1.000	0.000	0.000	1.000	1.000	1.000	1.000	1.000	0.000	0.000	0.000	1.000	291.000	-0.627	0.293	-0.881	0.249
62.600	2.000	2.000	2.000	1.000	2.000	2.000	2.000	2.000	2.000	0.000	0.000	0.000	0.000	1.000	293.000	0.552	0.315	0.154	0.252

图 14-23　Mplus 输出结果储存文件

的文件直接用鼠标拖至 SPSS 界面中,此时弹出数据导入对话框(图 14-24),单击 Next,在弹出的对话框中(图 14-25),"How are your variables arranged？"框中勾选 Fixed width 固定宽度,"Are variable names included at the top of your file？"框中勾选 No,文件第一行不是变量名,单击 Next。随后均直接单击 Next,最后再单击 Finish,即可完成导入,在"*.txt"文件中以"*"表示的缺失值在 SPSS 数据库中自动识别为缺失值,且 21 个变量以 V1~V21命名。根据图 14-22 所示的变量名,只保留代表 id 的变量 V17 和代表 posi 因子得分的变量 V20,重新命名为 id 和 posi,并将 id 的小数位数改为 0,其中前 10 条记录如图 14-26所示。

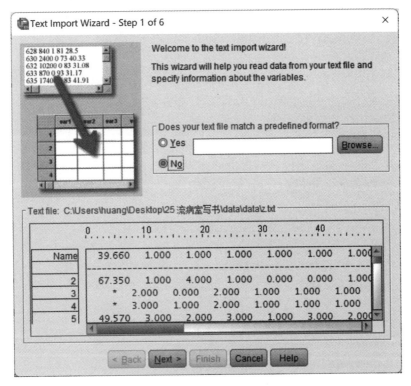

图 14-24 SPSS 导入"*.txt"格式数据库（一）

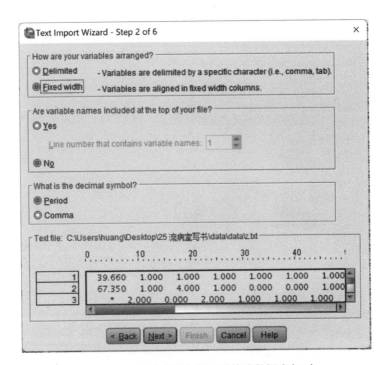

图 14-25 SPSS 导入"*.txt"格式数据库（二）

单击 Data → Merge Files → Add Variables，在弹出的对话框中（图 14-27）选择原来已

经打开的数据库例 14-2.sav,并单击 Continue 。若原始数据库未打开,则选择 An external SPSS Statistics data file ,单击 Browse ,选择原始数据库。在弹出的对话框(图 14-28)中,已经默认合并的方式为根据关键变量 id 进行一对一合并,直接单击 OK 即可。合并数据库后,即可利用各种模型对应对压力因子得分与膳食质量得分进行进一步分析(注意:使用 SPSS 分析之前,一定要把所有变量中代表缺失值的 -999 删除,否则会将 -999 作为数值进行分析,严重影响分析结果)。

	id	posi
1	1	-0.422
2	2	-1.491
3	3	-0.017
4	4	-0.439
5	5	-0.409
6	6	0.963
7	7	-0.227
8	8	-0.186
9	9	-0.419
10	10	0.556

图 14-26 导入后的数据库前 10 条记录

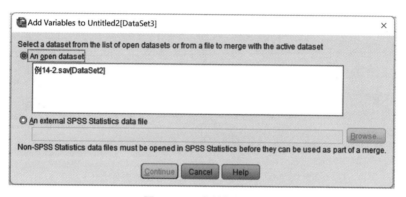

图 14-27 合并数据库

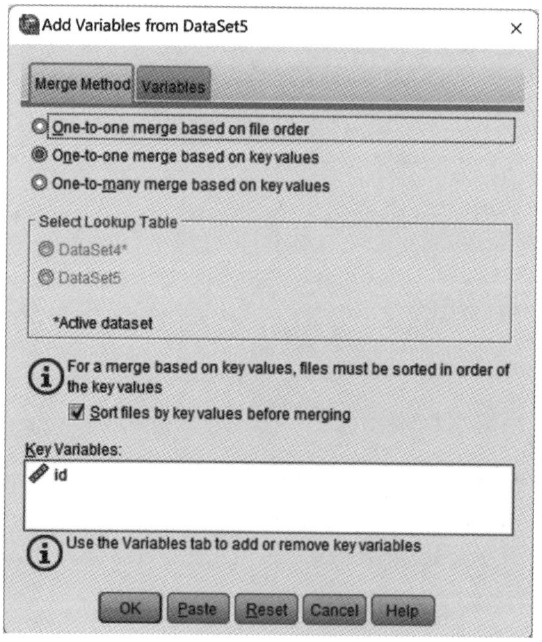

图 14-28 合并数据库

(黄绯绯 关方旭)

参考文献

［1］SCHULZ P,SCHLOTZ W,BECKER P.Trierer Inventar zum chronischen Stress（TICS）［M］.Göttingen：Hogrefe,2004.

［2］PETROWSKI K,KLIEM S,ALBANI C,et al.Norm values and psychometric properties of the short version of the Trier Inventory for Chronic Stress（TICS）in a representative German sample［J］.PLOS ONE,2019,14（11）：e222277.

［3］SALLEN J,HIRSCHMANN F,HERRMANN C.Evaluation and adaption of the Trier Inventory for Chronic Stress（TICS）for assessment in competitive sports［J］.Front Psychol,2018（9）：308.

［4］PETROWSKI K,KLIEM S,SADLER M,et al.Factor structure and psychometric properties of the english version of the trier inventory for chronic stress（TICS-E）［J］.BMC Med Res Methodol,2018,18（1）：18.

［5］PETROWSKI K,BRAEHLER E,SCHMALBACH B,et al.Psychometric properties of an English short version of the Trier Inventory for chronic Stress［J］.BMC Medical Research Methodology,2020,20（1）：306.

［6］COHEN S,KAMARCK T,MERMELSTEIN R.A global measure of perceived stress［J］.J Health Soc Behav,1983,24（4）：385-396.

［7］EKLUND M,BÄCKSTRÖM M,TUVESSON H.Psychometric properties and factor structure of the Swedish version of the Perceived Stress Scale［J］.Nordic Journal of Psychiatry,2013,68（7）：494-499.

［8］LEUNG D Y,LAM T H,CHAN S S.Three versions of Perceived Stress Scale：validation in a sample of Chinese cardiac patients who smoke［J］.BMC Public Health,2010（10）：513.

［9］LOVALLO W R,BUCHANAN T W.Stress hormones in psychophysiological research：emotional,behavioral,and cognitive implications［M］.Cambridge,UK：Cambridge University Press,2000.

［10］MAJZOUB J A.Corticotropin-releasing hormone physiology［J］.European Journal of Endocrinology,2006,155（suppl 1）：S71-S76.

［11］WOSU A C,VALDIMARSDÓTTIR U,SHIELDS A E,et al.Correlates of cortisol in human hair：implications for epidemiologic studies on health effects of chronic stress［J］.Annals of Epidemiology,2013,23（12）：797-811.

［12］RUSSELL E,KOREN G,RIEDER M,et al.Hair cortisol as a biological marker of chronic stress：Current status,future directions and unanswered questions［J］.Psychoneuroendocrinology,2012,37（5）：589-601.

［13］LEE E H,CHUNG B Y,SUH C H,et al.Korean versions of the Perceived Stress Scale（PSS-14,10 and 4）：psychometric evaluation in patients with chronic disease［J］.Scand J Caring Sci,2015,29（1）：183-192.

［14］LESAGE F X,BERJOT S,DESCHAMPS F.Psychometric properties of the French versions of the Perceived Stress Scale［J］.Int J Occup Med Environ Health,2012,25（2）：178-184.

［15］KATSAROU A,PANAGIOTAKOS D,ZAFEIROPOULOU A,et al.Validation of a Greek version of PSS-14；a global measure of perceived stress［J］.Cent Eur J Public Health,2012,20（2）：104-109.

［16］ANDREOU E,ALEXOPOULOS E C,LIONIS C,et al.Perceived Stress Scale：reliability and validity study in Greece［J］.Int J Environ Res Public Health,2011,8（8）：3287-3298.

［17］GONZÁLEZ-RAMÍREZ M T,RODRÍGUEZ-AYÁN M N,HERNÁNDEZ R L.The Perceived Stress Scale（PSS）：Normative Data and Factor Structure for a Large-Scale Sample in Mexico［J］.The Spanish Journal of Psychology,2013（16）：e47.

［18］MITCHELL A M,CRANE P A,KIM Y.Perceived stress in survivors of suicide：Psychometric properties of the Perceived Stress Scale［J］.Research in Nursing&Health,2008,31（6）：576-585.

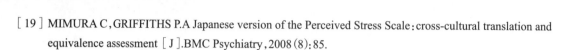

［19］MIMURA C,GRIFFITHS P.A Japanese version of the Perceived Stress Scale:cross-cultural translation and equivalence assessment［J］.BMC Psychiatry,2008(8):85.

［20］NORDIN M,NORDIN S.Psychometric evaluation and normative data of the Swedish version of the 10-item perceived stress scale［J］.Scand J Psychol,2013,54(6):502-507.

［21］KIM H J.Reliability and Validity of the 4-Item Version of the Korean Perceived Stress Scale［J］.Research in Nursing&Health,2016,39(6):472-479.

［22］CHAAYA M,OSMAN H,NAASSAN G,et al.Validation of the Arabic version of the Cohen Perceived Stress Scale(PSS-10)among pregnant and postpartum women［J］.BMC Psychiatry,2010(10):111.

［23］JOVANOVIC V,GAVRILOV-JERKOVIC V.More than a(negative)feeling:Validity of the perceived stress scale in Serbian clinical and non-clinical samples［J］.Psihologija,2015,48(1):5-18.

［24］KLEIN E M,BRÄHLER E,DREIER M,et al.The German version of the Perceived Stress Scale: psychometric characteristics in a representative German community sample［J］.BMC Psychiatry,2016, 16(1):159.

［25］DAO-TRAN T,ANDERSON D,SEIB C.The Vietnamese version of the Perceived Stress Scale(PSS-10): translation equivalence and psychometric properties among older women［J］.BMC Psychiatry,2017,17 (1):53.

［26］REIS R S,HINO A A,ANEZ C R.Perceived stress scale:reliability and validity study in Brazil［J］.J Health Psychol,2010,15(1):107-114.

［27］WONGPAKARAN N,WONGPAKARAN T.The Thai version of the PSS-10:an investigation of its psychometric properties［J］.Biopsychosoc Med,2010(4):6.

［28］EZZATI A,JIANG J,KATZ M J,et al.Validation of the Perceived Stress Scale in a community sample of older adults［J］.International Journal of Geriatric Psychiatry,2014,29(6):645-652.

［29］WANG Z,CHEN J,BOYD J E,et al.Psychometric properties of the Chinese version of the Perceived Stress Scale in policewomen［J］.PLOS ONE,2011,6(12):e28610.

［30］LU W,BIAN Q,WANG W,et al.Chinese version of the Perceived Stress Scale-10:A psychometric study in Chinese university students［J］.PLOS ONE,2017,12(12):e189543.

［31］NG S M.Validation of the 10-item Chinese perceived stress scale in elderly service workers:one-factor versus two-factor structure［J］.BMC Psychol,2013,1(1):9.

［32］SHI C,GUO Y,MA H,et al.Psychometric validation of the 14-item perceived stress scale in Chinese medical residents［J］.Current Psychology,2019(38):1428-1434.

［33］HUANG F,WANG H,WANG Z,et al.Psychometric properties of the perceived stress scale in a community sample of Chinese［J］.BMC psychiatry,2020,20(1):130-137.

［34］HANCOCK G R,MUELLER R O.Structural Equation Modeling:a Second Course［M］.2nd ed.New York:Information Age Publishing,2013.

第十五章　空间统计分析在营养流行病学中的应用

地理信息系统(GIS)是一项以空间数据为基础,进行预处理、输入、存储、查询、管理、展示、分析和决策的应用技术。作为快速发展的研究领域,已经广泛应用于卫生、环境、交通、农业等领域。在健康和疾病研究方面,GIS可以帮助研究人群健康和疾病状况的区域差异,以及各地理环境要素与疾病之间的关系。利用GIS可以分析疾病发病率或死亡率在哪些地区更高或更低,以及与医院距离、某个特定区域医院数量等问题。疾病研究中疾病、医院、道路、地区或国家边界、水系、森林等都是与空间和健康相关的数据类型,利用这些数据结合GIS,可以对海量的疾病数据进行空间描述和空间分析,提高研究的科学性和效率,发现新的研究方向。

第一节　空间特征分析

相比于一般数据,空间属性(位置信息)是空间数据特有的属性,空间分析是将空间数据和空间模型相结合来挖掘空间目标的潜在信息,可以作为数据组织、查询、分析和推理的基础。

一、空间自相关

(一)定义

地理学第一定律指出任何事物都相关,相近的事物关联更紧密。在此基础上延伸出空间自相关的定义,指的是对象(或要素)的属性值(如居民平均蔬菜摄入量等)在空间上相关,即属性值的相关性是由对象(或要素)的地理次序或地理位置造成的。空间自相关分析是一种统计方法,用于研究地理现象在空间上的相似性和相关性。其可以衡量地理现象在空间上的聚集程度,并揭示地理现象之间的空间关联性,即度量空间单元属性值聚集程度,通过检测一个位置上的变异是否依赖于邻近位置的变异来判断该变异是否存在空间自相关性。空间自相关分析是认识空间分布特征、选择适宜尺度来完成空间分析最常用的方法,传染病的发生与流行、地方病的分布等都有空间自相关性。空间自相关按分析尺度分为全局自相关和局部自相关两种,全局自相关描述研究对象的整体空间分布状态(聚集、分散或随机),判断地理现象空间分布状态是否有聚集性,但不能确切指出聚集在哪些地区;局部自相关是通过计算每一个空间单元与邻近单元中研究对象的相关程度,推算聚集地的范围。

(二)度量方法

空间自相关性使用全局和局部两种指标来度量,全局指标用于探测整个研究区域的空间模式,局部指标用于计算每一个空间单元与邻近单元某一属性的相关程度。常用的度量全局相关的方法有莫兰指数（Moran's *I*）、Geary's *C*、Getis-Ord General *G* 等，局部自相关的度量方法有局部空间相关指标（local indicators of spatial association，LISA）、Getis-Ord Gi*、Moran 散点图等，半变异函数 / 协方差云可以多尺度衡量空间自相关性。

1. Moran's *I*　Moran's *I* 是用来衡量空间自相关程度的一个综合性评价指标，被广泛用于空间自相关分析中。进行空间自相关分析时，若 Moran's *I* 显著，则该区域上存在空间相关性。Moran's *I* 指数的取值范围介于 −1 到 1 之间。当 Moran's *I* 大于 0 时，表示整个研究区域的属性值在空间上有正相关性，数值越大表示空间分布的正相关性越强，研究对象性质越相似，即空间上聚集分布现象明显。当 Moran's *I* 小于 0 时，表示整个研究区域的属性值在空间上有负相关性，数值越小表示空间负相关性越强，属性值差异越大或分布越离散。而当 Moran's *I* 等于 0 时，则表示空间分布呈现随机分布，无空间自相关性。

需要注意的是，判断研究区域的空间自相关情况，不能只看 Moran's *I* 值，首先需要看显著性检验的结果，如果检验结果 *P*>0.05，则无论 Moran's *I* 是大于 0 或小于 0，都认为没有显著性，不能拒绝空间随机分布的假设，应解读为：研究对象的值不存在显著的空间自相关，仍属于空间随机分布。只有当显著性检验结果 *P*<0.05 时，属性值才存在显著的空间自相关，进而对 Moran's *I* 的正负分析才有统计学意义。

2. Geary's *C*　Geary's *C* 类似于全局 Moran's *I*，该指数的范围为 0~2，其中 Geary's *C* 介于 (0,1) 表示存在正的空间自相关；介于 (1,2) 表示存在负的空间自相关；Geary's *C* 为 1 时，表示不存在空间自相关，即观测值在空间上随机排列。

3. Getis-Ord General *G*　Moran's *I* 和 Geary's *C* 可以表明属性值之间的相似程度以及在空间上的分布模式，但并不能区分是高值的空间集聚（高值簇或热点）还是低值的空间集聚（低值簇或冷点），有可能掩盖不同的空间集聚类型。Getis-Ord General *G* 则可以识别这两种不同情形的空间集聚。当 Getis-Ord General *G* 观测值高于期望值，且统计量显著时，观测值之间呈现高值集聚。当 Getis-Ord General *G* 观测值低于期望值，且统计量显著时，观测值之间呈现低值集聚。当 Getis-Ord General *G* 观测值趋近于期望值时，观测值在空间上随机分布。

4. **半变异函数 / 协方差云**　半变异函数 / 协方差云也可以对空间自相关进行量化分析，可以用于检查数据集中空间自相关的局部特征以及查找局部异常值。在进行克里金插值时，通常会用半变异函数检验所采集的样本数据中是否存在空间自相关。若空间自相关弱或没有空间自相关则不能用克里金进行插值。半变异函数一般用变异曲线来表示，横坐标为步长，纵坐标为半变异函数值，半变异函数值在坐标中显示为离散的点，将这些点建模拟合为曲线。半变异曲线距离越远，半变异函数值越大，说明两点间的属性相关性越小；距离越近，半变异函数值越小，相关性越大。当距离为 0 时，理论上半变异函数值为 0，但由于测量误差的影响，其通常不为 0，称为块金效应。半变异函数中的点对构成一条水平的直线，则数据中可能不存在空间自相关。

5. LISA　LISA 也称局部空间 Moran's *I*，是用来度量每个区域单元与其周边地区属性值之间的显著空间聚集程度的指标，可以识别局部空间是否存在空间自相关性，即热点。局部空间 Moran's *I* 的范围没有限制，当局部空间 Moran's *I* 通过检验达到显著性水平，有显著的正向空间自相关时，说明某区域和与其观测的属性值相似的区域邻近，形成空间聚集。其中，当区域与相邻区域的属性值都较高时，为热点；当区域与相邻区域的属性值都较低时,则为冷点。区域的值低或其本身属性值低而周围区域值高,即有显著的负向空间自相关时,则为空间异质。局部空间 Moran's I 的显著性结果结合 Moran 散点图中信息,可通过 Moran 显著性图进行可视化显示。

6. Moran 散点图　Moran 散点图是对局部空间稳定性的研究,能够直接反映区域单元与其邻近单元之间的空间关系。以空间单元标准化后的属性值为横坐标,标准化后的空间滞后(spatial lag),即相邻空间单元属性值的平均值为纵坐标。Moran 散点图能可视化全局空间自相关性,其 4 个象限分别对应于空间单元与其邻近单元之间 4 种类型的局部空间联系形式。H 表示变量高于平均值,L 表示变量低于平均值,第一象限(HH)代表高观测值区域被高观测值邻域包围,第二象限(LH)代表低观测值区域被高观测值邻域包围,第三象限(LL)代表低观测值区域被低观测值邻域包围,第四象限(HL)代表高观测值区域被低观测值邻域包围。即第一象限和第三象限为正的空间自相关,区域与周围区域差异小,第二象限和第四象限为负的空间自相关,区域与周围区域存在一定差异。

与 LISA 相比,Moran 散点图虽然不能获得局部空间聚集的显著性指标,但二维图像非常直观和易于理解,同时还能进一步具体区分空间单元和其邻近单元之间属于高值和高值、低值和低值、高值和低值及低值和高值之中的哪一种,根据 Moran 散点图的不同象限,可识别出空间分布中存在哪几种不同形式。Moran 散点图和 LISA 共同搭配检测局部空间的聚集性及分析局部空间的不稳定性。

7. Getis-Ord Gi*　Getis-Ord Gi* 冷热点分析用于在相邻要素的环境下对每个要素进行评估,可揭示高值或低值要素在空间上发生集聚的位置。对于具有显著统计学意义的正值 z 得分来说,z 得分越高,高值(热点)的聚类越紧密;对于具有显著统计学意义的负值 z 得分,z 得分越低,低值(冷点)的聚类越紧密。

(三)案例

【例 15-1】模拟 2010 年山西省 100 个区县居民平均蔬菜摄入量数据,数据包含市、区县、行政区域代码、经度、纬度、人均 GDP 和模拟的 100 个区/县居民平均蔬菜摄入量 7 个变量,具体数据格式见表 15-1,完整数据库可扫描下方二维码获得。2010 年山西省共 119 个区县,其中 19 个区县蔬菜摄入量数据缺失。利用半变异函数/协方差云检测各区县蔬菜摄入量是否存在空间自相关。

表 15-1　2010 年山西省蔬菜摄入量模拟数据

ID	市	区县	经度	纬度	行政区划代码	人均 GDP/元	摄入量/$(g \cdot d^{-1})$
1	太原市	小店区	东经 112.564°	北纬 37.717°	140105	79 273.00	374.37
2	太原市	迎泽区	东经 112.659°	北纬 37.867°	140106	151 846.00	373.15
3	太原市	杏花岭区	东经 112.634°	北纬 37.919°	140107	96 562.00	366.55

续表

ID	市	区县	经度	纬度	行政区划代码	人均 GDP/ 元	摄入量 / $(g \cdot d^{-1})$
4	太原市	尖草坪区	东经 112.492°	北纬 37.981°	140108	68 914.00	366.15
5	太原市	万柏林区	东经 112.387°	北纬 37.87°	140109	51 398.00	376.47
6	太原市	晋源区	东经 112.429°	北纬 37.730 9°	140110	25 523.00	377.42
7	太原市	清徐县	东经 112.374°	北纬 37.586°	140121	56 559.00	363.67
8	太原市	阳曲县	东经 112.667°	北纬 38.156°	140122	48 450.00	373.11
⋮	⋮	⋮	⋮	⋮	⋮	⋮	⋮
⋮	⋮	⋮	⋮	⋮	⋮	⋮	⋮
119	吕梁市	汾阳市	东经 111.742°	北纬 37.313°	141182	43 056.85	252.05

1. 导入数据　将模拟的蔬菜摄入量数据导入 ArcMap 中。

2. 空间自相关分析　选择数据图层,单击 Geostatistical Analyst →探测数据→半变异函数 / 协方差云,属性选择 intake,显示半变异函数 / 协方差云图。如图 15-1 所示,模拟数据空间自相关性较弱。

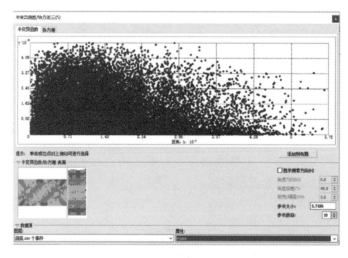

图 15-1　半变异函数 / 协方差云图

二、空间异质性

(一)定义

空间分层异质性是地理数据普遍具有的特性,没有空间分层异质性就没有地理。地理学第二定律指出空间的隔离造成了地物之间的差异,即异质性。空间异质性是指属性值或现象在不同位置之间超出随机变异的差异,分为空间局域异质性和空间分层异质性。空间局域异质性是指某点属性值与周围不同;空间分层异质性是指层内的方差小于层间方差,例如分类和生态分区。空间异质性在空间统计和分析中可以用于解释不同区域某些类别数值相互之间的关系产生变化的原因,对揭示该变化的规律或原因产生积极的作用。

（二）度量方法

空间异质性无法用一个具体的指数或指标来描述。空间异质性是一种现象,可以解释某些异常变化,在进行空间相关分析时需要充分考虑空间异质性。局域空间自相关可以反映空间局域异质性,可用 LISA、Getis-Ord Gi* 和 SatScan 等度量;空间分层异质性可用地理探测器 q 统计度量及因子探测。

空间局域异质性度量指标已在空间自相关分析部分说明,此处不再赘述,仅介绍空间分层异质性的探测方法地理探测器 q 统计。地理探测器 q 统计可以用于探测因变量 Y 的空间分层异质性,以及探测因子 X 多大程度上解释了因变量 Y 的空间分异。q 统计值介于 0~1 之间,值越大,说明 Y 的空间分层异质性越明显。当层内方差为 0,$q=1$ 时,完全分层异质性;当层内方差与层间方差无区别,$q=0$,没有分层异质性。

（三）案例

使用地理探测器度量空间区域的空间分层异质性程度。

【例 15-2】模拟 2015 年全国各地级市、州超重率及 4 个影响因素数据,数据包含城市名称、模拟的超重率(y)以及影响因素:城市化率($x1$)、老年人口占比($x2$)、女性占比($x3$)、未受教育人口占比($x4$),数据示例见表 15-2,完整数据库可扫描下方二维码获得。其中因变量超重率(y)为比值,即锡林郭勒盟有 54.28% 的人是超重人群;各自变量为分类变量,即根据绝对值大小划分为不同的类型,用数字 0~4 代替。

表 15-2　2015 年全国地级市超重患病率模拟数据

ID	城市名	超重患病率 (y)	城市化率 ($x1$)	老年人口占比 ($x2$)	女性占比 ($x3$)	未受教育人口占比 ($x4$)
1	锡林郭勒盟	0.542 857	3	0	4	3
2	甘孜藏族自治州	0.561 798	0	2	4	4
3	丽江市	0.165 414	3	1	3	4
4	张掖市	0.343 750	3	0	4	4
5	阳泉市	0.622 951	0	3	2	3
6	本溪市	0.511 364	4	2	4	1
7	兴安盟	0.723 077	4	0	4	1
8	景德镇市	0.453 608	4	2	4	3
9	海东市	0.384 615	0	0	4	4
⋮	⋮	⋮	⋮	⋮	⋮	⋮
399	赤峰市	0.590 000	3	0	4	4

1. 从 http://www.geodetector.cn/ 下载压缩文件,解压缩。

2. 双击 GeoDetector_2018_Example(Disease Dataset)_test.xlsm,若打开的 excel 首行显示"启用编辑"提示,须点击开启编辑。

3. Excel 中会弹出如图 15-2 所示的宏窗口,即 GeoDetector 软件的交互页面。在此界面中进行编辑,将研究数据(例 15-2 数据)粘贴到"Input Data"页中,如图 15-3。本案例分析以示例数据库为例,第一列为因变量,第二、三、四、五列为自变量。注意,自变量必须为分类变量,自变量由连续变量离散化为分类变量的方法不固定,可以利用自然断点法、等距离、分位数等方法,人为手动或者编程划分。

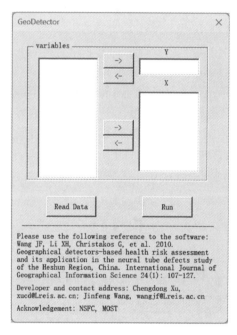

图 15-2　GeoDetector 软件的交互页面

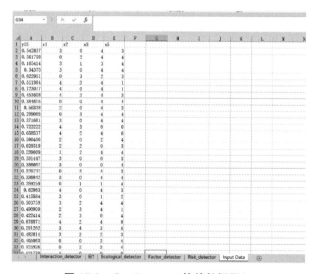

图 15-3　GeoDetector 软件数据导入

4. 在 GeoDetector 软件窗口点击 Read Data，数据的列名称将出现在软件窗口中，随后进行因变量、自变量的划分，点击 Run 即可开始地理探测器的运行（图 15-4）。

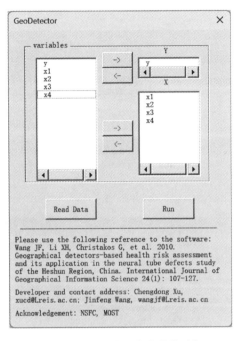

图 15-4　因变量和自变量的选择

5. 结果有 4 个 sheet 文件，分别是"Factor_detector""Interaction_detector""Ecological_detector""Risk_detector"，分别对应因子探测、交互探测、生态探测、风险探测的结果。

6. 分异性主要看"Factor_detector"，其意为分异及因子探测，表明每一个自变量在多大程度上解释了因变量的空间分异；用 q 值度量，最小为 0，最大为 1，q 值越大说明该自变量对因变量的空间分异解释程度越大。由表 15-3 可知，$x1$ 因素对因变量空间分异的解释力最大，而 $x3$ 最小。

表 15-3　Factor_detector 结果输出

	$x1$	$x2$	$x3$	$x4$
q statistic	0.393 879	0.261 368	0.174 196	0.286 499
p value	0.000	0.000	0.000	0.000

7. "Interaction_detector"即交互探测，用于识别不同风险因子之间的交互作用，即评估因子 $x1$ 和 $x2$ 共同作用时是否会增加或减弱对因变量 y 的解释力，或这些因子对 y 的影响是相互独立的。评估的方法是首先分别计算两种因子 $x1$ 和 $x2$ 对 y 的 q 值：$q(x1)$ 和 $q(x2)$，并计算它们交互时的 q 值：$q(x1 \cap x2)$，比较 $q(x1)$、$q(x2)$ 与 $q(x1 \cap x2)$ 的大小。结果见表 15-4 和图 15-5，可以发现各自变量两两交互后其 q 值都有所增加，其中 $x1 \cap x3$ 和 $x2 \cap x3$ 是非线性增强，其余为双因子增强，说明 $x3$ 变量与其他变量的共同作用对 y 变量空间分异的解释力更强。

表 15-4　Interaction_detector 结果输出

	$x1$	$x2$	$x3$	$x4$
$x1$	0.393 879			
$x2$	0.560 786	0.261 368		
$x3$	0.574 203	0.456 793	0.174 196	
$x4$	0.477 794	0.499 193	0.456 916	0.286 499

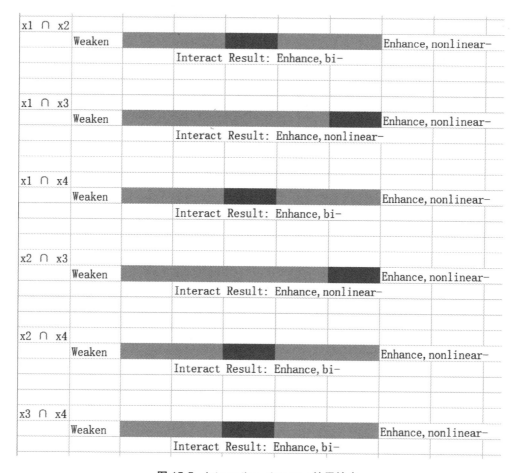

图 15-5　Interaction_detector 结果输出

8. 风险探测（Risk detector）和生态探测（Ecological detector）用于数据的检验。风险探测用于判断自变量各分层之间是否有显著差异，用 t 统计量来检验。以 $x1$ 为例，结果见图 15-6，数字 0、1、2、3、4 代表 $x1$ 变量的离散化后各分层，Y 代表两分层之间有显著差异，N 代表无显著差异。

生态探测用于比较两因子 $x1$ 和 $x2$ 对属性 y 的空间分异的影响是否有显著性差异，以 F 统计量来衡量，结果见表 15-5。由表可知，$x2$ 对 y 的空间分异的影响与 $x1$ 和 $x3$ 之间无显著差异，其余自变量之间差异显著。

x1

0	1	2	3	4
0.377288	0.289419	0.533914	0.449342	0.568224

Sig. t test: 0.05

	0	1	2	3	4
0					
1	Y				
2	Y	Y			
3	Y	Y	Y		
4	Y	Y	Y	Y	

图 15-6 Risk detector 结果

表 15-5 Ecological detector 结果

	$x1$	$x2$	$x3$	$x4$
$x1$				
$x2$	Y			
$x3$	Y	N		
$x4$	Y	N	Y	

第二节 空间插值在营养调查中的应用

营养调查中不可能对研究区内各区位的属性值都进行测量,通常需要用监测点的数据来估计总体的情况,此时需要借助一些统计学方法对未调查地区进行估计,若研究对象具有一定的空间相关性,则可以使用空间插值方法。如选择某省中某些区县进行营养调查,若调查点数据具有省级代表性,可以用调查点数据通过插值生成连续且规则的栅格面估计总体特征。插值方法有很多,本节主要介绍营养学中常用的方法,包括以研究区域内部的相似性为基础的反距离加权插值法、以变异函数理论与结构分析为基础的克里金插值法以及以空间异质性为基础的三明治插值法。

一、反距离加权法

反距离加权法是一种常用的空间内插方法,根据样本点和未知点间的距离计算权重进行加权平均,距离越小样本点的权重越大。在营养调查中可以根据采样点的值和位置,估算出未知点的值和位置,并且用连续的地图展示。反距离加权法在对采样点周围区域进行插值预测时,保证了在采样点处的插值结果和实际值的一致性,在实际值的保留上有优势。如采用全国各省居民蔬菜摄入量数值,将已知全国各省的中心点为位置进行空间插值,获得空间连续性的蔬菜摄入量分布图,使用不同的颜色可视化蔬菜摄入量的空间位置、摄入量的大小、辐射半径和展示蔬菜摄入量的空间分布情况。

（一）需要的软件、地图和数据

1. **软件**　ArcGIS。

2. **地图**　山西省区县地图文件。

3. **数据**

【例 15-3】使用本章第一节中模拟的 2010 年山西省蔬菜摄入量数据（例 15-1 数据），2010 年山西省共 119 个区县，其中 19 个区县蔬菜摄入量数据缺失。这里需要 6 个变量，分别为市、区县、经度、纬度、行政区划代码、摄入量。

（二）操作步骤

1. **加载数据与启动插值工具**

（1）ArcMap 加载山西省的区县地图，右击图层，点击 添加数据，加载需要插值的山西蔬菜摄入量 excel 表（例 15-1 数据）并导入软件中。在加载好的山西蔬菜摄入量数据表单击右键，点击 显示 XY 数据，弹出的对话框全部默认确认（图 15-7），把山西蔬菜摄入量 excel 表转换为点数据，地图中显示山西蔬菜摄入量的分布。

（2）右击转换为点数据的山西蔬菜摄入量图层，选择 数据→导出数据，保存为"山西蔬菜摄入量 shp 文件"，同时加载到软件中。

（3）单击 工具箱→系统工具箱→Spatial Analyst Tools→插值分析→反距离权重法。

2. **反距离加权法**

图 15-7　转换为点数据

（1）双击"反距离加权法"，弹出对话框（图 15-8）。"输入点要素"选择插值的数据集"山西蔬菜摄入量"，"Z 值字段"选择插值对象数据"摄入量"，"输出栅格"根据情况自己定义（图 15-9）。

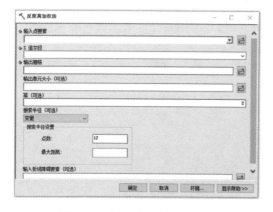

图 15-8　打开反距离插值界面

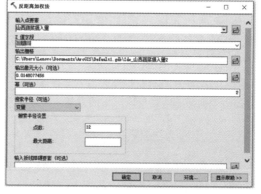

图 15-9　输出栅格

（2）"环境"也需要进行设置，单击 环境设置，"处理范围"中范围选择"与图层山西省 - 区县相同"（图 15-10）。

（3）下拉至栅格分析中"掩膜"选择"山西省 - 区县"，点击 确定（图 15-11），输出插值结果。

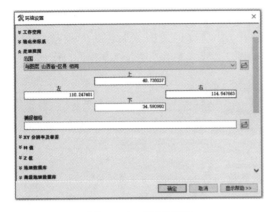

图 15-10　设置环境

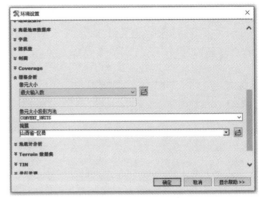

图 15-11　设置像元

二、克里金插值法

克里金插值方法的假设前提是采样点间的距离和方向可反映一定的空间关联,并用它们来解释空间变异。克里金插值利用一定的数学函数对特定点或给定搜索半径内的所有点进行拟合来估计每个点的值,该方法适用于已知数据含距离和方向上的偏差的情况。在二阶平稳假设条件下,进行克里金插值算法首先需要满足两个基本条件:无偏估计和估计方差最小,即对已知样本加权平均以估计平面上的未知点,并使得估计值与真实值的数学期望相同且方差最小的地学统计过程。

克里金插值可以分为普通克里金、简单克里金、泛克里金、协同克里金、回归克里金等,每一类方法都有其适用条件。当假设属性值的期望值未知时,选用普通克里金插值,其应用范围较广;当假设属性值的期望值为某一已知常数时,选用简单克里金插值;插值区域为非平稳的,即数据存在趋势面时,选用泛克里金插值;当同一事物的两种或多种属性存在相关关系,且一种属性不易获取时,选用协同克里金插值,其借助另一属性实现该属性的空间内插;存在一个或多个与属性值显著相关的协变量时,可考虑使用回归克里金插值。

此外,克里金插值还有对数正态克里金、指示克里金、析取克里金、概率克里金等,克里金插值算法与其他空间插值方法相比,其逼近程度更高、适应范围更广,但是运算处理速度较慢。本部分主要介绍具有代表性的普通克里金、协同克里金和回归克里金方法的应用。

(一)普通克里金插值法

1. 定义　普通克里金插值法是地统计插值,考虑到的是点与点之间的自相关性,获得的是曲面数据。根据待估点或块段领域内的采样点数据,考虑采样点与待估点间的空间位置关系,对待估点进行无偏最优估计。权重不仅取决于采样点之间的距离、预测位置的距离,还取决于预测位置周围的采样点之间的空间关系。该方法使用成本较低、适用范围较广、预测精度较高。

2. 案例

【例 15-4】普通克里金方法采用的数据与反距离加权法的数据一致,加载山西蔬菜摄入量数据表(例 15-1 数据)的步骤一致。

(1) 单击 工具箱 → 系统工具箱 → Spatial Analyst Tools → 插值分析 → 克里金法 。

(2) 弹出对话框(图 15-12)。

（3）"输入点要素"选择需要内插计算的数据集"山西蔬菜摄入量"，"Z 值字段"选择需要内插计算的对象数据"摄入量"，"输出表面栅格"可以自定义保存名称，"克里金方法"选择"普通克里金"，"半变异模型"选择"球面函数"，"搜索半径"选择"变量"（图 15-13）。

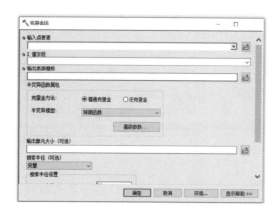

图 15-12　克里金插值对话框

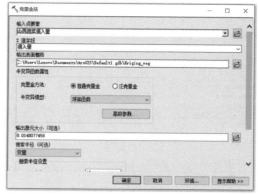

图 15-13　克里金插值对话框参数设置

（4）"环境"也需要进行设置，单击 环境设置 ，"处理范围"中范围选择"与图层山西省 - 区县相同"（图 15-14）。

（5）下拉至栅格分析中"掩膜"选择"山西省 - 区县"，点击 确定 ，再点击 确定 （图 15-15），之后会获得 Kriging 插值结果。

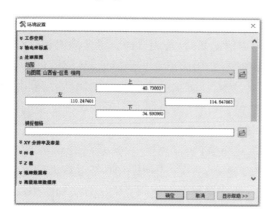

图 15-14　克里金插值"环境设置"

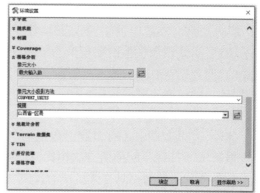

图 15-15　克里金插值"掩膜"设置

（二）协同克里金插值法

1. **定义**　某一采样点存在多个属性，且某个属性的空间分布与其他属性具有空间相关性，可以采用协同克里金插值法（CoKriging）同时针对多个属性变量进行插值。研究膳食与某种疾病的关联时，常常需要描述膳食摄入情况。以营养调查数据为例，若要描述某省各地区蔬菜摄入情况，可以采用抽样方法，通过样本估计总体。若直接通过调查点数据计算值代替未调查点水平，会不可避免地产生偏倚，此时可以用空间插值的方法，以有限样本点数对地图平面上所有点位置进行估计。

2. **案例**

（1）软件：ArcGIS。

（2）地图：山西省区县地图文件。

（3）数据

【例 15-5】使用本章第一节中模拟的 2010 年山西省蔬菜摄入量数据（例 15-1 数据），2010 年山西省共 119 个区县，其中 19 个区县蔬菜摄入量数据缺失。这里需要 7 个变量，分别为市、区县、经度、纬度、行政区划代码、摄入量、人均 GDP。

（4）具体操作步骤

1）加载数据：ArcMap 打开"山西省 - 区县"shp 文件，将采样点数据导入程序中，使其显示在"山西 - 区县"地图上（注意打开地理数据库时不能设置投影坐标系）。右击图层→添加数据加载需要插值数据，在加载好的数据处单击右键，点击显示 XY 数据，弹出的对话框全部默认，点击确认，在地图上显示数据分布。

2）启动插值工具：单击 自定义 → 工具条 → Geostatistical Analyst 启动地理统计模块。若加载模块后图标为灰色，须在 自定义 → 扩展模块中勾选"Geostatistical Analyst"（图 15-16）。

3）子集要素划分：单击"Geostatistical Analyst"模块的子集要素。在弹出的对话框中，填写"输出训练要素类"和"输出测试要素类"，点击确定，将采样点要素划分为训练数据集和测试数据集（图 15-17）。

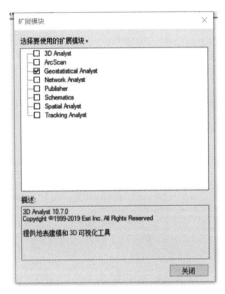

图 15-16　勾选地理统计模块

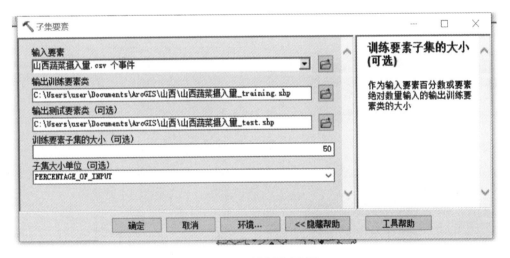

图 15-17　子集要素划分

4）克里金插值数据集设置：单击"Geostatistical Analyst"模块的地统计向导。在弹出的对话框中，方法选择"克里金法 / 协同克里金法"，"数据集"选择插值数据集，第一个"数据字段"选择插值对象数据"摄入量"，第二个"数据字段"选择协同插值数据"人均 GDP"，点击下一步（图 15-18）。

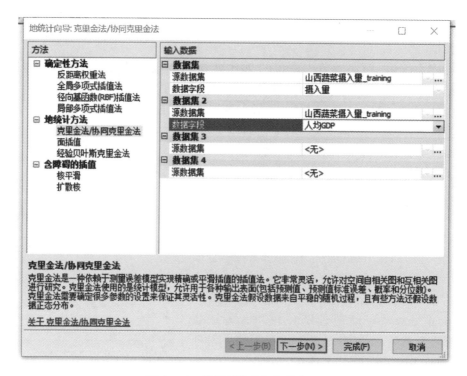

图 15-18　选择插值数据与协变量

5）提取变异函数前须去掉样本中的趋势："协同克里金法类型"选择"普通克里金"，"输出表面类型"选择"预测"，在"数据集 #1"和"数据集 #2"的"变换类型"中选择"Box-Cox"变换方式，参数设置为"−1"，"趋势的移除阶数"设置为"二次"，点击 下一步 （图 15-19），获得剔除趋势的示意图，默认选择 下一步 （图 15-20），直至模型精度评价。

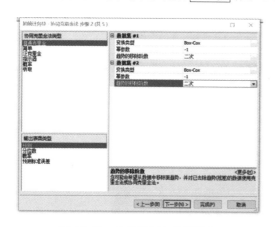

图 15-19　方法选择与数据转化

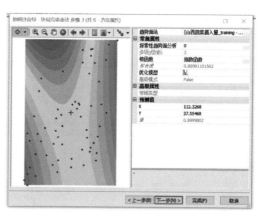

图 15-20　剔除趋势的示意图

6）模型精度评价：交叉验证对话框显示了内部核验精度以及模型的精度评价。模型精度符合以下标准是最优的：标准平均值（mean standardized）最接近于 0，均方根预测误差（root-mean-square）最小，平均标准误差（average standard error）最接近于均方根预测误差（root-mean-square），标准均方根预测误差（root-mean-square standardized）最接近于 1（图 15-21）。

7）调节模型精度与验证：返回"半变异函数/协方差建模"对话框，调整步长使得插值精度最高，用验证数据集进行模型验证（图15-22）。

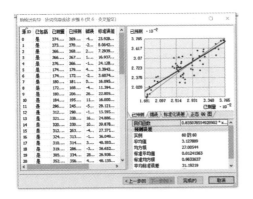

图15-21 模型精度评价

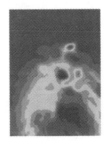

图15-22 调整步长

8）结果展示：调整插值图层范围，使其包含要剪切的全部范围。右键单击协同克里金法→属性→范围，自定义范围包含山西省全部范围（图15-23）。

9）掩膜提取，输出要素：右击插值图层，点击数据→导出至栅格（图15-24），若要掩膜提取，需在环境中进行设置，在"处理范围"中的"范围"处选择"与图层山西-区县相同"（图15-25），"栅格分析"中的"掩膜"选择"山西-区县"（图15-26）。

图15-23 调整范围

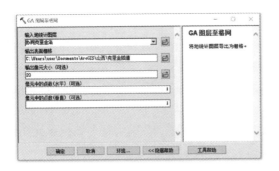

图15-24 输出栅格数据

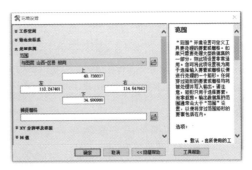

图15-25 环境设置-处理范围

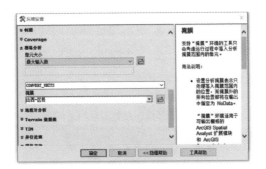

图15-26 环境设置-栅格分析

（三）回归克里金插值法

回归克里金插值法（regression Kriging）是一种常见的空间预测方法，此方法将进行插值的因变量分为趋势项和残差项两部分。其中，趋势项为因变量和自变量的关系，通过拟合因变量和自变量的回归模型得到；残差项是观测值与趋势项的差，如果残差项满足二阶平稳假设，则残差项用克里金插值法来提供，可以采用简单克里金或普通克里金方法对采样点残差进行插值，最终的预测结果为趋势项与残差项之和。回归克里金插值也有其相应的适用条件，存在一个或多个与因变量显著相关的协变量时可采用回归克里金插值方法，如果采样点样本量很小且不能代表目标变量，或目标变量和预测变量之间的关系是非线性的，此时回归克里金插值性能会很差。回归克里金插值的具体步骤如下。

（1）回归建模：先利用采样点观测值数据和协变量数据构建回归模型，得到回归方程，获取回归克里金插值趋势项。回归克里金插值回归模型一般选择线性模型。

（2）残差提取：利用线性模型，计算观测值数据的残差值。残差值为采样点的观测值与回归模型对采样点的预测值之差。利用 SPSS、R、SAS 等统计分析软件直接求取残差值时需将采样点经纬度数据作为协变量与其他协变量共同建模。

（3）残差插值：判断残差是否满足空间自相关，即是否满足二阶平稳性假设。若满足上述条件，即可对残差进行插值，以栅格数据形式输出插值结果。残差插值过程详见本节"（一）普通克里金插值法"。

（4）计算结果：利用 SPSS、R、SAS 等统计分析软件，通过回归方程可以计算出趋势项因变量值，回归克里金插值预测的目标值为趋势项与残差项之和。

三、三明治插值方法

三明治空间插值适用于总体分异的对象，解决了小样本多报告单元的估算问题。其框架结构分为三层：报告层、知识层和样本层。原理是首先将研究区域划分成多个知识层来消除研究对象的空间异质性；然后根据用户的要求计算知识层统计量，将样本按照分层理论分配到每个知识层后计算该知识层的均值和方差；最后通过知识层的均值和方差推演得到每个报告层。

三明治空间插值模型具体操作步骤：首先在知识层中布设样本，确定每个知识单元布设的样本数量，然后根据样本值估计知识单元的均值和方差。计算公式如式 15-1 所示。

$$\overline{y_h} = \frac{1}{N_h}\sum_{i=1}^{N_h} y_{hi} \tag{式 15-1}$$

式中，$\overline{y_h}$ 表示第 h 知识单元的样本均值；N_h 表示第 h 知识单元的样本总量；y_{hi} 表示第 h 知识单元中第 i 个样本单元的值。在每个知识单元内部，均值方差的计算公式采用空间随机抽样中计算均值方差的公式（式 15-2）。

$$D(\overline{y_h}) = E(\overline{y_h} - E(\overline{Y_h}))^2 \tag{式 15-2}$$

式中，$\overline{Y_h}$ 为第 h 知识单元总体均值；$D(\overline{y_h})$ 为 h 知识单元的均值方差。然后，计算各报告单元均值及均值方差，如式 15-3、式 15-4、式 15-5 所示。

$$\overline{y_r} = \sum_{h=1}^{L_r} W_{rh}\,\overline{y_h} \tag{式 15-3}$$

$$D\left(\overline{y_r}\right) = \sum_{h=1}^{N_{rh}} W_{rh}^2 D\left(\overline{y_h}\right) \qquad \text{(式 15-4)}$$

$$W_{rh} = \frac{N_{rh}}{N_r} \qquad \text{(式 15-5)}$$

其中，L_r 为报告单元 r 中的层数；W_{rh} 为报告单元 r 与知识单元 h 相切的区域在 r 中的权重；N_{rh} 为报告单元 r 与知识单元 h 相切的区域中的单元数；N_r 为报告单元 r 中的单元数。为该报告单元的每个知识层分配权重后，叠加推算该报告单元的特征值均值与方差。

【例 15-6】通过抽样调查数据估计某县 10 个镇某疾病的平均发病率。SSSI 软件实现过程如下。

1. 运行 SSSI 软件，弹出如图 15-27 界面，包括"Population Layer""Sampling Layer""SSH Layer""Reporting Layer"以及"Run and Export"等按钮。

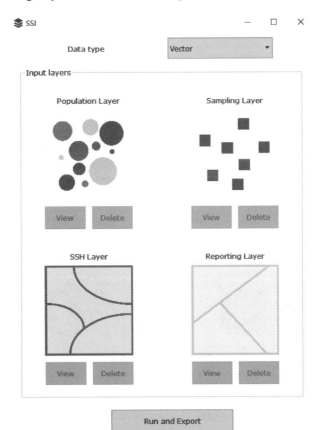

Please add this reference in your study when applying SSI: Wang, J.-F., Haining, R., Liu, T.-J., Li, L.-F., & Jiang, C.-S. (2013). Sandwich Estimation for Multi-Unit Reporting on a Stratified Heterogeneous Surface. Environment and Planning A: Economy and Space, 45(10), 2515–2534. https://doi.org/10.1068/a44710

Developers: Yue Lin, liny@lreis.ac.cn; Chengdong Xu, xucd@lreis.ac.cn; Jinfeng Wang, wangjf@lreis.ac.cn

图 15-27 SSSI 软件操作界面

2. 运行 Population Layer，选择总体图层文件（图 15-28），即所有样本数据。

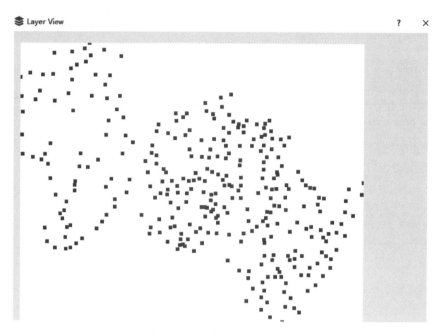

图 15-28　总体图层文件预览

3. 运行 Sampling Layer 按钮，选择样本文件。图 15-29 为 Sampling Layer 功能界面，选择 Create（创建）或 Load（加载）样本文件，得到图 15-30，从总体样本中进行了抽样。

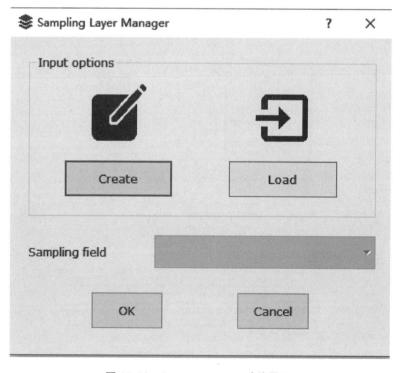

图 15-29　Sampling Layer 功能界面

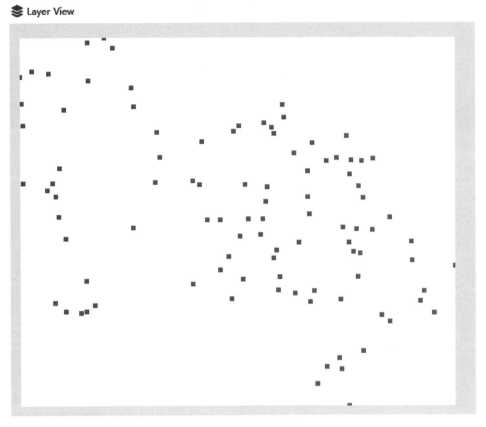

图 15-30　样本文件预览

4. 运行 SSH Layer 按钮,选择知识层文件。图 15-31 为 SSH Layer 功能界面,选择 Input(导入)空间分层文件,点击 Load(加载)得到图 15-32。

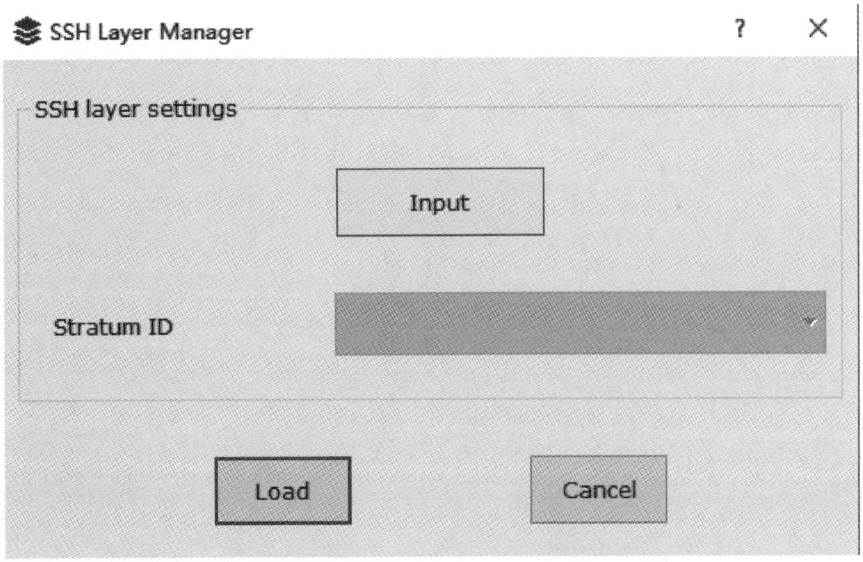

图 15-31　SSH Layer 功能界面

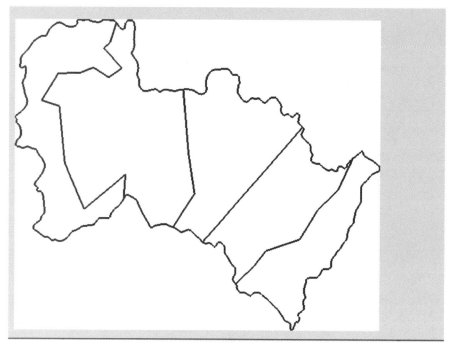

图 15-32 分层文件预览

5. 运行 Reporting Layer 按钮,选择报告层文件。图 15-33 报告层文件预览。

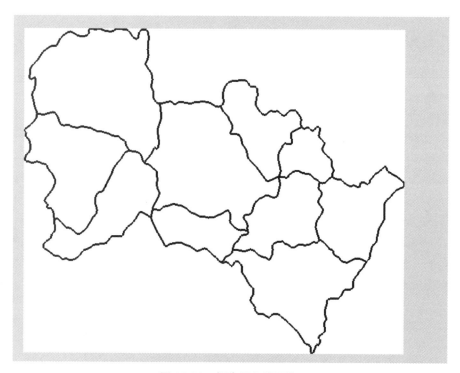

图 15-33 报告层文件预览

6. 运行 Run and Export 按钮,得到计算结果。结果分为两部分,图 15-34 为最终的插值结果,以报告层范围的地图呈现;图 15-35 为插值结果报告。由图 15-34 可知,根据抽样点数据插值得出某县 10 个镇的某疾病患病率从 284.46/ 万人到 320.17/ 万人不等,其中,中部偏东的两个镇患病率较高。图 15-35 显示了各报告层估计的均值、方差。

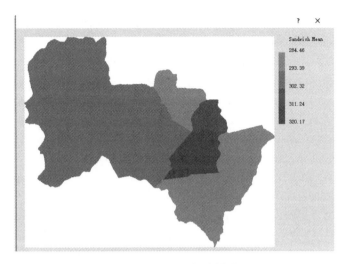

图 15-34 三明治空间插值最终结果图

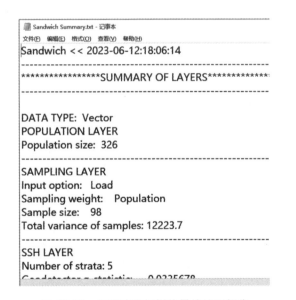

图 15-35 三明治空间插值最终结果报告

（徐成东　李　丽　连怡遥）

参考文献

[1] 丁磊,张萌,赵仲堂.空间分析在自然疫源性疾病流行病学研究中的应用[J].中华疾病控制杂志,2012,16(10):897-901.

[2] 张凯,伍瑞昌,陶学强.GIS 在公共卫生领域的应用现状与发展趋势[J].医疗卫生装备,2010,31(10):

41-42,50.

［3］王士博,王勇.空间插值方法在恶性肿瘤研究中的应用[J].中华肿瘤防治杂志,2021,28(05):401-406.

［4］刘昆,李新楼,邵中军.空间流行病学在疾病预防控制工作中发挥着重要作用[J].中华流行病学杂志,2018,039(009):1143-1145.

［5］BANERJEE S.Spatial Data Analysis[J].Annu Rev Public Health,2016(37):47-60.

［6］ZHANG L,AN J,LIU M,et al.Spatiotemporal variations and influencing factors of PM$_{2.5}$ concentrations in Beijing,China[J].Environ Pollut,2020(262):114276.

［7］BLANCO I,DIEGO I,BUENO P,et al.Geographic distribution of chronic obstructive pulmonary disease prevalence in Africa,Asia and Australasia[J].Int J Tuberc Lung Dis,2019,23(10):1100-1106.

［8］OUYANG W,GAO B,CHENG H,et al.Exposure inequality assessment for PM$_{2.5}$ and the potential association with environmental health in Beijing[J].Sci Total Environ,2018(635):769-778.

［9］GOODCHILD M F.The validity and usefulness of laws in geographic information science and geography[J].Annals of the Association of American Geographers,2004(94):300-303.

［10］DING P,LI X,JIA Z,et al.Multidrug-resistant tuberculosis(MDR-TB)disease burden in China:a systematic review and spatio-temporal analysis[J].BMC Infect Dis,2017,17(1):57.

［11］QIAO P W,LEI M,YANG S C,et al.Comparing ordinary kriging and inverse distance weighting for soil as pollution in Beijing[J].Environmental Science and Pollution Research,2018,25(16):15597-15608.

［12］PELLICONE G,CALOIERO T,MODICA G,et al.Application of several spatial interpolation techniques to monthly rainfall data in the Calabria region(southern Italy)[J].International Journal of Climatology,2018,38(9):3651-3666.

［13］LIANG C P,CHEN J S,CHIEN Y C,et al.Spatial analysis of the risk to human health from exposure to arsenic contaminated groundwater:a Kriging approach[J].Science of the Total Environment,2018(627):1048-1057.

［14］DING Q,WANG Y,ZHUANG D F.Comparison of the common spatial interpolation methods used to analyze potentially toxic elements surrounding mining regions[J].Journal of Environmental Management,2018(212):23-31.

［15］周晓农.空间流行病学[M].北京:科学出版社,2009.

［16］丁克琴,彭志行,鲍昌俊,等.GIS及空间分析技术在传染病流行病学中的应用[C]//华东地区第十次流行病学学术会议论文集.合肥:安徽省预防医学会,2010:656-660.

［17］吴飞龙,程承旗,陈波,等.LISA用于人口空间自相关性分析:以北京市为例[J].地理信息世界,2015,22(5):38-42.

［18］王劲峰,廖一兰,刘鑫.空间数据分析教程[M].2版.北京:科学出版社,2019.

［19］汤国安,杨昕.ArcGIS地理信息系统空间分析实验教程[M].北京:科学出版社,2006.

［20］王劲峰,徐成东.地理探测器:原理与展望[J].地理学报,2017,72(1):116-134.

［21］WANG J F,HAINING R,LIU T J,et al.Sandwich estimation for multi-unit reporting on a stratified heterogeneous surface[J].Environment & Planning A,2013,45(10):2515-2534.

［22］MORAN P A P.The interpretation of statistical maps[J].Journal of the Royal Statistical Society,1948,10(2):243:251.

［23］ANSELIN L.Local indicators of spatial association:LISA[J].Geographical Analysis,1995,27(2):93-115.

［24］GETIS A,ORD J K.The Analysis of spatial association by use of distance statistics[J].Geographical Analysis,1992,24(3):189-206.

［25］TOBLER W.A computer movie simulating urban growth in the Detroit region[J].Economic Geography,1970,46(Supplement):234-240.

第十六章 循证营养学研究及实例

第一节 循证营养学概述

循证营养学(evidence-based nutrition,EBN)的概念来自循证医学(evidence-based medicine,EBM),是循证医学在营养领域的应用,是遵循"证据"的营养学,即"将系统收集的最佳证据用于制定营养政策和营养实践"。循证实践可解决许多研究资料难以得到一致结论的问题。在营养学的发展历程中,一些争论和谬论被当作成熟的科学成果广为传播并"指导"营养实践,对公众与营养工作者的判断造成了极大干扰。产生这种问题的关键在于人们尚未认识到哪些研究资料是"最好的科学的证据",在营养学进步的过程中,循证营养学既是研究发展的需求,也是研究本身必然产生的结果。

一般认为循证实践主要包括提出问题、检索证据、评价证据、应用证据和自我评估五个步骤(五步循证法)。有研究者将其应用于营养学,提出了八个步骤的循证方法。

(1) 提出可以回答的问题,并对答案可能产生的效用及意义、涉及的人群、暴露类型和预期结果进行评价。

(2) 采用结构性检索策略(structured search strategy)建立明确的纳入和排除标准。收集所有的相关文献,重点检索最好的研究证据,以随机对照试验报告为首选,但并不排除其他等级的证据。查找的文献应不受语言的限制,并尽可能地收集未发表的资料。

(3) 应用清晰、确切的标准对收集的文献进行分析和评述,并按研究类型和质量进行分类(系统评述)。

(4) 了解证据本身的表述。在可能的情况下,应用有关评价标准对证据的水平进行界定,以便决定下一步进行的工作。

(5) 理解证据的真正内涵。需要评价可能涉及的机制,可能的因果关系,研究的相关性,以及对人群健康的可能影响。

(6) 确定将要采取的行动。

(7) 明确达到改善目标需要的措施(使用的策略是否具有证据)。

(8) 评价采取行动后可能对预期改善目标产生的影响(是否有产生影响的证据)。

第二节 常用的科学证据及证据等级

一、常用的科学证据

循证营养学需要有效利用现有的资料、系统收集最佳证据,其主要观点是强调证据具有不同的论证强度,因此需要将各种来源的研究证据分成不同等级,以便利用最佳的研究证据或相对优良的证据进行决策。

研究资料根据从强到弱论证强度依次排列为:①系统综述和荟萃分析(meta-analysis);②随机对照试验(randomized controlled trial,RCT);③队列研究(cohort study);④病例对照研究(case-control study);⑤病例系列研究(case series);⑥病例报告(case report);⑦专家个人的想法、评论、观点(personal ideas,comments,opinions of experts);⑧动物实验;⑨体外实验。

二、证据强度的判定

世界卫生组织 2003 年发布的《膳食、营养和慢性病预防》报告中提出了科学证据强度的判定标准。

(一)确信的证据(convincing evidence)

基于流行病学研究,研究的样本量足够大,而且具有大量的研究结果,其中包括高质量的随机对照研究、前瞻性观察研究等,多数研究显示了一致性的结果,很少或没有相反的结果。

(二)很可能的证据(probable evidence)

流行病学研究证据清楚地显示了营养素摄入量(暴露)和疾病之间的关系,但尚存在部分缺陷或相反的证据,导致不能得出一个明确的结论。证据中的不足之处可能包括:研究期限不够长、样本量不够大、获得的研究资料不够多、跟踪调查不完善等。

(三)可能的证据(possible evidence)

主要以病例对照研究和跨部门的研究为主,而随机对照试验、观察性研究等资料不足。

(四)证据不足(insufficient evidence)

此类证据只是基于少数研究结果的提示,但不足以建立营养素摄入量(暴露水平)和疾病之间的相关性。

三、循证营养学的应用

循证营养学可以应用在营养学理论研究和指导实践的多个领域,例如制定营养素标准、膳食指南、食物指导、临床营养支持、食物成分健康声称等。如今,通过循证营养学方法已经取得了一些引人瞩目的成果并推广应用,有力地促进了营养学的发展。例如,根据循证营养学的研究结果,妇女在围生期摄入充足的胆碱,以及母乳中有较高的胆碱水平,将对出生后儿童的记忆力有良好的影响,因此对婴儿膳食胆碱适宜摄入量(AI)进行了修订。

第三节 系统综述与荟萃分析

一、系统综述

应用标准化方法,针对某特定问题全面而系统地收集相关研究报告,并对它们进行严格评价和筛选,从符合纳入标准的研究报告中提取相关资料,进行整合性分析,最终得出综合结论。系统综述属于对研究文献的二次研究,可以包括同一类型的研究,也可包括不同类型的研究。当纳入的是同一类型的研究时,各研究之间具有同质性,可采用统计学方法对资料进行定量综合,即进行荟萃分析。

二、荟萃分析

荟萃分析(meta-analysis,简称 meta 分析)是系统评价中经常用到的统计学方法,是对具有相同研究目的的多个独立研究结果进行系统、综合的统计学分析的一种研究方法,目的是获得对某一研究问题定量的综合性结论。

(一)meta 分析类型

1. **常规 meta 分析** 以合并随机对照试验、非随机对照试验、队列研究、病例对照研究的效应量为主,是最成熟也是发文量最多的 meta 分析。

2. **个体数据 meta 分析** 被称为系统综述的金标准。从原始研究的作者处获得每个研究对象的原始数据,并对这些数据进行 meta 分析。

3. **单组率 meta 分析** 结局指标多为发病率、患病率、病死率、检出率、知晓率、感染率等,原始研究多为横断面研究。

4. **诊断试验 meta 分析** 评价某项措施对疾病的诊断价值,主要评价灵敏度、特异度、受试者操作特征曲线(ROC curve)的曲线下面积(AUC)。

5. **累积 meta 分析** 将各个纳入的研究按照一定的次序,序贯地添加到一起,进行多次 meta 分析。每有一个新的研究纳入,就进行一次 meta 分析,这样可以反映研究结果的动态变化趋势,评估单个研究对综合结果的影响。

6. **序贯 meta 分析** 纳入每个新的研究时,均视为一次期中分析,最大限度控制I类错误的发生。

7. **剂量反应 meta 分析** 通过合并多项剂量反应关系的原始研究而提高统计效力。

8. **网状 meta 分析** 通过间接比较,对处于同一证据体的所有干预措施同时进行综合评价并排序。

9. **其他类型 meta 分析**

(1) 单纯 P 值的 meta 分析:纳入研究未给出效应值,仅给出 P 值,可以考虑单纯对 P 值进行合并。

(2) 前瞻性 meta 分析:纳入的研究结果尚未获得之前,先进行系统检索、评价及制定纳入和排除标准的一种 meta 分析。

(二)meta 分析的步骤

1. **明确研究问题** 确定研究目的,提出要分析的问题;选择研究问题要满足 PICOS 五要素。①对象(participant/population,P):明确研究对象,比如研究青少年、成年人;②干预(intervention,I):研究干预措施或暴露因子,比如蔬菜水果的摄入量、豆制品的摄入量;③比较(comparison/control,C):研究对照,相互比较的对象,如病例与阳性对照的比较、高剂量与低剂量干预的比较;④结局(outcome,O):评价的结局,比如乳腺癌的发生率、死亡率或复发率;⑤研究设计(study design,S):如队列研究、病例对照研究、随机对照试验等。

【**例 16-1**】选取三个荟萃分析研究:一是高脂血症患者服用鱼油补充剂,与安慰剂相比能否改善血脂谱——基于随机对照试验的 meta 分析;二是早产儿服用高剂量的二十二碳六烯酸(DHA),与标准剂量相比,能否促进神经系统发育——基于随机对照试验的 meta 分析;三是高剂量大豆摄入与乳腺癌风险呈负相关,与雌激素受体乳腺癌表型无关——基于病例对照和队列研究的 meta 分析。根据具体研究内容利用 PICOS 五要素分析其研究内容。

表 16-1 将三项荟萃分析用标准化的方式表达。

表 16-1　如何构建一个研究问题

对象(P)	干预(I)	比较(C)	结局(O)	研究设计(S)
高脂血症患者	鱼油	安慰剂	血脂谱	随机对照
早产儿	高剂量 DHA	标准剂量 DHA	神经发育	随机对照
有可能患乳腺癌妇女	高剂量大豆摄入	低剂量大豆摄入	乳腺癌发病/复发	病例对照、队列研究

2. 文献的纳入和排除标准　纳入和排除标准仍需要参考 PICOS 原则,在考虑研究对象、设计类型、研究因素、效应指标、样本大小、研究年限和语种等因素的基础上制定。

(1)研究对象:应明确研究对象的特征,如年龄、性别、生理状态(疾病或健康)。需要考虑疾病的定义保证确诊的标准一致,同时也需要考虑对特例的处理。

(2)干预措施:干预措施可以是特定的膳食补充剂、治疗措施或环境因素暴露状态。需要考虑干预措施是否纳入全面;干预措施的剂量、干预时间、干预强度以及干预频率;针对多种干预(目标干预与其他干预叠加)研究的处理方法。

(3)结局:系统评价中的结局可以有一个或多个,当各研究间异质性较小时可以进行荟萃分析,当研究间异质性较大时最好进行定性分析。

(4)研究方法:主要包括随机对照实验、队列研究、病例对照研究、横断面研究,可根据循证医学证据金字塔选择合适的研究设计。

3. 制定检索策略　meta 分析要求收集文献,包括已发表和未发表的,否则有可能导致假阳性结果,使结果结论有较大可能存在偏倚。实际研究中,寻找到所有未发表文献很难,为降低偏倚,应全力寻找已发表文献,扩大检索范围,参考已发表 meta 分析手动检索符合纳入标准文献,确保检索到所有与研究目的有关、符合纳入标准的文献,并且对检索策略及检索结果进行记录,常用电子资源数据库见表 16-2。

表 16-2　常用电子资源数据库

语种	数据库名称
中文	中国生物医学文献数据库(CBMDisc)
	中文生物医学期刊文献数据库(CMCC)
	中国期刊全文数据库(CNKI)
	中文科技期刊数据库(VIP)
	万方数据知识服务平台(WANFANG DATA)
英文	Web of Science(简称 WOS)
	PubMed(世界医学文献数据库)
	Embase
	OVID(电子期刊全文数据库)
	Cochrane Library(CENTRAL)
	ClinicalTrials.gov

4. 筛选文献

【例 16-2】以"高剂量大豆摄入与乳腺癌风险相关性的荟萃分析"为例,根据题目、摘要、关键字、研究设计、结局或全文等信息筛选符合文献。对于只包括亚组数据的文献,根据自身研究需要谨慎剔除,比如乳腺癌研究中,文献可能包括所有研究人群的数据,如绝经前的研究对象、绝经后的研究对象、人群雌激素受体状态等数据。由于荟萃分析的结局为乳腺癌,不需要雌激素受体状态数据,因此可剔除仅包括雌激素受体状态数据的文献;若只想研究绝经后豆制品摄入量与乳腺癌相关性,则可以仅保留含有绝经后人群数据的文献。对于研究设计,可根据研究目的选用适合的一种或几种研究设计,可以选择病例对照研究和队列研究,或包含队列研究、病例对照研究和横断面研究,还有部分研究为尽可能降低偏倚,仅包括病例对照研究或仅包括队列研究。meta 分析流程图见图 16-1。

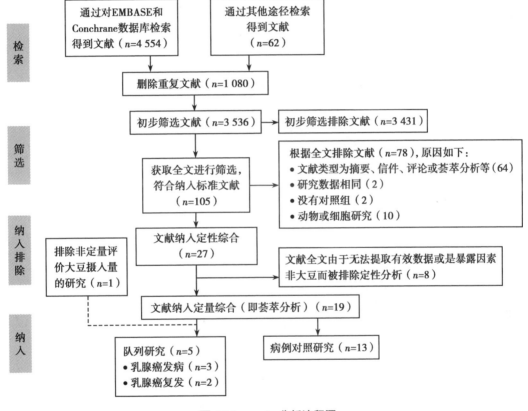

图 16-1 meta 分析流程图

5. 信息提取 信息提取包括:①确定原始研究者身份的信息,如第一作者、通讯作者、发表杂志或年份;②决定结果适用范围和亚组分析的 PICO 数据,例如研究对象的特征(年龄、性别、种族、疾病严重程度)以及干预因素的安排等;③确定研究真实性的信息,如研究设计类型(随机对照、病例对照、队列研究)、偏倚的控制措施(随机分组、分组隐藏、盲法、随访率等);④ meta 分析所需信息,如效应值及其标准误、研究的样本量等。

6. 评估文献质量 系统综述和 meta 分析是对原始研究结果的汇总分析,当原始研究质量不高时,合并的结果会遭受质疑。因此对原始研究质量的评估十分重要,可以利用纽卡斯尔-渥太华量表(NOS)、Cochrane风险评估工具等。质量评估包括对研究的内部真实性和外部真实性进行评价,内部真实性涉及研究的方法学质量,即研究设计和实施过程中避免或减小偏倚的程度;外部真实性涉及研究结果外推的程度。

7. meta **分析软件** meta分析可以利用软件,如RevMan、SPSS、SAS、Excel、Stata、R等进行分析。RevMan是Review Manager的简称,是国际Cochrane协作网为系统评价工作者提供的专门软件,主要包括英文字处理和meta分析两大功能,下载软件后直接使用。Stata软件和R软件并不是专门进行meta分析的软件,在进行meta分析之前要先下载有关meta分析的程序包,安装成功后才可使用。

(1) Stata软件meta模块安装

1) 打开Stata软件,点击 help 选择 search ,在弹出的对话框 keyword search 中输入"Meta-dialog",选择 search all 点击 OK ,选择"pr0012"(图16-2),然后点击 click here to install (图16-3),待安装完成后创建"profile.do"文件。

```
Search of official help files, FAQs, Examples, SJs, and STBs

SJ-4-2   pr0012 . . . . . . . . Submenu and dialogs for meta-analysis commands
                  (help meta_dialog if installed) . . . . . . . . . . . T. J. Steichen   a.com
                  Q2/04   SJ 4(2):124--126
                  provides Stata dialog boxes and commands to create a submenu
                  for publicly available meta-analysis commands


Web resources from Stata and other users

(contacting http://www.stata.com)

4 packages found (Stata Journal listed first)
----------------------------------------------

pr0012 from http://www.stata-journal.com/software/sj4-2
     SJ4-2 pr0012.  Submenu and dialogs for meta-analysis commands / Submenu
     and dialogs for meta-analysis commands / by Thomas J. Steichen / Support:
     steichen@triad.rr.com / After installation, type help meta_dialog
```

图 16-2 搜索 meta 分析模块

```
INSTALLATION FILES                                          (click here to install)
     pr0012/meta_dialog.hlp
     pr0012/funnel.dlg                                                        com
     pr0012/galbr.dlg
     pr0012/labbe.dlg
     pr0012/metabias.dlg
     pr0012/metacum.dlg
     pr0012/meta.dlg
     pr0012/metafunnel.dlg
     pr0012/metainf.dlg
     pr0012/metan.dlg
     pr0012/metaninf.dlg
     pr0012/metannt.dlg
     pr0012/metap.dlg
     pr0012/metareg.dlg
     pr0012/metatrim.dlg
```

图 16-3 安装 meta 分析模块

点击 |Window| → |Do-file Editor|,向右扩展选择 |New Do-file Editor|（或直接在键盘上按下"Ctrl+9"），在弹出的对话框中复制"profile"文件中整个 {} 里的内容，然后点击 |file| → |save|（图 16-4），保存到 C 盘"ado 文件夹"下的"plus 文件夹"中，保存完成后点击运行按钮，meta 分析模块安装成功，重启 Stata 软件，系统将自动运行"do"文件。

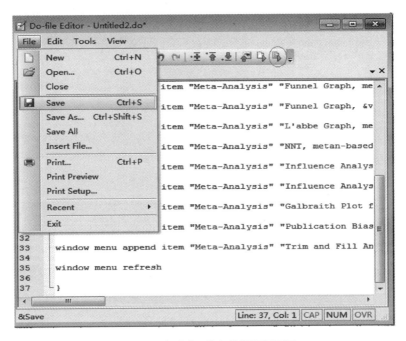

图 16-4　保存"do"文件并运行图示

2）Stata 软件数据导入：点击 |file| → |Import|,向右扩展菜单中选择 |Excel Spreadsheet|（图 16-5），在弹出的对话框中点击 |Browse| 选择使用的数据，勾选 |Import first row as variable names|,如图 16-6（如果不选或选择 |Import all data as strings|,导入数据后变量名将会变为"var……"，并且变量名也会变成变量，见图 16-7，该选项适合变量名的数据，后面使用数据时要注意变量名称的变化），点击 |OK|,数据导入成功。

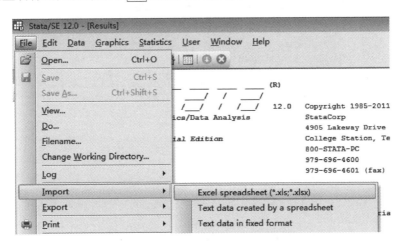

图 16-5　Stata 软件选择导入数据图示

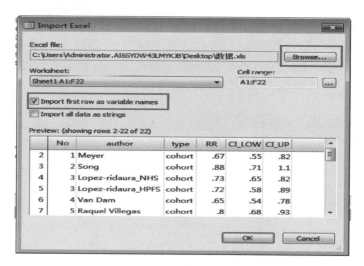

图 16-6　Stata 软件导入数据图示

图 16-7　不选择 Import first row as variable names 导入数据的变化

复制所需要的数据,点击 Data Editor(Edit),在弹出的对话框中选择第一格,名称显示是 "var1 [1]"(图 16-8),将数据粘贴,弹出的对话框选择 Treat first row as variable names(如果选择 Treat first row as data 导入数据,结果将与选择 Import all data as strings 相同),数据导入成功。

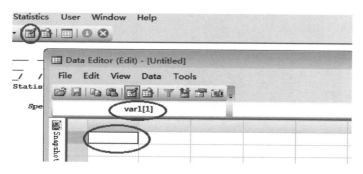

图 16-8　用复制粘贴方法导入数据

(2) R 4.0.5 软件 Meta 模块的安装

1)利用程序代码:在 R 4.0.5 软件中输入以下代码,即可完成 meta 模块的安装与加载。

install.packages("meta")# 下载安装 Meta 包
library("meta")# 在 R 软件中加载 Meta 包

2）点击安装：打开 R 软件，点击 程序包 → 安装程序包，弹出对话框选择离自己比较近的镜像，点击确定，弹出对话框寻找 Meta 程序包，点击确定，meta 分析程序包下载完成；再次点击 程序包 → 加载程序包，弹出的对话框选择 meta，点击确定即可，meta 模块加载完成。

8. 统计分析

（1）异质性检验（heterogeneity test）：目的是检查各个独立研究的结果是否存在异质性。如果不存在异质性，则说明这些独立研究的真实效应可能是相同的，具有可合并性。各独立研究的设计不同，进行试验的条件不同，试验所定义的暴露、结局及其测量方法不同，以及混杂因素的存在均可能产生异质性。寻找异质性的来源，有助于发现问题、提出问题，有利于新的研究。

1）异质性分类：临床异质性是由于对象特征、诊断、干预、对照、研究地点、评价结局不同所造成的变异。方法学异质性是由于研究设计与质量方面的差异，例如是否应用盲法、如何应用盲法和分组隐藏的不同，或由于试验过程中对结局定义和测量方法的不一致而导致的变异。统计学异质性是不同试验观察得到的效应的变异超过了机遇（随机误差）本身所致的变异；各研究之间可信区间的重合程度越大，存在统计学同质性的可能性越大，若可信区间重合度越小，存在异质性的可能性越大。

2）异质性检验方法：通常采用 Q 统计量检验、H 统计量检验法和 I^2 统计量检验，检验异质性确定效应模型，不同效应模型得到不同合并效应值，但 Q 值、I^2 值和 H 值不会改变。但在实际检验中会出现三种检验结果不一致的情况，有研究者已经对三种检验方法进行比较，得出以下结论：由于 Q 值取决于合并方差、纳入文献数量和效应值的离散程度，若文献多，合并方差小，检验效能会太高，容易出现假阳性结果；反之，检验效能低，容易得出假阴性结果。H 和 I^2 统计量检验，利用校正的自由度，降低了文献数量对 Q 值的影响，使结果更稳定可靠，所以，进行 meta 分析时利用 H 或 I^2 统计量检验更可靠。

Q 统计量检验法零假设为各项研究的总体效应值相同，Q 值越大，其对应的 P 值越小，$P>0.05$ 表明研究的异质性是由抽样误差造成的，可认为研究是同质的；若 $P<0.05$，表明研究间的变异超出误差所能解释的范围，不能认为各研究间同质。经典 Q 统计量检验不易得到量化异质性结论，只能得出是否异质性的定性结论。

I^2 统计量检验用于衡量研究间变异占总变异的百分比，即组间异质性的占比，I^2 统计量越大，异质性越大。$I^2=0\%$ 表示没有异质性，I^2 统计量 25%、50%、75% 表示异质性低、中、高程度。异质性程度目前存在争议，部分研究者认为 0%~40% 为轻度异质性，40%~60% 为中度异质性，50%~90% 为较高异质性，75%~100% 为很高异质性；还有研究者认为 $I^2<31\%$ 为轻度异质性，$31\%\leq I^2<56\%$ 为中度异质性，$I^2\geq56\%$ 为高度异质性。I^2 统计量检验是对 Q 统计量检验的自由度进行校正，结果更为稳健和可靠。

H 统计量检验，当 $H=1$ 时，认为各研究间不存在异质性；$H\geq1.5$ 表示有高度异质性；$H<1.2$ 表示有低度异质性；$1.2\leq H<1.5$ 表示有中度异质性。

3）确定模型：一般来说，随机效应模型得出的结论偏向于保守，置信区间较大，更难发现差异。

通常判断方法是根据 I^2 值确定。大部分研究者认为当 $I^2>50\%$，存在较高异质性，使用随机效应模型；$I^2\leq50\%$，存在较低异质性，使用固定模型。还有研究者认为，除 $I^2=0\%$ 时使用固定效应模型，其他情况下均使用随机效应模型，如果异质性小，固定效应模型和随机效应模型合并后结果相差不大,如果异质性大,只能用随机效应模型。当根据 I^2 值和 P 值决定,一般推荐 P 的临界值为 0.1,$P>0.1$ 用固定效应模型,$P<0.1$ 用随机效应模型,若研究要求严格,还可将 P 的临界值改为 0.05。

4)异质性的处理方法:最常用方法是敏感性分析、亚组分析,如果研究数量超过 10 项,还可以用 meta 回归分析。

【例 16-3】利用一项荟萃分析研究提取出的 14 篇纳入文献数据,包括 17 项研究名称(以研究作者及其数据来源命名)、研究结果危险比(risk ratio,RR)及其置信区间、研究对象性别(sex),详见表 16-3,进行异质性检验,Stata 软件程序代码如下。

```
gen lnRR=ln(RR)    *做效应值的自然对数产生新的变量 lnRR
gen lnCI_LOW=ln(CI_LOW)
gen lnCI_UP=ln(CI_UP)
gen selnRR=(lnCI_UP-lnCI_LOW)/3.92    *利用新变量产生标准误
metan lnRR lnCI_LOW lnCI_UP,eform lcols(author)fixed effect(odds ratio)    *eform(最终得到的结果
做对数转换);fixed(固定模型,随机模型将 fixed 改为 random);效应显示 odds ratio,而不是 ES
metan lnRR lnCI_LOW lnCI_UP,eform lcols(author)fixed by(sex)nooverall sgweight effect(odds ratio)
*按照 sex 分亚组
```

R 软件程序代码如下。

```
library("meta")    *在 R 软件中加载 Meta 包,每次使用 R 时都需要重新加载 Meta 包
data<-read.csv(file.choose())    *从电脑中读取数据
lnRR<-log(data[,"RR"])    *做 RR 的对数
lnLL<-log(data[,"CI_LOW"])
lnUL<-log(data[,"CI_UP"])
selnRR<-(lnUL-lnLL)/3.92
    metagen(lnRR,selnRR,sm="RR",data=data,studlab=paste(data$author,sep="-"))    *不分亚组异质性
检验
    metagen(lnRR,selnRR,sm="RR",subgroup=sex,data=data,studlab=paste(data$author,sep="-"),comb.
fixed=FALSE)    *区分亚组异质性检验
```

表 16-3 示例数据

author	RR	CI_LOW	CI_UP	sex
Meyer	0.67	0.55	0.82	F
Song	0.88	0.71	1.10	F
Lopez–ridaura_NHS	0.73	0.65	0.82	F
Lopez–ridaura_HPFS	0.72	0.58	0.89	M
Van Dam	0.65	0.54	0.78	F
Raquel Villegas	0.80	0.68	0.93	F
Hopping_Male	0.77	0.70	0.85	M

续表

author	*RR*	CI_LOW	CI_UP	sex
Hopping_Female	0.84	0.76	0.93	F
Kyoko Kirii_Male	0.64	0.38	1.09	M
Kyoko Kirii_Female	0.68	0.38	1.22	F
Kim	0.53	0.32	0.86	MF
Nanri_Male	0.86	0.63	1.16	M
Nanri_Female	0.92	0.66	1.28	F
Weng	0.383 142	0.208 768	0.704 225	MF
Heta	0.63	0.44	0.90	MF
Hruby	0.49	0.27	0.88	MF
Konishi_Male	1.13	0.76	1.70	M
Konishi_Female	0.50	0.30	0.84	F
Hruby_NHS	0.80	0.73	0.88	F
Hruby_NHS2	0.89	0.81	0.99	F
Hruby_HPFS	0.88	0.77	1.00	M

Stata 软件异质性检验并非单独进行,而是与制作森林图同时进行,使用 Stata 软件和 R 软件分别进行异质性检验,图 16-9、图 16-10、图 16-11 分别是用 Stata 软件得到固定效应模型、随机效应模型及用 R 软件得到固定和随机效应模型的异质性检验结果,图 16-12、图 16-13 是两种软件根据 sex 亚组的异质性检验。图 16-9 和 16-10 中,异质性卡方 (heterogeneity chi-squared) 值是 Q 值,I-squared 是 I^2 值,结果显示 Q 检验 $P=0.005$, $I^2=50.2\%$,使用随机效应模型。图 16-9 和图 16-10 比较,两种效应模型 Q 值、I^2 值不变。图 16-11 中,分别显示出 Q 值、I^2 值和 H 值以及 P 值,R 软件异质性检验同时给出固定效应模型合并效应值 $RR=0.792\ 9,P<0.001$;随机效应模型合并效应值 $RR=0.776\ 8,P<0.001,Q$ 检验 $P=0.004\ 7,I^2=50.2\%$,同样使用随机效应模型。Stata 软件亚组分析结果:F、M、MF 亚组分别进行 meta 分析异质性检验,I^2 值分别为 51.1%、31.2%、0%(图 16-12);R 软件亚组分析结果:I^2 值与 Stata 软件结果相同(图 16-13),得出 sex 可能是异质性的来源。

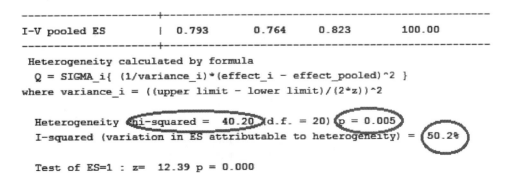

图 16-9　Stata 软件固定效应模型异质性检验

```
-----------------+-----------------------------------------------------------------
D+L pooled ES    |   0.774        0.728        0.823            100.00
-----------------+-----------------------------------------------------------------

 Heterogeneity calculated by formula
  Q = SIGMA_i{ (1/variance_i)*(effect_i - effect_pooled)^2 }
where variance_i = ((upper limit - lower limit)/(2*z))^2

  Heterogeneity chi-squared =  40.20 (d.f. = 20) p = 0.005
  I-squared (variation in ES attributable to heterogeneity) = 50.2%
  Estimate of between-study variance Tau-squared =  0.0079


 Test of ES=1 : z=   8.14 p = 0.000
```

图 16-10 Stata 软件随机效应模型异质性检验

```
                          RR            95%-CI        z   p-value
Common effect model    0.7929  [0.7644; 0.8226]  -12.39 < 0.0001
Random effects model   0.7768  [0.7334; 0.8229]   -8.60 < 0.0001

Quantifying heterogeneity:
 tau^2 = 0.0061 [0.0017; 0.0794]; tau = 0.0782 [0.0418; 0.2819]
 I^2 = 50.2% [17.7%; 69.9%]; H = 1.42 [1.10; 1.82]

Test of heterogeneity:
     Q d.f. p-value
 40.20   20 0.0047

Details on meta-analytical method:
- Inverse variance method
- Restricted maximum-likelihood estimator for tau^2
- Q-Profile method for confidence interval of tau^2 and tau
```

图 16-11 R 软件异质性检验

```
 Test(s) of heterogeneity:
            Heterogeneity  degrees of
            statistic      freedom      P     I-squared**
F              20.46          10       0.025     51.1%
M               7.27           5       0.201     31.2%
MF              2.05           3       0.563      0.0%
** I-squared: the variation in ES attributable to heterogeneity)


 Significance test(s) of ES=1

F                     z= 10.04     p = 0.000
M                     z=  6.11     p = 0.000
MF                    z=  5.09     p = 0.000
```

图 16-12 Stata 软件 sex 亚组异质性检验

```
                        RR              95%-CI      z   p-value
Random effects model 0.7768 [0.7334; 0.8229] -8.60 < 0.0001

Quantifying heterogeneity:
 tau^2 = 0.0061 [0.0017; 0.0794]; tau = 0.0782 [0.0418; 0.2819]
 I^2 = 50.2% [17.7%; 69.9%]; H = 1.42 [1.10; 1.82]

Test of heterogeneity:
     Q d.f. p-value
  40.20   20  0.0047

Results for subgroups (random effects model):
           k     RR              95%-CI  tau^2    tau      Q    I^2
sex = F   11 0.7841 [0.7301; 0.8420] 0.0063 0.0791 20.46  51.1%
sex = M    6 0.8111 [0.7385; 0.8907] 0.0034 0.0579  7.27  31.2%
sex = MF   4 0.5376 [0.4232; 0.6828]      0      0  2.05   0.0%
```

图 16-13　R 软件 sex 亚组异质性检验

(2) 合并效应值:根据异质性检验结果选用随机效应模型或固定效应模型后,对各研究结果的效应值进行加权合并的结果即为合并效应值。森林图能够直观反映 meta 分析效应值合并结果。根据文献,结果数据目前可分为两类:第一类是四格表,第二类是混杂因素调整后的效应值和置信区间。根据数据需求选用不同软件。如果数据是四格表,可优先考虑 RevMan 和 Stata 软件;如果数据是效应值和置信区间,可优先考虑 Stata 和 R 软件。

在效应值合并之前,先根据资料的类型及评价目的选择适合的效应值作为合并统计量。计数资料常用比值比(OR)、相对危险度(RR)、危险差(risk difference,RD)作为效应值。如果研究设计是队列研究或随机对照试验,二分类变量一般选用 RR;如果是病例对照研究只能选择 OR 作为效应指标;如果纳入的分析中包括横断面研究、队列研究、病例对照研究,则用 OR 作为效应值。剂量资料常用均数差(mean differernce,MD),如果使用相同方法测量同一指标,使用加权均数差(weighted mean difference,WMD)作为合并统计量,如果同一治疗用不同方法或单位,可使用标准化的均数差(standardized mean difference,SMD),见表 16-4。利用效应值和置信区间的自然对数时,根据计算公式

$$Se = \frac{(\log \text{置信区间上限} - \log \text{置信区间下限})}{(2 \times 1.96)}$$

计算标准误,利用效应值对数和标准误得到效应值和置信区间。

meta 分析根据不同的目的和筛选方案,纳入的文献可能非单一类型研究设计。当同时包含多种研究设计,可选用以下处理方法:①将 RR 直接当作 OR;②将 OR/HR 直接当作 RR;③将 RR 和 OR 分成不同亚组分别合并;④ OR、RR、HR 均保留。在尽可能降低异质性的原则下,若纳入文献足够多,可选择第三种方法分亚组合并。若纳入文献有限,各研究设计文献较少,研究的疾病发病率较低,可使用第一种方法。

表 16-4　荟萃分析中效应指标及统计量模型的选择

资料类型 （type of data）	合并统计量 （summary statistic）	模型选择 （model）	计算方法 （method）
二分类变量 （dichotomous）	OR（odds ratio）	固定效应模型	Peto 法、Mantel-Haenszel 法
		随机效应模型	D-L 法、REML 法、ML 法等
	RR（relative risk）	固定效应模型	Mantel-Haenszel 法
		随机效应模型	D-L 法、REML 法等
	RD（risk difference）	固定效应模型	Mantel-Haenszel 法
		随机效应模型	D-L 法、REML 法等
数值变量 （continuous）	WMD（weighted mean difference）	固定效应模型	倒方差法（inverse variance）
		随机效应模型	D-L 法
	SMD（standardized mean difference）	固定效应模型	倒方差法（inverse variance）
		随机效应模型	D-L 法

注：D-L 法，即 Dersimonian-Laird 法；REML 法，即 Restricted Maximum Likelihood method，限制性最大似然法；ML 法，即 Maximum Likelihood method，极大似然法。

两款软件随机效应模型的森林图见图 16-14、图 16-15，sex 亚组的 meta 分析见图 16-16、图 16-17。Stata 软件随机效应森林图结果显示（图 16-14），I^2=50.2%，P=0.005，合并效应值 RR=0.77，95%CI：0.73~0.82。R 软件随机效应森林图结果显示（图 16-15），I^2=50%，P<0.01，合并效应值 RR=0.78，95%CI：0.73~0.82。两种软件微小差异在于小数点后有效位数。以 R 软件森林图为例，图 16-15 中显示的依次是 study（数据中 author 变量），TE 是 lnOR 值，seTE 是 selnRR 值，RR 为合并效应值，95%CI 是合并效应值的置信区间，Weight 为每项研究所占比重。森林图中水平线代表每项研究的结果，线中间的方块代表研究结果的点估计值，方块大小代表该研究在 meta 分析中的权重，线的宽度代表研究结果的 95%CI，垂直线代表"无效应线"，如果一项研究水平线穿过垂直线，表明研究结果的 95%CI 包含"1"，研究的效应在比较的两组间差异无统计学意义；图中菱形代表合并后的效应值；图中灰色方形覆盖的部分是固定效应模型或随机效应模型合并后的效应数值及置信区间，最后一行为异质性检验的 I^2 值和 P 值。图 16-16 和图 16-17 分别是两种软件按照 sex 亚组分析得到的森林图，结果显示：F 合并效应值 RR=0.80，95%CI：0.76~0.83；M 合并效应值 RR=0.81，95%CI：0.75~0.86；MF 合并效应值 RR=0.54，95%CI：0.42~0.68。

（3）敏感性分析（sensitivity analysis）：最常用的敏感性分析方法有两种：①逐一减少文献，然后进行效应值合并，如果排除某文献后，效应值变化不大，则说明结果稳定可信，敏感性低；如果排除文献后得到的效应值差别较大，甚至是截然相反的，说明结果不稳定不可信，敏感性高，排除的文献很可能是异质性的来源，在解释结果和下结论的时候要非常谨慎，需要进一步明确争议来源。②更换统计效应模型，如将固定效应模型换为随机效应模型。

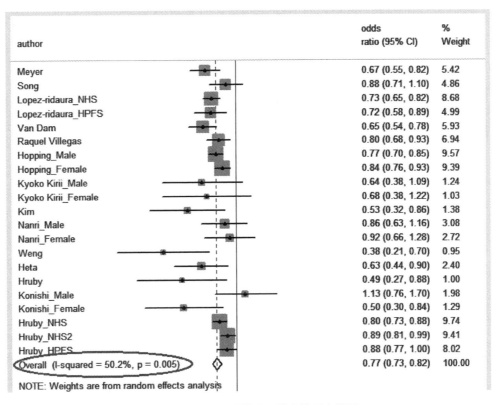

图 16-14　Stata 软件随机效应模型森林图

Study	TE	seTE	Risk Ratio	RR	95% CI	Weight
Meyer	-0.40	0.1019		0.67	[0.55; 0.82]	5.2%
Song	-0.13	0.1117		0.88	[0.71; 1.10]	4.6%
Lopez-ridaura_NHS	-0.31	0.0593		0.73	[0.65; 0.82]	9.0%
Lopez-ridaura_HPFS	-0.33	0.1092		0.72	[0.58; 0.89]	4.8%
Van Dam	-0.43	0.0938		0.65	[0.54; 0.78]	5.8%
Raquel Villegas	-0.22	0.0799		0.80	[0.68; 0.94]	6.9%
Hopping_Male	-0.26	0.0495		0.77	[0.70; 0.85]	10.1%
Hopping_Female	-0.17	0.0515		0.84	[0.76; 0.93]	9.8%
Kyoko Kirii_Male	-0.45	0.2688		0.64	[0.38; 1.08]	1.1%
Kyoko Kirii_Female	-0.39	0.2976		0.68	[0.38; 1.22]	0.9%
Kim	-0.63	0.2522		0.53	[0.32; 0.87]	1.2%
Nanri_Male	-0.15	0.1557		0.86	[0.63; 1.17]	2.8%
Nanri_Female	-0.08	0.1690		0.92	[0.66; 1.28]	2.5%
Weng	-0.96	0.3102		0.38	[0.21; 0.70]	0.8%
Heta	-0.46	0.1826		0.63	[0.44; 0.90]	2.2%
Hruby	-0.71	0.3014		0.49	[0.27; 0.88]	0.9%
Konishi_Male	0.12	0.2054		1.13	[0.76; 1.69]	1.8%
Konishi_Female	-0.69	0.2627		0.50	[0.30; 0.84]	1.1%
Hruby_NHS	-0.22	0.0477		0.80	[0.73; 0.88]	10.3%
Hruby_NHS2	-0.12	0.0512		0.89	[0.81; 0.98]	9.9%
Hruby_HPFS	-0.13	0.0667		0.88	[0.77; 1.00]	8.2%
Random effects model				**0.78**	**[0.73; 0.82]**	**100.0%**
Heterogeneity: $I^2 = 50\%$, $\tau^2 = 0.0061$, $p < 0.01$			0.5　1　2			

图 16-15　R 软件随机效应模型森林图

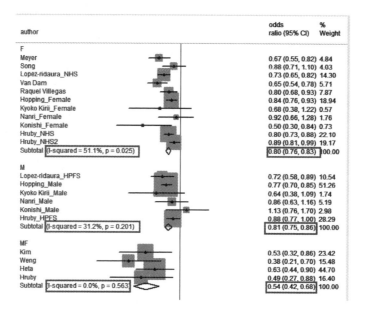

图 16-16 Stata 软件 sex 亚组分析森林图

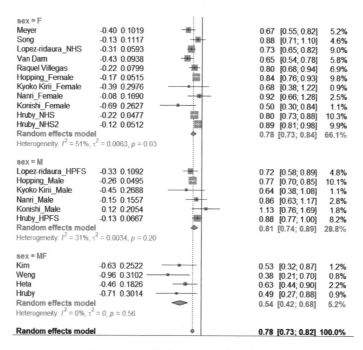

图 16-17 R 软件 sex 亚组分析森林图

【例 16-4】利用表 16-3 的示例数据进行合并效应值,两种软件敏感性分析程序代码如下。

Stata 软件

```
metaninf lnRR selnRR,label(namevar=author)random,eform
* 固定效应模型需要将 random 改为 fixed
```

R 软件代码

> Metainf(Meta 数据文件名 ,pooled="random")
> *敏感性分析：通过依次排除一项研究进行合并效应量，观察总体效应量的变化
> forest(metainf(Meta 数据文件名 ,pooled="random")) * 做敏感性分析的森林图

结果见图 16-18、图 16-19、图 16-20、图 16-21。Stata 软件逐一排除每个研究得到的 *RR* 值 0.764~0.784，R 软件逐一排除每个研究得到 *RR* 值 0.77~0.79，I^2 值变化 47%~53%，表明数据敏感性低，合并效应值稳定可信。

```
Study omitted       |   Estimate       [95%  Conf.  Interval]
--------------------+-------------------------------------------
Meyer               |   .78114635     .73384261     .83149934
Song                |   .76858038     .72097296     .81933141
Lopez-ridaura_NHS   |   .77768868     .72831291     .83041179
Lopez-ridaura_HPFS  |   .77656794     .72835261     .82797492
Van Dam             |   .78435034     .73795503     .83366251
Raquel Villegas     |   .77084708     .72159219     .82346404
Hopping_Male        |   .77209455     .72104788     .82675505
Hopping_Female      |   .76615667     .71638989     .81938064
Kyoko Kirii_Male    |   .77572691     .72874659     .82573587
Kyoko Kirii_Female  |   .77473432     .72764605     .82486981
Kim                 |   .77895147     .73297459     .82781231
Nanri_Male          |   .77089179     .7233898      .821513
Nanri_Female        |   .77008045     .7230711      .82014602
Weng                |   .78147608     .73749471     .82808024
Heta                |   .77823931     .73136574     .82811707
Hruby               |   .77843928     .73259753     .82714951
Konishi_Male        |   .76950842     .72420412     .81764686
Konishi_Female      |   .77950311     .7338751      .82796794
Hruby_NHS           |   .76870835     .71744388     .82363588
Hruby_NHS2          |   .76413888     .71765149     .81363755
Hruby_HPFS          |   .76541972     .71762818     .81639403
--------------------+-------------------------------------------
Combined            |   .77413092     .72783028     .82337696
--------------------------------------------------------------
```

图 16-18　Stata 软件敏感性分析

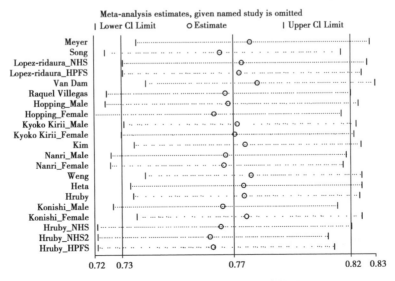

图 16-19　Stata 软件敏感性分析森林图

	tau	I^2
Omitting Meyer	0.0708	49.2%
Omitting Song	0.0826	51.7%
Omitting Lopez-ridaura_NHS	0.0817	50.0%
Omitting Lopez-ridaura_HPFS	0.0806	51.8%
Omitting Van Dam	0.0614	46.5%
Omitting Raquel Villegas	0.0882	52.7%
Omitting Hopping_Male	0.0908	52.2%
Omitting Hopping_Female	0.0855	51.0%

	RR	95%-CI	p-value	tau^2
Omitting Meyer	0.7851	[0.7422; 0.8305]	< 0.0001	0.0050
Omitting Song	0.7709	[0.7255; 0.8191]	< 0.0001	0.0068
Omitting Lopez-ridaura_NHS	0.7806	[0.7339; 0.8303]	< 0.0001	0.0067
Omitting Lopez-ridaura_HPFS	0.7792	[0.7338; 0.8273]	< 0.0001	0.0065
Omitting Van Dam	0.7896	[0.7490; 0.8324]	< 0.0001	0.0038
Omitting Raquel Villegas	0.7724	[0.7248; 0.8232]	< 0.0001	0.0078

图 16-20　R 软件敏感性分析

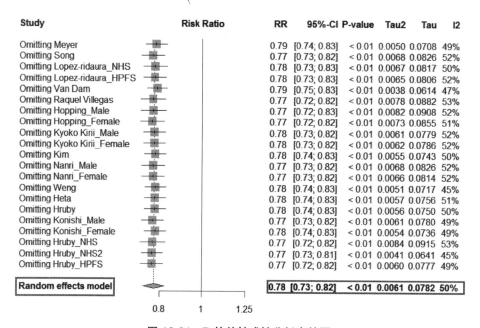

图 16-21　R 软件敏感性分析森林图

（4）偏倚性检查：meta 分析本身是对文献的二次研究，在设计、实施、分析等环节都可能引入偏倚，影响最后结果和结论的真实性。meta 分析的偏倚存在于两个层面，原始研究存在的偏倚和分析过程中引入的新偏倚，其主要来源是抽样偏倚、选择偏倚和研究内偏倚。偏倚检查常用的方法有漏斗图法、Egger 回归法、Begg 秩相关法、剪补法和失安全数。

Stata 软件偏移性检查代码

```
metafunnel lnRR selnRR    * 制作漏斗图
metabias lnRR selnRR,begg   *Begg 检验
metabias lnRR selnRR,egger   *Egger 检验
```

R 软件偏移性检查代码：

```
funnel(Meta)# 做漏斗图
metabias(Meta,method.bias="Begg",k.min=10)# 做 Begg 检验 , 研究文献不少于 10 个
metabias(Meta,method.bias="Egger",k.min=10)# 做 Egger 检 , 研究文献不少于 10 个
# 此语句中 Meta 为文件名
```

Stata 软件偏倚性检查结果见图 16-22、图 16-23、图 16-24,R 软件偏倚性检查结果见图 16-25、图 16-26、图 16-27。漏斗图主观观察存在不对称,Begg 检验 P=0.07（>0.05）,Egger 检验 P=0.03（<0.05）,综合漏斗图和 Begg、Egger 检验,meta 分析存在一定发表偏倚,解释时须谨慎。

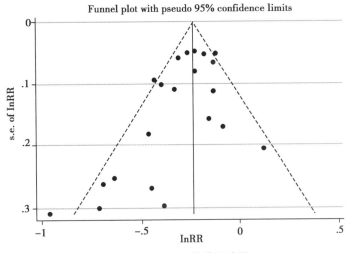

图 16-22　Stata 软件漏斗图

```
Begg's test for small-study effects:
Rank correlation between standardized intervention effect and its standard error

adj. Kendall's Score (P-Q) =      -60
        Std. Dev. of Score =    33.12
         Number of Studies =       21
                         z =    -1.81
                 Pr > |z| =    0.070
                         z =     1.78 (continuity corrected)
                 Pr > |z| =    0.075 (continuity corrected)
```

图 16-23　Stata 软件 Begg 检验结果

```
Egger's test for small-study effects:
Regress standard normal deviate of intervention
effect estimate against its standard error

Number of studies = 21                    Root MSE    =   1.287
```

Std_Eff	Coef.	Std. Err.	t	P>|t|	[95% Conf. Interval]	
slope	-.1441009	.045226	-3.19	0.005	-.2387601	-.0494417
bias	-1.211034	.5271805	-2.30	0.033	-2.314435	-.1076322

```
Test of H0: no small-study effects        P = 0.033
```

图 16-24　Stata 软件 Egger 检验结果

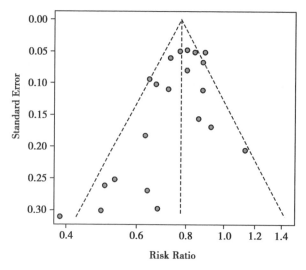

图 16-25　R 软件漏斗图

```
Test result:  z = -1.81, p-value = 0.0700

Sample estimates:
        ks     se.ks
 -60.0000 33.1160

- reference: Begg & Mazumdar (1993), Biometrics
```

图 16-26　R 软件 Begg 检验结果

```
Test result:  t = -2.30, df = 19, p-value = 0.0331

Sample estimates:
    bias se.bias intercept se.intercept
 -1.2110  0.5272   -0.1441       0.0452

Details:
- multiplicative residual heterogeneity variance (tau^2 = 1.6557)
- predictor: standard error
- weight:    inverse variance
- reference: Egger et al. (1997), BMJ
```

图 16-27　R 软件 Egger 检验结果

（5）剂量反应 meta 分析

【例 16-5】截取一项剂量反应 meta 分析研究纳入的数据进行剂量反应 meta 分析，选取其中纳入的 4 个研究，用不同的 id 名区别。具体研究类型（type）、剂量（dose，选取原始暴露剂量中位数）、病例数（case）、随访人年数（peryears）、效应量（相对危险度 RR 的自然对数值 $\log RR$）和效应量的标准误（se），见表 16-5。

表 16-5　剂量反应荟萃分析数据

number	id	type	dose	cases	peryears	$logRR$	se
1	at	ir	0	45	5 931.51	0	NA
2	at	ir	1.848	61	12 143	−0.193 19	0.201 715
3	at	ir	9.086 8	79	14 671.52	−0.133 65	0.191 076
4	at	ir	22.857 1	60	12 854.3	−0.216 73	0.202 168
5	at	ir	45.595 2	53	10 925.75	−0.186 72	0.212 723
6	hp	ir	0	51	96 659.16	0	NA
7	hp	ir	2.1	41	99 390.73	−0.223 26	0.210 67
8	hp	ir	9.5	67	111 751.8	−0.032 91	0.187 457
9	hp	ir	18.8	18	53 704.71	−0.681 74	0.276 281
10	hp	ir	40.3	67	47 656.96	0.229 81	0.193 168
11	nt	ir	0	111	1 356.69	0	NA
12	nt	ir	2.2	136	1 782.74	0.101 04	0.179 137
13	nt	ir	9.3	200	2 456.36	0.178 78	0.168 553
14	nt	ir	22.5	193	2 069.8	0.095 78	0.170 587
15	nt	ir	41.3	188	1 266.8	0.527 29	0.185 472
16	ny	ir	0	47	20 756.52	0	NA
17	ny	ir	0.966 7	135	90 930.18	−0.318 75	0.171 018
18	ny	ir	11.4	86	42 533.97	−0.053 56	0.183 475
19	ny	ir	22.8	53	25 430.02	−0.163 9	0.202 926
20	ny	ir	45.6	71	19 493.39	0.151 41	0.192 484

R 软件程序代码

```
install.packages(c("mvmeta","dosresmeta"))# 下载 mvmeta 和 dosersmeta 程序包
install.packages("rms")# 下载 rms 程序包,非线性模型拟合需要程序包
install.packages("aod")# 下载 aod 程序包,wald 检验需要程序包
library("dosresmeta")# 加载程序包
data<-read.csv(file.choose())
library("Hmisc")
library("survival")
library("SparseM")
library("rms")
library("aod")
knots <-quantile(data$dose,c(.05,.35,.65,.95))# 设立 4 个节点,节点数与研究文献原始数据有关,如
```
果每个研究文献原始数据摄入量最少 3 个层次,那么只能设立 3 个节点,如果摄入量多于 3 个层级,可以设立 4 个节点,常用的 3 节点为 0.1、0.5、0.9 或 0.25、0.5、0.75

　　knots# 输出节点处摄入量,结果如图 16-28

spl <-dosresmeta(formula = logRR ~ rcs(dose,knots),type = type,id = id,se = se,cases = cases,n = peryears,data = data)# 利用限制性立方条拟合非线性，并做检验

summary(spl)# 输出拟合检验数据，结果如图 16-29，P=0.1707，没有统计学意义

wald.test(b = coef(spl),Sigma = vcov(spl),Terms = 2:3)# 专业检验结果如图 16-30，P=0.2，无统计学意义，数据不符合非线性拟合

pred<-predict(spl,data.frame(dose = seq(0,60,12)),expo=TRUE,xref = 0)# 预测从 0 开始到 60，每 12 个单位的摄入量值

print(pred,digits = 2)# 显示预测值，结果如图 16-31

newdata = data.frame(dose = seq(0,60,1))

with(predict(spl,newdata,expo=TRUE,xref = 0),{plot(dose,pred,type ="l", ylab ="Odds ratio",las = 1,xlab ="soy isoflavone intake grams/day",ylim = c(0.8,1.8),bty ="l")

lines(dose,ci.lb,lty ="dashed")

lines(dose,ci.ub,lty ="dashed")})# 制图，结果如图 16-32

lin.fixed<-dosresmeta(formula=logRR~dose,type=type,id=id,se=se,cases=cases,n=peryears,data=data,method ="fixed")# 固定效应模型拟合线性模型

summary(lin.fixed)# 模型检验，结果如图 16-33，P=0.021，有统计学意义

lin<-dosresmeta(formula=logRR~dose,type=type,id=id,se=se,cases=cases,n=peryears,data=data)#随机效应模型拟合线性模型

summary(lin)# 检验结果如图 16-34，P=0.036，同样具有统计学意义，但结合 logLik、AIC、BIC，随机效应模型更好

newdata = data.frame(dose = seq(0,60,12))

pred<-predict(lin,newdata,expo=TRUE)# 利用随机效应模型，预测摄入量，结果如图 16-35

round(pred,2)

with(pred,{plot(dose,pred,type ="l",log ="y",ylab ="Odds ratio",las = 1,xlab ="soy isoflavone intake grams/day",ylim = c(0.8,1.8),bty ="l")

lines(dose,ci.lb,lty ="dashed")

lines(dose,ci.ub,lty ="dashed")})# 制图，软件输出结果如图 16-36

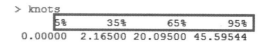

```
> knots
      5%      35%      65%      95%
 0.00000  2.16500 20.09500 45.59544
```

图 16-28 非线性拟合节点处摄入量

```
Chi2 model: X2 = 5.0156 (df = 3), p-value = 0.1707

Fixed-effects coefficients
                                    Estimate  Std. Error        z   Pr(>|z|)
rcs(dose, knots)dose.(Intercept)      0.0195      0.0193   1.0105     0.3123
rcs(dose, knots)dose'.(Intercept)    -0.6123      0.5246  -1.1673     0.2431
rcs(dose, knots)dose''.(Intercept)    0.7220      0.6074   1.1888     0.2345
                                    95%ci.lb    95%ci.ub
rcs(dose, knots)dose.(Intercept)     -0.0183      0.0574
rcs(dose, knots)dose'.(Intercept)    -1.6404      0.4158
rcs(dose, knots)dose''.(Intercept)   -0.4684      1.9125
```

图 16-29 非线性拟合检验结果

```
Wald test:
----------

Chi-squared test:
X2 = 3.2, df = 2, P(> X2) = 0.2
```

图 16-30　非线性拟合专业性检验

```
    rcs(dose, knots)dose rcs(dose, knots)dose' rcs(dose, knots)dose''    pred
1                     0                   0.00                    0.00 0.0000
2                    12                   0.83                    0.46 0.0556
3                    24                   6.60                    4.96 0.0085
4                    36                  18.98                   15.34 0.1528
5                    48                  34.51                   28.52 0.3976
6                    60                  50.38                   42.01 0.6531

    ci.lb ci.ub
1   0.000  0.00
2  -0.115  0.23
3  -0.159  0.18
4  -0.047  0.35
5   0.036  0.76
6   0.070  1.24
```

图 16-31　非线性拟合预测值

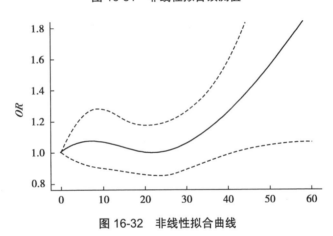

图 16-32　非线性拟合曲线

```
Chi2 model: X2 = 9.4989 (df = 1), p-value = 0.0021

Fixed-effects coefficients
              Estimate  Std. Error       z  Pr(>|z|)  95%ci.lb  95%ci.ub
(Intercept)     0.0055      0.0018  3.0820    0.0021    0.0020    0.0091  **
---
Signif. codes:  0 '***' 0.001 '**' 0.01 '*' 0.05 '.' 0.1 ' ' 1

Univariate Cochran Q-test for residual heterogeneity:
Q = 6.1279 (df = 3), p-value = 0.1056
I-square statistic = 51.0%

4 studies, 4 values, 1 fixed and 0 random-effects parameters
 logLik      AIC       BIC
15.7178  -29.4355  -30.0492
```

图 16-33　固定效应模型线性拟合检验

```
Chi2 model: X2 = 4.3756 (df = 1), p-value = 0.0365

Fixed-effects coefficients
                Estimate Std. Error        z  Pr(>|z|)  95%ci.lb  95%ci.ub
(Intercept)       0.0055       0.0026  2.0918    0.0365    0.0003    0.0106  *
---
Signif. codes:  0 '***' 0.001 '**' 0.01 '*' 0.05 '.' 0.1 ' ' 1

Between-study random-effects (co)variance components
  Std. Dev
     0.0037

Univariate Cochran Q-test for residual heterogeneity:
Q = 6.1279 (df = 3), p-value = 0.1056
I-square statistic = 51.0%

4 studies, 4 values, 1 fixed and 1 random-effects parameters
  logLik        AIC        BIC
10.8524  -17.7049  -19.5077
```

图 16-34 随机效应模型线性拟合检验

```
    dose pred ci.lb ci.ub
1      0 1.00  1.00  1.00
2     12 1.07  1.00  1.14
3     24 1.14  1.01  1.29
4     36 1.22  1.01  1.46
5     48 1.30  1.02  1.66
6     60 1.39  1.02  1.88
```

图 16-35 随机效应模型预测值

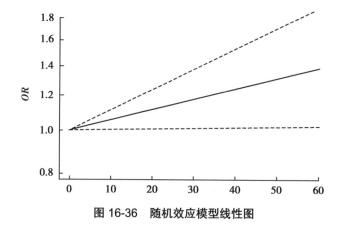

图 16-36 随机效应模型线性图

（苏 畅 李惟怡）

参考文献

［1］詹思延.流行病学［M］.8 版.北京：人民卫生出版社,2017:318.

［2］张小年.Meta 分析［J］.中国康复理论与实践,2005,11(8):686-687.

［3］WANG Q,LIU X,REN S.Tofu intake is inversely associated with risk of breast cancer:a meta-analysis of observational studies［J］.PLOS ONE,2020,15(1):e0226745.

［4］OKEKUNLE A P,GAO J,WU X,et al.Higher dietary soy intake appears inversely related to breast cancer risk independent of estrogen receptor breast cancer phenotypes［J］.Heliyon,2020,6(7):e04228.

［5］何寒青,陈坤.Meta 分析中的异质性检验方法[J].中国卫生统计,2006,23(6):486-487.

［6］王若琦,秦超英.Meta 分析中异质性检验方法的改进[J].科学技术与工程,2012,12(10):2256-2259.

［7］QIANG Y,LI Q,XIN Y,et al.Intake of dietary one-carbon metabolism-related b vitamins and the risk of esophageal cancer:a dose-response meta-analysis［J］.Nutrients,2018,10(7):835.

［8］SCHWINGSHACKL L,HOFFMANN G,LAMPOUSI A M,et al.Food groups and risk of type 2 diabetes mellitus:a systematic review and meta-analysis of prospective studies［J］.Eur J Epidemiol,2017,32(5):363-375.

［9］ZHAI H,WANG Y,JIANG W.Fruit and vegetable intake and the risk of chronic obstructive pulmonary disease:a dose-response meta-analysis of observational studies［J］.Biomed Res Int,2020(2020):3783481.

［10］ZHAO T T,JIN F,LI J G,et al.Dietary isoflavones or isoflavone-rich food intake and breast cancer risk:a meta-analysis of prospective cohort studies［J］.Clin Nutr,2019,38(1):136-145.

［11］WANG Y,GUO J,YU F,et al.The association between soy-based food and soy isoflavone intake and the risk of gastric cancer:a systematic review and meta-analysis［J］.J Sci Food Agric,2021,101(13):5314-5324.

［12］魏丽娟,董惠娟.Meta 分析中异质性的识别与处理[J].第二军医大学学报,2006,27(4):449-450.

［13］LEE J H,CHAI Y J,YI K H.Effect of cigarette smoking on thyroid cancer:meta-analysis［J］.Endocrinol Metab(Seoul),2021,36(3):590-598.

［14］BILLER V S,LEITZMANN M F,SEDLMEIER A M,et al.Sedentary behaviour in relation to ovarian cancer risk:a systematic review and meta-analysis［J］.Eur J Epidemiol,2021,36(8):769-780.

［15］HERNÁNDEZ-ALONSO P,BOUGHANEM H,CANUDAS S,et al.Circulating vitamin D levels and colorectal cancer risk:a meta-analysis and systematic review of case-control and prospective cohort studies［J］.Crit Rev Food Sci Nutr,2023,63(1):1-17.

［16］JATHO A,CAMBIA J M,MYUNG S K.Consumption of artificially sweetened soft drinks and risk of gastrointestinal cancer:a meta-analysis of observational studies［J］.Public Health Nutr,2021,24(18):6122-6136.

［17］翟俊霞,王丹,牟振云,等.Meta 分析中的偏倚分析[J].河北医药,2009,31(24):3413-3414.

［18］周旭毓,方积乾.Meta 分析的常见偏倚[J].循证医学,2002,2(4):216-220.

［19］杨书,杨晓虹,刘新.发表性偏倚产生与识别方法的可行性论证[J].成都医学院学报,2008,3(2):132-135.

［20］康德英,洪旗,刘关键,等.Meta 分析中发表性偏倚的识别与处理[J].中国循证医学杂志,2003,3(1):45-49.

［21］石修权.Eggerg's 检验与 Begg's 检验的功效差异比较与原因分析[C]// 第十届中华医学会临床流行病学年会暨第二届世界中医药学会联合会临床疗效评价学术交流会论文集.北京:中华医学会,2008:5-9.

［22］俞慧强,郑辉烈,李悦,等.Meta 分析发表偏倚诊断方法研究[J].中国卫生统计,2011,28(4):402-405.

第十七章 营养学交叉学科

学科交叉是未来科学发展的必然趋势,相对于传统学科而言,可以利用多学科技术方法,提供综合多元的理论基础和研究视角,探索解决深层次及科学前沿问题。本章将概要介绍营养学与其他学科的交叉研究案例,包括环境科学、社会经济学、粮食安全、信息技术、饮食文化与行为科学等学科领域,帮助读者从不同视角理解现代营养学研究。

第一节 交叉学科概述

一、交叉学科产生的背景

随着科技和产业加速发展,为实现重要科学问题和核心技术的关键突破,学科之间的深度交叉融合必不可少。交叉学科是不同学科之间的交叉、融合形成的新兴学科,是未来科学发展的必然趋势,也是推动科技创新的重要驱动力。交叉学科相对于传统学科而言,可以提供更多元的理论基础和研究视角,突破单一学科的限制,更加有利于获得突破性进展。斯蒂芬·威廉·霍金认为"21 世纪将是复杂性科学的世纪",而学科交叉正是复杂科学研究的重要特征。

2020 年,交叉学科成为我国国务院学位委员会和教育部设置的第 14 个学科门类。同年,国家自然科学基金委员会也在 8 个传统学部之外,设立了交叉科学领域的新学部,其中聚焦生命与健康的交叉科学三处,面向人民生命健康,基于理学、工学、医学等领域的交叉科学研究,发展生物医学前沿技术方法,阐明生命相关复杂系统的多层次跨尺度相互作用与调控机制,揭示生命现象背后的科学规律和共性原理,探索生命健康研究新模式,应对人类健康与疾病防治中的重大挑战。

二、交叉学科的发展与应用

面对单一学科无法开展深入研究的一些重要问题或新的研究方向,交叉学科通过融合不同学科的范式,可以推动以往被专业学科忽视的研究领域的发展,增加学科间交流,形成以"解决问题"为宗旨的研究模式。为促进学科交叉融合,规范交叉学科管理,国务院学位委员会 2021 年印发《交叉学科设置与管理办法(试行)》,提出交叉学科是在学科交叉的基础上,通过深入交融,创造一系列新的概念、理论、方法,展示出一种新的认识论,构架出新的知识结构,形成一个新的更丰富的知识范畴,已经具备成熟学科的各种特征。

目前我国多所知名院校响应国家号召,聚焦重大科学问题和关键领域,根据各自学科特色积极开展交叉学科建设。尤其是生命科学与医学领域,已经成为汇聚多学科前沿研究的热门方向。按照教育部公布的学位授予单位自主设置交叉学科名单(截至2021年6月30日),设置了生命科学与医学领域相关交叉学科的高等院校主要包括:北京大学(整合生命科学、数据科学)、清华大学(精准医学与公共健康)、北京协和医学院(人文医学、群医学、生命伦理学、医学信息学)、华北理工大学(公共卫生化学)、河北医科大学(环境与健康学)、苏州大学(生物医学电子信息工程、医学系统生物学)、南京医科大学(健康政策与管理、临床医学工程、人文医学)、安徽医科大学(应急医学)、厦门大学(健康大数据与智能医学、转化医学)、山东大学(数据科学、计算医学、个体识别诊断)、武汉大学(健康经济学)、四川大学(人工智能、再生医学、应激生物学)、南方医科大学(卫生应急)、中国科学院大学(仿生界面交叉科学、再生医学、食品安全与健康、生物信息学、纳米科学与技术)等。

现代科学技术的重大突破,往往是在不同学科交叉融合的过程中形成的。21世纪,全球面临着环境和气候改变、人口老龄化、传染病流行、生物安全、不健康生活方式等健康挑战,现有的医学教育和卫生体系难以应对。因此,以医学为基础,结合生命科学、数据科学、环境科学、社会科学、经济学、工程科学、人工智能等学科,开展学科交叉研究,从疾病的预防、诊断、控制、治疗、康复等不同阶段,统筹个体卫生行为与群体卫生行动,防治结合改善我国人群健康至关重要。

三、营养流行病学在交叉学科中的作用

传统营养流行病学侧重群体研究,而随着人们健康需求显著提升,精准营养成为营养学领域研究的热门趋势。现代营养学注重多学科交叉融合,逐渐将营养流行病学与信息技术、代谢组学、生物信息、数字影像、基因学、免疫学、肠道微生态、社会经济学、农业科学、政策管理、环境科学、行为科学、心理学等多学科领域的研究技术有机结合,从不同视角开展营养学研究,探索并解决深层次及科学前沿问题。

第二节 环 境 研 究

一、气候变化

肥胖流行、营养不良和气候变化是目前威胁人类健康的主要问题。气候变化与粮食系统密切相关,一方面,全球气候变暖,干旱、寒潮、热浪等极端天气频发为食物供应和食物价格的稳定性带来了严峻挑战,威胁到数千万人的口粮、营养和生计,增加饥饿、营养不良和饮食不健康引起的死亡人口数。另一方面,粮食生产是温室气体排放、水和土地利用的主要驱动因素;而不健康的饮食则会增加慢性非传染性疾病的风险。因此,饮食模式的改变可能对环境和健康带来益处。

有研究系统回顾了将当前饮食模式改变为环境可持续饮食模式可能带来的温室气体排放、土地利用和水利用等环境变化的证据。图17-1、图17-2、图17-3结果显示,纳入的研究中有14种常见的可持续饮食模式,通过采用可持续饮食模式可以减少高达70%~80%的温室气体排放量和土地使用量,减少50%的水使用量(所有研究中该指标的中位数为20%~30%)。环境足迹,又称生态足迹,是人类对地球生态系统需求的一种衡量指标,值越高代表人类对生态的破坏越严重。环境足迹的减少通常与对动物性食物的限制程度成正比。

饮食变化在降低全因死亡风险方面也产生了适度的益处。

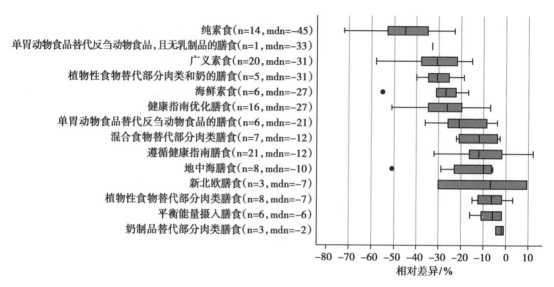

图 17-1　当前饮食模式和可持续饮食模式之间温室气体排放的相对差异

注:反刍动物包括牛、羊等,单胃动物如猪、鸡等。

资料来源:ALEKSANDROWICZ L,GREEN R,JOY E J M,et al.The impacts of dietary change on greenhouse gas emissions,land use,water use,and health:a systematic review.PLOS ONE,2016,11(11):e0165797.

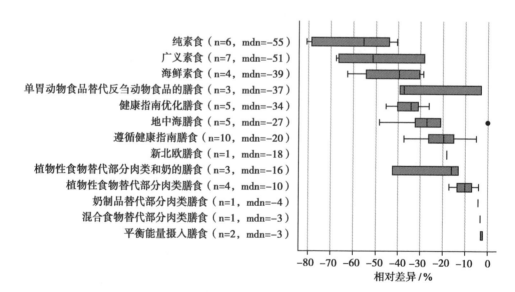

图 17-2　当前饮食模式和可持续饮食模式之间土地利用的相对差异

注:反刍动物包括牛、羊等,单胃动物如猪、鸡等。

资料来源:ALEKSANDROWICZ L,GREEN R,JOY E J M,et al.The impacts of dietary change on greenhouse gas emissions,land use,water use,and health:a systematic review.PLOS ONE,2016,11(11):e0165797.

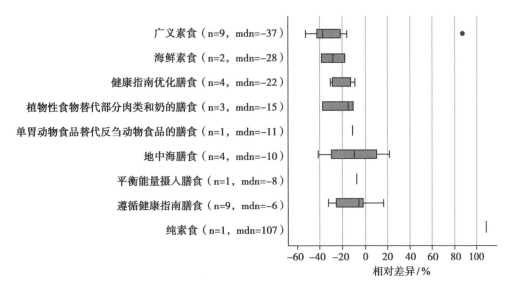

图 17-3 当前饮食模式和可持续饮食模式之间水利用的相对差异

注:反刍动物包括牛、羊等,单胃动物如猪、鸡等。

资料来源:ALEKSANDROWICZ L,GREEN R,JOY E J M,et al.The impacts of dietary change on greenhouse gas emissions,land use,water use,and health:a systematic review.PLOS ONE,2016,11(11):e0165797.

二、环境污染

家庭和环境空气污染对减少心血管疾病和死亡的重要性已在多项研究中得以证实。一项前瞻性队列研究,于 2005 年 1 月—2016 年 12 月在五大洲 21 个国家(包括高收入、中等收入和低收入国家)纳入并随访了 155 722 名既往无心血管疾病史的参与者,研究了 14 种潜在可改变风险因素与死亡率和心血管疾病风险的相关性,包括行为因素(吸烟、饮酒、饮食、身体活动和钠摄入量)、代谢因素(血脂、血压、糖尿病、肥胖)、社会经济和心理因素(教育、抑郁症状)、握力以及家庭和环境污染。在整个研究人群中,13.9% 的心血管疾病病例可归因于环境空气污染,$PM_{2.5}$ 增加 $10\mu g$ 与心血管疾病相关死亡风险增加 3%、心血管病事件增加 5%、心肌梗死增加 3%、脑卒中增加 8% 相关。在中等收入国家和低收入国家,家庭空气污染对心血管疾病或死亡率的影响比高收入国家更大,通过专注于减少中低收入国家使用煤油或固体燃料造成的家庭空气污染,可以在全球范围内避免很大比例的过早死亡。

三、社区环境

慢性非传染性疾病,在全球范围尤其是中低收入国家,已成为卫生系统面临的严峻挑战,并呈不断上升的趋势。在快速城市化和人口老龄化的背景下,伴随而来的不健康生活方式,如缺乏运动、不健康饮食、吸烟、过度饮酒等都会增加死于非传染性疾病的风险。聚焦这些可改变的行为因素,制定有效的干预策略,成为预防和控制非传染性疾病的关键。

随着健康行为的理论发展,对于行为影响因素的研究从个体、家庭层面逐渐向社会、环境等多维度拓展。其中,社区建成环境(built environment)对健康相关行为的影响成为研究热点。建成环境是指人为创建或改造的环境,包括建筑设计、土地利用、交通运输、身体活动及食物相关基础设施、绿化及步道空间等。建成环境的评价通常包括密度(如人口密度、土地开发强度等)、土地综合利用(不同用途土地利用的数量、种类多样性等)、设计(街区尺度、街道连通性、舒适性等)、目的地可达性(到各类场所、设施的距离)和公共交通距离(地铁站、公交站的密度或到交通站点的距离)。此外,建成环境中也延伸出了侧重饮食相关研究的食物环境(food environment)的概念,包括零食环境和餐馆环境。食物环境的评价通常包括可获得性(餐馆、超市、便利店的数量、种类;健康食品的供应);可及性(到食物供应场所的便利性、距离);可负担性(食物价格与居民收入及支付能力的关系);可接受性(居民对食物环境的态度,是否符合个人期望);可适应性(居民对食物售卖场所供应食物的方式的态度)。

目前,建成环境在营养流行病学领域的研究,主要侧重身体活动和饮食行为方面。基于地理信息系统(GIS)、身体活动评价、饮食行为评价等方法,探索社区环境如何影响个人健康行为。但由于测量范围、测量方法、指标定义、地区人群差异性等问题,相关研究的结论并不一致。《"健康中国 2030"规划纲要》提出要建设健康环境,达到共建共享、全民健康的目标。因此,未来在我国人群中开展建成环境相关研究,将为持续控制因身体活动不足和不健康饮食行为带来的健康负担提供证据支撑。

第三节 社 会 经 济

一、社会剥夺

社会剥夺(social deprivation)在西方国家的研究起步较早,用来测度社会发展不平等现象,最初由英国社会学家 Peter Townsend 定义并提出,指人们维持日常生活的基本物质需要和参与社会活动的需要未能得到满足的现象。随着社会发展和研究的深入,社会剥夺的概念和内涵也在逐渐拓展。有学者认为,社会剥夺是一个多维度概念,还应包含教育水平、就业机会和医疗服务等多方面的不平等。社会剥夺的测度可以分为个人水平和区域水平两个层面。个人水平的社会剥夺主要体现在维持日常生活所需是否能得到满足,包括食物、衣服、住房等方面。区域水平的社会剥夺主要体现在研究人群总体上受到某种或多种社会剥夺的状况。测量区域水平剥夺通常采用社会剥夺指标,Townsend 最先从物质生活和社会活动两个维度建立了社会剥夺指数,奠定了社会剥夺定量研究的基础,后续在其他研究中得以完善和发展。许多发达国家和地区分别建立了适合本国/地区的社会剥夺指数,如新西兰剥夺指数(the New Zealand Deprivation index)、威尔士多重剥夺指数(the Welsh Index of Multiple Deprivation)、英国多重剥夺指数(the Index of Multiple Deprivation for UK)等,社会剥夺指数已成为西方国家检视社会问题最直观的依据,并在营养健康研究中广泛应用,探究营养相关问题的人群异质性,为制定防控策略提供证据。

一项研究调查了 1 029 名居住在新西兰奥克兰的 8~13 岁儿童,利用新西兰剥夺指数(the New Zealand Deprivation Index,NZDep 2013)评估社会剥夺状况与不健康食品店、儿童不健康饮食行为(不健康零食和饮料的消费频率,以及上下学途中的食品购买行为)和体型的关系。结果显示,社会剥夺程度与健康饮食行为负相关,与腰围身高比正相关。社会剥夺程度高的社区,儿童面临肥胖和不健康饮食行为的风险更大。

二、成本效益

成本效益是评估营养干预措施能否推广实施的一个重要考虑,可为干预策略提供优先级别的证据。减盐作为世界卫生组织推荐的最经济的防控慢性病策略之一,多项研究评估了减盐在不同地区的成本效益。在中国通过媒体宣传和食品行业自发控盐行动采取的减盐措施仅需人均每年 0.05 美元的成本,在应对非传染性疾病方面的成本效益优于控烟、限酒、促进合理饮食和身体活动等措施。Webb 等对 183 个国家政府主导的减盐干预进行了成本效益分析,结果显示,在全球范围内钠消费量在 10 年内减少 10%,每年可避免约 580 万与心血管疾病相关的失能调整生命年(disability-adjusted life year,DALY),人均干预成本仅 1.13美元。来自中国的减盐成本效益研究显示,如果中国将食盐摄入量逐渐控制在每日 9g,并达 10 年以上,每年可预防约 19.7 万心血管事件,降低约 2.5% 的心血管死亡率;如果能把食盐摄入量降至每日 6g,更可获得上述双倍收益。

三、政策经济

宏观经济政策的变化对贫困、饥饿和营养不良有深远的影响(图 17-4),发展中国家在制定和实施营养政策时面临着一系列宏观经济挑战。宏观经济政策对营养的影响研究最早起源于 PerPinstrup-Andersen(1987 年),Scobie(1989 年)建立了概念框架,系统了解宏观经济影响营养结局的路径,Diaz-Bonilla(2015 年)在此基础上又进行了扩展,进一步阐述了有关农业生产和食物保障的影响路径。了解宏观经济政策的变化对营养结局可能产生影响的途径,对于制定改善营养状况的政策和保护脆弱人群、避免其陷入营养不良至关重要。

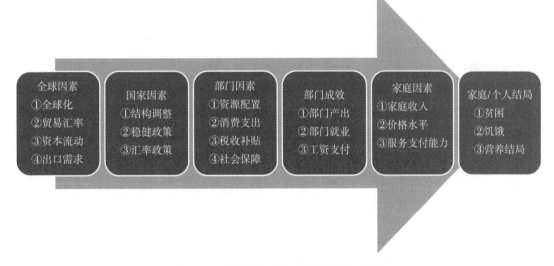

图 17-4 宏观经济政策对营养结局的影响

资料来源:BABU S C,GAJANAN S N,HALLAM J A. 营养经济学[M]. 张兵,王惠君,李滢,译. 北京:人民卫生出版社,2021.

四、社会保障

经济发展的过程中,贫困和脆弱人群往往无法从经济增长中受益。在大规模实施营养干预以及减少饥饿和贫困的努力中,社会保障计划在发达国家和发展中国家都起着重要作用。社会保障计划通常通过强化风险缓解能力、提高抗冲击能力、降低气候/价格风险、性别赋权、投入资金、自然资源投资、人力资本投资,聚焦贫困人群,尤其是儿童、妇女,提高食物保障,改善营养结局。

例如,美国的妇女及婴幼儿援助项目(the special supplemental nutrition program for Women,Infant and Children,WIC)成立于1974年,由联邦政府提供补助金,旨在为低收入家庭中处于营养风险的妇女和婴幼儿提供营养食品,开展营养教育,提供卫生保健和其他社会服务。为改善我国贫困农村儿童的营养健康状况,2011年11月国务院颁布了《国务院办公厅关于实施农村义务教育学生营养改善计划的意见》,为在集中连片特殊困难地区的22个省份699个县2 600万农村义务教育学生提供每个学习日每人3元的膳食营养补助。2014年11月,补助进一步提高到每人每天4元。2021年4月,学生营养改善计划覆盖了28个省份的727个国家试点县和1 005个地方试点县,超过全国县级行政区总数的1/2,受益学生达3 700万人,约占全国义务教育阶段学生总数的1/4,受益人数位列世界第4位,对改善我国贫困地区学生的营养状况起到了重要作用。

第四节　粮　食　安　全

一、可持续食物系统

当前世界正以前所未有的速度发生着变化,人口增长、气候变化、食物生产供应不均衡、膳食变迁、贫困和饥饿,都在威胁着自然环境、粮食生产和人类健康。营养学领域也在思考如何在降低对自然环境生态影响的同时,为日益增长的人口提供充足且营养的食物,达到可持续发展的目标。

2005年国际营养科学联盟和世界卫生政策论坛发表了著名的"吉森宣言",提出了"新营养学"的概念,即在传统营养学的基础上结合环境科学和社会学的研究内容,使之成为一个多维度的综合性学科,以人类营养健康为中心,引入社会和环境作为新的研究对象,关注食物、营养、社会与环境的复杂作用。

近五十年,人类正面临史无前例的环境危机,环境和生态系统的变化已经对食物系统的持续生产和供给造成了威胁。在此背景下,新营养学将关注的重点从人类营养扩展至与营养有关的土地利用、食物生产和消费及资源节约和环境保护。全世界有8.2亿人无法获得充足的食物,另有20亿成人超重或肥胖。因此,社会学是将新营养学其他两个核心部分——营养学和环境科学有机联结的桥梁,是实现"人人有权享有安全、充足和营养食物"这一目标的必要条件。

新营养学反映了从单一领域(生物学)到多领域(包括社会学和环境科学)的转变,以应对21世纪的挑战。研究热点包括:采用新理论、新方法研究不断增长的人口数量、人口老龄化对营养的影响、持续存在的营养不良、日趋增长的肥胖率和慢性非传染性疾病;有助于增加农作物产量、提高农业生产效率和质量的精准农业和精准营养;不同国家、不同人群之间的食物资源和营养状况分布的不均衡性及其环境和社会影响因素;快速变化的食物供应以及日趋紧张的自然资源等。

二、粮食安全与营养

《2021年世界粮食安全和营养状况》报告估计,2020年全世界有7.2亿~8.1亿人口面临饥饿,有23.7亿人口(近三分之一的世界人口)无法获得充足的食物,近12%的人口面临重度粮食不安全,18.5%的人口面临中度粮食不安全。同时,粮食不安全状况呈现出明显的性别差异,2020年女性中重度粮食不安全率比男性高10%左右。

粮食不安全与各种形式的营养不良息息相关。2020年,全球范围内5岁以下儿童有22.0%发育迟缓,6.7%消瘦,5.7%超重,三分之一左右的育龄期女性(15~49岁)受到贫血困扰。

图17-5展示了粮食安全和营养的传导链条、背后的驱动因素及可能带来的影响。了解粮食安全和营养的影响因素,有助于制定粮食体系转型的政策,应对导致粮食不安全的风险因素,保障粮食安全,改善营养,确保人人可获得经济型健康膳食。部分潜在的实现途径包括:在粮食供应链中采取干预措施,降低营养食物成本;确保干预措施对贫困人口具有包容性;强化食物环境,改变消费者行为,倡导对人类健康和环境有利的膳食方式等。

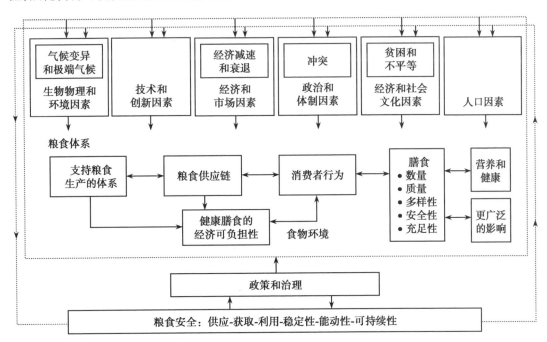

图 17-5 粮食安全和营养的传导链条

资料来源:联合国粮食及农业组织,国际农业发展基金,联合国儿童基金会,等.2021年世界粮食安全和营养状况[R/OL].(2021-11-02)[2023-04-01].https://www.fao.org/3/cb4474zh/cb4474zh.pdf.

三、健康膳食经济

由于健康膳食的高成本以及长期存在的严重贫困和收入不平等现象,健康膳食对世界各地约 30 亿人而言依然遥不可及。一方面,健康膳食的经济不可负担性会带来粮食不安全和包括发育迟缓、消瘦、超重和肥胖在内的各种形式营养不良。另一方面,食物生产、粮食供应链、食物环境、消费者需求和粮食政治经济学等领域中的多种因素也在推高营养食物的获取成本。2019 年健康膳食成本以《2017 年世界粮食安全和营养状况》报告中公布的人均每日美元数为基准,采用 2019 年联合国粮农组织统计数据库公布的各国食品消费者价格指数(CPI)和购买力平价(PPP)更新后得出,约为 4.04 美元/(人·日),全球约 41.9% 的人口无力负担健康膳食成本。按照经济收入水平来看,低收入国家 87.6%、中等偏下收入国家 69.5%、中等偏上收入国家 21.1%、高收入国家 1.4% 的人口,无法负担健康膳食成本,这也进一步加重了脆弱人群的营养状况,造成严峻的疾病负担。

第五节　信 息 技 术

一、大数据挖掘

21 世纪是信息化时代,以数据为基础的流行病学正处于"大数据"和"大健康"蓬勃发展的机遇期。微观研究方面,随着高通量组学技术的进步,推动了生物医学组学数据的指数级增长。人群研究方面,世界多国均建立了超大规模人群队列,为开展流行病学分析及全组学设计提供了海量数据。技术发展方面,随着互联网、云计算、移动智能、机器学习等信息技术在健康领域的广泛应用,我国医疗健康大数据初具雏形。目前,我国疾病登记、死亡登记、医疗保险等数据均已应用于疾病负担估计和病因学分析。整合多方资源,充分运用信息技术,开展营养健康大数据分析,成为未来的学科发展方向。传统统计方法在大数据分析上的劣势正逐渐显现,而随着以机器学习和深度学习为代表的人工智能技术在流行病学研究中的应用,其在数据多层次挖掘和整合方面显示出卓越的优势。

二、智能终端

智能终端借助搭载的精密算法,快捷、强大的数据收集和处理能力,近年来逐渐应用于营养流行病学领域。在数据收集阶段,以平板电脑、手机为代表的电子数据收集系统(EDC)逐渐替代纸质问卷,实现了调查无纸化,极大提升了调查效率。在身体活动评估方面,以活动量计、加速度计等为代表的记录设备,可以很大程度上提高身体活动数据评估的准确性。此外,体成分仪、血压监测、血糖监测、睡眠监测等新型智能设备也逐渐在营养健康调查中得以应用,为调查数据的精准定量提供新的思路。

第六节　饮食文化和行为科学

一、饮食文化

我国饮食文化源远流长,在历史长河中,因民族、地域、物产、信仰、习俗等不同,形成了非常多元化的饮食文化。研究饮食文化对于食物选择、膳食模式、营养状况的影响,有助于理解不同人群间的营养健康差异。《中国居民膳食指南(2022)》提出了"东方膳食模式"的概念,纳入了北方适度摄入全谷类和薯类的传统,汇集了东南沿海地区丰富的水产品、多样化蔬菜和摄盐量较低的优势,同时鼓励奶类摄入。在考虑中国不同地域的饮食习惯基础上,倡导平衡膳食理念,体现饮食文化自信,同时也有利于预防慢性疾病的发生。

二、行为科学

饮食行为通常可以体现为对某种食物或饮食习惯的偏好。饮食偏好的形成是多方因素权衡博弈的过程,传统的调查问卷方法很难捕捉到食物选择决策中的复杂性。离散选择实验(discrete choice experiments,DCE)是研究偏好的主要行为学方法之一,具有完备的经济理论基础和高信息负荷的实证方法体系,得出的偏好更接近于真实选择。近年来,国外有学者将 DCE 方法引入饮食行为相关的研究中,定量评估影响饮食偏好的各个因素(属性)及其水平在决策中的相对重要性,弥补传统问卷调查在评估食物选择决策方面的不足。有研究利用 DCE 的方法发现,营养含量是影响澳大利亚年轻人饮食选择的最重要因素,其次是成本、味道、熟悉度和准备时间;与男性相比,女性对具有更好营养、味道和熟悉度的膳食有更高的偏好,而对增加成本的膳食偏好较低;与受教育程度较低的参与者相比,受教育程度较高的参与者饮食偏好更倾向于更好营养、熟悉程度和口味的膳食;与不符合膳食建议的参与者相比,符合水果和蔬菜摄入量建议的年轻人更倾向于可以获得更好营养的膳食。

三、社会心理学

社会认知理论是社会心理学的重要理论之一,认为人的信念、动机,与个体行为,以及环境的现实条件存在着相互作用、制约的关系,常被用于健康干预的实践中。一项在中国六省开展的餐馆减盐干预项目,基于社会认知理论,考虑个体因素和环境因素,围绕餐馆和消费者两方面设计综合干预方案。一方面,提升餐馆工作人员减盐服务技能(厨师和服务员培训),营造有利于减盐的餐馆环境等;另一方面,通过餐单标识、宣传桌牌、服务员提醒等鼓励消费者主动选择低盐或少盐菜品。在干预实施和评估的过程中,餐馆综合减盐干预策略取得了较好的覆盖度、满意率和减盐促进效果。

(杜文雯　苏　畅)

参考文献

[1] ALEKSANDROWICZ L,GREEN R,JOY E J M,et al.The impacts of dietary change on greenhouse gas emissions,land use,water use,and health:a systematic review [J].PLOS ONE,2016,11(11):e0165797.

[2] YUSUF S,JOSEPH P,RANGARAJAN S,et al.Modifiable risk factors,cardiovascular disease,and mortality in 155 722 individuals from 21 high-income,middle-income,and low-income countries(PURE):a prospective cohort study [J].Lancet,2020,395(10226):795-808.

[3] 段银娟,李立明,吕筠.社区建成环境与居民身体活动及饮食行为的关联研究进展[J].中华流行病学杂志,2019,40(4):475-480.

[4] EGLI V,HOBBS M,CARLSON J,et al.Deprivation matters:understanding associations between neighbourhood deprivation,unhealthy food outlets,unhealthy dietary behaviours and child body size using structural equation modelling [J].Journal of epidemiology and community health,2020,74(5):460-466.

[5] BEAGLEHOLE R,BONITA R,HORTON R,et al.Priority actions for the non-communicable disease crisis [J].Lancet,2011,377(9775):1438-1447.

［6］WEBB M,FAHIMI S,SINGH G M,et al.Cost effectiveness of a government supported policy strategy to decrease sodium intake：global analysis across 183 nations［J］.BMJ,2017（356）：i6699.

［7］WANG M,MORAN A E,LIU J,et al.Projected impact of salt restriction on prevention of cardiovascular disease in china：a modeling study［J］.PLOS ONE,2016,11（2）：e0146820.

［8］张兵,王惠君,李滢.营养经济学［M］.北京：人民卫生出版社,2021.

［9］林海,丁钢强,王志宏,等.新营养学展望：营养、健康与可持续发展［J］.营养学报,2019,41（6）：521-529.

［10］联合国粮食及农业组织,国际农业发展基金,联合国儿童基金会,等.2021年世界粮食安全和营养状况［R/OL］.（2021-11-02）［2023-04-01］.https://www.fao.org/3/cb4474zh/cb4474zh.pdf.

［11］王玉琢,马红霞,靳光付,等.大数据时代的流行病学研究：机遇、挑战与展望［J］.中华流行病学杂志,2021,42（1）：10-14.

［12］LIVINGSTONE K M.,LAMB K E,ABBOTT G,et al.Ranking of meal preferences and interactions with demographic characteristics：a discrete choice experiment in young adults［J］.The International Journal of Behavioral Nutrition and Physical Activity,2020,17（1）：157.

［13］杜文雯,李园,张继国,等.中国减盐行动：餐馆减盐干预研究总体方案［J］.营养学报,2022,44（2）：112-116,120.

第十八章　流行病学研究中的伦理学考量

第一节　公共卫生研究与实践

一、公共卫生研究的热点

公共卫生实践包括流行病学调查、监测、项目评估、对人群的临床治疗等有关保护群体健康的工作,通常是为了保护特定群体而由公共卫生机构对健康资料进行收集和分析。研究则是通过研究设计、数据分析、检验和评价等工作来获得可以推论到其他情况或其他人群的知识。研究是公共卫生的重要组成部分,许多公共卫生研究都会涉及人,因此都涉及伦理问题。近年来,公共卫生研究的伦理问题已成为公共卫生工作中最重要的问题之一。同时,公共卫生机构也会设计并实施涉及人类受试者的研究,其受益范围通常会超过参与研究并承担风险的社区范围。与其他专业研究人员从事研究的理由类似,公共卫生相关专业人员从事研究也是为了验证假说、扩展现有知识、增进人类福祉,而不仅限于研究本身的收益。

流行病学研究在公共卫生研究中占有重要的地位,是研究特定人群内与健康相关状态或事件的分布和决定因素,以及将这种研究产生的知识应用于改善健康状况。利用流行病学工具推动公共卫生的发展是我们的伦理义务。反之,不对人们现在所暴露的诸多内在驱动和外在条件进行流行病学研究是不符合伦理的。公共卫生研究与生物医学研究最大的区别在于其注重群体而非个体,注重预防而非治疗。这两个特点使得公共卫生研究具有一些更为特殊的伦理学关注点。在某些情况下,群体的最佳利益与社群成员的个人利益会发生冲突,甚至对立。

流行病学研究与一般生物医学研究之间的区别之一在于:大多数流行病学研究仅仅是观察性的,并无预防或治疗性的干预措施。鉴于其仅具有观察的性质,既往被普遍认为并不存在重要的伦理问题,因此进行此类研究无须得到伦理审查委员会的批准。究其原因是过去对伤害的理解过于狭隘,认为伤害仅限于对人身体上的伤害,而忽略了精神上、个人隐私和社会适应性上的伤害。近年来,研究应符合伦理要求这一点受到了广泛的社会关注,同时,研究者对研究参与者可能受到的伤害也有了更深入的认识,例如,信息泄露可能给研究参与者带来心理和社会适应性方面的伤害。流行病学研究与一般生物医学研究的另一个重要区别在于,对于流行病学研究来说,虽然同样是进行随机对照研究,其研究对应的单元是群体或社区而不是个人。

二、区分公共卫生研究与公共卫生实践

公共卫生机构需要收集和整理多来源的、可辨识身份的健康数据,以便实施一系列公共卫生行动,包括监测、流行病学研究、评价和监督。这些基本的公共卫生行动往往具有法律

的特别授权,因此它们毋庸置疑地被归类为公共卫生实践。根据研究的定义,涉及可辨识身份的公共卫生行动可归类为涉及人类受试者的研究。例如,公共卫生机构进行双盲、对照研究,以评估一种新疫苗在随机选择人群中的效果。这种研究的假说、方法和目的就可以支持将这种活动分类为研究,要求该公共卫生机构实施一系列保护措施和程序,其目的是保护人类受试者的健康、安全和自主权。此外,还有一些公共卫生行动无法明确地被划归为公共卫生实践或公共卫生研究,对这类行动的分类较为复杂。

三、流行病学监测

流行病学监测活动似乎也符合"研究"的范畴。但大多数研究人员和公共卫生机构不认为监测是研究,因此不是伦理委员会审查的对象。例如,疾病预防控制中心要求医生报告某些流行病(如结核病和性传播疾病),同时上报患者信息,包括姓名、年龄、性别、民族、家庭地址,以及所诊断的疾病等。当地卫生健康管理部门会将该情况层层上报,用以监测全国感染率,并分配资源用于疾病控制。这是一种针对重要疾病的主动监测。主动监测要求提供详尽的信息,有助于鉴定原因或风险因子。公共卫生系统中其他系统性收集数据的情况还包括:疾病登记、计划评价、应急反应。这些连同监测在内都是系统收集数据,有时满足研究的标准。当满足这些标准,且收集的数据是关于人的,就需要伦理委员会进行审查。

公共卫生机构日常工作的数据收集与研究中的数据收集的不同在于其目的。研究的目的是产生可以推论到其他情况或其他人群的知识,而公共卫生机构的日常工作则是为了控制或预防疾病,或改进某一干预计划。标准的疾病报告不是研究,是用于指导对公共卫生计划的管理,用于疾病控制和预防的资源分配。在公共卫生机构内进行的标准的数据收集仅限于特异性疾病信息、人口学信息,以及已知的风险因子。而当收集的数据大大超过标准要求时,通常被用于疾病或损伤的病因学研究。此时,疾病登记往往被认为是研究,需要接受伦理委员会的审查。这些行动的目的可能是双重的,即指导公共卫生实践和病因学阐释。然而,无论其目的如何,只要研究涉及人类受试者,其数据收集就应得到伦理委员会的批准。在有些情况下,监测数据收集时并未做研究之用,之后可能被用于研究目的,此时监测数据的使用必须经过伦理委员会的批准。一个国家发布疾病发展的趋势,意在让人们了解本国疾病发展的动向,这是公共卫生管理工作所必需的,而非向公众阐释疾病流行原因。世界卫生组织关于公共卫生监测中伦理审查的作用的会议中,与会专家一致认为,在监测工作中无须过分关注一个行动是监测还是研究,关键问题在于监测的哪些方面会引起伦理学问题,从而需要伦理委员会进行审查。在疫病暴发期间针对疫情所做的研究,需要有针对性地采取一些快速有效的伦理审查程序,以配合有计划的研究干预工作。例如,用行之有效的方法成立一个专门的伦理委员会,以保证在紧急时刻维持其审查功能。此外,还应制定相应的指南,使其既要立足于满足监测工作的需要,也要立足于这些疾病的流行病学、人权、法律、公众安全的伦理学考虑,同时还要立足于为确保大众健康利益和个人自由而制定的专门条款。

因此,当科学研究的使命超过公共卫生实践干预的使命时,就需要伦理委员会对其进行伦理审查。同样,对于与某种干预行动相关的监测,必须将收集、使用或误用收集的数据可能带来的"伤害"——包括实际的或者无形的伤害——考虑进去,并且衡量是否应该对该行动进行伦理审查。

第二节　公共卫生研究的伦理框架

公共卫生伦理学是用伦理学的理论、原则和方法探讨和解决公共卫生实践中提出的实质伦理学和程序伦理学问题,在解决这些伦理问题中设法制定在人群中促进健康、预防疾病和损伤的行为规范。其探讨的是公共卫生领域的社会规范,并在这些规范的指引下对已经采取的、正在采取的或计划采取的行动(包括政策、规划、项目或措施)进行伦理学评价。

一、效用原则

效用(utility)原则是指在公共卫生方面所采取的干预措施中,目标人群的受益应该超过可能给他们带来的风险或伤害。也就是说,当对干预措施进行风险和受益的比较时,受益应大于风险,且大到能够产生公共卫生效用。在公共卫生中,对效用的考虑应该也必须置于首位,公共卫生措施给目标人群带来的受益应尽可能多地超过可能带来的风险或伤害,即效用越大越好。由于公共卫生措施覆盖的人群广泛且社会成本较高,因此无论在何种情况下,实施无效的或效用很低的公共卫生措施都是不能够得到伦理学辩护的。公共卫生行动中效用原则应置于第一位,是公共卫生伦理学的一个特点。公共卫生中效用考虑应包括对目标人群、目标人群家庭、目标人群社区、非目标人群社会、邻国及有交通联系国家等可能受益和可能伤害或风险的评价。然而,尽管效用原则非常重要,但也不能置其他原则于不顾,因为这会使行动得不到充分的伦理辩护,同时也会大大增加由此造成的伤害,从而降低效用。

二、公正原则

公共卫生是由政府部门采取的措施,公共卫生政策面对的是公众,因此做出公共卫生决策时,公正(justice)应作为重要的考量。公共卫生中的公正包括公共卫生资源分配的公正、在目标人群中受益和风险分配的公正、公共卫生措施优先排序的公正,以及确保公众参与(包括受影响各方参与)的公正。由于公共卫生干预措施很可能会限制个人的自主性和自由,因此程序公正在公共卫生干预措施中十分重要。程序公正要求政策、规划、措施的透明。通过增加决策透明度来吸引公众参与,这既是对他们的尊重,也是使他们自觉合作的有效措施。

公正原则是对效用原则的一种约束。有时公共卫生措施追求效用最大化会导致不公正,因此任何一种公共卫生行动在遵循效用原则的同时,还要遵循公正原则。公正原则主要是针对由于经济、社会地位等社会因素所造成的资源、风险、负担以及受益等分配的社会不公正而提出的。这种社会不公正极大地阻碍了社会群体的健康水平。公共卫生中的公正原则涉及分配公正、程序公正、回报公正、补偿公正等。

分配公正是公正原则最主要的部分,即如何公正地分配资源、服务、受益、风险和负担。公共卫生领域中,公共卫生资源和服务必须根据需要进行分配,只有在资源稀缺时可以考虑效用标准。例如,在疫病流行地区,应该为当地居民发放疫苗或抗病毒药物,而不应该为不存在疫病威胁地区的居民发放,无论他们有多大权力、财力或贡献。而在疫苗或药物短缺时,则应考虑优先发放给医务人员、儿童或较可能治愈的患者。这是从需要和效用的角度考虑,而非从受益者对社会的贡献或购买能力来考虑。分配公正在公正原则中最为重要,也最难实现。分配公正不仅关系着公共卫生事业的诚信和效用,还关系着社会正义。

程序公正涉及我们应该如何做的问题,旨在保证所采取的行动有正当的程序。程序公正要求公共卫生信息的透明性,同时应制定相应的公共卫生行动决策程序,以确保利益相关者和公众的参与,使他们能够有机会获知相关信息并参与讨论,了解公共卫生问题的解决办法和执行程序,从而使公共卫生决策成为其自愿自觉行动。程序公正不仅可以保证公共卫生行动体现不同群体的最佳利益——尤其是可以使少数人的观点得以表达和受到关注,同时还提高了公众对政府的信任,从而使公共卫生行动更能够顺利实施和更加有效。例如在疫情防控工作中,保证信息的透明性和自由流动性,有利于疫情防控人员和医务人员以及公众及时了解疫情变化,也有利于及时向有关部门上报疫情信息,这一点在疫病大流行期间显得尤为重要。

回报公正是指对于在公共卫生行动中做出贡献的人或者群体,应该给予适当的回报;反之对于违反者,尤其因违反而造成公众健康严重损害者,则应进行相应的处理。回报的方式可以是经济上的或精神上的,等等。例如在艾滋病防治工作中,公共卫生人员或医疗、保险、雇佣单位对艾滋病患者、感染者或脆弱人群具有歧视的行为,应予以批评、警告,发生严重后果时可提起民事或刑事诉讼等处理;而对于一贯坚持反对歧视的单位或个人,则应给予表扬和/或奖励。

补偿公正是对受害者应付补偿的伦理要求。实践证明,传统的回报公正是对过去不公正事件或不当行为的处理,这一过程将受侵害的对象排除在外。与之相较,补偿公正则是将受侵害的对象置于核心位置,是对受侵害对象的补偿。

三、尊重原则

尊重(respect)原则,即尊重一个人的自主性或自我决定权,尊重个人的隐私权和保密,尊重作为一个人的尊严。其中自我决定权主要是通过知情同意来实现。与自主性相对应的是家长主义。公共卫生的干预措施有些带有家长主义性质。所谓家长主义是为了当事人自身利益而进行的干预,这种干预剥夺了当事人的自我决定权。有些公共卫生措施则带有非家长主义性质,即为了他人利益而限制当事人的自主性,例如禁止在公共场所吸烟。在上述两种情况下公共卫生干预措施都带有强制性。无论如何,尊重目标人群或受影响个人的自主性仍然非常重要。通过这种尊重,有可能将这些本来限制性的措施变成受影响个人的自觉行动。尊重的另一个方面是保密和保护隐私。保密是限制他人获得当事人的个人信息;隐私是限制他人进入的私人领域,包括身体敏感部位和与个人有关的敏感信息。在流行病学和公共卫生研究中,人群信息比个人信息更重要。个人患病、基因、行为、家庭、环境或其他健康信息的保存和使用应采取妥善办法,以达到保密和保护隐私的目的。为有效做到保密和保护隐私,公共卫生研究中应尽可能采取编码、匿名化或匿名的方法。

第三节　公共卫生研究中的个人与社群同意

《纽伦堡法典》中指出"人类受试者的同意是绝对必要的",同时,法典中也明确了"个人合法的同意能力""自愿""理解"和"知情"是个人决策的必要条件。随着现代流行病学研究的发展,对于知情同意的讨论也越来越具体。尤其是当个人的自主权利与公共卫生利益相冲突时,对个人自主权利的干涉在什么情况下能够得到伦理学辩护?当某项流行病学研究需要在特定社区开展时,获得个人同意的同时是否还需要获得社群的同意?如果需要,与个人同意如何协调?当个人同意与社群同意出现分歧时,如何解决?

知情同意的主要目的是确保每一个研究参与者都完全了解他们所面对的风险和受益并自愿参加研究。知情同意的主体首先是个人,同时在将社群作为研究对象的研究中,还应将社群作为主体考虑在内。

国际人类基因组组织（The Human Genome Organisation，HUGO）伦理委员会关于利益分享的声明中将社群分为两种类型：原住社群和境遇人群。原住社群建立在一个人出生或成长的家庭关系、地理区域、文化、族群或宗教群体上。而境遇社群是人们在后来的生活中通过选择或机会找到自己群体，包括基于共同利益、工作场所、工会或自愿参加的社团群体。

Weijer 和 Emanuel 在《科学》（Science）杂志中提出，社群应被视为具有一定凝聚力的群体，他们由于一些共同点而结合在一起，这些共同点涉及以下 10 种主要特性，每一种都有连续的变化序列：①共同的文化（包括语言）；②文化的综合性；③与健康有关的共同文化；④正当的政治权威；⑤有代表性的群体/个人；⑥集体性优先设置（和决策）机制；⑦地理位置；⑧共同的经济；⑨通信网络；⑩自我认同为一个社群。

从广义上说，社群参与研究是研究者与人群协同合作的过程，以解决影响社群中可能成为研究参与者人选的安康问题，这些人群通过地理位置、特定利益或相似境况而联系在一起。社群参与知情同意过程可发生在若干情况之中。

第一，社群批准是社群成员考虑是否参与某一研究的前提。在发展中国家，许多社群的成员相较于工业化国家的社群成员，与他们所在的社群有更强烈的社会联系。而且，前者的凝聚力较后者也更为紧密。当研究人员来到一个社群进行研究时，应该先取得社群的允许，才能与个体成员联系询问他们参与研究的可能性。如果研究者在取得社群同意之前就联系社群成员，则违反了社群的规则，而且通常社群成员不愿意参与研究，因为会被视为是外来者的研究方案。因此，一开始就与社群领导者建立伙伴关系，与其讨论或协商研究方案的各个方面（包括受试群体的认定和知情同意过程的描述）对研究人员来说至关重要。当研究方案成为社群自己的方案，而不是一个外来方案，研究人员启动知情同意过程将会顺利进行，并且可以在社群成员的帮助下成功完成。

第二，当研究人员联系社群成员，视他们为潜在的研究参与者，这些成员可能感到为难，难以做出决定。他们需要与自己的家人、朋友、和/或其他他们认为知识渊博、经验丰富的社群成员商量。这是必要的，因为通晓诸如"原子""分子"和"基因"类似术语的研究人员接触文化水平相对不高的社群潜在研究参与者时，就会产生文化的碰撞。在社群参与研究的实践中，一些研究地区建立了社群顾问小组/社群顾问委员会（community advisory groups/community advisory committes，CAGs/CACs），为社群潜在研究参与者提供关于知情同意过程的援助和咨询。CAGs/CACs 帮助社群成员理解研究人员所告知的信息，并向社群成员解释对于他们来说很陌生的术语。

第三，研究可能会给第三方带来伤害。社群中非同意的、非参与的成员可能会因为群体其他成员参与的研究而受到伤害。例如艾滋病相关研究可能给研究所在社区的成员带来歧视、社会适应性等方面的风险和伤害。为了解决"第三方伤害"的问题，知情同意的过程必须将受试者社群其他成员的风险纳入考虑中，而且鼓励潜在受试者不仅权衡自身的代价和受益，也应考虑非同意和非受试第三方的代价和受益。为了促进第三方风险相关信息的交流，也有必要咨询社群代表。

第四，研究可能给整个群体或整个社群带来伤害——所谓的"群体伤害"。群体伤害并不简单地指大多数或全部群体成员遭受了伤害，而主要是指大多数或全部成员由于对这个群体的认同和参与而遭受伤害。例如，遗传研究可能会挑战一个族群的起源；或者研究表明，与血统相关的习俗信仰相悖，某些个人或群体并不属于这个族群，这将瓦解社会文化力量和声望所依赖的宗族关系而损害这个社群。这种伤害可能是永久性的,甚至比一个人的生命还持久,并且由于此类伤害影响的是整个社群,甚至还会影响研究时尚未出生的人。因此,在群体情境下,研究人员对研究受试者伤害最小化的责任,就要包括设法保护整个社群免受伤害的义务,这超越了来自这个社群的个体研究受试者的利益。研究人员对风险 - 受益的计算应包括群体伤害以及如何向潜在参与者告知群体伤害的信息,研究者应该与社群代表讨论如何使群体伤害最小化。

社群参与知情同意的优点是可以提高个体知情同意的质量和积极参与研究的水平,能保护社群成员不会在同意参与研究的同时未被告知该研究对其所属群体或社群可能的有害后果。

然而,社群参与知情同意过程的缺陷可能是,由于社群的权力结构或家长主义的盛行,这种途径可能会因为使自主的个人服从群体 / 社群的权威而剥夺社群个体成员决定是否参与研究的自由。个人自由决定的权利可能在两种情况下被剥夺:①由于研究者与社群代表事前就关于可接受研究条件进行了合作,个人参与研究可能受阻;②由于社群领导者对研究项目的支持,个体可能觉得被强迫参与了研究。

第四节　保密与隐私

个人信息有意或无意的使用和泄漏,可能给受试者带来意料之外的伤害。尤其是一些敏感信息,可能给受试者带来伤害。例如,在性传播疾病相关研究中,研究人员可能需要了解受试者性伴的数量,而该信息如果无意透露给受试者父母或婚姻关系中的另一方,有可能带来家庭关系或婚姻关系的破裂等后果。而研究中的某些信息也可能给受试者带来失业或失去商业保险的机会等不良后果。同时,在社群意义上,信息的泄露可能带来对社群的歧视,给社群成员带来精神上和社会适应性上的伤害。

为避免故意或无意泄露信息,首先应告知受试者当研究人员在工作中未对信息进行严格保护时可能对受试者造成的风险。同时,应对信息进行严格保密。对信息加以保护的措施应取决于研究的类型和可能的受益。例如,在某些流行病学研究中,需要收集有标识符的数据,而去标识则可能影响研究效果。因此,在研究过程中,不仅需要对研究中获得或产生的有身份标识或可辨认身份的私人信息被不适当泄露的可能性进行评估,也应该对如果发生信息泄露实际发生伤害的可能性和规模进行评估。

通常采取的措施包括以下几点。

(1) 对有个人身份标识的信息采取更严格的措施:如果所采集的样本和数据带有个人身份标识,则需要采取更为严格的保密措施。

(2) 编码:将样本和数据编码,由极少数人掌握样本与身份标识之间的联系(钥匙)。

(3) 匿名化:样本经处理后去除个人身份标识。

(4) 匿名:采集样本时就仅有编号而没有个人身份标识。

第五节　脆弱人群的保护

一、脆弱人群的概念与分类

脆弱人群是指不能维护自己权利和利益的人群。

脆弱人群包括但不限于：孕妇、新生儿、儿童、囚犯、身心障碍者、精神障碍者、严重疾病患者、老年人，以及同性恋者、性工作者、非法药物依赖者等社会边缘人群。造成脆弱性的原因可能是该人群需要照顾、帮助和保护，也可能是处于不利经济地位和未受过良好教育，或是由于人群之间权力的不平等。在研究中，我们可以将脆弱性理解为在既有条件下，保护自身利益的实质能力的缺失，这可能导致研究参与者在知情同意中无法真正表达个人意愿，或即使知情同意，也可能由于其弱势地位而被不当利用或不当利诱。

　　2001年美国国家生命伦理学顾问理事会提出6种类型的脆弱性，并提出对这些类型的脆弱性应该采取保护性防范措施，关注参加研究可能为脆弱人群带来的风险。

　　（1）认知脆弱性：候选的研究参与者不能充分理解信息、仔细思考以及对参加研究作出决策。造成脆弱性的原因可能包括：其一，与能力相关的认知脆弱性，例如幼儿或具有影响决策能力的认知障碍的成人，一定程度上无法作出知情选择。其二，境遇认知脆弱性，他们具有决策能力，但所处的境遇使其无法有效地实施能力。其三，沟通脆弱性，他们日常所使用的语言与研究人员不同，这可能削弱其原有的能力。在这种情况下，标准的知情同意程序可能无法满足，因此，这类脆弱性会增加研究者对候选研究参与者不够尊重而引起的风险。

　　（2）机构脆弱性：候选研究参与者拥有"同意"的认知能力，但他们屈从于其他人的官方权威。这类脆弱性可能使候选研究参与者无法真正表达是否参加研究的意愿，从而使研究未能真正尊重其自主性。同时，这也增加了由于从属地位而受剥削的风险。为了防止不恰当地招募存在机构脆弱性的人群，应特别注意研究参与者的挑选及其选择的自愿性。

　　（3）遵从脆弱性：不同于机构脆弱性，遵从脆弱性是指拥有认知能力的候选研究参与者屈从于非官方的权威。这种非官方的权力关系有可能是基于性别、种族或阶层的不平等，或医患关系中权力和知识的不平等，或者性质更为主观性的，如父母通常会遵从成年儿女的愿望。与机构脆弱性一样，遵从脆弱性增加了候选研究参与者的决定不是真正自愿的风险。此外，还可能为处于遵从地位的研究参与者带来遭受剥削的风险。

　　（4）医疗脆弱性：这类脆弱性涉及患严重或罕见疾病而目前尚无恰当治疗方案的候选研究参与者。严重疾病患者往往由于他们或医生认为准备检验的干预是最佳疗法而被吸引参加研究。在该情形下，候选研究参与者很难权衡研究带来的风险与潜在受益。这类脆弱性可能增加由于将研究误解为治疗而引起的风险，也可能增加研究参与者被剥削的风险，原因可能是他们对潜在受益有不合理的期望，或研究者在有关风险和潜在受益方面对参与者存在误导。

　　（5）经济脆弱性：有认知能力的候选研究参与者可能有经济脆弱性，即在社会品和服务（如收入、住房或医疗）分配方面处于不利地位。这类脆弱性可能增加研究参与者因参加研究可能带来的受益而构成不当引诱被招募的风险，这将影响选择的自愿性以及增加研究参与者受剥削的危险。

　　（6）社会脆弱性：通常涉及拥有认知能力但属于受人轻视的社会群体的候选研究参与者。社会上脆弱的人也往往是经济上脆弱的人，这些群体成员的利益、福利以及对社会的贡献往往遭到轻视或漠视。

　　然而，在实际的公共卫生研究中，脆弱人群经常被排除在研究之外，这使得他们无法享有研究可能带来的受益。因此研究人员应努力在保护脆弱人群免受研究带来的伤害与使他们能够分享研究的可能受益之间实现平衡。

二、对脆弱人群的特殊保护

对脆弱人群进行特殊保护的伦理要求包括以下几点。

(1) 可以对脆弱人群进行研究,但研究应该有益于脆弱人群自身。不能对脆弱人群进行仅仅有利于其他人群而对他们现在或未来均无益的研究。

(2) 如果研究将有益于包括脆弱人群在内的所有人群,则对脆弱人群的研究,应该在对一般人群的研究证明安全和有效之后进行。

(3) 过分的受益或不正当的引诱对脆弱人群是一种强迫,这也适用于特别穷的人。例如在不发达国家,一个妇女每天靠 1 美元收入维持生活,很难拒绝 20 美元的补偿去参加研究。相对的高额金钱补偿,会使研究参与者同意参加其本来不会同意的研究。对脆弱人群参加研究应采取特殊的保护措施。

(4) 儿童属于第一类具有认知脆弱性的人群,缺乏对有关自身的事情作出合理决策的能力,以维护自身的健康、利益和权利。因此,研究者对儿童负有特殊的保护责任。儿童参加研究要求父母同意(consent),大一些儿童则要求他们自己认可(assent),但有风险水平的限制,即风险不能超过最低程度。对于风险大于最低程度风险的临床试验或研究,要求机构伦理委员会决定家长同意书应由两位家长签字还是一位家长签字即可。认可是儿童对参加研究要做出肯定回答。对于其他认知脆弱的人群,则应由其监护人代表他们表示同意。

在获得知情同意时主要关注的是真正知情,即真正理解研究、理解可能经受的风险和受益。对于其他在机构、遵从、医疗、经济或社会方面有脆弱性的研究参与者,应由第三方去做知情同意的工作。当在研究者所不熟悉的国家或地区进行研究时,研究者需要加倍努力以理解所在地的文化、研究参与者参加研究可能的动机,以及在知情同意过程中如何与他们进行最佳的沟通。

(白　晶　王惠君)

参考文献

[1] 翟晓梅,邱仁宗.生命伦理学导论[M].2版.北京:清华大学出版社,2020.

[2] 翟晓梅,邱仁宗.公共卫生伦理学的结构和若干基本论题[J].医学与哲学,2017,38(13):1-5.

[3] 翟晓梅,邱仁宗.公共卫生伦理学[M].北京:中国社会科学出版社,2016.

[4] 王春水,翟晓梅,邱仁宗.试论公共卫生伦理学的基本原则[J].自然辩证法研究,2008,24(11):74-78.

[5] ANGUS D.Public health ethics:key concepts and issues in policy and practice[M].Cambridge:Cambridge University Press,2011.

[6] Hugo Ethics Committee.Hugo Ethics Committee statement on benefit sharing[J].Clinical Genetics,2000, 58(5):364-366.

[7] WEIJER C,EMANUEL E J.Ethics.Protecting communities in biomedical research[J].Science,2000,289 (5482):1142-1144.

[8] 翟晓梅,黄雯.社群在知情同意过程中的作用[J].中国医学伦理学,2014,27(3):301-307.

[9] 邱仁宗.大数据技术的伦理问题[J].科学与社会,2014,4(1):36-48.

[10] 朱伟.生命伦理中的知情同意[M].上海:复旦大学出版社,2008.

[11] 易书凡.疫情防控下的大数据价值与隐私伦理问题研究[J].哈尔滨师范大学社会科学学报,2020,11 (6):45-51.